Wissenschaft ohne Gewissen kann nur
im Ruin der Seele enden.

*François Rabelais*

Daniel Trachsel

# Psychedelische Chemie

Aspekte psychoaktiver Moleküle

NACHTSCHATTEN VERLAG

Verlegt durch
Nachtschatten Verlag
Kronengasse 11
CH-4502 Solothurn

Homepage: www.nachtschatten.ch
e-mail: info@nachtschatten.ch



4., komplett überarbeitete Auflage

Layout, Satz und Überarbeitung: Daniel Trachsel
Lektorat, Korrektur und Umschlaggestaltung: Nina Seiler
Druck: CPI – Ebner & Spiegel, Ulm
Printed in Germany
ISBN 978-3-907080-53-5



Der Autor hat sich im vorliegenden Werk an die heute gebräuchliche SI-Norm gehalten. So wurden beispielsweise „ml“ als „mL“ und „Benzol“ als „Benzen“ geschrieben. Ebenso wurde die Diagramm-Beschriftung: „Zeit [Stunden]“ durch „Zeit / Stunden“ ersetzt.

Das Titelbild zeigt **Bullvalen**, eine Kohlenwasserstoff-Verbindung, die keinerlei Psychoaktivität besitzt. Es sind seine schlichte Schönheit und die seltenen chemischen Eigenheiten, die das Autorenteam überzeugt haben. So kommt ihm nun die Ehre zu, dieses Cover zu schmücken.
Der Name Bullvalen wurde von DOERING (Angew. Chem. **1963**, *75*, 27–35) wegen der stierartigen Figur des Moleküls (mit dem Cyclopropan-Ring als Kopf) geprägt. Es wurde von SCHRÖDER (Chem. Ber. **1964**, *97*, 3140) auf photochemischem Weg hergestellt und zeigt einige interessante Eigenschaften.
Es sind insgesamt ca. 1 200 000 (!) Valenzisomere denkbar, da die 10 C-Atome bei Raumtemperatur ständig ihre Plätze durch sigmatrope Umlagerungen wechseln können.

# Inhaltsverzeichnis

**Ausgewählte β-Phenylalkylamine**



**Ausgewählte Tryptamine**

# VORBEMERKUNGEN

*Ziel:*

Sinn und Zweck des vorliegenden Buches ist kurz gesagt, **die z.T. nur sehr mühsam zugänglichen Informationen zu sammeln und so ein Kompendium für Wissensdurstige zu schaffen.** Sach- und Fachkundige aus dem Gebiet der Chemie können sich darin besonders gut orientieren.

*Dieses Buch*

- geht auf praktisch alle psychedelisch interessanten Stoffklassen ein und greift auch weniger bekannte (aber deshalb nicht weniger interessante) Substanzen auf.
- deckt die wichtigsten und wissenswertesten Eigenheiten (inkl. Erlebnisberichten) einzelner Substanzen ab.
- liefert die nötigsten Grundlagen der Pharmakologie und Stereochemie für das bessere Verständnis dieser Materie.
- enthält vollständig beschriebene und gegliederte Synthesen (und z.T. alternative Synthesestrategien) mit den dazugehörenden Schemen inkl. Literaturangaben.
- besitzt einen gewissen „Lexikoncharakter“, ist aber trotzdem gut lesbar.

*Wichtiges zu den Synthesen:*

Die Syntheseangaben sollen nicht zur Herstellung von psychotropen Substanzen animieren. Alle hier beschriebenen Synthesevorschriften erfordern Erfahrung im Labor und im Umgang mit Chemikalien. Es geht hier nicht um eine „Küchenchemie“, wie sie heutzutage oft in vielen Büchern oder im Internet publiziert wird. In letzter Zeit ist es nachweislich zu vermehrten Umweltproblemen gekommen, vor allem in Holland, durch illegale Labors verursacht [New Scientist]. Dazu ist folgendes zu sagen: „Aus rein ökologisch- und sicherheitstechnischer Sicht betrachtet ist das Betreiben eines illegalen Labors ein absolut kriminelles Unterfangen. Oftmals sind sich die Betreiber solcher Labors der Gefahren und Risiken kaum oder gar nicht bewusst.“ Die fachgerechte Entsorgung von anfallenden Chemikalien gehört zum Grundwissen eines Chemikers und wird im Normalfall auch nicht in einer wissenschaftlichen Publikation erwähnt.
Da ein präparativ arbeitender Laborant oder Chemiker ohnehin in der Lage ist, praktisch beliebige Substanzen zu synthetisieren (natürlich nur bei entsprechend vorhandener Infrastruktur), weist das Autorenteam allfällige Vorwürfe, die in Richtung „Unterstützung des Drogenmissbrauchs“ gehen, grundsätzlich zurück, zumal ein Großteil der hier publizierten Synthesen auf einem eher höheren Niveau angesiedelt und nicht ohne weiteres durchzuführen ist.

*Warnungen des Verlages:*

Der falsche Einsatz oder Missbrauch der in diesem Buch erwähnten Substanzen kann zu schwerwiegenden psychischen Schäden führen. Auch erfahrene Fachpersonen warnen vor leichtsinnigen Experimenten.

Der längerwirkende Einfluss von psychoaktiven Substanzen auf die menschliche Psyche wurde nicht oder nur sehr spärlich behandelt.

Dieses Buch erhebt nicht den Anspruch, in irgendeiner Weise Grundlage für eine Meinungsbildung zu sein, sondern soll einen rein informativen Zweck erfüllen.

Der Verlag ruft mit diesem Buch in keiner Art und Weise zu Gesetzesübertretungen (insbesondere bei Substanzen, die illegalisiert wurden) auf. Er vertritt jedoch die Ansicht, dass eine solche wissenschaftliche Arbeit dem interessierten Fachpublikum zugänglich sein sollte.

Des Weiteren sollte sich der Leser (und damit ist ebenso die weibliche Person gemeint, aus Leserfreundlichkeit wurde aber darauf verzichtet) mit den aktuellen Rechtsgrundlagen im jeweiligen Land auseinandersetzen. Der Autor hat auf rechtliche Hinweise verzichtet, da diese von Land zu Land verschieden sind und ständig verändert werden müssten.

*Hinweise des Autors*:

Der Autor hat nach bestem Wissen und Gewissen recherchiert und die Ergebnisse festgehalten, schliesst jedoch Irrtümer nicht aus („Fehlerhinweise“ bitte dem Verlag melden). Für Angaben über Dosierungsanweisungen und Applikationsformen kann vom Autor keine Gewähr übernommen werden. Dies gilt insbesondere für Dosierungen und Kombinationsmöglichkeiten von Substanzen sowie für die Erlebnisberichte.

Der Autor kann die Verantwortung für die Richtigkeit der Angaben in den Erfahrungsberichten bezüglich Substanzen, Dosierungen und Inhalt nicht übernehmen, da die hierfür verwendeten Informationen nicht von diesem stammen.

Der Autor dankt an dieser Stelle recht herzlich für jegliche Unterstützung bei der Realisierung dieses Projektes. Ein spezieller Dank gebührt Roger Liggenstorfer, Agnes Tschudin und Nina Seiler vom Nachtschatten-Verlag. Weiter danke ich E Cyano, Peter Rausch und Werner Pieper für ihre wertvollen Ergänzungen und Beiträge sowie dem kompetenten Pharmazeuten für seine wertvolle Begutachtung. Ebenso danke ich allen, die mir ihre Berichte zur Verfügung gestellt haben.

Bern, 2011, Daniel Trachsel

# Anmerkungen zum Aufbau der Substanz-Monographien

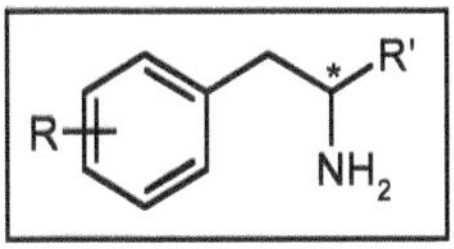

$C_wH_xN_yO_z$

M= Molmasse des gezeichneten Moleküls (nicht des entspr. Salzes)

Summenformel des gezeichneten Moleküls

**Synonyme**: Trivialnamen und andere chemische Bezeichnungen für die oben genannte Substanz.

**Vorkommen**: Hier sind die wichtigsten Pflanzen, Pilze, Wurzeln usw. aufgelistet, in welchen die oben genannte Substanz vorkommt.

**Einteilung**: Die Einteilung erfolgt aufgrund der Wirkung, welche die obengenannte Substanz auf die menschliche Psyche ausübt. Eine zweifelsfreie Zuordnung ist aufgrund widersprüchlicher Literaturangaben nicht immer möglich.

**Dosis**: Die Dosis ist ein <u>Richtwert</u>, der nach oben und nach unten abweichen kann. Die benötigte Dosis zur Erzielung eines angestrebten Effekts hängt unter anderem vom Körpergewicht, vom Geschlecht, dem Füllungszustand des Magens, der aktuellen physischen und psychischen Verfassung, sowie der individuellen Empfindlichkeit auf eine bestimmte Substanz ab. Die Angaben sind daher immer auch mit einem gewissen **Unsicherheitsfaktor** verknüpft. Falls nichts anderes angegeben, bezieht sich die Dosis auf die orale Einnahme des Hydrochlorid-Salzes der oben genannten Substanz.

**Dauer**: Die Dauer ist ebenfalls ein <u>Richtwert</u>, der von der subjektiven Empfindung und von der Dosierung abhängt. Daher ist hier ebenfalls ein Bereich angegeben.

**Wirkung**:

*Allgemeines Wirkbild*:

Das allgemeine Wirkbild zeigt dem Leser in groben Zügen, wie eine Substanz wirkt. Dabei sind substanztypische Eigenschaften wie „Chronologie der Ereignisse“ oder Art der Wahrnehmungsveränderung aufgeführt.

Wiederum können nur grobe Richtlinien angegeben werden. Das tatsächliche Rauscherleben eines Individuums kann sehr unterschiedlich sein.

**Zeit-Wirkungs-Diagramm**:

Aus der grafischen Darstellung wird ersichtlich, wie lange es dauert, bis die Substanzwirkung eintritt, wie lange sie anhält und wie schnell sie wieder nachlässt.

Bei den Abbildungen handelt es sich immer um gemittelte „Wirkungen", bei mittlerer bis starker Dosierung. Die Diagramme stellen nur **einen** Auszug dar und sind daher nicht ohne weiteres 1:1 auf alle Menschen übertragbar. Die für die Ordinate am besten verwendbare Eigenschaft schien uns der Zustand des Bewusstseins (die Intensität wäre ein zu arbiträres Maß).

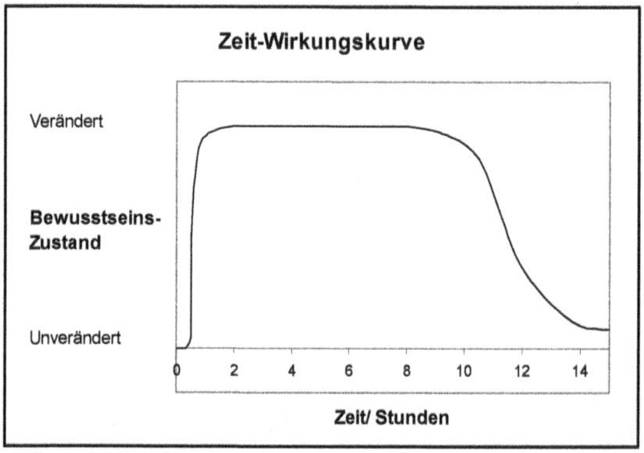


Abb.: Qualitative Beziehung zwischen der Zeit und dem Bewusstseinszustand nach der Einnahme von XX.

• (mit X mg, Einnahmeart): Hier erzählen Experimentatoren, wie die oben genannte Substanz auf sie gewirkt hat. Die Erlebnisberichte werden immer aus einem subjektiven Blickwinkel geschildert und sind deshalb keinesfalls als „Gütesiegel" für eine bestimmte Substanz anzusehen.

**Kombinationen**:

Es werden die verbreitesten, bekanntesten und die unter Konsumenten als interessant geltenden Kombinationen aufgelistet. Hier sind auch Erlebnisberichte zu finden, in denen Experimentatoren berichten, wie die Kombination erfolgte und was sie bei ihnen bewirkte.

**Pharmakologie:**

Sofern etwas bekannt ist, werden hier kurz die wichtigsten Infos über Toxikologie, neurochemische Wirkmechanismen, Gefahren, Abhängigkeitspotenziale usw. aufgelistet.

**Geschichte und Allgemeines:**

Liegen interessante Fakten über geschichtliche Hintergründe, Mythen, Botanik und verwandte Substanzen vor, so werden diese hier präsentiert. Auch wird auf die aktuelle oder ehemalige medizinische Verwendung kurz eingegangen oder auf gegenwärtige Studien hingewiesen.

**Synthese:** **Schema X: 1→2→...** [siehe Reaktionsschema X]

*Synthesestrategie:*

Bei manchen Substanzen wird hier kurz, in einigen Sätzen, die Synthesestrategie erläutert. Bei komplizierteren Verbindungen wurde die Strategie etwas ausführlicher beschrieben.

*Synthese:*

Hier ist die Synthese für die oben genannte Substanz beschrieben. Jede Substanz ist mit einer Nummer versehen. Die Reaktionsschemen sind zuhinterst im Buch zu finden. Sie bieten eine schnelle Übersicht. Die Nummer des Schemas und die Reaktionsfolge sind jeweils in der Überschrift der Synthese gegeben.

Bei chemisch korrekt bezeichneten Substanzen sind die Nummern in Klammern aufgeführt (korrekter Name (**X**)). Bei Trivial- oder Teilbezeichnungen stehen die Nummern ohne Klammern hinter dem Namen.

Es wurde in der Regel darauf geachtet, dass die erwähnte Synthesevorschrift diejenige ist, die das beste Ausbeute-zu-Zeitaufwand-Verhältnis aufweist.

Vielerorts wurden mehrere Synthesen (Alternativsynthesen) beschrieben, die auch im betreffenden Reaktionsschema zu finden sind. Diese sind jeweils mit einem Literaturhinweis versehen, wodurch dem Chemiker viel Recherchearbeit erspart wird.

# 1. Klassifikation von psychotropen Substanzen

Beim Versuch, die psychotropen Substanzen in ein Klassifikationssystem einzubringen, stößt man schnell einmal auf Probleme. Ideal wäre, die Substanzen aufgrund ihrer Wirkungsmechanismen einzuteilen. Diese sind bislang noch nicht genügend aufgeklärt, so dass man sich anderer Kriterien bedient. Nachfolgend werden hier drei mögliche Einteilungssysteme beschrieben.

## 1.1. Einteilung nach dem Wirktyp

Eine Möglichkeit stellt die Einteilung nach ihrer Wirkung auf den Konsumenten dar. Auch hier gibt es unterschiedliche Klassifikationssysteme. Das erste wurde nach *R. M. Julien* [43] aufgebaut. Dabei gilt es einige Vorbehalte zu beachten.

1. Die Wirkung ist meistens auf mehrere Teile des Gehirns verteilt.
2. Die Wirkung lässt sich durch Wechselwirkung mit einem Neurotransmittersystem charakterisieren.
3. Psychotrope Substanzen bewirken lediglich einen veränderten Ablauf eines bestehenden Vorgangs.
4. Diese Einteilung ist kein starres System.
5. Es muss berücksichtigt werden, welchen zwanghaften Missbrauch eine psychotrope Substanz auslösen kann.

Tabelle 1: Einteilung psychotroper Wirkstoffe, nach *R. M. Julien*, leicht abgeändert [43].

*Herkömmliche, nicht selektive zentralnervös dämpfende Substanzen*

- Barbiturate
- Hypnotika (Schlafmittel, andere als Barbiturate oder Benzodiazepine)
- Ethanol
- Narkotika (Narkosemittel)
- Schnüffelstoffe (inhalierbare Substanzen wie Lösungsmittel)

*Anxiolytika (Angstlösende Mittel)*

- Benzodiazepine
- GABA-agonistische Nicht-Benzodiazepin-Schlafmittel
- Nicht-Benzodiazepin-Anxiolytika der „zweiten Generation“

*Antiepileptika*

- Benzodiazepine
- Wirkstoffe, die auch zur Behandlung psychischer Störungen dienen
- Neuere Meprobamatderivate
- andere herkömmliche Wirkstoffe

*Psychostimulantien (psychomotorische Stimulantien)*

- Hemmer der Dopaminrückaufnahme (z.B. Cocain)
- Dopamin- und Norepinephrinfreisetzende Wirkstoffe (z.B. Amphetamin, Methamphetamin)
- Adenosinrezeptorenblocker (z.B. Coffein)
- Acetylcholinrezeptorstimulantien (z.B. Nicotin)

*Antidepressiva*

- Trizyklische Antidepressiva
- Antidepressiva der „zweiten Generation"
- Hemmer der Serotoninrückaufnahme
- Monoaminoxidasehemmer (MAO-Hemmer)

*Substanzen zur Therapie bipolarer Störungen (mood stabilizers)*

- Lithium
- Carbamazepin
- Valproinsäure

*Opioidanalgetika*

- Reine Opioid-Agonisten (zB. Morphin, Heroin, Codein)
- partielle Opioid-Agonisten (z.B. Nalbuphin, Pentazocin)
- Opioid-Antagonisten (z.B. Naloxon, Naltrexon)

*Neuroleptika*

- Phenothiazinderivate (z.B. Chlorpromazin)
- Butyrophenonderivate (z.B. Haloperidol)

*Psychedelische Substanzen und Halluzinogene*

- Anticholinerge Halluzinogene (z.B. Scopolamin)

- Serotonerge Psychedelika (z.B. LSD, DMT, Psilocybin, Harmin, DOM, Mescalin)
- Psychedelische Narkosemittel (z.B. Ketamin, PCP)
- THC (Haschisch und Marihuana)

In den Publikationen [53, 55, 91, 92, 93] wird zusammenfassend folgende Klassifizierung gemacht (Psychedelika, Entheogene, Psychotomimetika, Psychotika, Eidetika, Psychotogene und Psychodysleptika werden oft als Synonyme für Halluzinogene verwendet):

Tabelle 2: Einteilung psychotroper Wirkstoffe, nach [53, 55, 91, 92, 93].

*Sedativa*

Beruhigende, angstlösende Mittel. Es können auch euphorische Gefühle ausgelöst werden.

*Hypnotika*

Schlaffördernde Mittel.

*Narkotika*

Betäubende, schlafanstoßende Mittel

*Psychostimulantien*

Die Psyche stimulierende Substanzen. Diese können Euphorie, subjektiv gesteigertes Denken, aber kaum veränderte Wahrnehmung hervorrufen. Typische Psychostimulanzien sind Amphetamin, Methamphetamin und Cocain.

*Halluzinogene*

Dieser Begriff wird in vielen Publikationen unterschiedlich verwendet. Halluzinogene bewirken eine veränderte Wahrnehmung des Raum-Zeit-Empfindens, bis hin zu Synästhesien (Sinnesvertauschungen). Eine halluzinogene Wirkung liegt dann vor, wenn das Subjekt nicht mehr zwischen Einbildung oder künstlich veränderter Wahrnehmung und der Realität unterscheiden kann. Halluzinationen im Sinne der Definition treten sehr selten auf, und bei veränderter Wahrnehmung handelt es sich oft nur um Pseudohalluzinationen.

*Psychedelika*

Der Begriff wurde 1956 von *H. Osmond* geprägt, und bedeutet soviel wie „die Seele hervorbringend oder manifestierend". Er wird auch mit „bewusstseins-erweiternd" gleichgesetzt. Psychedelika können einzeln oder zusammen *imagery, visuals, fantasy* oder einfach nur die physische und psychische Wahrnehmung und die Gedankenwelt maßgebend und vorübergehend beeinflussen und verändern.
Unter *imagery* oder *eyes-closed-imagery* versteht man Erscheinungen wie Fraktale, Linien oder Muster, welche beim Öffnen der Augen wieder verschwinden. Die sogenannten *visuals* bezeichnen mit offenen Augen wahrnehmbare visuelle Veränderungen oder Bilder. Dies können typischerweise Muster oder Bewegungen sein. Der Term *fantasy* bezeichnet in diesem Zusammenhang den Zustand, wenn jemand mit geschlossenen Augen glaubt, er sei in einer anderen Welt (typischerweise Landschaften), bis er wieder die Augen öffnet. Wenn mit diesem Zustand gekoppelt eine Art Schlaf oder ein Nickerchen auftritt, spricht man von hypnagogen Bildern oder Hypnagogie. Es werden vereinfachend auch die beiden Begriffe *open eye visuals (OEV)* und *closed eye visuals (CEV)* verwendet.

*Entaktogene*

Unter die Entaktogene fallen Substanzen, die selbsterkenntnisfördernd sind (Entaktogen = innere Rührungen verursachend). Diesen Begriff führte 1986 D. E. NICHOLS ein. Einige Vertreter der Entaktogene sind MBDB, MDEA, MDMA.

*Empathogene*

Die Empathogene stimulieren Mitgefühle. Beispielsweise MDMA ist ein starkes (wenn nicht das stärkste) Empathogen.

*Entheogene*

Unter diesem Begriff versteht man „das Göttliche erweckend". In diese Kategorie fallen einige Substanzen pflanzlichen Ursprungs, die im Rahmen religiöser Riten Verwendung finden. Mescalin (in diversen Kakteen) oder Psilocybin (in diversen Pilzen) werden zu den Entheogenen gezählt.

*Psychotomimetika*

Psychosen imitierende Substanzen. Der Begriff wurde gegründet, als verschiedene Substanzen dazu verwendet wurden, Modellpsychosen zu erzeugen. Dieser Begriff wird gelegentlich fälschlicherweise für alle psychoaktiven Substanzen verwendet.

*Psychotika*

Psychosen erzeugende Mittel.

*Eidetika*

Unter diese Klasse fallen jene Substanzen, die ideenfördernd sind.

*Psychotogene*

Seelenbeeinflussende Substanzen oder auch Psychose erzeugend.

*Psychodysleptika*

Die Seele erweichende Stoffe.

Die Wirkungen einer psychotropen Substanz sind oft nicht eindeutig einer dieser Klassen zuzuordnen, da häufig Überschneidungen vorkommen. So wird beispielsweise Mescalin zu den Entheogenen, zu den Halluzinogenen, aber auch zu den Psychedelika gezählt.

## 1.2. Einteilung nach der chemischen Struktur

Ein weiteres Einteilungskriterium ist die chemische Struktur der psychoaktiven Verbindungen. Dieses liefert wahrscheinlich die klarsten Grenzen zwischen den einzelnen Klassen. Es ist jedoch beizufügen, dass man aufgrund der chemischen Struktur nicht unbedingt auf die pharmakologischen Effekte einer Substanz schließen darf. Oft besitzen ähnlich gebaute Moleküle einen ähnlichen Wirkmechanismus, es kann jedoch auch das Gegenteil eintreten. Manchmal können auch unterschiedlich gebaute Moleküle eine sehr ähnliche pharmakologische Wirkung aufweisen. Dieses System ist insofern handlich, als man von der pharmakologischen Wirkung absieht und so klar die psychotropen Substanzen den einzelnen Strukturklassen zuordnen kann.

Tabelle 3: Einteilung der wichtigsten psychotropen Wirkstoffe nach ihrer chemischen Struktur

*β-Phenylalkylamine*

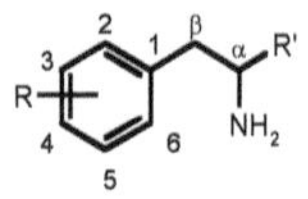


- β-Phenylethylamine (z.B. 2C-B, 2C-E, Mescalin)
- Phenylisopropylamine (=Amphetamine. z.B. A, MA, DOM, TMA)
- Methylendioxyphenylisopropylamine (z.B. MDA, MDMA, BDB)
- andere (Genaueres s. Kapitel 3)

*Tryptamine*

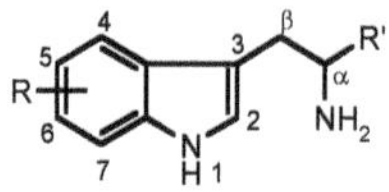


- β-Indolethylamine (z.B. DMT, Psilocin, 5-MeO-DMT)
- Indolisopropylamine (z.B. α-ET)
- Lysergsäurederivate (z.B. LSD, PRO-LAD, LSA)
- andere (Genaueres s. Kapitel 4)

*Cannabinoide* (nur die wichtigste Grundstruktur gezeichnet)

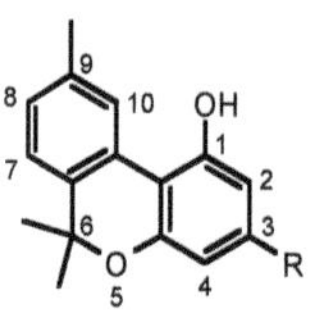


- Tetrahydrocannabinole (z.B. THC, THV)
- Cannabinole (z.B. CBN, CBV)
- Cannabidiole (z.B. CBD, CBDS)
- (siehe dazu auch Kapitel 5)

*Tropane* (nur die wichtigste Grundstruktur gezeichnet)

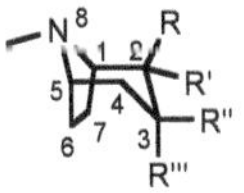


- Tropanester (z.B. Atropin, Hyoscyamin, Scopolamin)
- Tropan-*N*-Oxide
- Nortropane
- 2-Substituierte Tropansäureester (z.B. Cocain)
- (siehe dazu auch Kapitel 6)

---

*γ-Hydroxybutyrat*

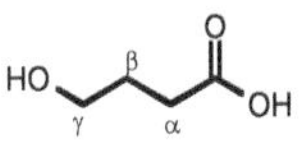


- γ-Hydroxybuttersäure (GHB)
- auch 1,4-Butandiol oder γ-Butyrolacton
- (siehe dazu auch Kapitel 8)

---

*Isoxazole* (nur die wichtigste Grundstruktur gezeichnet)

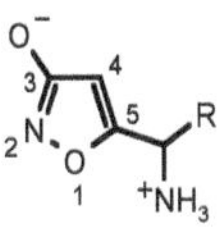


- 5-Aminomethyl-3-hydroxyisoxazole (z.B. Muscimol, Ibotensäure)
- (siehe dazu auch Kapitel 9)

---

*Opioide* (nur die wichtigste Grundstruktur gezeichnet, ohne synthetische Opioide)

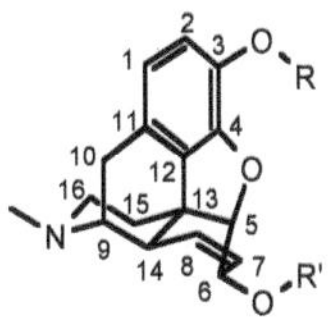


- Opium-Alkaloide (z.B. Morphin, Codein)

- Halbsynthetische Opioide (z.B. Heroin)
- Synthetische Opioide (darunter fallen auch die Phencyclidine, Fentanyle und die Prodine; diese sind im Folgenden separat aufgeführt)

*Phencyclidine* (nur die wichtigste Grundstruktur gezeichnet)

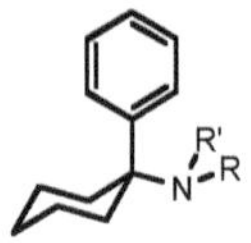


- PCP, PCE, PCM, TCP usw.

*Prodine (Pethidine)* (nur die wichtigste Grundstruktur gezeichnet)

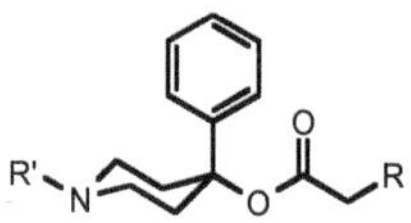


- Pethidin
- Inverse Ester (z.B. MPPP, PEPAOP)

*Fentanyle* (nur die wichtigste Grundstruktur gezeichnet)

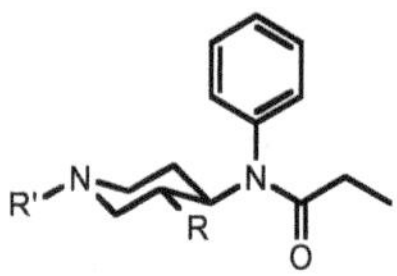


- Fentanyl, 3-Methylfentanyl, Alfentanyl usw.

*Arylpiperazine (Benzyl- und Phenylpiperazine)*

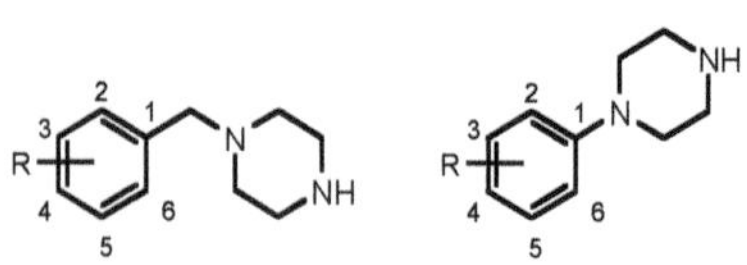


- Benzylpiperazin, MCPP, TFMPP usw.

Die in diesem Buch nicht behandelten Substanzklassen werden im Folgenden kurz vorgestellt.

*Opioide* [90]

Das aus diversen Mohnarten (*Papaver spec.*) gewonnene Opium enthält mehr als 40 Alkaloide. Dabei unterteilt man in Morphinane (z.B. Morphin, Codein) und Benzylisochinoline (z.B. Papaverin, Narcotin). 1806 wurde das im Opium enthaltene Morphin entdeckt, 1832 dann das Codein. 1858 wurde erstmals Heroin (Diacetylmorphin) durch die Firma *Bayer* hergestellt. 1929 entstand das erste deutsche Opiumgesetz. Morphin wird immer noch als schmerzlinderndes Mittel eingesetzt.
Heroin (Diacetylmorphin): Wird auf dem illegalen Drogenmarkt mit Stärke, Mehl, Lactose, Gips, Glucose, Talk, Chinin, Procain, Scopolamin, Strychnin usw. gestreckt, so dass der effektive Gehalt oft nur wenige Prozent beträgt (USA: ca. 5%), manchmal aber auch ein höherer Gehalt vorhanden ist (CH: 20–90%). Daher besteht für die Konsumenten ein erhöhtes Risiko einer Vergiftung und Überdosierung. Das Wirkbild von Heroin entspricht qualitativ dem von Morphin: Euphorie, Senkung der Angstgefühle, Unlust, Abschirmung und Ausschaltung unangenehmer Reize und Wahrnehmungen, daraus ergeben sich „orgiastische" Glücksgefühle, daher ein hohes Suchtpotenzial. Das physische Schmerzempfinden wird herabgesetzt. Heroin wird entweder intravenös appliziert oder inhaliert. Das Heroinrauchen ist auch unter Sugar- oder Folienrauchen bekannt. Die Rauschwirkung von Heroin hält 2–3h an. Es erfolgt schnell eine Toleranzbildung (durch Rezeptorgekoppelte Stoffwechselreaktionen). Bereits ab 10 mg Heroin können toxische Symptome auftreten. Bei einer Überdosierung kommt es zu schweren physischen Funktionsstörungen bis hin zur tödlich verlaufenden Atemlähmung. Heroin besitzt ein hohes psychisches und physisches Abhängigkeitspotenzial. Die physischen Schädigungen sind Folge der Verunreinigungen und der unsauberen Fixerutensilien. Diese Schädigungen bewirken eine Verminderung der körpereigenen Abwehrkräfte (erhöhte Infektionsanfälligkeit). Durch das Verwenden von gebrauchten Spritzen besteht zudem die Gefahr von Krankheitsübertragungen (AIDS, Hepatitis usw.). Akute und chronische Psychosen konnten bis heute nicht nachgewiesen werden. Heroin kann in therapeutischer Dosierung z.B. zur Schmerzlinderung bei Krebspatienten angewendet werden, ohne dass eine Suchtbildung resultiert.

Codein: Ist ein Hustendämpfer, wurde jedoch teilweise durch andere, weniger suchterzeugende Medikamente abgelöst.

Synthetische Opioide: Darunter fallen die Pethidine, Prodine, Fentanyle und die Methadon-Gruppe. Siehe weiter unten.

Methadon: Wird zur Substitutionstherapie verwendet. Methadon ist oral aktiv, wirkt so eher sedativ. Intravenös angewendet bewirkt es Euphorie und ein „Flash“. Es birgt jedoch auch ein hohes Suchtpotenzial. Ein Ziel dieser Therapie ist das Verhindern der intravenösen Applikation von illegalen Narkotika.

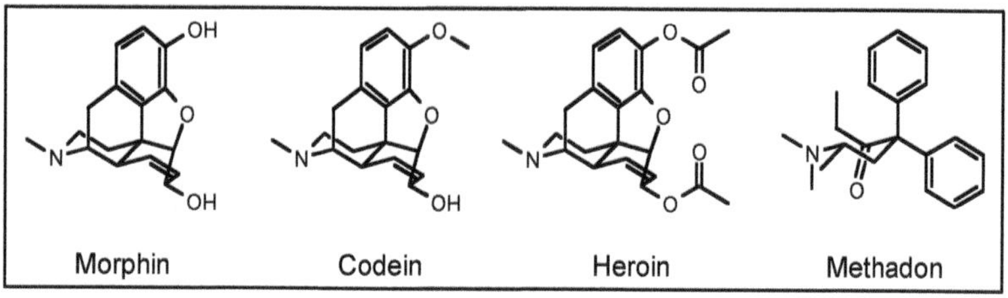


Abb.1: Opiate und das synthetische Opioid Methadon.

*Phencyclidine* [90]

Phencyclidin (Phenylcyclohexylpiperidin, PCP): wurde erstmals 1926 von Kötz & Merkel synthetisiert. Dreißig Jahre später wurde die beruhigende Wirkung an Affen entdeckt, wonach es als Veterinär-Anästhetikum und Sedativum verwendet wurde. 1963–1965 wurde es als starkes i.v. Analgetikum und nichtnarkotisches Anästhetikum verwendet. Doch 1965 wurde es vom Markt zurückgezogen, da starke Nebenwirkungen (psychotrope Effekte) vorhanden sind. Kurz darauf wurde Phencyclidin auf dem illegalen Drogenmarkt als Straßendroge verkauft. Die einfache Herstellung führte manchmal dazu, dass PCP als Cocain oder LSD verkauft wurde (obschon es andere Effekte hat). Bezeichnungen von PCP: *Angel Dust, Rock Fuel, CJ, Peace Pill u.a.*

Andere Phencyclidine: Das für die Synthese von PCP benötigte Piperidin wurde bald einmal in die Liste der kontrollierten Vorläufersubstanzen aufgenommen, wodurch dessen Beschaffung erheblich erschwert wurde. Dies führte zum Ersatz von Piperidin durch Morpholin, Ethylamin, Pyrrolidin usw., woraus die Derivate PCM (Phenylcyclohexylmorpholin), PCE (Eticyclidin), PHP (Rolicyclidin) und unzählige andere entstanden. Es wurde auch der Phenylring durch andere Substituenten ersetzt. Bis heute sind mehr als 30 Phencyclidine bekannt.

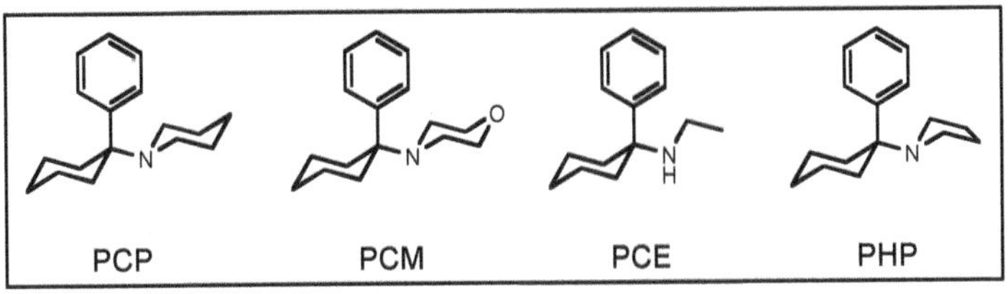


Abb.2: Phencyclidin und -Derivate.

Die Phencyclidine werden den synthetischen Opioiden zugeteilt. Sie werden entweder geschnupft (als Pulver, *Angel Dust, Crystals,* Wirkeintritt nach 2–5min), oral eingenommen (als Pillen *(Tic-tac),* Wirkeintritt nach 20–60min), geraucht (aufgetragen auf Hanf oder Tabak) oder intravenös gespritzt. Die Wirkdauer hängt von der Applikationsart und stark von der Dosierung ab und kann bis 48 Stunden anhalten! Dosierung: 2–20mg. Das Wirkbild ist abhängig von Set/Setting, es bewegt sich zwischen Euphorie, Enthemmung, Halluzinationen, Aggressivität und Depressionen. Die Fähigkeit, zwischen den sensorischen und seelischen Informationen zu unterscheiden, geht in hohen Dosierungen verloren, so dass ein Brei zwischen Realität und innerer Phantasie entsteht. Die Motorik und Artikulationsfähigkeit kann stark gestört werden. Auslöschung des Gedächtnisses. Der analgetische und anästhetische Effekt kann zu Selbstverstümmelungen führen. Es können Psychosen und Wahnsinn die Folge sein. Während keine physische Abhängigkeit beobachtbar ist, macht sich eine starke psychische Abhängigkeit bemerkbar. Es können noch lange nach dem Gebrauch psychotische Flashback-Effekte auftreten.

*Prodine (Pethidine)* [90]

Als Prodine bezeichnet man die inversen Ester des Pethidins, welches 1939 erstmals hergestellt wurde. Die bekanntesten Prodine sind das MPPP (1-Methyl-4-phenyl-4-propionoxy-piperidin) und das PEPAOP (1-Phenylethyl-4-phenyl-4-acetoxy-piperidin). Die Prodine werden den synthetischen Opioiden zugeteilt. Das Synthesenebenprodukt MPTP (1-Methyl-4-phenyl-1,2,5,6-tetrahydropyridin) (bzw. dessen Metabolit) ist neurotoxisch und wird heute als Modellsubstanz für die Parkinson-Forschung verwendet. Ein Metabolit des bei der Synthese von PEPAOP anfallenden Nebenprodukts PEPTP (1-Phenylethyl-4-phenyl-1,2,5,6-tetrahydropyridin) ist ebenfalls neurotoxisch. Der Missbrauch dieser Substanzen führte bei den Konsumenten zu irreversiblem Parkinsonismus.

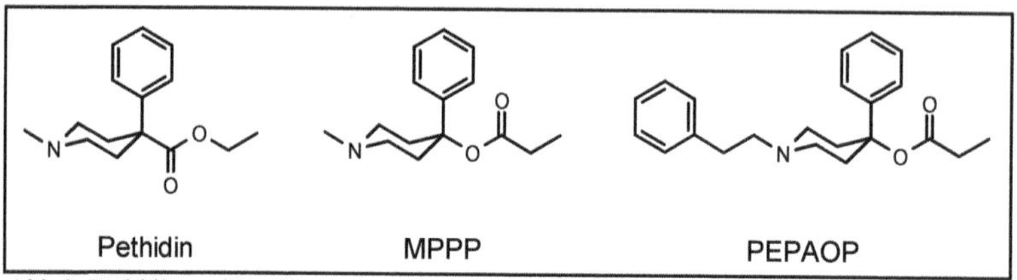


Abb.3: Pethidin und Prodine.

*Fentanyle* [90]

Die Fentanyle werden zu den synthetischen Opioiden gezählt. Sie wurden in den 1960er Jahren in Europa eingeführt und zur Neuroleptanalgesie verwendet (USA bis 70% aller Operationen). Die erste illegale Anwendung erfolgte als Pferde-Dopingmittel. In den 1980er Jahren tauchten die ersten illegalen Fentanylderivate als Heroinersatz auf. Es sind bis heute eine Vielzahl von Fentanylderivaten bekannt, davon wurden 200 industriell getestet, mehr als 30 sind illegal aufgetaucht. Je nach Substitution wird eine Affinität zu den Opioid-Rezeptoren erreicht, die die von Morphin weit übertrifft. So hat z.B. 3-Methylfentanyl eine 3000-fache und α-Methylfentanyl eine 6000-fache Wirkintensität. Carfentanyl soll sogar mehr als die 10 000-fache Wirkintensität besitzen. 3-Methylfentanyl ist auch unter dem Namen *Persian White* oder *The world's finest heroin* bekannt. Die Wirkungen entsprechen qualitativ denen des Heroins (Euphorie, Analgesie, Stimulation). Die Nebenwirkungen sind Opiat-ähnlich. Die Fentanyle werden unter Umgehung des Verdauungstrakts appliziert (geschnupft oder intravenös gespritzt).

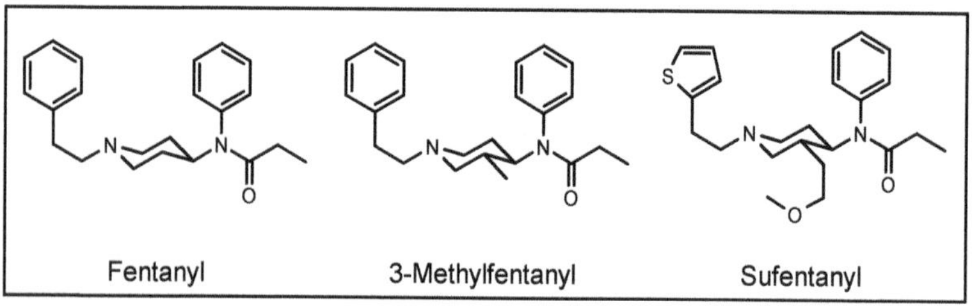


Abb.4: Fentanyl und -Derivate.

*Arylpiperazine (Benzyl- und Phenylpiperazine)* [157]

Die Arylpiperazine stellen eine neuere Klasse von psychoaktiven Substanzen dar. In den letzten Jahren wurden auf dem Schwarzmarkt zunehmend Derivate wie BZP (Benzylpiperazin), TFMPP (1-(3-Trifluormethylphenyl)-piperazin) oder MCPP (1-(3-Chlorphenyl)piperazin) in Pillenform angeboten. Das unsubstituierte BZP (oder A2, Benzylpiperazin) besitzt ähnliche psychostimulierende Eigenschaften wie das β-Phenylalkylamin Amphetamin, ist jedoch weniger potent als dieses. Für einen Rausch, der 2–6h anhält, werden 20–150mg benötigt. In Versuchstieren stimulierte BZP einen Anstieg des extrazellulären Dopamins sowie des Serotonins. Das Phenylpiperazin-Derivat TFMPP bindet im nanomolaren Bereich an diverse Serotonin 5-HT-Rezeptor-Subtypen und setzt als Substrat des Serotonin-Transporters Serotonin frei. Die Wirkung von TFMPP im Menschen (25–100mg) wird ziemlich unterschiedlich beschrieben (von entaktogen zu psychedelisch). Es traten weitere Derivate dieser Klasse auf dem Schwarzmarkt auf, so z.B. MCPP (1-(3-Chlorphenyl)piperazin), PCPP (1-(4-Chlorphenyl)piperazin) oder PMPP (1-(4-Methoxyphenyl)piperazin). Nicht zuletzt führt der Umstand, dass bekannte und gut erforschte, wenig risikobehaftete Substanzen illegalisiert wurden, sowie der Fakt, dass gegenwärtig etwa 50 Phenylpiperazine kostengünstig kommerziell erhältlich sind, dazu, dass pharmakologisch nicht charakterisierte (unter Umständen stark risikobehaftete) Substanzen auf dem Schwarzmarkt angepriesen werden.

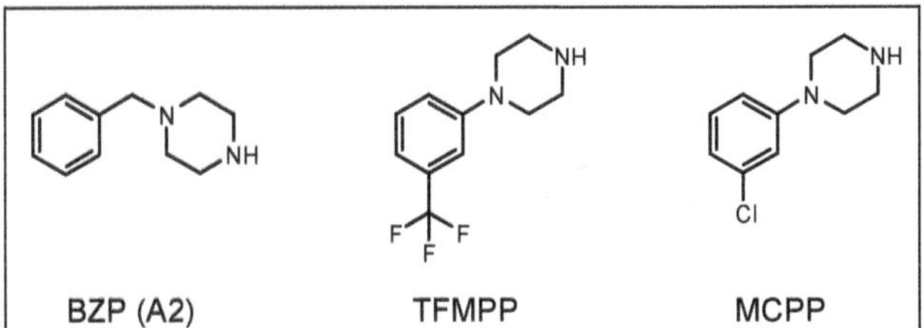


Abb.5: Benzylpiperazin (BZP) und zwei Phenylpiperazine (TFMPP, MCPP).

*Aminopropiophenon-Derivate (Cathinone)* [157]

(+)-Cathin (= (+)-[1*S*,2*S*]-Pseudonorephedrin) kommt zusammen mit dem Oxidationsprodukt (-)-*S*-Cathinon in dem unter anderem in Äthiopien, Kenja und Arabien beheimateten Kathstrauch *Catha edulis* vor [55]. Dessen Blätter werden noch heute als Stimulans gekaut, aber auch die rituelle Verwendung ist verbreitet. Die Hauptwirkung wird (-)-*S*-Cathinon zugeschrieben. Das synthetische Methyl-Analog heisst Methcathinon (= oxidierte Form von Ephedrin, ein Hauptalkaloid der chinesischen Droge *Ephedra* und auch ein

Stimulans) und kann auf einfache Weise aus Ephedrin hergestellt werden. In der ehemaligen Sowjet-Union trat es unter dem Namen Ephedron als Rauschmittel auf und in den USA wird es zu selbigem Zweck unter anderem als *Cat* bezeichnet. (-)-*S*-Cathinon und (-)-*S*-Methcathinon vermögen beide Dopamin (DA) und Norepinephrin (NE) freizusetzen. Es ist eine Reihe struktureller Analoge bekannt; manche der sogenannten Aminopropiophenon-Derivate (Cathinone) wurden bereits vor Jahrzehnten in der Literatur beschrieben, insbesondere in Patentschriften. Seit einigen Jahren treten Derivate dieser Substanzklasse zunehmend auf dem Schwarzmarkt auf und werden hauptsächlich über Vertriebskanäle wie das Internet verbreitet, so zum Beispiel unter dem Deckmantel von Kakteendünger. α-Pyrrolidinopentiophenon (α-PVP) interagiert mäßig mit dem NE-Transporter und stark mit dem DA-Transporter, und je nach Substitution am Aromaten verschiebt sich das Selektivitätsprofil an den Monoamintransportern. So erweisen sich Pyrovaleron ebenso wie MDPV und Mephedron (4-MMC) als starke Psychostimulanzien mit einem hohen Abhängigkeitspotenzial! Ein Aminopropiophenon der etwas anderen Art stellt Methylon (bk-MDMA, Ease) dar: Es wirkt zwar etwa gleich potent wie das Entaktogen MDMA (Dauer, Dosis) und zeigt eine nahezu antidepressive, angenehme und positive Wirkung, jedoch wird die einzigartige magische Wirkung von MDMA nicht gänzlich erzielt. Beta-Keto-Analoge von MDEA und weiteren Methylendioxyamphetaminen sind ebenfalls bekannt.

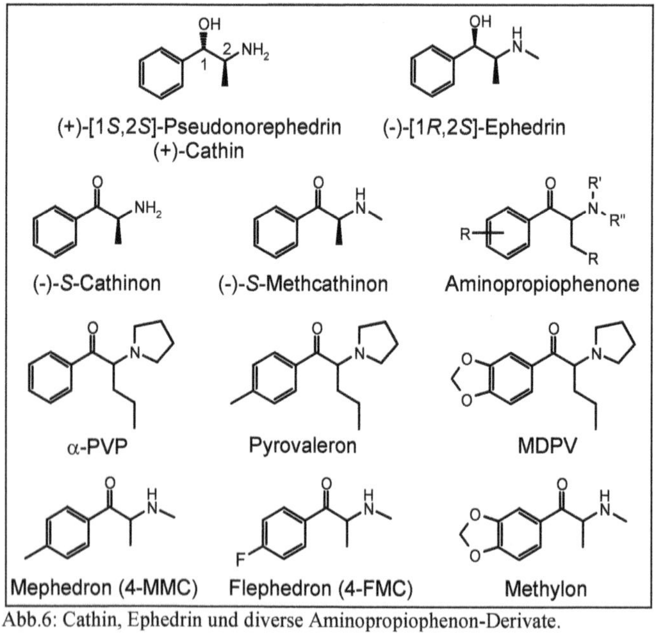


Abb.6: Cathin, Ephedrin und diverse Aminopropiophenon-Derivate.

# 2. Definitionen und Grundlagen

## 2.1. Neurochemie [19]

### 2.1.1. Grundsätzliches zu Struktur-Wirkungsbeziehungen

Unter Struktur-Wirkungsbeziehungen werden die Beziehungen zwischen bestimmten Wirkungsqualitäten, Wirkungsquantitäten und möglichen Wirkungsmechanismen mit *chemischen Strukturparametern* eines Pharmakons (=Arzneimittel, Wirkstoff) verstanden. Die chemischen Eigenschaften eines Pharmakons werden bestimmt durch:

- Konstitution
- Konfiguration
- Konformation

Von diesen Grundcharakteristika hängen wichtige *elektronische und stereochemische Eigenschaften* ab, die eine biologische Wirkung bedingen oder beeinflussen. Hierzu sind z.B. zu zählen:

- Elektronendichteverteilung,
- Polarisierbarkeit,
- Basizität,
- Lipophilie/Hydrophilie,
- Fähigkeit zur aktiven oder passiven Wasserstoffbrückenbindung,
- Verteilung polarer, apolarer und raumerfüllender Gruppen im Molekül,
- absolute Konfiguration,
- konformative Beweglichkeit.

Für die Wirkung eines Pharmakons sind entscheidend:

- biopharmazeutische Parameter,
- Affinität zum Wirkort,
- Aktivität am Wirkort.

Unter biopharmazeutischen Parametern sind jene Pharmakoneigenschaften zu verstehen, welche die Pharmakokinetik, d.h. die Resorption (Aufnahme), den passiven oder aktiven Transport zum Wirkort, die Verteilung im Organismus, die Metabolisierung (Abbau) und Ausscheidung bestimmen.

## 2.1.2. Wechselwirkung am Rezeptor

Ist das Pharmakon in entsprechender Konzentration an den Wirkort gelangt, so setzt die Wirkung durch Auslösen oder Blockieren eines Effektes ein, und zwar in der Regel durch spezifische Wechselwirkungen des meist kleinen Pharmakonmoleküls mit einem makromolekularen Verband (Rezeptor) wie z.B. einem Enzym oder einem membrangebundenen Protein. Die Wechselwirkung mit dem Rezeptor kann in Konkurrenz mit körpereigenen Substanzen wie Hormonen oder Neurotransmittern erfolgen. Ahmt das Pharmakon die Wirkung der körpereigenen Substanz nach, wird es als *Agonist* bezeichnet; unterdrückt es diese Wirkung, so liegt ein *Antagonist* vor.
Die Wechselwirkung Pharmakon-Rezeptor ist in den meisten Fällen reversibel, ohne Ausbildung von Kovalenzen. Sie wird vielmehr von Coulomb-Kräften, Dipol-Dipol-Wechselwirkungen, Wasserstoffbrücken, hydrophoben Wechselwirkungen sowie sehr subtil von der richtigen räumlichen Passung bestimmt. Die Stärke der Wechselwirkung wird durch die Affinität zum Rezeptor beschrieben. Hohe Affinität bedeutet meistens eine hohe Wirksamkeit.
Die Wirkrichtung, ob agonistisch oder antagonistisch, wird durch die Aktivität am Rezeptor bedingt (große Affinität bedeutet nicht unbedingt grosse Aktivität, wie die Existenz potenter Antagonisten zeigt).
Es kann vermutet werden, dass potente Antagonisten vom Rezeptor zusätzlich durch Nebenbindungsstellen gebunden werden, die nicht mit den für die Effektauslösung nötigen Rezeptoren identisch sind. Dementsprechend wird bei Pharmaka gelegentlich auch von einem haptophoren und einem aktiphoren Teil des Moleküls gesprochen.

## 2.1.3. Funktionsprinzip von Synapsen

Im Zentralnervensystem (ZNS) sind eine ungeheure Zahl von Neuronen (Nervenzellen) über Synapsen (Nervenenden) verschaltet.
Diese Synapsen ermöglichen die Informationsverarbeitung und damit die Leistungen des ZNS. Auf molekularpharmakologischer Ebene kann als gesichert gelten, dass Psychopharmaka (auf die Psyche einwirkende Substanzen) ihre Wirkung durch Beeinflussung der Neurotransmittoren im ZNS entfalten, wobei nicht nur das „Wie“ der Wechselwirkung, sondern auch das „Wo“ bei der hohen Komplexität dieses Organs von überragender Bedeutung ist.
Das Funktionsprinzip einer Synapse soll in sehr starker Vereinfachung kurz erläutert werden (Siehe Abb. 1). Neurotransmittoren werden meist aus Vorstufen in den Nervenzellen selbst synthetisiert und in kleinen Bläschen (Vesikel) gespeichert. Läuft nun eine elektrische Entladung (Aktions-

potenzial) durch ein Neuron, so kommt es zur Wanderung der Vesikel an die Oberfläche der Zellmembran und zur Ausschüttung der Überträgersubstanzen in den synaptischen Spalt (Lücke zwischen zwei miteinander verbundenen Neuronen). Die freigesetzten Transmitter können nun mit den postsynaptischen, also hinter dem synaptischen Spalt liegenden Rezeptoren in Wechselwirkung treten. Durch Änderung der Eigenschaften der postsynaptischen Membran kommt es entweder zu einer Depolarisation (exzitatorischer Transmitter) oder zu einer Hyperpolarisation (inhibitorischer Transmitter). Das Abgehen eines Aktionspotenzials in Neuron II wird dementsprechend begünstigt oder behindert. Oft bewirkt der freigesetzte Transmitter selbst im Sinne einer Gegenkopplung durch Wechselwirkung mit einem präsynaptischen Rezeptor eine Begrenzung der Transmitterfreisetzung. Durch metabolischen Abbau oder Rückwanderung in das Neuron I wird der Transmitter aus dem synaptischen Spalt entfernt.

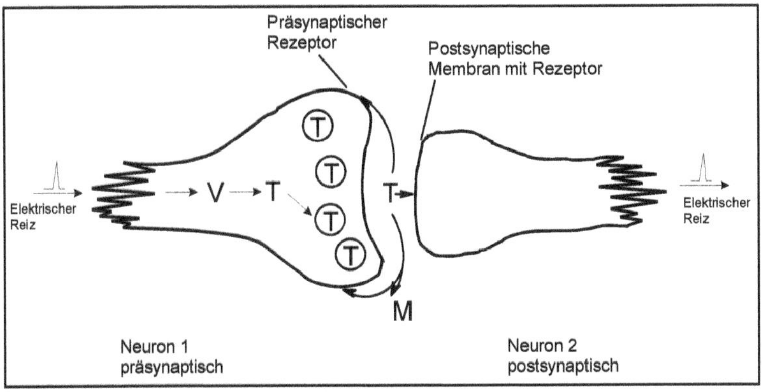


Abb.1: Vereinfachtes Funktionsschema der synaptischen Reizübertragung zwischen zwei Nervenzellen nach [19]. V: Transmittervorstufe, T: Transmitter, Ⓣ: Vesikel mit Transmitter.

## 2.1.4. Blut-Hirn-Schranke [58]

Die Nervenzellen des Gehirns sind sehr empfindlich auf gewisse normale Bestandteile des Blutes oder auf Giftstoffe, die in die Blutbahn gelangen. Deshalb ist das Gehirn vom allgemeinen Blutkreislauf durch ein als Blut-Hirn-Schranke bezeichnetes Filtrationssystem isoliert. Die Wirksamkeit dieser Schranke beruht darauf, dass die Wände der Blutgefäße, die das Hirn mit Blut versorgen, nur für bestimmte Moleküle durchlässig sind. Des Weiteren sind die Blutgefäße von dichten Gliazellen umgeben. So können nur sehr kleine Moleküle wie $O_2$ passieren, oder die Moleküle müssen in der lipophilen Gliazellenschicht löslich sein. Daher passieren weniger polare (lipophile) Moleküle wesentlich besser die Blut-Hirn-Schranke als polarere.

### 2.1.5. Nervenzellen und Neurotransmitter [45, 56, 58]

Die Nervenzellen haben die gleichen biochemischen Eigenschaften wie alle anderen lebenden Zellen. Sie weisen aber noch besondere Eigenschaften auf:

- Sie können Nervensignale erzeugen, verarbeiten und weitergeben
- Bildung und Freisetzung von Botenstoffen (Neurotransmittern)
- Aufrechterhaltung des Konzentrationsgefälles von Ionen an ihren Membranen

An der Synapse (Nervenende) veranlasst die Ankunft eines Nervensignals die Freisetzung von Transmittermolekülen aus dem Ende der Nervenfaser. Diese Moleküle diffundieren durch den Spalt und reagieren mit den Empfängerstellen (Rezeptoren) in der Membran der Nervenzelle, wodurch sich die elektrische Aktivität dieser Nervenzelle ändert. Ein Neurotransmitter wirkt entweder erregend oder hemmend auf die Tätigkeit der Zelle, mit welcher er reagiert.

Es besteht folgende Einteilung von Neurotransmittoren:

- Acetylcholin
- Monoamine (Dopamin, Noradrenalin, Adrenalin, Serotonin, Histamin)
- Aminosäuren (Glutaminsäure, Asparaginsäure, GABA, Glycin)
- Neuropeptide (Endorphine, Tachykinine u.a.)
- Adenosintriphosphat und Adenosin

Im nachfolgenden sollen nur die wichtigsten Neurotransmitter kurz vorgestellt werden.

Acetylcholin:

Acetylcholin ist unter anderem wichtig für das motorische Nervensystem. Die stetige Hypermotorik (z.B. Zittern) von Parkinson-Patienten wird durch einen relativen Überschuss von Acetylcholin erklärt. Beim Parkinson-Syndrom kommt es durch die aufgrund des Dopaminmangels verringerte Erregung von Dopamin-Rezeptoren und die gleichzeitig verstärkte Stimulation von Glutamat-Rezeptoren zu einer erhöhten Acetylcholinfreisetzung.

Adrenalin:

Adrenalin wird als Nebennierenhormon im Nebennierenmark gebildet. Über eine Reihe von biologischen Reaktionen führt es zu erhöhtem Glykogen-Abbau und zu einer Steigerung des Fettabbaus. Des Weiteren wird der oxidative Stoffwechsel in den Zellen gesteigert. Dadurch wird eine erhöhte Einsatzbereitschaft des Organismus erreicht, sei es zu Arbeit, Angriff oder Flucht. In Stresssituationen erhöht sich die Adrenalin-Ausschüttung. Als Sympathikomimetikum erhöht Adrenalin die Kontraktionskraft und die Schlagfrequenz des Herzens, die Blutgefäße der Haut, Schleimhäute und Bauchorgane werden verengt, die Gefäße der Skelettmuskeln und Leber werden erweitert. Vermutlich steuert Adrenalin auch die Atmung.

Dopamin:

Dopamin beeinflusst unter anderem die hormonale Steuerung und die gefühlsmäßige Reaktion auf Umwelteinflüsse. Die Willkürmotorik und psychische Prozesse werden durch Dopamin beeinflusst. Schizophrenie-Patienten weisen einen Defekt bei der Funktion von Dopamin auf. Sie reagieren gegenüber einer Dopamin-Ausschüttung überempfindlich. Der Parkinsonismus ist hingegen eine Folge des Dopaminmangels in der Substanzia nigra des Striatums.

Noradrenalin:

Noradrenalin (auch Norepinephrin) wird im Nebennierenmark als Hormon und im Gehirn als Neurotransmitter des adrenergen Nervensystems gebildet. Im Stoffwechsel stimuliert das Sympathikomimetikum die Glykolyse in der Leber, im Fettgewebe und im Skelettmuskel. Noradrenalin wirkt blutdruckerhöhend, beruhigt die glatte Muskulatur und regt den Herzmuskel an. Des Weiteren wird ihm die Steuerung des Systems für Belohnungsgefühle und der Hunger-Durst-Gefühle zugeschrieben.

Serotonin:

Serotonin ist im Tier- und Pflanzenbereich weit verbreitet. Es wirkt ebenfalls blutdrucksteigernd. Durch Umwandlung von Serotonin in Melatonin wird die innere biologische Uhr gesteuert (z.B. Schlaf-Wach-Rhythmus). Der Regelkreis von Hunger/Sättigung wird auch durch Serotonin gesteuert. Des weiteren spielt Serotonin eine Rolle beim Auftreten von Migräne und Schmerz, beim Lernen und beim Gedächtnis, bei der Steuerung emotionaler Prozesse sowie bei der Regelung der Körpertemperatur und des Hungergefühls. Die Beeinflussung der Serotoninausschüttung durch psychoaktive Substanzen bewirkt Veränderungen weiterer Transmittersysteme, so dass nicht direkt die erhöhte Serotoninausschüttung für alle psychotropen Effekte verantwortlich gemacht werden kann.

GABA:

GABA ist der bedeutsamste, zentral hemmende Überträgerstoff. GABA hat eine Schlüsselfunktion bei der Schlafregelung.

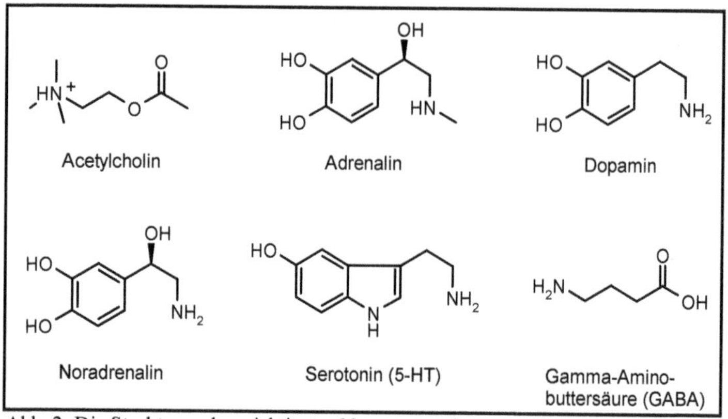


Abb. 2: Die Strukturen der wichtigsten Neurotransmitter

*Zusammenfassung*:

Zum Übertragen eines Impulses zwischen zwei Nervenenden sind chemische Überträgerstoffe notwendig. Diese chemischen Stoffe (Neurotransmitter) werden in der Nervenzelle hergestellt, in Bläschen gespeichert und durch einen elektrischen Reiz in den Spalt zweier Nervenenden (Synapse) freigesetzt. Passt der freigesetzte Stoff auf den Rezeptor (postsynaptische Membran), so wird die Erregung weitergeleitet. Die Erreger müssen jedoch wieder entfernt werden, um eine Dauererregung zu verhindern. Dies geschieht durch einen Abbau oder das Bläschen nimmt den Transmitter wieder zurück. Einige wichtige Neurotransmitter sind Serotonin, Adrenalin, Dopamin und Acetylcholin. Die Beurteilung der Wirkungsweise eines Psychotomimetikums wird dadurch stark erschwert, dass die Beeinflussung eines einzigen Neurotransmitters nahezu immer andere Transmittersysteme in Verschiebung bringt. Viele Substanzen ahmen die Wirkung der körpereigenen Transmitterstoffe nach und wirken dabei direkt an Rezeptoren.

## 2.2. MAO-Hemmer

Häufig wird beim Konsum von gewissen Psychotomimetika darauf hingewiesen, nicht gleichzeitig sogenannte MAO-Hemmer oder Inhibitoren einzunehmen. In diesem Kapitel soll nähergebracht werden, worum es sich dabei handelt und was die Gründe für diese Vorsichtsmaßnahmen sind.

*Definitionen*:

MAO: ist der Kurzname für Monoaminoxidase. Dies ist ein Enzym-System, welches im Organismus für den spezifischen Abbau von organischen Aminen verantwortlich ist (via oxidative Desaminierung). Wären diese nicht vorhanden, so würden einmal in den Körper gelangte oder von ihm selber produzierte toxische Amine nicht mehr abgebaut.
MAO-Hemmer: Als solche gelten Substanzen (z.B. Tranylcypromin, Selegilin, Harmaline), welche selektiv Monoaminoxidase (MAO) zu hemmen vermögen. Das bedeutet, sie blockieren dessen natürliche Aufgabe.

*Auswirkungen von MAO-Hemmern*:

Der Definition zufolge können eingenommene MAO-Hemmer dann fatale Folgen haben, wenn dazu gleichzeitig Amine in hohen Dosen (z.B. via Nahrung, Medikamente, Stimulantien, Psychedelika etc.) zugeführt werden. Deshalb ist beim Konsum von MAO-Hemmern äußerste Vorsicht geboten! Die folgende Liste zeigt, was nicht mit MAO-Hemmern eingenommen werden darf [21]:

- Beruhigungsmittel, Tranquilizer, Narkotika
- viele Antihistaminika (antiallergische Medikamente)
- Alkohol, Ephedrin, Amphetamine, β-Phenylalkylamine
- Asaron (enthalten in der Kalmuswurzel)
- Muskatnuss
- Dill-, Petersilien- Fenchelöl (geringe Mengen als Gewürz unschädlich)
- koffeinhaltige Substanzen (Cola, Kaffee, Tee, Kakao, Guarana usw.)
- Käse
- Bananen und Ananas
- Tyrosin-enthaltene Lebensmittel, wie Fisch, Geflügelleber, Pferdebohnen, Chianti-Wein usw.

Die Liste zeigt, dass eine Vielzahl von Sachen nicht kombiniert werden dürfen. Wenn jemand vorhat, MAO-Hemmer einzunehmen, dann sollte er/sie sich sehr gut darüber informieren!

Es gibt Möglichkeiten, gewisse psychoaktive Substanzen durch Kombination mit MAO-Hemmern länger wirken zu lassen. Beispielsweise gibt es Indianerstämme, welche Rituale mit Harmin-haltigen und gleichzeitig anderen Pflanzen durchführen. Da diese psychoaktiven Substanzen gleichzeitig als MAO-Hemmer fungieren, bereiten sich die Indianer wochenlang auf das Ritual vor, d.h. sie konsumieren während dieser Zeit weder Fisch noch sonst irgendwelche Amin-haltigen Nahrungsmittel. Nur so ist ein gefahrloser Ablauf des Harmin-Rausches gewährleistet. Es ist beachtlich, dass solche Urkulturen dies ohne jegliche Kenntnisse der Chemie oder „unserer" Pharmakologie entdeckt haben.

Eine weitere Anwendung von MAO-Hemmern ist die Kombination von Harmalin mit DMT. Oral eingenommen zeigt DMT keine Wirkung; es wird von der Monoaminoxidase abgebaut, bevor es ins Hirn treten kann. Wird jedoch zuvor Harmalin eingenommen, so wird DMT über diesen Weg aktiv.

Als MAO-Hemmer wirken unter anderem Harmine, Harmaline, Harmalole, und Antidepressiva wie Deprenyl (Selegilin, MAO-B-Hemmer), Moclobemid und Toloxaton (beides reversible MAO-A-Hemmer) und Tranylcypromin (kein selektiver und nicht reversibler MAO-Hemmer).

*Zusammenfassung*:

Der menschliche Organismus besitzt ein Enzym-System, die sogenannte Monoaminoxidase (MAO), die für den Abbau von Aminen verantwortlich ist. MAO-Hemmer behindern diese Funktion. Somit können einmal in den Körper gelangte Amine nicht mehr genügend abgebaut werden, so dass sich diese Stoffe (u.U. stark) toxisch auswirken. Das Einnehmen von MAO-Hemmern ist mit Risiken verbunden. Es ist daher von großer Wichtigkeit, sich bei einer beabsichtigten Einnahme zuvor genaustens über die Vorbereitung, das Verhalten während und nach der Wirkungszeit eines MAO-Hemmers zu informieren. Gleichzeitig sollte bekannt sein, ob sich der MAO-Hemmer und das Psychotomimetikum (= Substanz, die man wirken lassen will) verträglich kombinieren lassen.

## 2.3. Stereochemie

Begriffe wie „Enantiomere", „chirale Verbindung", „Racemat" usw. sind oft in der Literatur verwendete Begriffe. Um diese zu verstehen, werden sie im folgenden Kapitel erklärt.

### 2.3.1. Chiralität

Das Wort „chiral" stammt aus dem Griechischen: „cheir" bedeutet „Hand". Unter Chiralität versteht man ganz allgemein die Eigenschaft eines Objektes, sich von seinem Spiegelbild zu unterscheiden. Beispielsweise sind die Hände chiral, denn sie verhalten sich wie Bild und Spiegelbild; sie sind nicht deckungsgleich (deckungsgleich bedeutet: Beide Objekte können so übereinander gelegt werden, dass sie dieselbe Form bilden). Damit ein Molekül chiral ist (oder mehrere Chiralitätszentren aufweist) müssen einige Voraussetzungen erfüllt sein. In Abb.1 sind vier verschiedene Moleküle mit ihrem zugehörigen Spiegelbild gezeichnet. Versucht man in Gedanken diese Moleküle mit ihren Spiegelbilder zur Deckung zu bringen (durch Drehen), so erkennt man, dass dies nur beim untersten Molekül nicht möglich ist. Dieses unterscheidet sich in einer Hinsicht von den anderen: Keine der Substituenten (=Atome A, B, C und D, die am Zentralatom befestigt sind) sind gleich. Daraus läßt sich schließen:

Trägt ein Atom vier verschiedene Reste (Atome oder Atomgruppierungen), so ist das betreffende Zentrum chiral.

Das Zentrum wird als Chiralitätszentrum oder auch als asymmetrisches Atom bezeichnet. Man darf jedoch nicht von chiralen Atomen sprechen (es ist ja nicht das Atom, sondern die Anordnung um das Atom herum, welche die Chiralität ausmacht). Ein *Molekül* ist nur dann chiral, wenn das *ganze* Molekül ein Bild-Spiegelbild-Verhalten zeigt (siehe Stereoisomere!). Das Zentralatom ist meistens Kohlenstoff. Chiralität tritt aber auch bei Stickstoff (bei sterisch fixierten Stickstoff- oder quartären Ammonium-Verbindungen), Schwefel, Phosphor und Metall-organischen Verbindungen auf.

Man bezeichnet die beiden Formen (Bild und Spiegelbild) als *optische Antipoden.* Chirale Verbindungen werden oft an dem chiralen Zentrum mit einem Stern (*) bezeichnet, um darauf aufmerksam zu machen. Als achiral werden Moleküle ohne Chiralitätszentrum bezeichnet. Eine Verbindung ist als prochiral zu bezeichnen, wenn diese nach dem Umsetzen mit einem Reaktionspartner chiral sein kann.

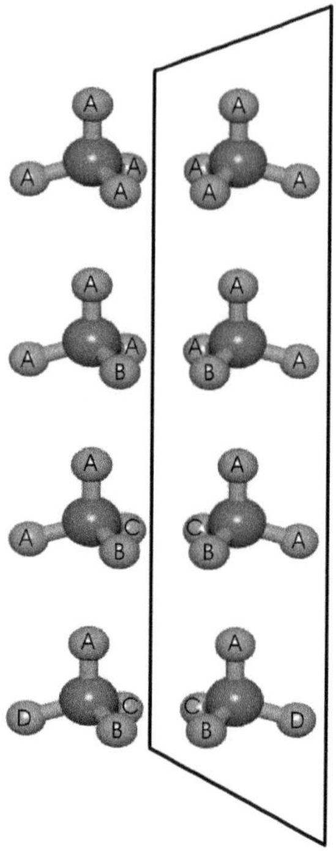


Abb. 1: Bild und Spiegelbild von Molekülen. Nur das unterste ist chiral: es läßt sich nicht mit seinem Spiegelbild zur Deckung bringen.

## 2.3.2. Optische Aktivität

Unter optischer Aktivität versteht man die Eigenschaft von chemischen Verbindungen, die Polarisationsebene von polarisiertem Licht um einen bestimmten Winkel zu drehen.

Polarisiertes Licht = Licht mit nur einer Schwingungsebene (Abb.2). Um den Betrag des Winkels zu messen, verwendet man das Polarimeter (Abb.3). Das Licht, welches nach dem Polarisator nur noch eine Schwingungsebene aufweist, passiert anschließend ein Gefäß, welches eine Lösung der Verbindung enthält. Ist die Verbindung optisch aktiv, so vermag sie die Schwingungsebene des Lichtes um den Winkel $\alpha$ zu drehen. Der Analysator, der ebenfalls nur dann Licht passieren läßt, wenn die Schwingungsebene des Lichts mit den dünnen Spalten übereinstimmt, wird so gedreht, bis das Licht passieren kann. Danach kann der Winkel $\alpha$ abgelesen werden.

Das Phänomen der optischen Aktivität ist quantenmechanischer Natur und dementsprechend kompliziert. Grundsätzlich vermögen nur chirale Verbindungen die Schwingungsebene von polarisiertem Licht zu drehen (in seltenen Fällen zeigen auch Konformere dieses Verhalten).

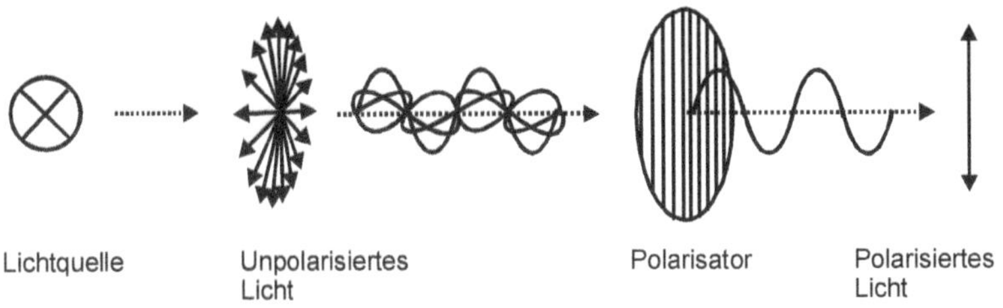


Abb.2: Herstellung von polarisiertem Licht.

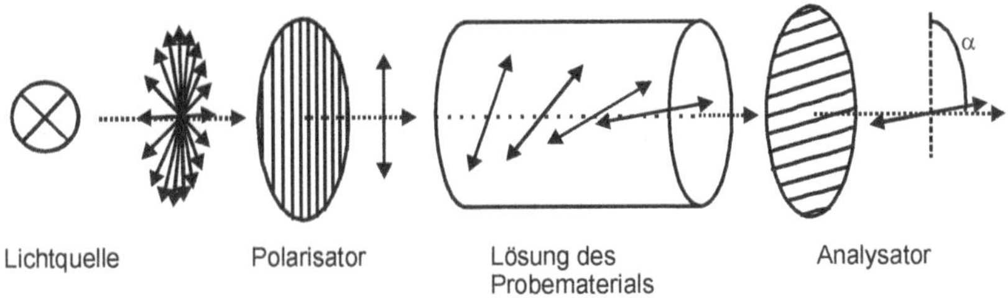


Abb.3: Prinzip eines Polarimeters.

Beim Bezeichnen chemischer Verbindungen, welche optisch aktiv sind, wird dem chemischen Namen die Drehrichtung der Polarisationsebene vorangestellt:

(–): für einen negativen Drehwert (α im Gegenuhrzeigersinn)
(+): für einen positiven Drehwert (α im Uhrzeigersinn)
(±): für ein Racemat (s. nächste Seite)

*d, l, dl, D, L und DL:*

Vor allem in älterer Literatur sind diese Bezeichnungen manchmal für die Drehrichtung verwendet worden (Lat.: *d* dexter = rechts, *l* laevus = links. *dl* entspricht einem Racemat). Um Verwechslungen zwischen *l* und 1 („Eins")

zu verhindern, verwendeten Autoren auch die Großbuchstaben D und L. Wieder Andere benutzten die Bezeichnung D und L nur zur Kennzeichnung der relativen Konfiguration analog der Zuordnung nach *E. Fischer* am D-(+)-Glycerinaldehyd: Eine Verbindung, deren höchstes nummeriertes Stereozentrum (s.a. weiterführende Literatur) die gleiche Konfiguration wie D-(+)-Glycerinaldehyd besitzt, erhält die Bezeichnung D; wenn es mit L-(–)-Glycerinaldehyd korreliert, entsprechend L.
Um der Verwirrung entgegenzuwirken, empfiehlt es sich, nur noch die Bezeichnungen (–), (+) und (±) zu verwenden (nach IUPAC).

Wichtig: Die Bezeichnungen (–), (+) und (±) stehen *nicht* für die *R*/*S*-Konfiguration nach CAHN-INGOLD-PRELOG.

## 2.3.3. Racemat

Liegt ein 1:1-Gemisch der beiden optischen Antipoden vor (s. 2.3.1.), so spricht man von einem Racemat oder einem racemischen Gemisch. Der Begriff leitet sich aus der lateinischen Bezeichnung für Traubensäure, *Acidum racemicum,* ab; Traubensäure ist ein racemisches Gemisch.
Die optische Aktivität ist bei einem Racemat aufgehoben, da 50% des Gemischs die Polarisationsebene um den Winkel $-\alpha$ drehen und 50% des Gemischs um den Winkel $+\alpha$.

## 2.3.4. Isomerie

Tragen zwei Verbindungen die gleiche Summenformel, jedoch eine andere Atomverknüpfung, so sind diese *isomer*. Man sagt auch: Konstitutionsisomer (Stellungsisomer).

Zwei Verbindungen mit gleicher Summenformel und gleicher Atomverknüpfung mit unterschiedlicher Anordnung der Substituenten an einem oder mehreren chiralen Zentren sind *stereoisomer*.

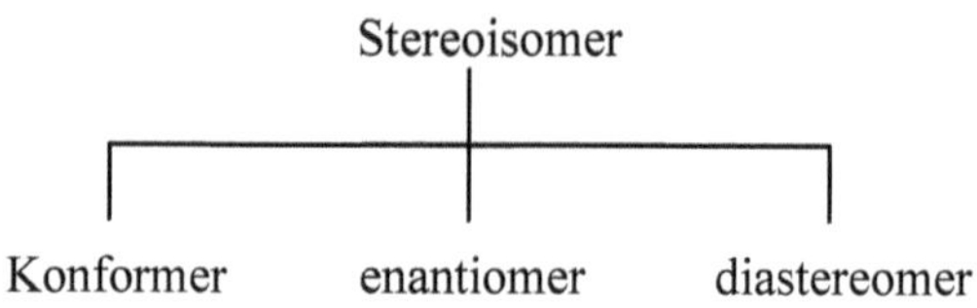

*Enantiomer:*

Zwei Stereoisomere, die sich wie Bild und Spiegelbild verhalten, sind *enantiomer*. Sie unterscheiden sich nur durch die absolute Konfiguration, sie werden auch als Konfigurationsisomere bezeichnet. Gemäß Definition ist bei Enantiomeren das ganze Molekül chiral.
Die physikalischen Eigenschaften (mp, bp, $^1$H-NMR-Spektrum usw.) von zwei Enantiomeren sind in achiraler Umgebung gleich.

*Diastereomer:*

Zwei Stereoisomere, die sich nicht wie Bild und Spiegelbild verhalten, sind *diastereomer*. Diastereomere können entweder chiral oder achiral sein. Achiral sind sie dann, wenn sie zur Deckung gebracht werden können. Dies wird auch als *meso*-Form bezeichnet.

*Konformer:*

Zwei Stereoisomere, die sich nicht wie Bild und Spiegelbild verhalten und durch Rotation und Umklappen ineinander überführt werden können, sind *konformer*. Man verwendet auch die Bezeichnung *Konformationsisomere*.

## 2.3.5. *R*/*S*-Konfiguration

Um zwischen zwei optischen Antipoden zu unterscheiden, dient neben der Angabe des Drehsinns der Polarisationsebene die *absolute Konfiguration*. Sie ist nicht zu verwechseln mit dem optischen Drehsinn. Sie ist auch bei Verbindungen mit mehreren chiralen Zentren anwendbar.

Bestimmung der absoluten Konfiguration nach CAHN-INGOLD-PRELOG am Beispiel 1-Brom-1-chlorethan (es werden hier nur die wichtigsten Regeln besprochen. Diese genügen für einfache Moleküle):

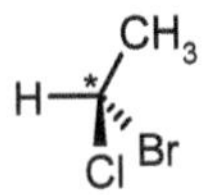


Bedeutung der verschiedenen Bindungen:

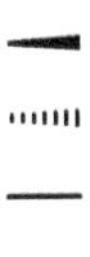

nach vorne
nach hinten
auf der Papierebene

1.) Zuteilen der Priorität nach Ordnungszahl (aus dem Periodensystem). Die Höchste Ordnungszahl entspricht der höchsten Priorität:

| | | | | |
|---|---|---|---|---|
| Element: | H | C | Cl | Br |
| Ordnungszahl: | 1 | 12 | 35 | 35 |
| Priorität: | 4 | 3 | 2 | 1 |

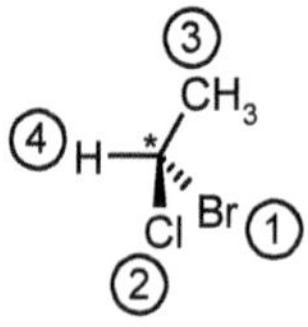


2.) Bei Kohlenstoff-Resten entscheidet der Verzweigungsgrad: Hochverzweigt entspricht hoher Priorität (hier im Beispiel nicht relevant. Es gilt auch: *R* vor *S*; *Z* vor *E*; Acetal vor Oxo).

3.) Falls an der ersten Stelle nach dem chiralen Zentrum zwei gleiche Atome vorhanden sind, werden die an der nächsten Stelle liegenden Atome verglichen, um die Priorität der Reste zu bestimmen (hier im Beispiel nicht relevant).

4.) Vom asymmetrischen Zentrum aus wird in die Richtung des Substituenten der tiefsten Priorität geschaut: Hier in Richtung des H:

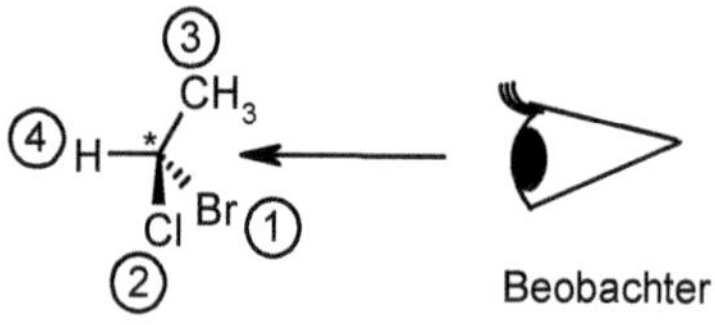


5.) Der Substituent mit Priorität 1 wird in die Richtung des Substituenten mit Priorität 2 gedreht.
Falls dies im Uhrzeigersinn geschieht: *R*-Konfiguration (lat. Rectus)
Falls im Gegenuhrzeigersinn: *S*-Konfiguration (lat. Sinister)

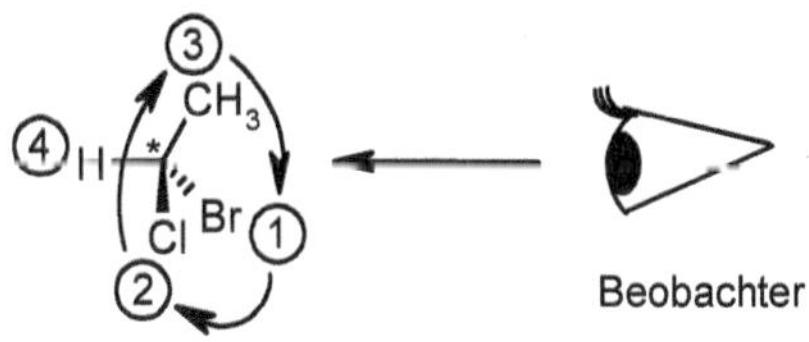


Oder von vorne:

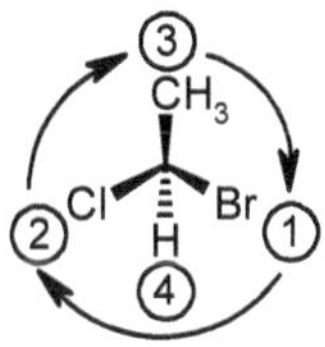

Es wird nach rechts gedreht, infolgedessen besitzt das gezeichnete Molekül die *R*-Konfiguration.

Übung: Versuchen Sie die absolute Konfiguration des folgenden MDMA-Enantiomers zu bestimmen (Lösung: rückwärtsgezählt der neunte Buchstabe des ABC).

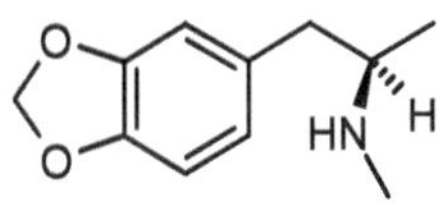

# 3. β-Phenylalkylamine [19, 22, 23]

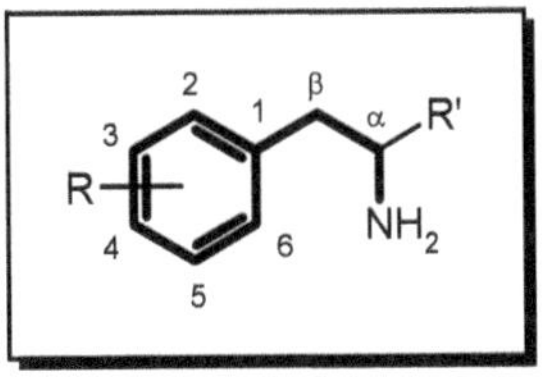


*Einleitung*:

β-Phenylethylamin (fett gezeichnete Struktur, auch einfach als Phenethylamin bezeichnet) ist Teilstruktur zahlreicher bekannter schmerzbetäubender und euphorisierender Wirkstoffe natürlicher Herkunft. Es ist selbst das Stammskelett mehrerer nichtheterocyclischer Alkaloide mit anregender bis berauschender Wirkung wie Ephedrin und Mescalin, aber auch die Leitstruktur zahlreicher Medikamente und synthetischer Präparate, die sich zur Forschung in der Neuropharmakologie eignen. Zudem verbreiten sich auf dem Schwarzmarkt immer wieder neue Derivate mit Phenethylamin-Grundstruktur, dies mehr oder weniger durch systematisches Weiterentwickeln bekannter Stoffe, z.B. durch Austausch oder Wechsel der Position eines oder mehrerer Substituenten am Phenyl-Ring oder in der Seitenkette. Ziel dieses einfachen *drug design* kann sein, Wirkstoffe mit neuem Wirkprofil zu erlangen, die patentrechtlich noch nicht geschützt sind (Kommerzialisierung) oder Substanzen zu entwickeln, die noch nicht dem Betäubungsmittelgesetz unterliegen. Diese sollen dann vorübergehend ohne strafrechtliche Risiken mit großen Gewinnspannen vermarktbar sein. Solche Präparate werden international als *designer drugs* bezeichnet. Dieser Ausdruck hat sich im deutschen Sprachgebrauch eingebürgert, obwohl man unter einer „Droge" eigentlich getrocknete Pflanzenteile wie Samen, Wurzeln, Blätter, Stengel, Blüten, Früchte oder aus Pflanzen gewonnene, chemisch nicht weiter bearbeitete Produkte (z.B. Haschisch, Opium) versteht. Bis heute sind über zweitausend Phenethylamin-Derivate hergestellt und untersucht worden und es ist naheliegend, dass fortlaufend neue dazukommen. Einen tiefen Einblick in die Materie der Phenethylamine liefert die Enzyklopädie *Phenethylamine – von der Struktur zur Funktion* von TRACHSEL, LEHMANN und ENZENSPERGER [157].

Die zwei häufigsten β-Phenylalkylamine sind die Phenethylamine und die Phenylisopropylamine (=α-Methyl-β-phenylethylamine oder Amphetamine):

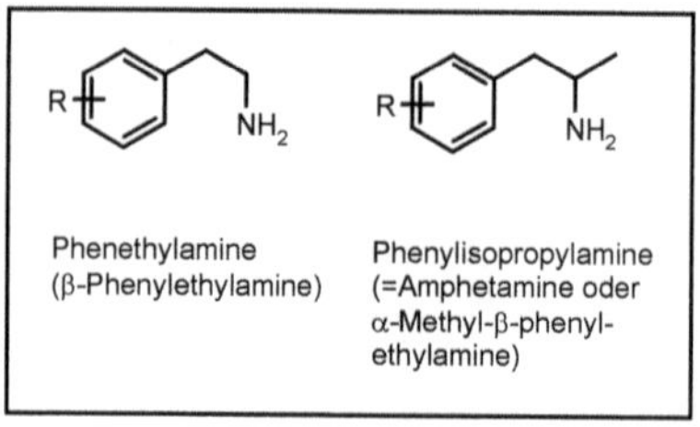


Für die Bezeichnung von β-Phenylalkylaminen gibt es eine systematische Nomenklatur, welche sich mehr oder weniger durchgesetzt hat. Sie stützt sich auf die immer wieder vorkommenden Grundskelette (entwickelt von ALEXANDER SHULGIN). Einige wichtige Grundskelette sind:

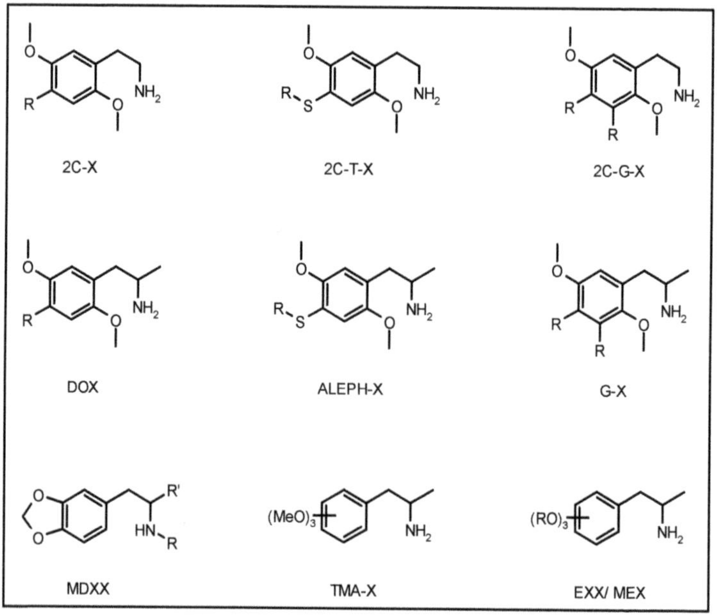

Erläuterung:

2C-X: Steht für die Anordnung „2,5-Dimethoxy" in *β-Phenylethylaminen.* Hier bezeichnet „X" den Substituent, welcher in Position 4 angebracht ist (im Schema als „R" bezeichnet). Dieser kann sein: Halogen (B für Brom, C für Chlor, F für Fluor und I für Iod), Alkyl (D für Methyl, E für Ethyl, P für Propyl, BU für Butyl usw.) oder Nitro (N).

2C-T-X: Steht für die Anordnung „2,5-Dimethoxy-4-alkylthio" in *β-Phenylethylaminen.* Hier bedeutet „X" den Substituent, welcher in Position 4 angebracht ist (im Schema als „R" bezeichnet). Dieser kann sein: X=Alkyl, Alkoxyalkyl, Halogenalkyl, wobei X eine Zahl darstellt. Die Namensgebung entspricht der individuellen Bezeichnung nach Shulgin [1].

2C-G-X: Steht für die Anordnung „2,5-Dimethoxy-3,4-dialkyl" oder „2,5-Dimethoxy-3,4-trimethylen; -tetramethylen" usw. in *β-Phenylethylaminen.* Hier bezeichnet „X" den Substituent, welcher in Position 3 und 4 angebracht ist (im Schema als „R" bezeichnet). Diese können sein: X=Alkyl, 3,4-Trimethylen, 3,4-Tetramethylen usw., wobei X eine Zahl darstellt.

DOX: Steht für die Anordnung „2,5-Dimethoxy" in *Phenylisopropylaminen* (Amphetaminen). Hier bezeichnet „X" den Substituent, welcher in Position 4 angebracht ist (im Schema als „R" bezeichnet). Dieser kann sein: X= Halogen (B für Brom, C für Chlor, F für Fluor und I für Iod), Alkyl (M für Methyl, E für Ethyl, P für Propyl, BU für Butyl usw.) oder Nitro (N).

ALEPH-X: Steht für die Anordnung „2,5-Dimethoxy-4-alkylthio" in *Phenylisopropylaminen* (Amphetaminen). Hier bezeichnet „X" den Substituent, welcher in Position 4 angebracht ist (im Schema als „R" bezeichnet). Dieser kann sein: X= Alkyl, Alkoxyalkyl, Halogenalkyl, wobei X eine Zahl darstellt. Systematik: entspricht der individuellen Bezeichnung nach Shulgin [1].

G-X: Steht für die Anordnung „2,5-Dimethoxy-3,4-dialkyl" oder „2,5-Dimethoxy-3,4-trimethylen; -tetramethylen" usw. in *Phenylisopropylaminen* (Amphetaminen). Hier bezeichnet „X" den Substituent, welcher in Position 3 und 4 angebracht ist (im Schema als „R" bezeichnet). Diese können sein: X= Alkyl, 3,4-Trimethylen, 3,4-Tetramethylen usw.

MDXX: Steht für die Anordnung „3,4-Methylendioxy“ in *β-Phenylethylaminen* oder *Phenylisopropylaminen* (Amphetaminen). Hier bezeichnet „XX“ den Substituent, welcher am Stickstoff-Atom gebunden ist (im Schema als „R“ bezeichnet), falls R′ $=CH_3$, also Phenylisopropylamin. Ist R′ größer als Methyl (also Ethyl, Propyl, Butyl usw.), so gelten andere Bezeichnungen. Falls R′=H erfolgt die Bezeichnung MDPEA (PEA= Phenylethylamin).

TMA-X: Steht für „Trimethoxy“ in *Phenylisopropylaminen* (Amphetaminen). Hier bezeichnet „X“ das Substitutionsmuster (wo die drei Methoxy-Gruppen angebracht sind), wobei X eine Zahl darstellt. Namensgebung erfolgt nach der individuellen Bezeichnung nach Shulgin [1].

EXX/ MEX: Stehen für „Trialkoxy“ in *Phenylisopropylaminen* (Amphetaminen), wobei die Alkylreste nur aus Methyl und Ethyl bestehen (beide sind vertreten). Hier bezeichnet „X“ einen Platzhalter für Methyl (=M) oder Ethyl (=E). Namensgebung erfolgt nach der individuellen Bezeichnung nach Shulgin [1].

## 3.1. Struktur-Wirkungsbeziehungen

Am Phenethylamin- und besonders Phenylisopropylamin-Typ (Amphetamin-Typ) wurden wohl die umfassendsten Untersuchungen zur Klärung der Frage nach dem „optimalen“ Substitutionsmuster durchgeführt (in Bezug auf Rezeptoraffinitäten, intrinsische Aktivität, Wirksamkeit im Menschen etc.). Viele Verbindungen wurden synthetisiert und tierexperimentell auf ihre Wirkung geprüft. Von vielen liegen auch Ergebnisse über die Wirkung im Menschen vor. Bemerkenswert ist, dass das unsubstituierte Phenethylamin keine psychoaktive Wirkung aufweist.

Die chemische Struktur hat bei allen β-Phenylalkylamin-Derivaten einen wesentlichen Einfluss auf die pharmakologischen Wirkungen der jeweiligen Verbindung. Durch geeignete Substitution oder durch geringe Abwandlung einer bekannten aktiven Verbindung können „gezielt“ Moleküle mit neuen pharmakologischen Eigenschaften geschaffen werden. Aus dem äußerst umfangreichen Material lassen sich folgende Struktur-Wirkungsbeziehungen ableiten (bezüglich Potenz im Menschen):

- Phenylisopropylamin-Derivate wirken meist stärker als die entsprechenden β-Phenylethylamine; 1-Phenyl-2-aminobutane und höhere 1-Phenyl-2-aminoalkane verlieren oft ihre Wirkung.

- Alkylierung der Aminogruppe führt im Regelfall zu Wirkungsabschwächung oder Wirkungsverlust.
- Durch Ethylierung der Aminogruppe verliert das Phenylisopropylamin-Derivat die psychedelische Wirkung gänzlich.
- Einführung von Substituenten wie beispielsweise einer Methyl- oder Hydroxygruppe am β-C-Atom der Seitenkette führt zu Wirkungsverlust.
- Einschränkung der konformativen Beweglichkeit durch Einbau der Seitenkette in ein Ringsystem bedeutet im Regelfall Wirkungsverlust (anders bei den MeO-Gruppen; siehe dazu Literatur [157] zu FLY-Compounds).
- Eine 3,4-Methylendioxy-Gruppe ist das Merkmal der meisten Entaktogene.
- Besonders wichtig ist das Aryl-Substitutionsmuster. Die wirkungsstärksten Präparate sind in Position 2 und 5 mit Methoxy-Gruppen substituiert. Dazu ist ein lipophiler Substituent an C-4 essenziell, dessen primäre Aufgabe in der hydrophoben Interaktion mit dem Serotonin 5-$HT_{2A}$ (und 5-$HT_{2C}$)-Rezeptor liegt.

Ein hochwirksames Psychedelikum sollte demnach ein Phenylisopropylamin mit freier Aminogruppe, 2,5-Dimethoxy-Substitution und einem (kleinen, lipophilen) Substituenten an C-4 im Aromaten sein. Daraus ergibt sich die **magische Zahl 2,4,5**. Diesen Anforderungen werden einige in diesem Buch beschriebene Derivate gerecht. Nur etwas schwächer bezüglich der 5-$HT_{2A/C}$-Rezeptoraffinitäten und Human-Dosierung haben sich Derivate mit einer 2,6-Dimethoxy-Substitution zusammen mit einem 4-Substituenten erwiesen.

*Grundsätzliches zur Neuropharmakologie*: <u>Stimulanzien</u> des Phenethylamin-Typs wirken primär über die Erhöhung der extrazellulären Dopamin (DA)- und Norepinephrin (NE)-Mengen (Hemmung der Wiederaufnahme durch die Monoamin-Transporter sowie erhöhte Freisetzung dieser Monoamine). <u>Entaktogene</u> entfalten ihre Wirkung zumindest teilweise über die Erhöhung der extrazellulären Serotonin (5-HT)-Mengen (und weniger auch NE und DA), aber auch weitere Faktoren wie die Erhöhung des Oxytocin-Spiegels spielen offenbar eine Rolle (Oxytocin ist ein natürliches Hormon und bei emotionalen Bindungen involviert). <u>Psychedelika</u> des Phenethylamin-Typs weisen alle eine hohe Affinität zu den Serotonin 5-$HT_{2A}$- und 5-$HT_{2C}$-Rezeptoren auf. Es wird heute stark angenommen, dass primär die agonistische Interaktion mit ersteren für die einzigartigen Wirkungen von psychedelisch wirksamen Phenethylaminen verantwortlich ist.

*Stereochemische Faktoren*:

Eine große Bedeutung kommt in psychedelischen Phenethylaminen dem 4-Substituenten zu. So zeigt sich, dass in den 4-substituierten 2,5-Dimethoxyamphetaminen der Substituent an C-4 eine gewisse Raumfüllung (molare Refraktion) nicht überschreiten sollte. Während bei Ethyl-, Brom- oder MeS-Substitution eine hohe Human-Potenz erzielt wird, zeigt das tert-Butylderivat keine psychedelische Wirkung mehr (dabei bleibt zwar die hohe Affinität zum 5-$HT_{2A}$-Rezeptor erhalten, jedoch hat die Funktionalität am Rezeptor von agonistisch hin zu antagonistisch gewechselt). Um den Größenvergleich zu visualisieren, wurden DOB (2,5-Dimethoxy-4-bromamphetamin) und 2,5-Dimethoxy-4-tert-butylamphetamin mit dem Programm Hyperchem® optimiert (molekularmechanisch geometrisch, dann semiempirisch PM3 geometrisch). Die Oberfläche wurde anschließend in Funktion des Van-der-Waals-Radius dargestellt. (Weitere Einflussparameter auf die biologische Aktivität: siehe Kapitel 2.2.1.).

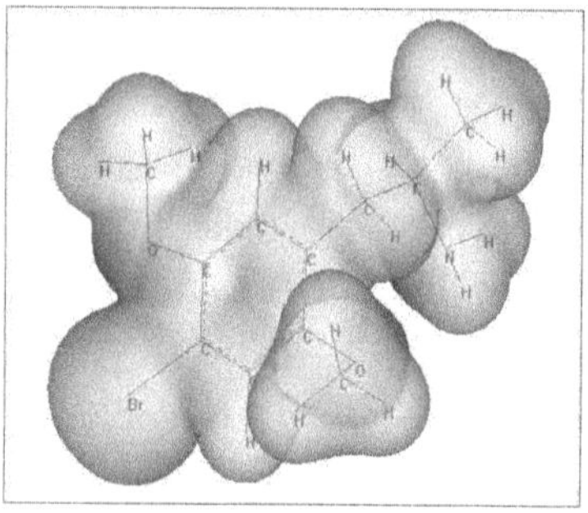

2,5-Dimethoxy-4-bromamphetamin

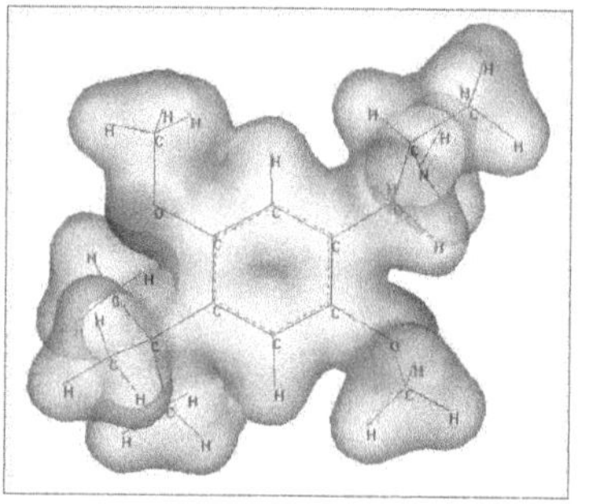

2,5-Dimethoxy-4-tert-butylamphetamin

*Enantioselektivität:* [31]

Verschiedene Untersuchungen haben gezeigt, dass von Enantiomeren eines *psychedelisch* wirksamen Amphetamin-Derivates stets dasjenige mit der (*R*)-Konfiguration eine stärkere Wirkung mit sich bringt. Ursache dafür ist, dass die (*R*)-Enantiomere die höheren Affinitäten zum 5-$HT_{2A}$-Rezeptor zeigen (und diesen stärker aktivieren). Die (*S*)-Enantiomere wirken dagegen nach einem indirekten Mechanismus nur mehr oder weniger stimulierend. Eine Anomalie demgegenüber bilden *Stimulanzien* und *Entaktogene*: Die (*S*)-Enantiomere vermögen ausgeprägter die Monoamin-Spiegel zu erhöhen (5-HT, DA, NE) als die (*R*)-Enantiomere. Hingegen zeigen die (*R*)-Enantiomere die höheren Affinitäten zum 5-$HT_{2A}$-Rezeptor – wenn auch schwach ausgeprägt (z.B. MDA). Bei beispielsweise Amphetamin, Methamphetamin und MDMA sind demnach die (*S*)-Enantiomere psychoaktiver. Aufgrund der unterschiedlichen Wirkart der beiden Enantiomere kann für manches racemisches Gemisch von psychoaktiven Amphetaminen eine komplexere, andere Wirkung als von den reinen Enantiomeren erwartet werden.

## 3.2. Synthesestrategien

Es gibt zwei Grundprinzipien für die Herstellung von β-Phenylalkylaminen. Diese sollen im folgenden kurz erläutert werden.

Zuerst werden durch elektrophile Substitution die Substituenten in den Aromaten **1** eingeführt. Danach wird beispielsweise in einer VILSMEIER-HAAK-Reaktion eine Carbaldehyd-Gruppe eingeführt, woraus der Aldehyd **3** resultiert. Dieser wird in einer HENRY-Reaktion (spezielle KNOEVENAGEL-Kondensation) zum Nitroolefin **4** umgesetzt. Anschließende Reduktion mit $LiAlH_4$ liefert das primäre Amin **5**. Falls ein *N*-disubstituiertes Amin erwünscht ist, kann das Amin **5** mit einem Ester in einer Additions-Eliminations-Reaktion zum Amid **6** umgesetzt werden. Wird dieses mit $LiAlH_4$ reduziert, so erhält man das sekundäre Amin **7**. Diese Methode eignet sich vor allem für die Synthese von β-Phenylethylaminen und Phenylisopropylaminen.

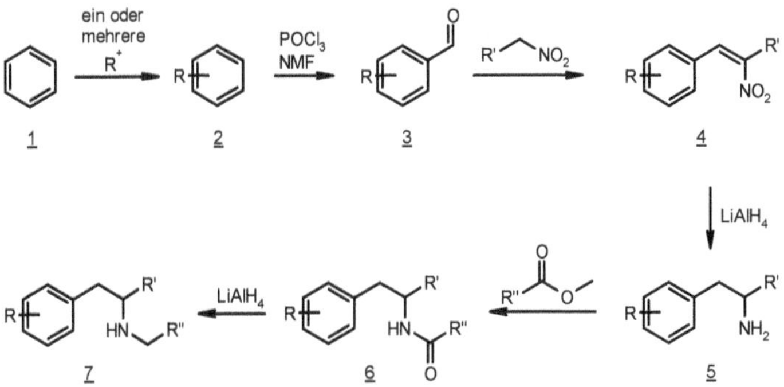


Will man Phenylalkylamine, deren Alkylrest länger als Propyl ist, herstellen, so bedient man sich besser der folgenden Methode, da die HENRY-Reaktion mit höheren Nitroalkanen nur schlecht erfolgt.
Zuerst gilt es den Aldehyd **3** herzustellen, wie bereits oben beschrieben. Dieser wird in einer GRIGNARD-Reaktion mit einem Alkylmagnesiumhalogenid zum benzylischen Alkohol **8** umgesetzt. Die Dehydration liefert das Olefin **9**. Dieses kann mit $H_2O_2$ zum Epoxid oxidiert werden, das mit wässriger Säure zum vicinalen Diol und anschließend zum Keton **10** umgesetzt wird. Durch reduktive Aminierung von **10**, z.B. mit $NaBH_3CN$ und Alkylamin, erhält man das Amin **11**.

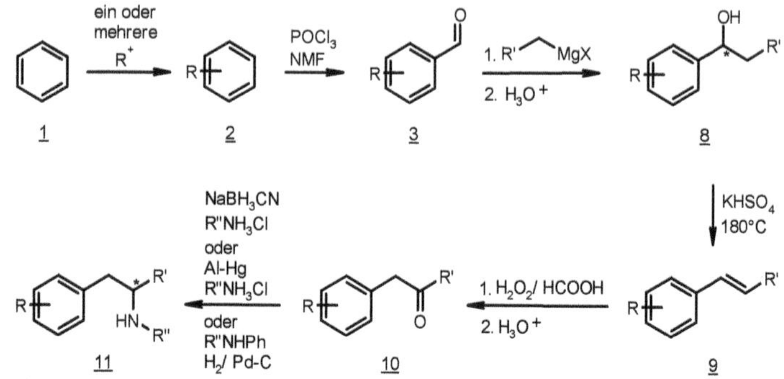


## 3.3. Stereoselektive Synthese von Phenylalkylaminen

Stereoselektive Synthesen werden benötigt, um optisch reine Enantiomere zu erhalten. Für die psychotherapeutische Anwendung von chiralen Substanzen sind Studien über die biologische Aktivität der optisch reinen Enantiomere nötig.

Über die stereoselektive Synthese von chiralen Phenylalkylaminen gibt es verschiedene Publikationen. In [31] wird das Keton **1** mit optisch aktivem 1-Phenylethylamin (**2**) zum Imin **3** umgesetzt. Dieses wird *in situ* mit W-2-Raney-Nickel /$H_2$ diastereoselektiv zum Amin **4** hydriert. Zuletzt wird die Phenylethyl-Gruppe am Stickstoff durch katalytische Hydrierung entfernt und man erhält das Amin **5**. Dies ist im Schema 1 am Beispiel (*S*)-MDA dargestellt.

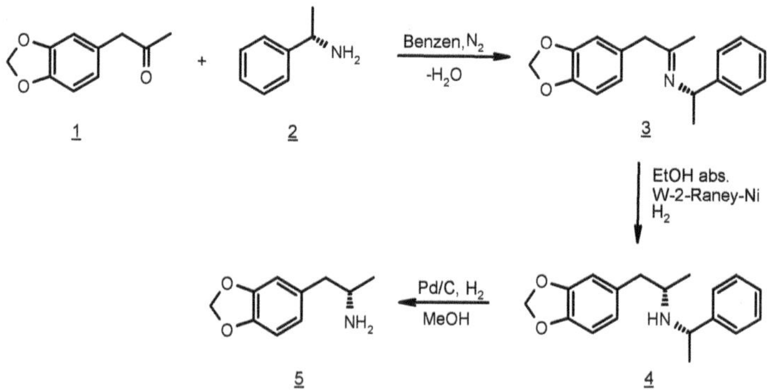


*Schema 1: Asymmetrische Synthese nach [31] von Phenylalkylaminen, ausgehend von Ketonen. Beispiel: (S)-MDA (**5**).*

Der Nachteil dieser Methode ist die oft aufwendige Herstellung der benötigten Ketone.

Eine neuere Methode ist 1997 publiziert worden [38] (Schema 2), sie soll als Alternative lediglich zur Anschauung dienen; sicherlich existieren weitere Möglichkeiten.

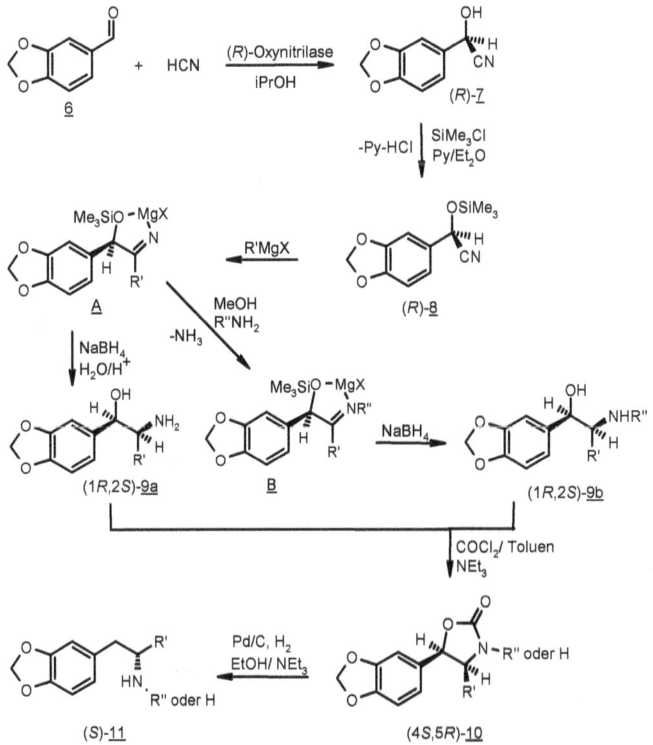


*Schema 2: Asymmetrische Synthese nach [38] von Phenylalkylaminen, ausgehend von den leicht zugänglichen Aldehyden (hier Piperonal (**6**)).*

# #1 4-Brom-2,5-dimethoxyphenylethylamin

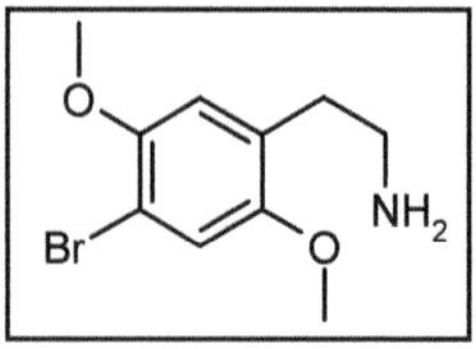


M= 260.13g/mol
$C_{10}H_{14}BrNO_2$

**Synonyme**: 2C-B, BR-DMPEA, BDMPEA, DOBP, Nexus, Herox, Synergy, Zenith, Bromomescalin.

**Vorkommen**: synthetisch

**Einteilung**: Aphrodisiakum, Psychedelikum

**Dosis**: oral: 5–25mg, über Nasenschleimhaut: 2–15mg

**Dauer**: 4–8h

Die Wirkungszeit ist bei beiden Konsumationsarten 4–6h. Oral tritt die Wirkung nach 30min bis 1h, über die Nasenschleimhaut nach 5–10min ein. Die maximale Wirkung ist im Normalfall nach 1–1,5h erreicht und hält etwa 4h an. Die Wirkung klingt dann erstaunlich schnell, d.h. ungefähr innerhalb 1h wieder ab. Nach einer Gesamtzeit von 7– 8h ist mehr oder weniger wieder der „Normalzustand" eingekehrt, der Körper ist im Gegensatz zu anderen Psychedelika relativ wenig „ausgelaugt".

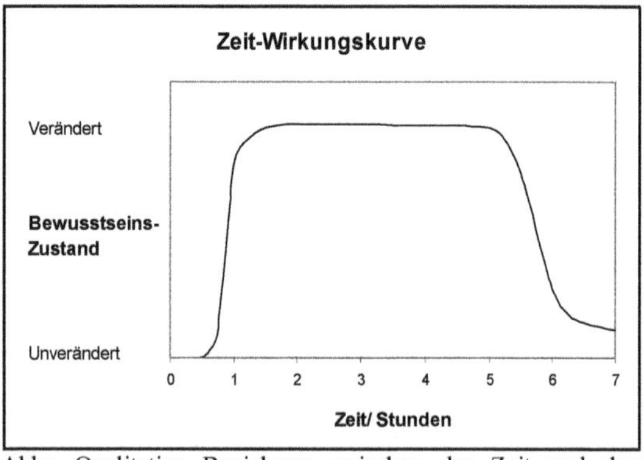


Abb.: Qualitative Beziehung zwischen der Zeit und dem Bewusstseinszustand nach der Einnahme von 2C-B.

**Wirkung**:

2C-B zeichnet sich durch eine steile Dosis-Wirkungs-Kurve aus. Zwei Milligramm mehr oder weniger können viel bewirken. Das allgemeine Wirkbild von 2C-B ist wie folgt: Euphorie, sexuelle Stimulation, Intensivierung sensorischer Reize (Geruch, Geschmack, Tastsinn, Akustik, Optik), Steigerung der psychischen Aktivität. Im Gegensatz zu anderen psychedelischen Substanzen besitzt 2C-B keinen analgetischen Effekt. Im Vergleich zu MDMA wirkt 2C-B eher kühl, das Liebesgefühl zur Umwelt wird nicht unbedingt verstärkt. Da 2C-B relativ schwierig optimal zu dosieren ist, kann die „Reise" schon einmal als *bad trip* verlaufen. Falls zu viel eingenommen wurde, kann das Erlebnis als erzwungen und unangenehm empfunden werden (Benzodiazepine helfen). Die optischen Erlebnisse sind geprägt von symmetrischen Mustern, Farbenvielfalt und Brillanz. 25mg und mehr ist eine hohe Dosis und sollte nur von erfahrenen Psychedelikern angewendet werden. (Selten gibt es auch sogenannte *rich metabolizers*, Personen, die aufgrund aktiverer Abbauenzyme im Körper höhere Dosen benötigen; aber auch psychische Blockaden können Ursache für höhere Dosen sein.) Das Wirkungsmuster entspricht dem einer kleineren Dosis, die Effekte sind jedoch ausgeprägter, so treten z.B. verstärkt visuelle Farb- und Lichtbilder auf. Es wird berichtet, mit hohen Dosen erreiche man intensivste Farbenwelten, welche mit LSD nur schwer zugänglich seien. Im Allgemeinen findet man nach der Wirkung von 2C-B leicht Schlaf.

• (mit 5mg [126]) Umgebung: Schwimmbad. „Die Wirkung ist bei der relativ geringen Dosis schwierig zu erkennen, wenn der Konsument zuvor keine Sitzung mit höheren Dosen durchgeführt hat. Ich fühlte eine leichte aphrodisierende Wirkung. Die Sensibilität meiner Haut steigerte sich, das Warm-Kalt-Empfinden war unterdrückt. Die Wirkungszeit betrug zwei bis drei Stunden."

• (mit 14mg [126]) Umgebung: Zu Hause „Ich hatte ein ziemlich anstrengendes Wochenende hinter mir und hatte etwa nur zwei Stunden geschlafen. Deshalb zögerte ich ein bisschen, mir das 2C-B zuzuführen. Es war schon einige Zeit her, dass ich das letzte Mal Lysergsäurediethylamid zu mir nahm, und ich hatte keine Ahnung, wie ich auf diese neue Substanz ansprechen würde. Ich entschloss mich für einen gemütlichen Abend in meiner Wohnung mit dezenter Musik. Meine Freundin war bei mir und begleitete mich auf meiner bevorstehenden Reise, ohne selber vom verbotenen Apfel zu essen. Erstaunlich schnell begann das 2C-B zu wirken. Schon nach einigen Minuten, so bildete ich mir ein, spürte ich einen leichten Schleier vor meinem Gesicht; nur ganz leicht und sehr angenehm. Meine Freundin und ich führten ein Gespräch, dem ich mit zunehmender Verwirrung kaum mehr folgen konnte. Nach ca. einer Stunde entfaltete sich dann die volle Wirkung der

Droge. In meinem Bauch machte sich das typische LSD-Feeling breit. Ich empfand meine Gefühlswelt geöffnet, als ob ich jedes Gefühl und jeden Sinn urplötzlich in mir aufsaugen würde. Doch ein typisches Merkmal des LSD-Rausches fehlte bei dieser Droge: Beim LSD-Trip hatte ich immer das leicht beklemmende Gefühl, mein Gegenüber würde mich nicht verstehen, könne meine Gefühle nicht nachvollziehen und jeder verwirrte Versuch, durch Erklärungen diese Unsicherheit zu bändigen, scheiterte und endete meistens in noch größeren Missverständnissen. Ganz anders bei dieser Substanz, ich fühlte mich während des ganzen Trips von meiner Freundin verstanden. Über Missverständnisse konnte ich lachen, was zu einem sehr lockeren Klima beitrug. Ich fühlte mich zwar sehr verletzlich, doch die Sensibilität eines LSD-Trips wurde niemals erreicht. Während ich beim LSD auf nur kleine Anschuldigungen oder Kritik übersensibel reagierte und dies mein Flash während der gesamten ‚Reise' nachhaltig beeinflussen konnte, waren auch kleine Sticheleien von meiner Freundin kein Problem für mich. Visuell kam ich voll auf meine Kosten: Halluzinationen, wie ich sie nur von reinem LSD kannte, erfreuten ca. anderthalb Stunden nach der Einnahme mein Herz: Ultra-violette Punkte tanzten vor meinem Gesicht, der Verputz an den Wänden verflüssigte sich und tropfte vor meinen Augen auf den Boden. Als absoluten Höhepunkt empfand ich das Betrachten einer Fotografie meiner Freundin: Das Gesicht erschien mir wie in einem aufwendig gemachten Hologramm, ihre Augen begannen zu blinzeln, und ihr Gesicht veränderte sich immer wieder. Einmal lachte mich sogar der selige Elvis aus dem Bild an. Alles in allem ein schöner Trip ...Nach fünf bis sechs Stunden legte sich der Rausch so langsam und gemütlich, wie er begonnen hatte, und ich schlummerte zufrieden ein."

- (mit 15mg [126]) Umgebung: Stadt. „Der Eintritt der Wirkung machte sich als erstes durch die veränderte visuelle Wahrnehmung bemerkbar. Die Umgebung erschien etwas kantiger und schärfer, die betrachteten Objekte empfand ich organischer. Ähnlich wie im Museum glänzte und schimmerte die Umgebung (vor allem nachts, beleuchtete Gegenstände, Pflastersteine, usw.). Dieser Zustand war von starkem Essenstrieb (Fresslust) begleitet. Die Stimmung war sehr humoristisch!"
- (mit 20mg [126]) Umgebung: Natur. „Der Effekt machte sich zuerst physisch bemerkbar: Der ganze Körper wurde mit Energie durchflutet, manchmal kam es zu ganzkörperlichen Orgasmen. Die Umgebung zeichnete sich in goldenen, glänzenden Farben ab. Besonders beim Betrachten von Pflanzen und Bäumen sah ich spektakuläre kaleidoskopische Formen, die Blätter und Äste waren geometrisch perfekt angeordnet. Punktförmige Lichtquellen brachten ganze Regenbögen zum Erscheinen. Immer wieder hatten wir lang andauernde Lachkrämpfe. Sonst wild herumliegende Gegenstände bildeten auf einmal ein Escher-Bild, und Linien oder Steine auf

dem Boden formten einen zweiten, transparenten Boden. Akustik: gewaltiges, kristallklares, brillantes 3D-Hörvergnügen."

• (mit 25mg [126]): Umgebung: Indoor-Party, Straße, draußen. „Ich kann mich nicht erinnern, dass es jemals so heftig war. Huiii! Zu Beginn war ich an einer Goa-Party. Ich fühlte mich erotisiert. Ich hatte irgendwie einen Körperorgasmus. Die Musik und die Lichter wurden psychedelisch. Es war toll zu tanzen, aber der DJ war schlecht, oder er machte es mit Absicht (Idiot). Stark berauscht. Ich diskutierte viel mit Freunden. Nach zwei Stunden verließen wir die Party, und wir machten uns mit dem Auto auf den rund 50 km langen Heimweg. Es war nicht einfach, unter Einfluss von 2C-B zu fahren. Zu viele psychedelische Eindrücke, zu verändert. Die Straße war wirklich merkwürdig. Die Sachen kamen uns auf eine komische Art entgegen. Wir entschieden uns, kurz anzuhalten. In der Ferne sahen wir eine beleuchtete Sitzbank neben einer Kirche, und wir sagten uns: „Das ist extra für uns." In der Luft war etwas Exklusives, Erotisches und Ruhiges zu spüren. Wir diskutierten etwa eine Stunde, während wir die Bäume, die Lichter und den Himmel betrachteten. Die Vögel waren zu vernehmen. Großartig! Wie zwei Außerirdische, die kamen, um die Erde zu entdecken. Als wir aufbrachen, wurde es Tag. Die Umgebung veränderte sich, es war alles sehr elektronisch. Der Rasen war fluoreszierend, synthetisch. Später, als wir zu Hause ankamen, redeten wir viel, vielleicht zu viel. Ich finde, man redet unter 2C-B zu viel. Ich habe das Gefühl, man interpretiert nicht sehr feinfühlig. Aber manchmal ist es besser, ein bisschen hart zu sein. Nach etwa acht Stunden konnte ich einschlafen."

• (mit 40mg [126]): Umgebung: Party. „Während des Einfahrens verspürte ich eine Übelkeit. Ich fühlte kein richtiges Ansteigen der Wirkung, auf einmal war es einfach da. Es war etwas wie ein LSD-Trip. Ich hatte sehr heiß im Kopf und im Körper. Ich atmete heftig, schwitzte und hatte Hühnerhaut. Ich hatte das Gefühl, mein Körper würde anschwellen, so dass wir das den Doppelairbag-Kompressor oder das Michelin-Männchen nannten. Zeitweise hatte ich das Gefühl, ich würde mit riesigen aufgeblasenen Schuhen herumlaufen. Irgendwann werde ich davonfliegen. Hihihi! Es war wässrig, und eine Menge optische Veränderungen, mit offenen und geschlossenen Augen. Offen: Es sah aus wie ein Eispalast (ähnlich wie mit Psilocybin, aber elektronisch). Die Mauern bewegten sich schnell und der Boden verschob sich auch, Blitze aus Licht und Schatten. Ein merkwürdiges Phänomen, wenn ich anderen Menschen ins Gesicht schaute: kaleidoskopartige Bilder, fast Hologramme. Ich sah selbst einen Boden unter dem Boden. Mit geschlossenen Augen: Ich sah mich unter dem Wasser im Meer, mit fluoreszierenden Farben. Computerbilder, virtuell. Viele Sachen. Viele geometrische Zeichnungen. Nach sechs Stunden wieder im Normalzustand. Guter Schlaf."

Zufuhr über die Nasenschleimhaut (nasal): Um die *gleiche Wirkung* zu erreichen, genügt jeweils die *halbe Menge*. Es ist nicht anzuraten, aus Übermut oder Tollkühnheit mehr als 15mg mit der Nase zu nehmen (dies entspricht einer oralen Dosis von etwa 30mg!). Ein großer Vorteil dieser Aufnahme ist das sehr elegante Herantasten an die optimale Menge, denn anders als bei der Einnahme *per os* tritt der Effekt jeweils nur fünf bis zehn Minuten später ein. Der Nachteil dieser Einnahmeart liegt darin, dass die ersten zehn Minuten z.T. schmerzvoll verlaufen. Dafür verantwortlich ist das Brennen des schlecht wasserlöslichen 2C-B auf der Schleimhaut. Ist es einmal gelöst, so wird es von der Nasenschleimhaut resorbiert, und der Schmerz nimmt ab. Verwendet man das Acetat- oder Bromid-Salz, so verspürt der Konsument nahezu keine Reizung, da diese Salze besser wasserlöslich sind.

**Kombinationen**:

- Mit Alkohol [126]: „Die Wirkung von 2C-B wird dadurch verstärkt und teils auch verändert: Die veränderte optische Wahrnehmung tritt schon bei geringeren Dosen ein. Typisch sind Nachbilder: Nach dem Schließen der Augen bleiben betrachtete Gegenstände noch einige Zeit bestehen.“ Oft wird auch beobachtet (bei größeren Mengen 2C-B), dass die optische Wahrnehmung eher unterdrückt wird. Dabei steigt dem Betroffenen der Rausch viel mehr in den Kopf.

- Mit MDMA: In der Literatur (z.B. [1, S.505]) wird angegeben, dass es besser sei, zuerst MDMA und dann, nach etwa vier Stunden, 2C-B einzunehmen (manche Personen bevorzugen zwei Stunden). Aus verschiedenen Quellen geht hervor, dass eine umgekehrte Einnahme ebenfalls gängig ist. Für unerfahrene Personen ist eher die erste Variante vorzuziehen. Denn so ist MDMA die Basis der psychedelischen Reise.
Die durch diese Kombination erreichten Welten werden oftmals als *das* perfekte Ding bezeichnet. Siehe auch unter MDMA, 2C-T-21, BDB und GHB.
- (120mg MDMA, 2h später 16mg 2C-B [126]) Umgebung: Natur, Party. „Die ersten Anzeichen der Wirkung äußerten sich nach etwa 45 Minuten in der veränderten optischen Wahrnehmung. Die Umgebung, die mit MDMA eher verschwommen erschien, wurde gestochen scharf. Auf einmal war ich ganz wild darauf, Objekte zu beobachten. Das Sichtfeld wurde, viel intensiver als mit 2C-B, mit mexikanischen Zeichnungen auf Mauern und Gesichtern überflutet (eher im Dunkeln). Der Boden im Wald erschien mir als Parkett, dreidimensionale Fraktale und Wirbel zogen wie ein leiser Wind durch die Luft. Jeder Gegenstand war umhüllt von verschiedenfarbenen Schichten, ähnlich den Farbbändern, die sich bilden, wenn Benzin auf einer

nassen Straße schimmert. Zeitweise kam das Gefühl vom völligen Abwesendsein auf. Nach zehn Stunden wieder im Normalzustand. *It's magic.*"

• Mit MDA [126]: "Die Wirkungen sind ähnlich wie mit MDMA, nur etwas weniger ausgeprägt."

• Mit GHB: (25mg 2C-B, 1h später 2,7g GHB [126]) „Ich nahm zuerst die 25mg 2C-B. Dies ist eine durchschnittliche Dosierung für mich. Nach etwa einer Stunde begann ich das Kribbeln zu spüren und nahm dann die 2,7g GHB ein. Das GHB zeigte seine Wirkung schneller, als ich es gewohnt war, und nach fünf bis zehn Minuten fühlte ich mich wirklich gut! Es war ein müheloser Übergang. Das Kribbeln des 2C-B nahm ständig zu. Ein vertrautes Lächeln breitete sich über mein Gesicht aus, als ich einen unglaublichen Schub von Empathie und sinnlicher Zufriedenheit erfuhr. Es war eine emotionale Kraft vorhanden, welche der Empathie von MDMA gleichkommt, eine Feinheit, die diejenige von MDMA weit übertraf. Alle Unannehmlichkeiten des 2C-B wurden von der kühlen Brise des GHB weggewaschen. Nur die angenehmsten Qualitäten des 2C-B wurden mir zugetrieben. Ohne Zweifel, GHB ist die perfekte Grundlage für das 2C-B. Zwei Stunden später ließ die Wirkung des GHB nach, und so beschloss ich, noch einmal 2g GHB zu nehmen. Dies brachte mich wieder auf den vorherigen Zustand, und ich genoss ein weiteres Mal einen großartigen, funkelnden, sexuellen Höhepunkt. Alles war sooo perfekt, und ich muss sagen, dieser Anlass überschritt meine Erwartungen bei weitem. Ich fühlte mich auch am nächsten Tag gut. Nach dieser so perfekten Kombination kann ich mir nicht mehr vorstellen, 2C-B ohne GHB zu nehmen."

• Mit Ketamin: Siehe Kapitel 7.

**Allgemeines:**

A. SHULGIN ist der Vater von 2C-B (wie auch von vielen anderen Substanzen) [1]. Für ihn gilt 2C-B als seine großartigste Entdeckung. In Südafrika wird 2C-B von diversen Medizinmännern als Heilmittel abgegeben. Es wird dort als *Ubulawu Nomathotholo* bezeichnet.

**Pharmakologie:**

2C-B ist ein potenter 5-$HT_{2A/C}$-Rezeptor-Agonist und bindet an diese Rezeptoren im tiefen nanomolaren Bereich [192]. Im Rattenmodell wird 2C-B hauptsächlich *O*-demethyliert und deaminiert [152].

**Synthese: [1]  Schema 1: 2→3→4→5**

*Synthese-Strategie:*

Die konventionellste Synthese startet von 2,5-Dimethoxybenzaldehyd (**2**) aus über das 2,5-Dimethoxy-β-nitrostyren (**3**), welches zum Amin **4** reduziert wird. Dieses wird dann in der Position 4 zu 4-Brom-2,5-dimethoxyphenylethylamin (**5**) bromiert.

Eine Lösung von 50g (0.30mol) 2,5-Dimethoxybenzaldehyd (**2**) in 100g Nitromethan wird mit 5g wasserfreiem Ammoniumacetat versehen und während 4h bei 100°C erwärmt. Die Lösung wird von dem kleinen unlöslichen Rückstand abdekantiert und eingeengt. Der klare ölige Rückstand wird in 100mL siedendem Isopropanol gelöst. Nach kurzer Zeit bilden sich dichte Kristalle. Nach Erreichen der Raumtemperatur werden diese abgenutscht und mit Isopropylacetat gespült. Nach dem Trocknen im Trockenschrank bei 80°C erhält man 42g (0.20mol, 67%) 2,5-Dimethoxy-β-nitrostyren (**3**) als spektakuläre orange Kristalle, mp: 119–120°C.
Alternativ: Eine Lösung von 50g (0.30mol) 2,5-Dimethoxybenzaldehyd (**2**) in 50mL Nitromethan wird mit 2mL AcOH und 2mL $BuNH_2$ versehen und während 1h bei 110°C erwärmt. Danach wird abgekühlt und mit $Et_2O$ versehen. Die Kristalle werden abfiltriert, mit $Et_2O$ gespült und getrocknet. Man erhält 40g (64%) 2,5-Dimethoxy-β-nitrostyren (**3**).

Eine Suspension von 25g Lithiumaluminiumhydrid in 500mL wasserfreiem THF wird unter Rühren zum Sieden erhitzt. Langsam tropft man eine Lösung von 42g (0,20mol) 2,5-Dimethoxy-β-nitrostyren (**3**) in wasserfreiem THF zu und läßt das Reaktionsgemisch während 4h rückflussieren. Danach kühlt man mit Hilfe eines Eisbades ab und zerstört das überschüssige Lithiumaluminiumhydrid durch Zutropfen von 20mL Isopropylacetat und 25mL NaOH 15%. Durch Zugabe von 200mL THF wird das Reaktionsgemisch besser rührbar. Danach gibt man 50mL Wasser zu. Nun wird mittels Vakuum abfiltriert. Den Filterkuchen spült man mit THF, und engt die Lösung am Vakuum ein. Den Rückstand löst man in verdünnter $H_2SO_4$ und reinigt dreimal mit 75mL $CH_2Cl_2$. Die wässrige Phase wird mit Natronlauge basisch gestellt und dreimal mit 100mL $CH_2Cl_2$ extrahiert. Die organische Phase wird über $Na_2SO_4$ getrocknet und eingeengt. Das zurückbleibende blassgelbe Öl wird zur weiteren Reinigung bei 80–100°C 0.4mm/Hg destilliert. Das Öl nimmt schnell $CO_2$ auf, wenn es der Luft ausgesetzt ist. Ausbeute: 18g (0,10mol, 50%) 2,5-Dimethoxyphenylethylamin (2C-H, **4**).

Zu einer gut gerührten Lösung von 18g (0,10mol) 2,5-Dimethoxyphenylethylamin (**4**) in 30mL Eisessig werden 16g Brom in 30mL Eisessig bei

Raumtemperatur zugetropft. Nach einigen Minuten bildet sich ein Feststoff und eine Erwärmung ist feststellbar. Das Reaktionsgemisch wird bis zum Erreichen der Raumtemperatur gerührt. Danach wird das Rohprodukt abgenutscht und mit wenig eiskaltem Eisessig gespült. Das Rohprodukt (=**5**-Hydrobromid) wird in warmem Wasser gelöst, mit NaOH 25% mindestens auf pH 11 gestellt und dreimal mit 100mL $CH_2Cl_2$ extrahiert. Die vereinigten organischen Phasen werden mit $Na_2SO_4$ getrocknet und eingeengt. Das Öl, 17,8g, wird in eine Lösung von 4,8g Eisessig in 35mL Wasser gegeben. Die klare Lösung wird stark gerührt und mit 14mL konzentrierter HCl versehen. Sofort bilden sich Kristalle von 2,5-Dimethoxy-4-bromphenylethylamin-Hydrochlorid (2C-B, **5**). Diese werden mit wenig Wasser und mehreren Portionen $Et_2O$ gespült, abgenutscht und getrocknet (Mutterlauge nochmals einengen, mit wenig HCl versehen, ergibt nochmals eine kleine Menge Produkt!). Ausbeute: 21g (0,071mol, 71%). Schmelzpunkt: Hydrochlorid anhydr. 237–239°C, Hydrobromid 214–215°C, Acetat 208–209°C.

## #2 2,5-Dimethoxy-4-methylphenylethylamin

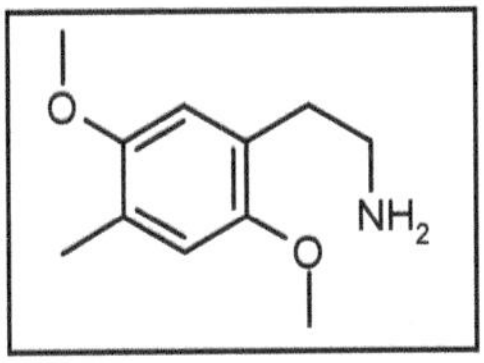


M=195.26g/mol

$C_{11}H_{17}NO_2$

**Synonyme**: 2C-D, LE-25, DMM-PEA.

**Vorkommen**: synthetisch

**Einteilung**: Entaktogen, bei höheren Dosierungen auch Psychedelikum

**Dosis**: 20–60mg

**Dauer**: 4–6h

**Wirkung**:

*Allgemeines Wirkbild:*

In geringen Dosen wirkt 2C-D entaktogen. Oft wird aber die Wärme etwas vermisst. Der Konsument verspürt Rededrang, was ihn zur Kommunikation anstößt. Der Wirkungseintritt erfolgt nach 30–45 Minuten und wird oft als angenehmes Erlebnis geschildert. Ein Durch-den-Raum-Gleiten oder wohliges Kribbeln in der Magengegend ist typisch. Werden höhere Dosierungen angewendet, so treten Visuals auf und der Konsument kann sich etwas bedrängt fühlen. Das Erreichen des Normalzustandes wird als angenehm beschrieben.

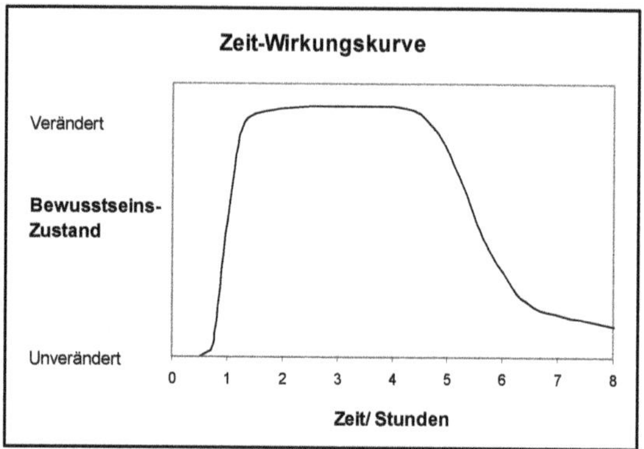


Abb.: Qualitative Beziehung zwischen der Zeit und dem Bewusstseinszustand nach der Einnahme von 2C-D.

• (mit 35mg [126]) Umgebung: Party und zu Hause. „Es dauerte 30 bis 40 Minuten, bis ich die Wirkung spürte. Es begann recht stark, der Blick wurde etwas gestört (Unschärfe), gefolgt von einem gewissen Gleichgewichtsverlust. Ein neuer Effekt. Das In-Kontakt-Treten mit anderen Menschen erfolgte ziemlich schnell (Enthemmung). Ich lachte oft. Später ging ich mit meiner Frau nach Hause. Ich setzte mich auf mein Kanapee, alsbald wurde alles viel tiefgründiger. Das Gefühl ähnelte dem folgenden: Stell dir vor, man nimmt direkt vor deiner Nase eine frische Erdbeere hervor, du kannst sie riechen, schmecken und dann essen. Nach etwa fünf Stunden wieder im Normalzustand.“

• (mit 40mg [126]) Umgebung: Bei Freunden. „Nach 20 Minuten zeigte sich bereits eine Wirkung. Der Magen schien sich vom restlichen Körper herauszuheben. Jedoch hatte ich gleichzeitig ein komisches Gefühl in der Magengegend und ebenfalls im Hals. Ich glaubte, dass ich mich bald übergeben musste, aber ich hatte überhaupt keine Lust dazu, mir alles verderben zu lassen. Die Musik passte zum Beben meines Bauches. Es fühlte sich an, als ob ich Achterbahn fahren würde oder als ob sich ein riesiger Schwarm Schmetterlinge aus meinem Bauch befreien wollte. Ständig störte mich dieser Kloß in meinem Hals. Wenn ich mich meinem Glücksgefühl hingab, übertönte dieser Scheißkloß alles. Ob ich mich wirklich übergeben musste, wegen eines kleinen Schoggi-Gipfelis? Da hatte mir jemand meine Mundwinkel festgeklebt. Der Bauch schwebte tierisch schnell und unkontrolliert durchs Wohnzimmer. Nachdem ich mich übergeben hatte, ging's mir schon besser. Der Kloß war weg, das Glücksgefühl noch da, die Mundwinkel wieder angeklebt, und ich fuhr wieder Achterbahn. Im Vergleich zu Pilzen bestand der Unterschied darin, dass unter 2C-D ein „sicheres Glücksgefühl" vorhanden war. Es war unmöglich, sich dieses Glücksgefühl von jemandem nehmen zu lassen. Alles schien in Ordnung zu sein, wie es war. Ich fühlte mich sehr gut, aber irgendwie nervös. Jeder Atemzug umschloss wie eine Hülle meinen Bauch. Dort hielten sich immer noch so viele Schmetterlinge auf. Ich konnte mir einbilden, dass ich tatsächlich auf der Achterbahn war. Ich spürte jede einzelne Kurve oder jedes ‚Auf und Ab'. Ich sah mich aber auch auf einer Schlittenbahn. Der Schnee war weich und doch hatte ich ein mörderisches Tempo drauf. Es war unbeschreiblich, die Kurven konnte ich ohne weiteres fahren, eine Gerade schien sich unaufhörlich vor mir zu öffnen. Ich fuhr ins Nirgendwo … Wow. Später war mein Körper ziemlich ausgelaugt, ich war müde."

• (mit 40mg [126]) Umgebung: Bei Freunden, zu Hause. „Etwa 45 Minuten nach der Einnahme bemerkte ich die ersten Anzeichen dieser Substanz. Ich befand mich inmitten meiner Freunde am Küchentisch, als sich plötzlich die Akustik veränderte: sie wurde etwas klarer. Auch verspürte ich ein feines Strömen im Oberkörper. Ich hatte den Eindruck, die Stimmung werde immer heiterer, auch ich wurde humorvoll, und wir führten interessante und lustige Gespräche. Nach ca. 90 Minuten stabilisierte sich das Ganze dann allmählich, und ich fühlte mich wohl, gesellschaftsfähig und entspannt. Optisch konnte ich geringe Veränderungen bemerken: der Blick schien meist sehr scharf, nur ganz selten etwas verschwommen. Ich entdeckte gewisse Parallelen mit 2C-B, jedoch weniger visuelle Phänomene. Ich konnte mit wenig Konzentration und geschlossenen Augen diverse Farben und Formen entdecken. Am ganzen Körper verspürte ich ein feines Strömen, doch es schien mir, die Dosis sei etwas zu gering, um die volle Wirkung dieser ‚angenehmen' Substanz zu entfalten … Kann mir vorstellen, sie ein zweites Mal zu testen, jedoch 60mg. Dauer der Hauptwirkung war etwa zweieinhalb Stunden. Gegen Ende der Wirkung machte ich etwas Yoga und muss sagen, dass ich dabei total loslassen konnte und eine Stunde später ruhig und entspannt einschlief. Fazit: Gute Substanz, nicht kitschig, sehr naturverbunden und interessant!"

• (mit 45mg [126]) Umgebung: Bei Freunden. „Der Beginn der Wirkung zeigte sich dadurch, dass der Blick verschwommen und unklar wurde und ein leichtes Gefühl zwischen Euphorie und Glück einsetzte. Dieses Gefühl verstärkte sich regelmäßig, ähnlich wie bei MDMA, jedoch ein bisschen weniger intensiv. Die Reise war dadurch gekennzeichnet, dass der Körper total entspannt war. Das Ganze war mit einem angenehmen Glücksgefühl begleitet. Wenn ich ruhig dasaß, war der Körper total entspannt, doch die

Glücksgefühle schwebten wie auf einer Achterbahn durch den Raum. Beim Fortbewegen fühlte sich der Körper recht normal an, doch in der Bauchgegend hatte ich ein angenehmes Empfinden, welches das Gefühl vermittelte, als ob man slalomartig durch den Raum schweben würde. Das Abnehmen der Wirkung war auch nicht unangenehm. Plötzlich war sie nicht mehr so stark, so dass ich praktisch ohne Probleme zur Tagesordnung übergehen konnte, sei es Schlafen, Essen oder Lesen!"

• (mit 60mg [126]) Umgebung: Openair. „Ca. 25 Minuten nach der Einnahme die ersten veränderten Wahrnehmungen. Es kam aus dem Nichts heraus. Plötzlich wurde mir schwindlig, und ich musste mich setzen. Die Wirkung schien sich völlig in meinem Körper zu zentrieren. Mein ganzer Körper wurde nun von einem Punkt aus, nämlich genau von der Mitte des Oberkörpers, gesteuert. Ich schwebte mit meinen Gedanken zwischen Gut und Böse, zwischen Wohl und Schlecht, zwischen Warm und Kalt. Wollte ich reden …? Sollte ich schweigen …? Keiner dieser Gefühlszustände konnte aber an mich herankommen. So fühlte ich mich stets im Mittelpunkt der Geschehnisse. Ich wusste teils nicht, ob ich es genießen konnte oder mich im nächsten Moment übergeben musste. Doch nach ca. einer Stunde hatte ich eine Erleuchtung. Ich lief ein Stück in den Wald hinein, wo ich mich etwa 30 Meter von der Party entfernt wiederfand. Ich stand da, hatte ein bisschen kalt (oder hatte ich warm?) und fragte mich nach meinem Zustand. Als ich ein bisschen herumschaute, mich sammelte, wurde mir klar: Ich konnte mit 2C-D in andere Welten sehen, sie kurz fühlen. So schaute ich in den Himmel, in die Bäume und hatte visuelle Effekte wie mit 2C-B, fühlte mich danach so glücklich wie auf MDMA und hätte jeden umarmen können. Ein paar Schritte kamen mir jetzt vor wie eine Ladung MDA. Ich schwebte förmlich! 2C-D war für mich wie eine Zusammenfassung jeglicher erlebter anderer Substanzen. Sie kopierte für kurze Zeit das Beste aus anderen Drogen heraus und gab sich als eine neue Substanz aus.

Trotzdem hat 2C-D nicht große Ähnlichkeit mit anderen Substanzen. Gerade deshalb, weil ich mich nie auf einen Gefühlszustand verlassen konnte. Ich sagte mir, dies sei ‚die königliche Mischung'!!! (Ein bisschen von allem.) Nach dieser Erleuchtung kehrte ich unter die Leute zurück. Ich bekam Hunger und fand alles zunehmend lustiger. Ich hatte schon am Anfang einmal einen Lachanfall, doch jetzt wurde das Gefühl noch größer. Ich aß eine Kleinigkeit, konnte es aber nicht richtig genießen. Der Hunger war da, doch der Geschmackssinn hatte mich verlassen. Nun ging das Lachen los. Jede Person, jeder Gegenstand, jede Bewegung, jedes Wort schien lustig zu sein. Ich lachte ununterbrochen und musste aufpassen, dass mein Bauch nicht explodierte. Die Schmerzgrenze im Bauch war fast erreicht. Nun wollte ich wieder tanzen.

Während der ganzen dreieinhalb Stunden hatte ich nie für längere Zeit Lust zu tanzen. Die Power in meinen Beinen fehlte mir. Auch die Lust, Leute kennenzulernen (Frauen), blieb weitgehend aus. Fazit: 2C-D ist auf jeden Fall interessant. Ich könnte mir vorstellen, dass beim zweiten Mal alles noch viel besser werden kann, zumal ich jetzt weiß, wie man ‚im 2C-D -Buch blättern muss‘. Trotzdem hat es Schattenseiten. Ich würde wahrschcinlich nächstes Mal 2x40mg (im Abstand von zwei Stunden) einnehmen. Ein wesentliches Plus ist der Tag danach. Schon nach vier Stunden fühlte ich mich wieder völlig normal. Und am nächsten Tag hatte ich keinerlei Nachwirkungen. Das war genial!“

- (mit 60mg [126]) Umgebung: Zu Hause. „Beginn der Wirkung nach 30 Minuten. Genial!!! Ich fühlte einen großartigen Anstieg, welcher drei Stunden anhielt. Ähnlich wie MDMA. Im Körper verspürte ich warme Wellen, die klarer, sauberer und noch angenehmer erfolgten, als dies mit MDA oder MDMA zu spüren ist. Mit MDMA fühlt sich mein Körper an, als ob ich mich in einem wackelnden Pudding befände (ich mag MDMA und MDA sehr). Immer wieder geschahen Dinge oder kamen Gefühle auf, welche ich mit einem weißen Nebel verglich. Leichte optische Veränderung, immer weiß und hell. Die Store in meinem Zimmer verformte sich schwach, es sah so aus, als ob Wasser darüber fließen würde. Ich sah helle Schwaden. Mit 2C-D ging es immer vorwärts, nie hatte ich schlechte Gedanken. Tiptop. Super im Kopf. Wenn ich mich auf Gedankengänge konzentrierte, so fühlte ich mich effektiv in den Wolken und die Gedanken verliefen diagonal, sie tauchten jedoch wie (metallische) Federn auf. Exzellent (schwierig zum Erklären)! Ich fühlte mich voll von weißen, weichen Federn umgeben. Wenn ich mich bewegte, fühlte ich mich merkwürdig, wie ein Vogel. Dauer etwa fünf Stunden. Zum Lachen, sehr freundlich, immer geradeaus. Besser als MDA und MDMA. Ziemlich intellektuelles Denken. Das fröhliche Lächeln mit 2C-D ist unglaublich rein und ohne Hintergedanken. Am nächsten Tag: nicht schlecht.“
- (mit 70mg [126]) Umgebung: Zu Hause. „Die ersten Wirkungen waren nach etwa 40 Minuten zu spüren, dies in einer Form eines gesteigerten Wohlbefindens. Etwa zehn Minuten später begannen sich die Linien zu wellen, die Konturen verschwammen. Die sanften Kreise eines ins Wasser geworfenen Steins durchzogen das ganze Blickfeld, das vertikal und horizontal um einige Grade erweitert zu sein schien. Ganz außen, wo das Blickfeld endet, war ein Streifen ameisenhaufenähnlicher Lebendigkeit. Die Klänge flossen sanft wie ein Feldbach durch den Gehörgang und schienen auf dem Gaumen zu enden. In erstaunlicher Anmut reproduzierten sich die Klangkonstruktionen der Musik. Dies vor allem bei gemütvoller und handwerklich anspruchsvoller Performance. Warm und angenehm, zugleich aber stark dominierend. Die Wirkung verflog wie Nebelschwaden nach etwa fünf Stunden auf recht angenehme Art.“

**Synthese: [1, 3] Schema 2: 1→2→3→4→5**

Unter Rühren gibt man zu 1000mL Wasser der Reihe nach 62g (0.50mol) Toluhydrochinon (**1**), 160mL 25% NaOH und 126g Dimethylsulfat (DMS). Nach 2h ist die Reaktionsmischung nicht mehr basisch und es werden 40mL 25% NaOH dazugegeben. Nach zwei Tagen Rühren bleibt die Reaktionsmischung immer noch basisch. Die Mischung wird auf 2,5L $H_2O$ gegossen, dreimal mit 100mL $CH_2Cl_2$ extrahiert. Die vereinigten Extrakte werden eingeengt. Man erhält einen Rückstand von 56,4g braunem Öl. Nach einer Destillation bei 70°C bei 0,5mm/Hg erhält man 49,0g (0,32mol, 64%) 2,5-Dimethoxytoluol (**2**) als klare Flüssigkeit.

57g (0.37mol) 2,5-Dimethoxytoluol (**2**) und 77g *N*-Methylformanilid werden unter Stickstoff in einem 1000mL 2H-Rundkolben vorgelegt. Unter Eiskühlung werden 87g $POCl_3$ so zugegeben, dass die Reaktionstemperatur nicht über 15°C steigt. Nun wird 1h bei 20°C, danach 2h bei 60°C gerührt (auf keinen Fall die Temperatur überschreiten, da sich sonst das *N*-Methylformanilid zu para-*N*-Methylaminobenzaldehyd umlagert); es kann sein, dass sich ein Feststoff bildet. Es wird beachtet, dass die Innentemperatur nicht 60°C überschreitet. Danach gibt man 400g feines Eis in das noch warme Reaktionsgemisch. Eine viskose und nach und nach kristalline Masse bildet sich, und Rühren wird unmöglich. Mittels Spatel wird so lange gerührt, bis alles verfestigt ist. Die gelbe Suspension wird noch 30min gerührt, bis eine feine Suspension vorliegt. Das Produkt wird abfiltriert und mit kaltem Wasser gespült. Nach gutem Trockensaugen wird das Rohprodukt aus wenig siedendem MeOH umkristallisiert. Nach dem Abfiltrieren und Trocknen bleiben 60g (0,33mol, 90%) 2,5-Dimethoxy-4-methylbenzaldehyd (**3**) zurück. Aspekt: beige Kristalle, mp 81–82°C.

Eine Lösung von 58g (0,32mol) 2,5-Dimethoxy-4-methylbenzaldehyd (**3**) in 180mL Nitromethan wird mit 7g trockenem $AcONH_4$ versetzt und 50min bei 100°C rückflussiert. Danach wird das überschüssige Nitromethan am Vakuum abgezogen, wobei 75g orange Kristalle zurückbleiben. Diese werden aus 300mL siedendem Isopropanol umkristallisiert. Nach dem Trocknen erhält man 52g (0.23mol, 73%) 2,5-Dimethoxy-4-methyl-β-nitrostyren (**4**) mit einem mp von 117–118°C.

Zu einer gerührten Suspension von 18g $LiAlH_4$ in 350mL trockenem, warmem THF werden in unter Stickstoff 52g (0.32mol) 2,5-Dimethoxy-4-methyl-β-nitrostyren (**4**) in 250mL THF während 0,5h zugegeben. Die Reaktionsmischung wird während 6h rückflussiert. Danach wird stark abgekühlt und das überschüssige Hydrid vorsichtig durch Zugabe von 30mL Isopropanol zerstört. Danach werden 15mL 15% NaOH und 30mL $H_2O$ zugegeben. Das Gemisch wird abfiltriert, und den Filterkuchen spült man zweimal mit 150mL THF. Das Filtrat und die Spüllösungen werden eingeengt. Man erhält 52g Rückstand, welchen man bei 90–115°C bei 0,3mm/Hg destilliert. Daraus erhält man 33g klares, farbloses Öl, welches sofort im Auffanggefäß auskristallisiert. Dieses wird in 170mL IPA gelöst, mit konz. HCl neutralisiert. Sofort gibt man unter ständigem Rühren 500mL trockenen $Et_2O$ zu. Die Suspension wird über Nacht im Kühlschrank stehen gelassen. Die entstandenen Kristalle werden abfiltriert und mit $Et_2O$ gewaschen. Nach dem Trocknen bleiben 33g (0,14mol, 45%) 2,5-Dimethoxy-4-methylphenylethylamin-Hydrochlorid (2C-D, **5**) als flaumige weiße Kristalle mit einem mp von 213–214°C zurück.

## #3 2,5-Dimethoxy-4-ethylphenylethylamin

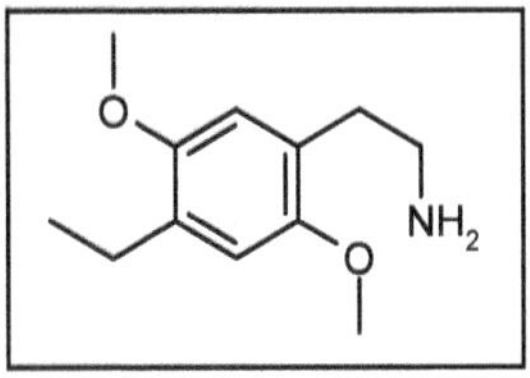


M=209.29g/mol
$C_{12}H_{19}NO_2$

**Synonyme**: 2C-E

**Vorkommen**: synthetisch

**Einteilung**: Psychedelikum

**Dosis**: 10–25mg

**Dauer**: 8–12h

**Wirkung**:

*Allgemeines Wirkbild:*

Die Wirkung von 2C-E scheint nicht einfacher Art zu sein. Den Berichten zufolge wird 2C-E nicht von jedem als angenehm empfunden. Zu stark oder zu merkwürdig können die Visuals sein. Auch das Körperempfinden scheint nicht jeder zu mögen, und es ist schwer zu definieren.

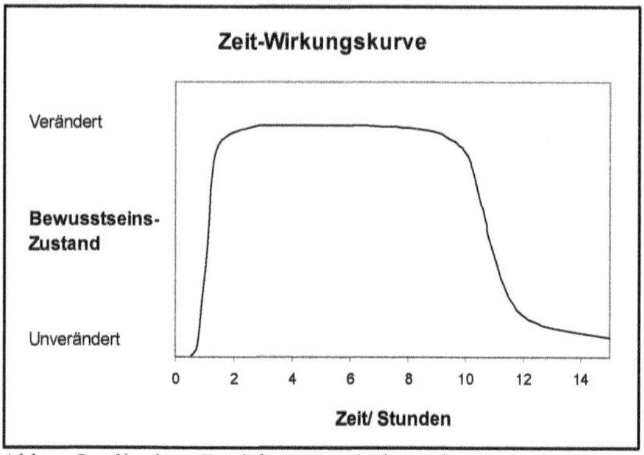


Abb.: Qualitative Beziehung zwischen der Zeit und dem Bewusstseinszustand nach der Einnahme von 2C-E.

• (mit 13mg [126]) Umgebung: In der Natur. „Nach etwa zwei Stunden war die Wirkung da. Die Farben wurden verstärkt, und auch fremde Farben, gelb, braun und grün, waren da. Alles sah irgendwie weicher aus, fast wie dickflüssige, mit dem Pinsel gemalte Farbe. Ich ging etwas spazieren und war zeitweise nicht ganz anwesend. Dann auf einmal glaubte ich überall von Mücken umgeben zu sein. Je mehr die Zeit verstrich, umso mehr glaubte ich einige Tierchen auf mir zu tragen. Ich finde, dass die Substanz zu Beginn echt Spaß macht, dann aber zunehmend mühsam wird. Ich denke nicht, dass ich diese Substanz wieder nehmen werde."

• (mit 16mg [126]) Umgebung: Zu Hause. „Nach einer Stunde war der Anstieg da und nach etwa 90 Minuten hatte ich die ersten Halluzinationen. Shiva auf dem Poster hatte drei Augen und schaute mich an. Kleine Übelkeit. Der Körper war geladen. Alles bewegte sich in voller Aktivität. Mein Kanapee begann sich wellenartig zu bewegen, es schien, als ob etwas darunter hervorkommen wollte. Die Halluzinationen waren geometrischer Natur und gleichzeitig ölig und flüssig. Nach drei Stunden musste ich mich übergeben. Ich fühlte mich irgendwie vergiftet. Nach rund einer Stunde war ich wieder okay. Dann begann der Supertrip. Etwas Eigenartiges war spürbar. Das Schwarze, die Insekten. Ich fühlte mich nicht mehr menschlich. Es gibt keine Worte, die meinen Zustand während dieses Trips zu umschreiben vermögen. Schön und furchtbar in einem. Das Körperempfinden war gut, warm und ziemlich lieblich. Im Kopf: magisch-giftig. Sehr erlebnisreich. Als ich auf meinem Kanapee saß, schaute ich durch das Fenster in die Ferne. Es sah sehr unecht aus, als ob die Blätter der Bäume, der Himmel und die Häuser mit Ölfarben gemalt wären. Dieser Rausch war tiefgreifend, eine andere Art des Daseins. Man muss es selbst sehen, um es zu glauben. Nach sechs Stunden schlief ich ein."

• (mit 25mg [126]) Umgebung: Privatparty. „Das 2C-E machte sich als erstes angenehm in der Magengegend bemerkbar. Als nächstens wurden die Farben sehr intensiv, ja alles leuchtete auf einmal. Etwa 70 Minuten nach der Einnahme kamen dann die optischen Veränderungen. Am Anfang wollte die Decke mit ihrer Leuchtfarbenmalerei erkundet werden. Plötzlich bewegte sich alles an der Decke, nun schaute ich mich im Raum um und alles war anders als noch eine Minute vorher. Ich kam mir vor wie ein Surfer, der von einem Tsunami erwischt wird. Alles kam mit so einer Urgewalt, dass mein Gehirn mit der Verarbeitung der optischen Einflüsse schlichtweg überfordert war. Es bewegte sich einfach alles. Auf dem Tisch standen leere Bierflaschen. Die sind gewachsen und wieder geschrumpft, und da waren von etwa fünf Personen die Beine auf dem Tisch übereinandergeschlagen oder einfach normal sitzend, aber für mich war das ein Knüppel aus Ober- und Unterschenkeln und Knien und Füßen. Es war schlichtweg zuviel für mich. Die Wirkung kam und kam und kam. Ich ging zum Dancefloor, dort waren nicht viele Leute, das war gut, aber dann auf einmal stand jetzt gar nichts mehr still. Die Wände bewegten sich, die Bilder begannen alle ein Eigenleben zu führen. Ich war so fasziniert und irgendwie aus Ehrfurcht, was hier mit mir passiert, gleichzeitig schockiert. Ich konnte während den zwei darauffolgenden Stunden wohl mit niemandem ein halbwegs normales Gespräch führen. Auf einmal hatten alle Personen wahnsinnige Grimassen, ja sozusagen ein Raum voller ‚Quasimodos' mit riesigen Augen und geschwulstartigen Sachen, die so und dort nicht vorhanden sein konnten, aber sie waren da und sie blieben. Also ging ich mal nach draußen. Es war dunkel, aber doch bewegte sich einfach alles. Die Strichmarkierungen auf dem Boden, die Straßenlampen, einfach alles. Erst jetzt, nach etwa dreieinhalb Stunden merkte ich, dass mir etwas fehlte, ja irgendwas Wichtiges, sogar sehr Wichtiges war mir während den vergangenen zwei Stunden entgangen: der Sound. Ich war so fasziniert von meiner Umgebung, und mein Gehirn war zweifellos damit voll am Anschlag, zu verdauen, was es hier sah, so dass die Musik schlichtweg auf der Strecke blieb. Aber nachdem ich mich, was die Umgebung betraf, etwas unter Kontrolle hatte, begann die akustische Seite ‚durchzudrehen'. Ich hatte gar kein Problem, dem Takt zu folgen, der ganze Körper bewegte sich von alleine, bis zu dem Punkt, wo die ‚giftigen' Acid-Blöcke kamen. Ich begann die Musik neu zu definieren, es schien als hätte sich die Hölle aufgetan. Die tiefen Tonlagen fingen an, irgendwie in meinen Kopf einzudringen und an meinem Gehirn zu ziehen, und irgendwann einmal hatte ich das Gefühl, etwas möchte aus mir heraus. Ich kann es nicht recht beschreiben, aber es war etwas ‚Anderes', Nichtmenschliches, etwas mit massiven Kräften. Einen Moment lang, da dachte ich, es zerreißt mich und steigt aus mir auf. Aber ich war von allem so fasziniert, dass ich nicht eine Sekunde an einen Horrortrip dachte. Es hat mir gefallen. Es mag sich unglaublich anhören, aber etwas von einer anderen ... Zeit-Macht-Dimension, ich kann es nicht beschreiben, war sehr nahe bei mir. Wenn man alleine ist mit 2C-E, so ist es schon ein Ego-Trip, denn man kann mit Worten nicht beschreiben, was ich alles in der Zeit erlebt, durchlebt, gefühlt und erfühlt habe. Es hat sich eine neue Grenze aufgetan, es war schlichtweg ‚fantastisch'. Die Wirkung ließ nach etwa sieben Stunden nach, aber ohne ein Gefühl der Niedergeschlagenheit zu hinterlassen. Nach zehn Stunden waren immer noch gewisse visuelle Veränderungen da. Fazit: Optisch: Voller Farben und in ständiger Bewegung. Akustisch: Es war einfach unbeschreiblich. Es hat gerissen, gezogen und gekämpft. Physisch: Kein Problem. Ich würde es wieder nehmen."

**Synthese: [1, 42, 50]  Schema 3: 1→2→3→4→5→6**

Es werden zu einer Suspension von 140g wasserfreiem $AlCl_3$ in 400mL wasserfreiem Dichlormethan 100g Acetylchlorid gegeben. Diese Suspension wird unter gutem Rühren zu einer Lösung von 110g (0,796mol) 1,4-Dimethoxybenzen in 300mL trockenem Dichlormethan zugegeben. Danach wird noch während 40min bei RT gerührt. Danach gibt man das Reaktionsgemisch auf 1L Wasser, und die Phasen werden separiert. Die wässrige Phase wird zweimal mit 100mL Dichlormethan extrahiert. Die Extrakte werden mit der Dichlormethanphase kombiniert und anschließend dreimal mit 150mL NaOH 5% gereinigt. Danach wird über $Na_2SO_4$ getrocknet, eingeengt, und den Rückstand destilliert man bei 140–150°C bei 10mm/Hg. Daraus erhält man 112g (0,62mol, 78%) 2,5-Dimethoxyacetophenon (**2**) als farbloses Öl.

Zu einem Gemisch von 100g (0,555mol) 2,5-Dimethoxyacetophenon (**2**) und 70,5g (1,25mol) KOH in 500mL Triethylenglykol werden 80mL Hydrazin-Hydrat 85% zugegeben. Das Gemisch wird während 4h siedend erhitzt, wobei kontinuierlich das entstandene Wasser abdestilliert wird. Wenn die Innentemperatur 190°C erreicht hat, wird noch 1h bei 190–195°C rückflussiert. Danach kühlt man ab, gibt das Reaktionsgemisch und das wässrige Destillat (welches etwas Produkt enthält) auf 1L Wasser und extrahiert anschließend fünfmal mit 100mL Dichlormethan. Die vereinigten organischen Phasen werden über $MgSO_4$ getrocknet und anschließend eingeengt. Das erhaltene gelbliche Öl wird bei 104–105°C bei 7mm/Hg destilliert. Daraus erhält man 73,4g (0,442mol, 80%) 2,5-Dimethoxyethylbenzen (**3**).

21g (0.126mol) 2,5-Dimethoxyethylbenzen (**3**) und 17g *N*-Methylformanilid werden unter Stickstoff in einem 500mL 2H-Rundkolben vorgelegt. Unter Eiskühlung werden 19,3g $POCl_3$ so zugegeben, dass die Reaktionstemperatur nicht über 15°C steigt. Nun wird 2h bei 20°C, danach 3h bei 60°C gerührt (auf keinen Fall die Temperatur überschreiten, da sich sonst das *N*-Methylformanilid zu para-*N*-Methylaminobenzaldehyd umlagert); es kann sein, dass sich ein Feststoff bildet. Es wird beachtet, dass die Innentemperatur nicht 60°C überschreitet. Danach wird über Nacht bei 30°C erwärmt. Nun kühlt man stark ab und gibt 100g feines Eis in das Reaktionsgemisch. Eine viskose und nach und nach kristalline Masse bildet sich. Es wird solange gerührt, bis alles verfestigt ist (immer unter Eiskühlung, da sonst der Aldehyd wieder schmilzt). Die gelbe Suspension wird noch 30min bei 0°C gerührt, bis eine feine Suspension vorliegt. Das Produkt wird eiskalt abfiltriert und mit eiskaltem Wasser gespült. Nach gutem Trockensaugen wird das Rohprodukt in 12mL MeOH unter Erwärmen gelöst. Danach kühlt man mittels Eisbad ab. Die noch eiskalte Suspension wird abfiltriert und mit wenig eiskaltem MeOH gespült. Danach wird der Rückstand bei 30°C vakuumgetrocknet. Daraus erhält man 13,8g (71mmol, 56%) 2,5-Dimethoxy-4-ethylbenzaldehyd (**4**) zurück. Aspekt: beige Kristalle, mp 47–48°C.

Eine Lösung von 21g (0.108mol) 2,5-Dimethoxy-4-ethylbenzaldehyd (**4**) in 75mL Nitromethan wird mit 4g trockenem $AcONH_4$ versetzt und 120min bei 100°C rückflussiert. Danach wird das überschüssige Nitromethan am Vakuum abgezogen, wobei orange Kristalle zurückbleiben. Diese werden aus wenig Methanol umkristallisiert. Nach dem Trocknen erhält man 13,5g (57mmol, 53%) 2,5-Dimethoxy-4-ethyl-β-nitrostyren (**5**) mit einem mp von 98–100°C.

Zu einer gerührten Suspension von 11g $LiAlH_4$ in 250mL trockenem, siedendem THF werden unter Stickstoff 13,5g (57mmol) 2,5-Dimethoxy-4-ethyl-β-nitrostyren (**5**) in 75mL THF während 0,5h zugegeben. Die Reaktionsmischung wird während 6h rückflussiert. Danach wird stark abgekühlt, und das überschüssige Hydrid vorsichtig durch Zugabe von 20mL Isopropanol zerstört. Danach werden 15mL 15% NaOH und 30mL $H_2O$ zugegeben. Das Gemisch wird abfiltriert und den Filterkuchen spült man zweimal mit 100mL THF. Das Filtrat und die Spüllösungen werden eingeengt. Man erhält 15g Rückstand, welchen man bei 90–100°C bei 0.3mm/Hg destilliert. Daraus erhält man 12g klares, farbloses Öl. Dieses wird in 75mL IPA gelöst und mit konz. HCl neutralisiert (pH-Papier). Man gibt noch weitere 50mL IPA zu, gefolgt von schnellem Zugeben von 200mL trockenen $Et_2O$ unter ständigem Rühren. Diese Suspension wird über Nacht im Kühlschrank stehen gelassen. Die entstandenen Kristalle werden abfiltriert und mit $Et_2O$ gewaschen. Nach dem Trocknen bleiben 8,3g (34mmol, 59%) 2,5-Dimethoxy-4-ethylphenylethylamin-Hydrochlorid (2C-E, **6**) als weiße Kristalle zurück.

# #4 2,5-Dimethoxy-4-methylthiophenylethylamin

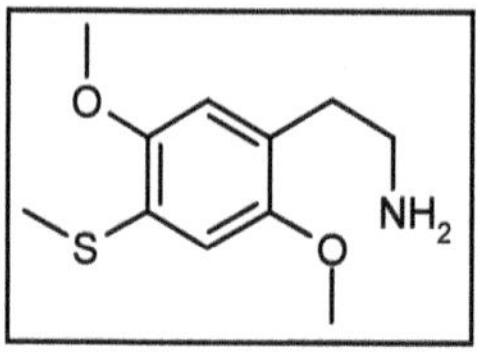


M= 227.33g/mol
$C_{11}H_{17}NO_2S$

**Synonyme**: 2C-T, 2C-T-1

**Vorkommen**: synthetisch

**Einteilung**: Entaktogen, bei höherer Dosierung auch Psychedelikum.

**Dosis**: 60–130mg

**Dauer**: 3–5h

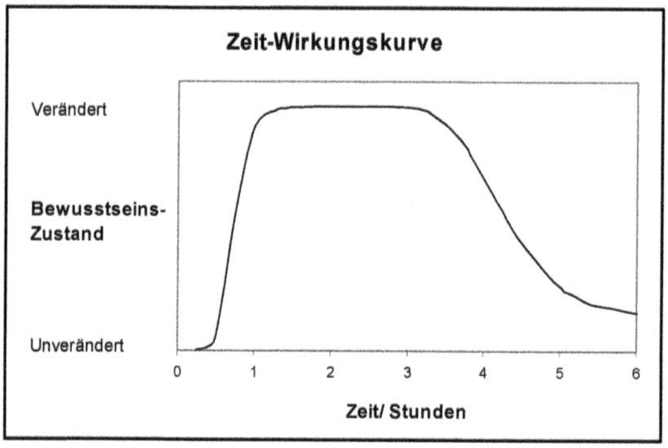


Abb.: Qualitative Beziehung zwischen der Zeit und dem Bewusstseinszustand nach der Einnahme von 2C-T-1.

**Wirkung**:

• (mit 80mg [126]) Umgebung: Tanzclub. „Etwa eine halbe Stunde nach der Einnahme war der Wirkungseintritt da. Es kam recht plötzlich, kein langsamer Anstieg also. Während der ersten halben Stunde bemerkte ich so etwas wie eine optische Störung, es faszinierte mich, Gegenstände anzuschauen, obwohl ich nichts Besonderes darin sah. Darauf folgte ein so heftiger Schub, dass ich kaum noch sprechen oder mich ruhig halten konnte. Tanzen ging gut und energievoll, doch plötzlich war ich völlig verwirrt, und zur gleichen Zeit hatte ich einen Schub von Glückseligkeit. Alles war ‚?' ! Daraufhin fühlte ich die Umgebung viel intensiver, alles kam mir vertraut vor, und das war ein angenehmes Gefühl. Im großen und ganzen war es ein sehr soziales Erlebnis, ich fühlte mich unter Menschen am wohlsten, jedoch war das Ganze so kurz, dass ich schon nach zwei Stunden fast nichts mehr spürte."

- (mit 80mg [126]) Umgebung: Unter Menschen. „Diese Substanz ist eine der angenehmsten. Gut, dass ich sie getestet habe. Ein progressiver Schub, der von innen kam. Während des Anstiegs spürte ich eine kleine Übelkeit. Danach ein Empfinden des totalen Wohlseins während der ganzen Nacht. Ich fühlte mich wie im Normalzustand mit etwas zusätzlichem. ‚Die Wahl zu leben', Parties feiern und das Beste von mir geben. Ich hatte das Lächeln und die Wärme in mir. Es gab keinerlei Probleme, alles war korrekt. Ich verspürte keine Hemmung mehr, ich konnte jeden ansprechen. Einfach wunderschön. Ich war von den Lichtern und den Tönen umhüllt. Einfach exzellent. ‚Man sollte diese Substanz den Bösen füttern, vielleicht wären sie vernünftiger unter deren Wirkung." Nach fünf oder sechs Stunden konnte ich ruhig einschlafen."
- (mit 100mg [126]) Umgebung: Tanzclub, Stadt, zu Hause. „Es dauerte vierzig Minuten, bis es zu wirken begann. Die nächste halbe Stunde fühlte ich mich ein bisschen wie betrunken. Danach erfolgte eine komplette Mutation. Nach zwei Stunden fühlte ich mich stark, wie ein steinerner Mann. Die Haut auf dem Rücken war irgendwie steif, als trüge ich dicke Schuppen aus Stein. Einen Moment lang glaubte ich, dass einige der anwesenden Menschen etwas gegen mich hatten. Ich war zum Angriff bereit. Jedesmal, wenn ich meinen Freund traf, hatten wir Lachanfälle. Es war gut, niemand belästigte mich oder kam mir zu nahe. Ich fühlte mich offen und ehrlich. Ich tanzte zu der Musik, die ich anders als mit MDA oder MDMA erlebte. Ich empfand die Musik feiner und subtiler. Weniger die tiefen Bässe und die grellen Kratzer, vielmehr die Finesse. Die ganzen Lichter der Stadt hatten einen subtilen Charakter und waren wunderschön, ähnlich einer ganz schwachen LSD-Wirkung. Nicht recht lokalisierbar, schlängelten sich Wolken in oder hinter den Mauern der Häuser. Die Häuser schienen von einem leichten Wind durchzogen zu sein. Das ganze Sehfeld bewegte sich schwach. Es war wie eine Fabel. Zu Hause sah ich kleine Sterne in kleinen Wolken an meiner weißen Decke. Der Körper fühlte sich warm an, jedoch nicht heiss wie mit 2C-T-7. Die Atmung war frisch."
- (mit 100mg [126]) Umgebung: Zu Hause und draußen. „2C-T-1 bewirkte einen recht kräftigen Rausch, verbunden mit Halluzinationen, die mitunter recht stark waren. Bereits nach ca. 20 Minuten zeigten sich die ersten Wirkungen in Form einer leichten Übelkeit, die dann relativ rasch verschwand. Dazu begleitet von einer Öffnung in allen auditiven Bereichen und Empfindungen. Die Wahrnehmungen wurden erheblich verstärkt und ein gutes Körpergefühl bemächtigte sich meiner. Immer wieder verschmolzen

die Gegenstände und lösten sich auf zu Mustern, die den Motiven indianischer Teppiche glichen. Die Farben waren etwas kalt. Manchmal zeigten auch die Wände und die Kanten einen wellenförmigen Verlauf. Die sensorischen Wahrnehmungen waren eine Welt für sich, und die Fingerspitzen wurden zu äußerst sensiblen Organen. Den Körper durchströmte ein Gefühl des Friedens und der Unerschütterlichkeit. Die Wirkung hielt sich gut sechs Stunden und verflog dann ziemlich rasch ohne Nachwehen. Keine Nebenwirkungen außer der anfangs beschriebenen."

• (mit 110mg [126]) Umgebung: In der Stadt und zu Hause. „Okay. Dieses Mal habe ich es wirklich gesehen! Ich erlebte vier Phasen während des Wirkungseintritts: 1. Nach 30 Minuten Lust zum Kommunizieren, 2. Nach 60 Minuten: fit sein, Lust zum Tanzen. 3. Es begann heftig zu werden. 4. Psychedelisch nach etwa zwei Stunden. Während des Anflutens verspürte ich eine recht starke Übelkeit. Die Haut meines Rückens war salzig und ich hatte das Gefühl, Stacheln auf ihm zu tragen. Die Haut fühlte sich wie ein Astronautenanzug an. Mit offenen Augen: Ein leichter Wind mit sehr leichten weiß-violetten Wolken darin. Es wirkte ziemlich stark psychedelisch auf mich. Mit geschlossenen Augen: Ich sah punktförmige Blumen, in einer Vielfalt von Formen. Violette Blumen, weiß hinterlegt. Schwach darin aufgehängt rosarote Strukturen. Wunderschön! Sie entstanden und verschwanden in Form von kleinen Splittern. Auf einmal hatte ich das Gefühl, in einem Ei zu sein und damit durch das All zu reisen. Von einem Stern zum anderen. Wunderschön war das Anhören von Technotrance/ Progressive (ähnlich 2C-B und Goa-Trance). Sehr high. Die Töne in den Ohren: die Ohren getrennt??? Wenn ich Musik hörte, so nahm ich zwei Gitarren, zwei Bässe usw. wahr. Die gleichen Töne in jedem Ohr, jedoch getrennt! Auf einmal sah ich mich von hinten. Ich kann dies nicht gut erklären, aber es war merkwürdig, irgendwie in meinem Kopf generiert. Zu den Tönen entstanden eine Menge Objekte, jedoch eher schwach. Es war zur gleichen Zeit da und anderswo ... Das Ende der 2C-T-Wirkung war ziemlich brutal, ich hatte das Gefühl, der Körper sei irgendwie vergiftet. Am nächsten Tag okay. In den folgenden Nächten hatte ich bizarre Träume."

• (mit 120mg [126]) Umgebung: In der Natur. „Nach ungefähr einer halben Stunde begannen die Konturen etwas zu verschwimmen, was sich während der nächsten halben Stunde noch steigerte. Nach einer ganzen Stunde war der eigentliche Höhepunkt erreicht und es zeigten sich kaum noch Wirkungssteigerungen. Die Einnahme erfolgte in der freien Natur, während eines Spazierganges mit dem Hund. 2C-T-1 bewirkte einen ruhigen, warmen Kräftefluss von Energien, die den Körper von außen nach innen durchströmten. Bei stressenden Einflüssen trat eine leichte Unruhe auf, die leicht unsicher machte. Die Umgebung war sonst klar und deutlich wahrzunehmen, außer die weiten Distanzen, die wegen der verschwommenen Konturen zu einer farbigen Fläche zerflossen. Eine Entfremdung von der Außenwelt und eine verspürte Unwirklichkeit begleiteten den Rausch bis zum Ende. Die Zeit verging sehr rasch, und das Zeitgefühl war nicht mehr vorhanden. Nach vier bis fünf Stunden verschwanden die Wirkungen leicht und nicht sprunghaft.“

Kombination mit MDMA: siehe dort.

**Synthese: [1,3] Schema 4: 3→4→5→6→7**

Zu einer Lösung von 2,9g KOH in 45mL heißem Ethanol werden 6,3g (37mmol) 2,5-Dimethoxythiophenol (**3**) (Herstellung siehe unter 2C-T-21) zugegeben. Danach tropft man 5,2g Methyliodid zu, so dass das Reaktionsgemisch gelinde siedet. Ein weißer Niederschlag (KI) bildet sich. Das Reaktionsgemisch wird während 2h am Rückfluss gehalten. Danach filtriert man, und den Ethanol dampft man größtenteils ab, um beim Extrahieren eine bessere Trennung zu erhalten. Danach wird der Rückstand in 200mL Wasser gegeben und dreimal mit 30mL Dichlormethan extrahiert. Die organische Phase wird noch mit verdünnter Natronlauge gewaschen, über wenig Natriumsulfat getrocknet und eingeengt. Zurück bleiben 6,1g (33mmol, 89%) 2,5-Dimethoxymethylthiobenzen (**4**) (= 2,5-Dimethoxythio-anisol) als farbloses Öl, welches genügend rein für die nächste Stufe ist.

Unter Stickstoff werden zu einer Lösung von 6,0g (32,5mmol) 2,5-Dimethoxythioanisol (**4**) in 6,6g *N*-Methylformanilid unter Eiskühlung 7,5g $POCl_3$ so zugetropft, dass die Innentemperatur nicht über 15°C steigt. Danach läßt man während 30min bei Raumtemperatur rühren (Vorsicht: die Reaktion ist exotherm und kann innert kürzester Zeit auf über 100°C steigen, deshalb immer überwachen und mit einem Eisbad kühlen, falls die Temperatur zu steigen beginnt). Danach wird während 30min bei 60°C gerührt (auf keinen Fall die Temperatur überschreiten, da sich sonst das *N*-Methylformanilid zu para-*N*-Methylaminobenzaldehyd umlagert). Danach gibt man 60g feines Eis in das noch warme Reaktionsgemisch. Eine viskose kristalline Masse bildet sich, und Rühren wird unmöglich. Mittels Spatel wird solange gerührt, bis alles verfestigt ist. Die gelbe Suspension wird noch 30min gerührt. Das Produkt wird abfiltriert und mit kaltem Wasser gespült. Nach gutem Trockensaugen wird das Rohprodukt **5** aus wenig siedendem MeOH umkristallisiert. Nach dem Abfiltrieren und Trocknen bleiben 6,6g (31mmol, 95%) 2,5-Dimethoxy-4-(methylthio)benzaldehyd (**5**) zurück. Aspekt: Beige Kristalle, mp: 95–97°C.

Die folgende Reaktionsführung führt ebenfalls zum Aldehyd **5**; sie besitzt aber den Nachteil, dass bei der Hydrolyse der Aldehyd z.T. erschwert kristallin anfällt, vor allem wenn zu stark auf dem Wasserbad erhitzt wird.

Eine Mischung aus 6,6g *N*-Methylformanilid wird bei Raumtemperatur mit 7,5g $POCl_3$ versetzt. Die Lösung wird 10min auf dem Wasserbad erhitzt (Trockenrohr mit $CaCl_2$). Nach Abkühlen auf Raumtemperatur werden 6,0g (32,5mmol) 2,5-Dimethoxythioanisol (**4**) zugetropft. Danach wird während 20min auf dem Wasserbad erhitzt. Die dunkelrote Lösung wird unter starkem Rühren zu 500mL 55°C warmem Wasser getropft. Es wird noch während 2h gerührt und man läßt dabei das Gemisch abkühlen. Dann wird das Gemisch über Nacht im Kühlschrank stehen gelassen und anschließend nötigenfalls mittels Spatel angekratzt. Eventuell als Suspension vorhandene, weitere Substanz wird abfiltriert, die Fraktionen werden vereinigt und im Wasser aufgeschlämmt und danach weitgehend trockengesaugt. Umkristallisation aus wenig Methanol ergibt 6,6g (31mmol, 95%) 2,5-Dimethoxy-4-(methylthio)-benzaldehyd (**5**). Aspekt: Beige Kristalle, mp: 95–97°C.

Eine Alternative bietet folgende Synthese: Zu 40mL Dichlormethan werden unter Stickstoff 6,1g (33mmol) 2,5-Dimethoxythioanisol (**4**) gegeben. Die Lösung wird auf 0°C gekühlt und gut gerührt. Nun gibt man während 2min 13g wasserfreies Zinntetrachlorid. Danach tropft man vorsichtig Dichlormethyl-methylether zu, und das Reaktionsgemisch wird während 15min gerührt. Nachdem die Temperatur wieder auf RT gefallen ist, wird noch 1h gerührt. Es wird auf 15g Eis gegossen und die organische Phase separiert. Diese wird gewaschen mit 3x25mL 3N HCl, gefolgt von 3x50mL Sole. Nach dem Trocknen über wasserfreiem Natriumsulfat wird eingeengt. Der Rückstand ist fest, und nach dem Umkristallisieren aus $MeOH/H_2O$ erhält man 5,9g (28mmol, 84%) 2,5-Dimethoxy-4-(methylthio)benzaldehyd (**5**) mit einem mp von 95–97°C.

2,1g (9,9mmol) 2,5-Dimethoxy-4-(methylthio)benzaldehyd (**5**) in 7,5mL Nitromethan werden mit 0,45g wasserfreiem Ammoniumacetat versehen und während 6h bei 100°C rückflussiert. Die Reaktion wird mittels DC mitverfolgt. Die rote Lösung wird vom kleinen Bodensatz abdekantiert und eingeengt. Zurück bleibt ein oranger Feststoff. Dieser wird in 12mL MeOH aufgeschlämmt und filtriert und mit wenig MeOH gespült. Nach dem Trocknen erhält man 1,7g (6.8mmol, 68%) 2,5-Dimethoxy-4-(methylthio)-β-nitrostyren (**6**) als orange Kristalle. Umkristallisation aus EtOH liefert rost-orange Kristalle mit einem mp von 165.5–166°C.

Zu einer leicht siedenden Suspension von 1,4g LAH in 40mL wasserfreiem THF unter Stickstoff tropft man 1,7g (6,8mmol) 2,5-Dimethoxy-4-(methylthio)-β-nitrostyren (**6**) in 25mL wasserfreiem THF zu. Es wird 3h bei Rückfluss gerührt. Nun kühlt man auf ca. 0°C ab. Vorsichtig tropft man 1,5mL Wasser in 8mL THF, dann 1,5mL NaOH 15% und zuletzt 4,5mL Wasser zu. Um besser rühren zu können, gibt man noch 20mL THF zu. Es wird abfiltriert, mit THF gespült und eingeengt. Der Rückstand kristallisiert aus und hat ohne Reinigung einen mp von 81–92°C. Man löst den Rückstand in 25mL IPA und neutralisiert mit konz. HCl. Man gibt 100mL wasserfreien Diethylether zu. Die Suspension wird über Nacht im Kühlschrank stehen gelassen. Die weißen Kristalle werden abfiltriert und mit Ether gespült (2C-T-1 ist schlecht wasserlöslich → Reinigung via Ausschütteln geht nur schlecht. Deshalb ist es besser, das HCl-Salz z.B. aus EtOH umzukristallisieren). Nach dem Trocknen bleibt 1,0g (3,8mmol, 56%) 2,5-Dimethoxy-4-(methylthio)-phenylethylamin-Hydrochlorid (2C-T-1, **7**) zurück. Mp 232–237°C. Umkristallisation aus EtOH ergibt einen mp von 240–241°C.

## #5 2,5-Dimethoxy-4-ethylthiophenylethylamin

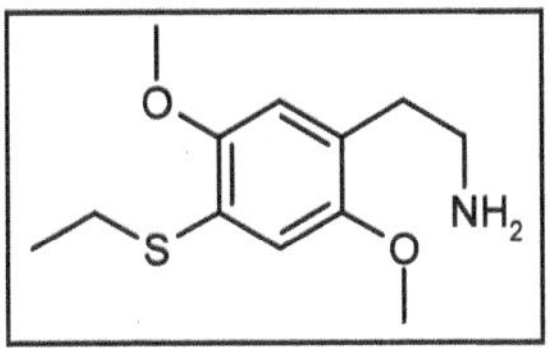


M= 241.35g/mol
$C_{12}H_{19}NO_2S$

**Synonyme:** 2C-T-2

**Vorkommen:** synthetisch

**Einteilung:** Entaktogen und Psychedelikum

**Dosis:** 10–25mg

**Dauer:** 6–8h

**Wirkung:**

• (mit 15mg [126]) Umgebung: Draußen und zu Hause. „Rund anderthalb Stunden nach der Einnahme spürte ich den ersten Anstieg, welcher imposant war. Dann begann es in der Magengegend zu kribbeln, und es stieg immer mehr an. Mental ging es gut, ich fühlte angenehme Energien. Das Gesichtsfeld war von geometrischen Formen durchzogen. Sie waren farbig strukturiert, schwarz, violett, und vor allem dunkel. Die optische Wahrnehmung war bemerkenswert; mit einem Hauch des Bizarren. Gegen Morgen war ich sehr humoristisch gestimmt, jedesmal, wenn jemand etwas erzählte oder erklärte, musste ich lachen. Zu Hause dann waren immer noch optische Veränderungen vorhanden, die mir gut gefielen. Später schlief ich ein, und der Schlaf war gut. Am nächsten Tag hatte ich etwas Verdauungsprobleme. Ich denke, dass ich diese Substanz wieder nehmen werde, vor allem wegen den optischen Mustern."

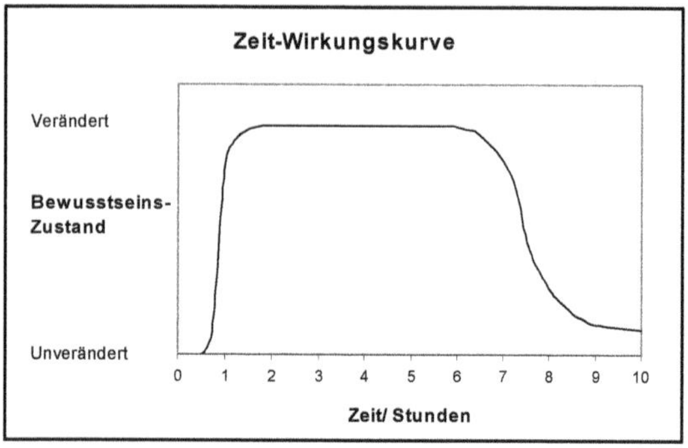


Abb.: Qualitative Beziehung zwischen der Zeit und dem Bewusstseinszustand nach der Einnahme von 2C-T-2.

• (mit 18mg [126]) Umgebung: Zu Hause. „Eingenommen habe ich das 2C-T-2 um 20 Uhr 45, bin danach eine halbe Stunde vor dem Fernseher gesessen, aber um den Kreislauf auf Touren zu bringen, bin ich für etwa 45 Minuten spazieren gegangen. So gegen 22 Uhr kam ich nach Hause. Der große Temperaturwechsel führte zu einer heftigen Wirkungsverstärkung. Also habe ich versucht, mit meinem Kopf klarzukommen, und erst einmal *Batman Forever* eingeschoben, den Film schlechthin, wenn es um Farben geht, und siehe da, die Farben sind gigantisch. Aber kurze Zeit später habe ich das Interesse am Film verloren. Es geschah einfach zu viel in meinem Zimmer. Zur Erklärung: Ich wohne in einem Bauernhaus, und die Holztäferung fing an verrückt zu spielen. Sie sah aus wie ein See mit leichtem Wellengang, und das an der Decke? Danach habe ich Musik eingelegt und mal ein wenig Musik gehört, dem Zimmer zugesehen. Plötzlich ist mir aufgefallen, wie hyperaktiv und nervös ich war. Ich konnte meine Beine keine Minute unbewegt lassen. Ein gigantisches Kribbeln nahm von mir Besitz, meine ganze physische Wahrnehmung war wie gelöscht. Es ging mir die ganze Zeit sehr gut, aber ich habe die ganze Zeit dieses Kribbeln erfahren, das man kurz vor dem Niesen verspürt. Ich glaube, ich habe die ganze Zeit unter 500 000 Volt gestanden. Ich kann zum Vergleich des Rausches nur Psilos und 2C-B nehmen, aber es schlägt beide locker. Psychisch war es fast ein wenig wie MDMA, nicht so stark beglückend, aber die Kommunikation funktionierte super. Während ich diesen Bericht schreibe, spüre ich immer noch die volle Wirkung. 00 Uhr 30, immer noch voller Tatendrang, und mit einer gigantischen Optik schaue ich mir Bücher von Giger an. Der Typ malt so quere Bilder, da sagt man, wenn man 'sauber' ist, der spinnt. In meinem Zustand sind diese Bilder faszinierend. Bei manchen Bildern sträuben sich die Nackenhaare. Akustische Signale nimmt man mit gnadenloser Härte auf. Wenn du ein Stück hörst, das dir sehr gut gefällt, gibt es kein Halten mehr. Fazit: Optisch: verwirrend farbig genial. Akustisch: Ohr links Box links, Ohr rechts Box rechts, Gehirn dazwischen Dolby Mega Surround. Psyche: sehr angenehme, warme Gefühle, stark kommunikativ. Körper: Wo ist die nächste Party, die Füße können nicht stillhalten. Wirkungsdauer ca. sechs Stunden."

• (mit 25mg [126]) Umgebung: Zu Hause. „Der Anstieg dauerte anderthalb bis zwei Stunden. Keine Übelkeit und kontinuierlicher Verlauf. Nach zwei Stunden versuchten wir uns zu lokalisieren und klar zu sehen: Das Ding wirkt! Physisch: Ich hatte einen schweren Kopf und ein Ziepen im ganzen Körper. Die Haut fühlte sich wie Plastik an, das Berühren anderer Objekte ebenfalls. Nichts für Sex. Meinen Körper fühlte ich überhaupt nicht mehr, als ob er vom Winde weggeblasen sei. Ein Rochen! Auf dem Meeresgrund. Aufgeteilt in zwei Stücke. Die obere Hälfte bestand aus mehreren Hirnen. Psychedelisch: Wow! Extrem viele Farben waren sichtbar, mehr als mit einer groben Ladung TMA-2. Die Poster an den Wänden erschienen als verrückte Hologramme. Diese waren vor allem farbig und nicht silbrig, wie ich dies mit 2C-B erlebe. Auch glichen sie nicht den Aura-Bildern, welche mit Mescalin hervortreten. Beim Betrachten der Stadt legte sich ein violett-rosaroter Schimmer nieder. Hyperfarbig und schön, ähnlich den Farben von Schmetterlingen. Energie: Wie ein sanfter Fluss, ein elektrisierendes Strömen. Ein einzigartiges Fließen, das so richtig abgeht. Die Zeit war sehr merkwürdig. Als ich mir eine Musik-CD anhörte, war sie bereits wieder fertig. Der Abend dauerte sechs bis acht Stunden und wir fanden uns ständig am gleichen Zeitpunkt wieder. Geist: Wir diskutierten ständig über die aufgehängten Poster, über jedes kleine Detail. Es war merkwürdig, denn der schon erwähnte Rochen besaß mehrere denkfähige Hirne, so dass man gar nicht die Zeit hatte, eine Diskussion zu beenden. Schon begann man mit der nächsten. Ich fühlte mich wohl, sehr wohl. Gutes Gefühl. Die Musik war da, ich hörte ihr jedoch nicht zu. Nach ca. sieben Stunden *baseline.*"

• (mit 30mg [126]) Umgebung: Zu Hause. „Es begann nach einer Stunde und ich war ungeduldig auf den Anstieg, ich erwartete die visuellen Veränderungen, und dann … Überraschung! Nach etwa anderthalb bis zwei Stunden kamen sie. Mir war nicht besonders übel, nur ein schwaches Druckgefühl. Körper: Keine Überladung. Es war stark, aber ich hatte keine Probleme. Das Körperempfinden war sehr warm, wie von der Sonne gewärmt. Nicht unbedingt erotisierend. Beim Herumbewegen war nicht soviel Energie vorhanden. Die Haut fühlte sich plastifiziert an. Imposant, der Schub. Ich fühlte mich wie ein Gummiball an, der so richtig herumspringen durfte. Wahrnehmung: Die Optik war unglaublich mit 30mg. Zu Beginn bewegten sich die mit Energie geladenen Mauern, dann begann sich alles in geometrische Objekte zu transformieren. Danach wurde es so heftig, dass ich mich mehrere Male auf mein Bett legen musste. Dort sah ich Millionen von Objekten, und ich durchbrach die Grenze, um in die weiße Decke meines Zimmers zu gelangen, die inzwischen keine Begrenzung mehr hatte, sie verlief dreidimensional in die Unendlichkeit. Enorm viele geometrische Formen. Mehrere Strahlen, die sich miteinander vermischten. Eine Menge Gelb war vorhanden, mit einer wolkenartigen Creme, die weniger geometrisch war. Ich glaubte, ich sei ein Photon, ausgesandt von der Sonne. Ich verlor mich fast während des ganzen Abends in der Decke. Komplett umhüllt von Sonnenwind, Wolken, Geometrie, vielen Strahlen, die ineinander verschmolzen und von allen Seiten her kamen. Mit geschlossenen Augen sah ich eher Schwarz, Rot, Gelb. Alles sah chinesisch aus, ich glaubte, mich in China zu befinden. Ich sah Formen, die mich an chinesische Dächer erinnerten oder an große schwarze chinesische Schriftzeichen. Sehr intensive Farben. Kopf und Verstand: Es war nicht so lustig wie mit 2C-T-7. Häufig wechselte ich das Zimmer, um etwas alleine zu sein. Mein Verstand war unsichtbar, er ging durch die Mauern, wie er durch mein Hirn ging. Normalerweise dauert 2-C-T-2 bei mir ca. sechs Stunden, doch dieses Mal ging es länger als zehn Stunden. Ich konnte erst nach der Wirkung einschlafen, da der Körper enorm geladen war.“

Kombination mit MDMA: siehe dort.

**Synthese: [1,3] Schema 5: 1→2→3→4→5**

Zu einer Lösung von 3,4g KOH in 75mL siedendem EtOH werden 10g (58,7mmol) 2,5-Dimethoxythiophenol (**1**) (siehe unter 2C-T-21) in 60mL EtOH und dann 10.9g Ethylbromid zugegeben. Die Reaktion ist exotherm und es bildet sich ein weißer Niederschlag. Man rückflussiert während 1,5h, gibt das Reaktionsgemisch auf 1,5L Wasser, säuert mit HCl an und extrahiert dreimal mit 100mL Dichlormethan. Die vereinigten Extrakte werden mit 100mL 5% NaOH gewaschen und danach eingeengt. Zurück bleiben 10g (50,4mmol, 86%) 2,5-Dimethoxyphenylethylsulfid (**2**) als blasses Öl, das genügend rein für die nächste Stufe ist.

10g (50,4mmol) 2,5-Dimethoxyphenylethylsulfid (**2**) und 6,8g *N*-Methylformanilid werden unter Stickstoff in einem 500mL 2H-Rundkolben vorgelegt. Unter Eiskühlung werden 7,7g $POCl_3$ so zugegeben, dass die Reaktionstemperatur nicht über 15°C steigt. Nun wird 1h bei 20°C, danach 20min bei 60°C gerührt (auf keinen Fall die Temperatur überschreiten, da sich sonst das *N*-Methylformanilid zu para-*N*-Methylaminobenzaldehyd umlagert). Danach gibt man 75g feines Eis in das noch warme

Reaktionsgemisch. Eine viskose Masse bildet sich, und Rühren wird unmöglich. Mittels Spatel wird solange gerührt, bis alles verfestigt ist. Die gelbe Suspension wird noch 10min gerührt. Das Produkt wird abfiltriert und mit kaltem Wasser gespült. Nach gutem Trockensaugen wird das Rohprodukt aus wenig siedendem MeOH umkristallisiert. Nach dem Abfiltrieren und Trocknen bleiben 11,0g (48,6mmol, 96%) 2,5-Dimethoxy-4-(ethylthio)-benzaldehyd (**3**) mit einem mp von 86–87°C zurück.

Die folgende Reaktionsführung führt ebenfalls zum Aldehyd **3**; sie besitzt aber den Nachteil, dass bei der Hydrolyse der Aldehyd z.T. erschwert kristallin anfällt, vor allem wenn auf dem Wasserbad zu stark erhitzt wird.

Eine Mischung aus 18g *N*-Methylformanilid wird bei Raumtemperatur mit 19,2g $POCl_3$ versetzt. Die Lösung wird 10min auf dem Wasserbad erhitzt (Trockenrohr mit $CaCl_2$). Nach Abkühlen auf Raumtemperatur werden 10g (50.4mmol) 2,5-Dimethoxyphenylethylsulfid (**2**) zugetropft. Danach wird während 20min auf dem Wasserbad erhitzt. Die dunkelrote Lösung wird unter starkem Rühren zu 500mL 55°C warmem Wasser getropft. Es wird noch während 2h gerührt und man läßt dabei das Gemisch abkühlen. Dann wird das Gemisch über Nacht im Kühlschrank stehen gelassen und anschließend nötigenfalls mittels Spatel angekratzt. Die als Suspension vorhandene Substanz wird abfiltriert, im Wasser aufgeschlämmt und danach weitgehend trockengesaugt. Umkristallisation aus 50mL siedendem Methanol und anschließendem Spülen mit wenig kaltem Methanol ergibt 11,0g (48,6mmol, 96%) 2,5-Dimethoxy-4-(ethylthio)benzaldehyd (**3**) mit einem mp von 86–87°C.

11g (48,6mmol) 2,5-Dimethoxy-4-(ethylthio)benzaldehyd (**3**) und 100mL Nitromethan werden mit 0,5g wasserfreiem Ammoniumacetat versehen und während 80min bei 100°C erwärmt. Die Reaktion wird mittels Dünnschichtchromatographie mitverfolgt. Die klare rote Lösung wird vom Bodensatz abdekantiert und eingeengt. Den Rückstand kristallisiert man aus Isopropanol. Nach dem Trocknen bleiben 11,5g (42,7mmol, 88%) 2,5-Dimethoxy-4-(ethylthio)-β-nitrostyren (**4**) als orange-rote Kristalle mit einem mp von 152–154°C.

In einem 1L 2H-Rundkolben werden unter Stickstoff und Eiskühlung 3,6g $LiAlH_4$ in 100mL wasserfreien THF gegeben. Langsam tropft man 11,5g (42,7mmol) 2,5-Dimethoxy-4-(ethylthio)-β-nitrostyren (**4**) in wenig wasserfreiem THF zu. Es wird 3h bei Rückfluss gerührt. Nun kühlt man auf ca. 0°C ab. Vorsichtig tropft man 15mL EtOAc in 30mL THF, dann 8mL NaOH 15% und zuletzt 10mL Wasser zu. Um besser rühren zu können, gibt man noch 100mL THF zu. Es wird abfiltriert, mit THF gespült und eingeengt. Den Rückstand löst man in kalter, verdünnter Schwefelsäure. Man reinigt dreimal mit 100mL Dichlormethan, stellt die wässrige Lösung mit NaOH 25% stark basisch und extrahiert dreimal mit 100mL Dichlormethan. Die vereinigten organischen Phasen werden über Natriumsulfat getrocknet und eingeengt. Den Rückstand destilliert man bei 120–130°C, p=0,3mm/Hg. Das Destillat (6,1g) wird in 80mL IPA gelöst und mit konz. HCl neutralisiert (pH-Papier). Man gibt unter starkem Rühren 100mL trockenen Ether zu. Die Suspension wird über Nacht im Kühlschrank stehen gelassen. Die weißen Kristalle werden abfiltriert und mit Ether gespült. Nach dem Trocknen bleiben 6,2g (22,3mmol, 52%) 2,5-Dimethoxy-4-(ethylthio)-phenylethylamin-Hydrochlorid (2C-T-2, **5**) zurück.

## #6 2,5-Dimethoxy-4-isopropylthiophenylethylamin

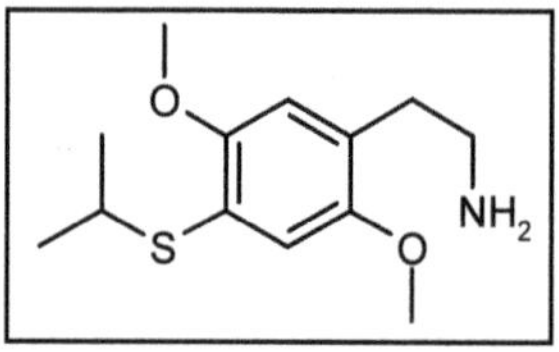


M= 255.38g/mol
$C_{13}H_{21}NO_2S$

**Synonyme**: 2C-T-4

**Vorkommen**: synthetisch

**Einteilung**: Psychedelikum

**Dosis**: 8–20mg

**Dauer**: 12–18h

**Wirkung**:

• (mit 12mg [126]) Umgebung: Zu Hause und draußen. „Ich hatte mich auf einen gemütlichen Sonntagnachmittag vorbereitet und um 14 Uhr 30 mit einem Freund 12mg 2C-T-4 eingenommen. Wir fingen an zu plaudern, die Stimmung war locker und ich hatte das 2C-T-4 schon fast vergessen. Erst nach über zwei Stunden fing ich an, in einen seltsam angenehmen Zustand überzugleiten. Ich fasste plötzlich die Worte meines Kollegen völlig anders auf als bisher. Bei jedem Wort, das er sagte, kamen mir tausend abstrakte, lustige Gedanken in den Sinn … Zum Diskutieren, und überhaupt, war ich sehr aufgestellt. Um 17 Uhr beschlossen wir, etwas spazieren zu gehen. Draußen war dann ein völlig anderes Gefühl da: Ich war wackelig auf den Beinen, da die frische Luft den ganzen Körper zu füllen schien, und die Sonne mich blendete, obschon sie nicht einmal mehr wirklich schien … Auf einer langen geraden Strecke kamen uns zwei Leute entgegen. Dieses Bild nahm ich in etwas paranoider Art wahr. Zwei Menschen auf der langen Straße mit riesigen Wiesen auf beiden Seiten; dazu der silbergraue Himmel … Als sie näher kamen überlegte ich mir, ob die Gesichter einer Frau oder einem Mann gehörten. Als mir dann auffiel, wie erstaunt auch die anderen zwei uns anschauten, musste ich lachen, und von da an war das Lachen nicht mehr zu stoppen. Wir gingen wieder nach Hause für den Rest des Abends. Wegen jeder Kleinigkeit, jedem Gespräch und jedem Bild wurde gelacht, und das war gut, denn ich hatte schon eine Ewigkeit nicht mehr so gelacht. Als dann langsam die Sonne unterging, setzten wir uns nochmals auf den Balkon. Die Wolken waren wahnsinnig formenreich! Je länger ich sie anschaute, desto heftiger bewegten sie sich. Die Wolkenstreifen schienen sich ineinander verflechten zu wollen. Als in der Nähe ein Baby zu schreien anfing, bewegten sich die Wolken in diesem unregelmäßigen, schrillen Beat … Gegen Mitternacht verflog der Rausch allmählich."

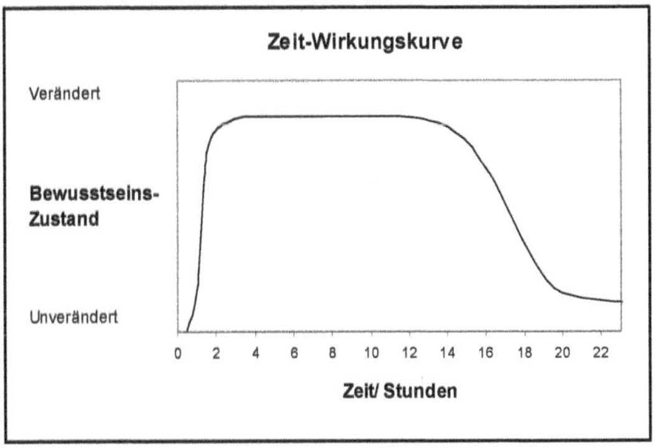


Abb.: Qualitative Beziehung zwischen der Zeit und dem Bewusstseinszustand nach der Einnahme von 2C-T-4.

• (mit 14mg [126]) Umgebung: Zu Hause. „Mental: Ein angenehmer Anstieg eine Stunde nach der Einnahme. Bis zur zweiten Stunde war ich damit beschäftigt, meinen Geist zu ordnen. Danach kam er zum Vorschein wie ein Verrückter. Er zeigte mir seine Ohren, die grün gefärbt waren. Dies alles vor dem Spiegel. Er war mit einem schwarzen Mantel gekleidet. Auf seinem Gesicht war ein sarkastisches Lächeln zu erkennen, ich glaubte, er sei gefährlich. Ich sprach während drei Stunden in den Spiegel. Er zeigte ständig dieses Lächeln. Er brachte alle schlechten Dinge meines Lebens hervor, die schlimmsten Lebensabschnitte! Er lachte so, weil er wusste, dass er der Killer war. Er versuchte mich einzuschüchtern, dazu war er jedoch nicht stark genug. Auf einmal kratzte ich mit den Fingernägel an der Mauer, und später fand ich mich am Schrank haftend, wie eine Spinne, wieder. Der einzige Satz, der mir während den nächsten vier Tagen im Munde blieb, war *‚Skizza la violenza!'* Zerreißen der Gewalt, ich bringe alles zur Explosion, gib mir TNT oder Napalm und bereite dich vor etc. etc. etc. Auch nicht mit zehn Gramm Amphetamin wäre ich so auf Speed wie jetzt mit diesem 2C-TURBO-4. Ich glaubte, der Motor würde zu brennen beginnen. Ein oder zwei Mal spielte mein Geist den Spaßvogel, manchmal zerstörte er das Wohlsein. Manchmal war 2C-T-4 etwas hart, jedoch mit einer kleinen „Diskussion" ging es wieder besser. Körper, Energie, Optik: Mein Körper fühlte sich ziemlich warm an, wärmer als mit 2C-T-1. Die Haut: Ähnlich wie mit MDA hatte ich das Gefühl, einen Astronautenanzug zu tragen. Die Atmung war kalt und sehr frisch. Zu Beginn sah ich dunkle Schatten im äußeren Gesichtsfeld. Mit offenen Augen sah ich geometrische Formen, die einen weißen Schimmer trugen und irgendwie langgezogen schienen. Ich denke, dass mit einer höheren Dosis deutlich stärkere visuelle Effekte zu erzielen sind. Dann traten aquarellartige Farben auf: lachsfarbenes Orange, Meeresblau und algenähnliches Grün. Mit geschlossenen Augen: kleine symmetrische Eier, schwarz auf schwarz mit weißen Konturen, dann blau auf blau. Abstrakte Bilder, virtuell, jedoch natürlicher als mit STP oder 2C-B. Ich fühlte mich frei wie in den Ferien, ich fand mich irgendwo in den Kanaren wieder. Ich fühlte mich frei, wie ein Aquarienfisch, der ins unermesslich große Meer freigelassen wird. Nicht zu viel Energiefluss, ziemlich stabil. Nach zwölf Stunden schlief ich ein. Ich hatte das Gefühl, wenn mich jemand sehen würde, so würde er erschrecken. Ich konnte nicht ausgehen, ich war zu fest angebunden, zu nervös und zappelig. Brauchte zwei Tage, um wieder klar zu sein. Nächstes Mal werde ich 20mg versuchen."

- (mit 18mg [126]) Umgebung: zu Hause. „Nach 45 Minuten begann die Wirkung mit einem Kribbeln in der Bauchgegend. Nach anderthalb Stunden entfaltete sich die volle Speed-Wirkung im ganzen Körper. Ein wohliges Gefühl machte sich vor allem in der Brust und in den Beinen breit. Ein leichtes Schwindelgefühl, das aber nicht störend wirkte, gesellte sich hinzu. Etwa zweieinhalb Stunden nach der Einnahme setzten die ersten psychedelischen Wirkungen ein. Ähnlich wie im Meskalinrausch wurde die Wahrnehmung von Farben und Konturen stark verstärkt. Pseudohalluzinationen wie Farbenmuster und Mosaike konnten wunderschön und mannigfaltig wahrgenommen werden. Ein intensiver Rotstich durchzog wie Nebel die ganze Szenerie. Eine leichte Benommenheit befiel mich, was ein korrektes Wahrnehmen der Umwelt verunmöglichte. Einzig die Musik präsentierte sich in einer ungeheuren, sehr anmutigen Performance und rann wie warmes Wasser durch die Gehörgänge, beruhigend und leicht. Die Wirkung hielt ohne große Veränderung fast 15 Stunden an. Während des ganzen Rausches, der außerordentlich ruhig und in einem Gefühl der Zufriedenheit verlief, war der Rotstich ständige Begleiterscheinung und hielt sich auch nach Abklingen der Wirkung noch einige Zeit. Der Ausstieg fiel nicht schwer und erfolgte ohne Nebenwirkungen."

• (mit 20mg [126]) Umgebung: Natur und zu Hause. „Ich nahm die Substanz vor einem Spaziergang mit dem Hund um ca. zehn Uhr morgens ein. Sofort danach machte ich mich auf den Weg, der mich heute in die Natur und vor allem in den Wald führen sollte. Recht früh, nach etwa einer halben bis einer dreiviertel Stunde, machten sich die ersten Wirkungen bemerkbar, dies in Form eines wohligen, warmen Gefühls. Wie einer Versöhnung gleich, mit sich, der Umwelt oder mit Gott und der Welt. Während der 15 bis 30 Minuten begannen auch die Konturen zu fließen, und die Farben begannen auf eigentümliche Weise ihren Eindruck zu hinterlassen. Gleich einem frisch in Acryl gemalten Bild, leuchtend und doch sehr dezent, präsentierten sich die Pflanzen und der an jenem Morgen recht blaue Himmel. An diesem Tag herrschte regelrechtes Aprilwetter. Der Wind fiel dabei sehr auf, durch das Erzeugen von mannigfachen Klangbildern, beim Durchstreifen der Bäume und Büsche, die sehr eindrücklich den Gesamteindruck mit ihrem rauschenden Sound untermalten. Das Sich-Bewegen erfolgte mit einer ungeheuren Leichtigkeit und glich einem Schweben, fast wie auf dem Wasser gehen. Die visuellen Eindrücke wurden beinahe zur Halluzination und waren denen von LSD erzeugten bisweilen äußerst ähnlich. Der oben beschriebene Wind verlor seine Kälte fast gänzlich, und manchmal war es, als stände ich vor einem riesigen, farbigen Ozean, dessen Brise, wie der Scirocco, wärmend, mit den Kleidern spielend, sie zum Flattern bringend, bis auf die Haut durch das Gewebe drang. Das waren dann die Momente, während denen man sich fast klein und irgendwie unwesentlich und unwirklich vorkam. Dieser Zustand dauerte recht lange, und auch die Begegnungen mit meinem Hund, dessen natürliche Schönheit und harmonische Bewegungen sehr eindrücklich wahrgenommen wurden, rundeten das Bild auf angenehme Art, obschon es manchmal schwer war, das Tier als einen Hund zu identifizieren. Während des eigentlichen Höhepunkts des Rausches wechselte mein Hund einige Male für kurze Zeit seine Gestalt. Nach ungefähr vier Stunden ging ich nach Hause. Der bis zu diesem Zeitpunkt recht heftige Rausch verlor nicht an Intensität, wurde aber durch die Vertrautheit der gewohnten Umgebung kontrollierbarer, und nach weiteren vier Stunden verflachte dann die psychedelische Wirkung langsam. Da ich von den Vortagen müde und ausgebrannt war, legte ich mich dann hin und schlief mit angenehmen Träumen dem Ende des Rausches entgegen. Nach dem Erwachen aus dem tiefen, angenehmen Schlaf, der beinahe zwölf Stunden dauerte, war von einer Wirkung oder ‚Nachwehen' nichts zu spüren und das Befinden wie nach normalem, tiefem Schlaf."

• (mit 25mg [126]) Umgebung: Zu Hause. „Etwa eineinhalb Stunden nach der Einnahme waren wir komplett von der Außenwelt abgeschnitten, alles war wie angehalten. Dieses Mal war die Speed-Wirkung nicht vorhanden, es war aber trotzdem überwältigend. Ich sah mich mit spitzen Ohren und in meinen Haaren waren Punkte wie auf einem Schmetterling. Die Haut war ebenfalls punktiert. Die Wände meines Zimmers waren aus Kerzenwachs. Wir fühlten uns in einer außerirdischen Welt. Einerseits suchten wir nach irgendetwas, andererseits waren wir extrem mit dieser fremden Energie geladen. Der Körper fühlte sich stabil und robust an. Ich hatte das Gefühl, jeder Winkel an meinem Körper sei genau 90 Grad, und ich fühlte mich, als sei ich dünn wie ein Blatt, aber voller Energie und Kraft. Meine Füße waren die ganze Nacht kalt. Die Halluzinationen waren nicht sehr gut definiert, doch die Farben waren grell. Im Körper traten zwei verschiedene Energien gleichzeitig auf: 1.) heiß, heiß-brennend, sonnig und 2.) kalt, kalt-eisig, frisch. Das gab ein unstabiles Körperempfinden. Das Denken war ziemlich klar, wir konnten über persönliche Probleme oder eigene Fehler diskutieren. Einen Moment lang dachte ich, das analytische Denken gleiche dem, welches man mit LSD erlangt. Später ging mein Freund nach Hause. Ich hörte mir Rockmusik an. Das passte sehr gut, die Klänge der Gitarren. Mit geschlossenen Augen konnte ich zwar Sachen sehen, jedoch waren diese viel zu unklar, um sie zu definieren. Ich betrachtete von der sechsten Etage aus den Sonnenaufgang. Exzellent. Etwa 12 Stunden nach der Einnahme begann sich von Zeit zu Zeit die Speed-Komponente zu entfalten. Spock: „Captain Kirk, Enterprise, zünden Sie die vier Reaktoren! Bringen Sie den Zündstoff und *Skizza la violenza!*“ Ich wäre fast gestorben vor Lachen. Die ganze Nacht wollte er nicht, dann zeigte er mir, dass die Turbinen doch funktionierten. Nach insgesamt 15 Stunden bin ich dann eingeschlafen. Am nächsten Tag hatte ich Schmerzen an den Händen und Füßen, wie wenn ich über Glasscherben gelaufen wäre. Das psychische Empfinden: Alles kam mir sanft entgegen. 2C-T-4 ist eine der differenziertesten Substanzen, verrückt und faszinierend. Schwierig zum Verstehen, aber spannend.“

• (mit 25mg [126]) Umgebung: Zu Hause. „Nach zwei Stunden empfand ich einen kontinuierlichen Anstieg eines wellenartig anschwellenden, wohligen Gefühls im Körper. In der ersten Stunde nach Eintreten dieses Gefühls vermochte ich keine klare Definition zu finden. Langsam klarte es geistig auf und wurde emotionell konkret, d.h. körperlich vermochte ich mit Ausnahme des anfänglichen Gefühls keine definierbaren Veränderungen wahrzunehmen. In emotioneller Hinsicht musste ich jedoch stark entgegenhalten, um den aufkommenden Gefühlen Herr zu werden. Eine sehr angenehme Leichtigkeit meiner Stimmung vermochte ich festzustellen. Die anfänglich abgespielte Technomusik musste leichterer, aufgeweckter Musik weichen, die meine anfänglichen Gefühle noch zu steigern vermochte. Alles um mich herum begann mich nicht mehr bis ins Innerste zu treffen; ich regte mich weder auf, noch stresste mich irgendetwas … ein unendliches „Take it easy"-Gefühl umarmte mich. Ich hatte das Gefühl, als ob ich auf den Frequenzwellen der angenehmen Musik davonschwebte … meine Gedanken waren völlig frei … so stark, dass ich sie zeitweise nicht zu kontrollieren vermochte. Unzählige angenehme Gefühle, die ich in meiner Vergangenheit durchlebt hatte, kamen mir in den Sinn und bewirkten zusätzlich eine total lockere Stimmung. Wenn ich an abstrakte, realistische Dinge dachte, wie Computer oder meine berufliche Tätigkeit, so wurden meine angenehmen Gefühle wie in einen tiefen Schlund gezogen, und es stellte sich eine leichte Depression ein, von der ich mich nur zu lösen vermochte, wenn ich mich wieder auf etwas Angenehmes wie z.B. Musik konzentrierte. Als ich mich wieder an die Zeit erinnerte, bemerkte ich, dass seit der Einnahme bereits über acht Stunden verstrichen waren. Als ich mich von der Musik zu lösen vermochte, empfand ich das Verlangen, den Fernseher einzuschalten. Beim hin und her zappen checkte ich jedoch nur einige Szenen, die ich zeitverschoben wahrnahm, d.h. ich verarbeitete noch die Szene des vorangegangenen Kanals, obwohl ich längst weiter geschaltet hatte. Auf einem Musiksender sah ich ein extrem eindrückliches Technovideo, in dem ich mich völlig verlor. Ich hatte den Eindruck, Teil dieses Videos zu sein, und meine Bewegungen schienen darin einzufließen. Als dieses Video vorbei war, wollte ich mir in der Küche etwas zu trinken holen. Erst beim zweiten Anlauf gelang es mir, durch die verzerrten Gänge meiner Wohnung in die Küche zu gelangen. Die Haare stellten sich mir im Nacken auf und überall wo die Kälte des geöffneten Kühlschranks meine Haut berührte, war dies wie eine oberflächliche Betäubung meiner Haut. Beim Anblick des Gemüsefachs schienen sich die Salatblätter zu bewegen, wie wenn ich durch meine Präsenz dem Salat Leben eingehaucht hätte. Da mir jedoch dieses Gefühl nicht gefiel, schloss ich den Kühlschrank so schnell wie möglich. Nun geschah etwas Sonderbares; die oberflächliche Betäubung der Haut begann wie zu erstarren und ich vermochte mich nur noch auf die nächstgelegene Ecke der Eckbank zu setzen. Dieses Gefühl hielt zum Glück nicht lange an und ich ging wieder in das Wohnzimmer. Als ich wieder die anfängliche, ruhigere Musik abspielte, stellten sich auch wieder die sehr angenehmen „Take-it-Easy"-Gefühle ein. Wie ich so auf dem Sofa lag, entschwand ich zu einem Zeitpunkt, den ich heute nicht mehr zu definieren vermag, und schlief ein. Am nächsten Morgen war ich angenehm fit, obwohl ich das Bedürfnis hatte, alles ein bisschen leichter anzugehen, was ich auch machte. Sehr gute Substanz zur Verarbeitung von innersten Gefühlen. Die Dosis von 25mg scheint mir gerade richtig."

**Kombinationen**:

- Mit MDMA: Siehe dort.

**Synthese: [1,3] Schema 6: 1→2→3→4→5**

Zu einer Lösung von 2,5g KOH in 40mL siedendem EtOH werden 5,4g (32mmol) 2,5-Dimethoxythiophenol (**1**) (Herstellung siehe unter 2C-T-21) und dann 6,3g Isopropylbromid zugegeben (es kann auch das teurere Isopropyliodid eingesetzt werden). Die Reaktion ist exotherm und es bildet sich ein weißer Niederschlag (KBr). Man rückflussiert während 3h, engt ein, gibt den Rückstand auf 300mL Wasser und extrahiert dreimal mit 100mL Dichlormethan. Die vereinigten Extrakte werden über Natriumsulfat getrocknet und danach eingeengt. Zurück bleiben 6,5g (30mmol, 96%) 2,5-Dimethoxyphenylisopropylsulfid (**2**) als blasses Öl, welches genügend rein für die nächste Stufe ist.

6,5g (30mmol) 2,5-Dimethoxyphenylisopropylsulfid (**2**) und 5,1g *N*-Methylformanilid werden unter Stickstoff in einem 500mL-Zweihals-Rundkolben vorgelegt. Unter Eiskühlung werden 5,7g $POCl_3$ so zugegeben, dass die Reaktionstemperatur nicht über 15°C steigt. Nun wird 1h bei 20°C, danach 20min bei 60°C gerührt (auf keinen Fall die Temperatur überschreiten, da sich sonst das *N*-Methylformanilid zu para-*N*-Methylaminobenzaldehyd umlagert). Danach gibt man 75g feines Eis in das noch warme Reaktionsgemisch. Eine viskose Masse bildet sich, und Rühren wird unmöglich. Mittels Spatel wird solange gerührt, bis alles verfestigt ist. Die gelbe Suspension läßt man noch 10min rühren. Das Produkt wird abfiltriert und mit kaltem Wasser gespült. Nach gutem Trockensaugen wird das Rohprodukt aus wenig siedendem MeOH umkristallisiert. Nach dem Abfiltrieren und Trocknen bleiben 6,4g (27mmol, 87%) 2,5-Dimethoxy-4-(isopropylthio)benzaldehyd (**3**) zurück, mp 91–92°C.

Die folgende Reaktionsführung führt ebenfalls zum Aldehyd **3**; sie besitzt aber den Nachteil, dass bei der Hydrolyse der Aldehyd z.T. erschwert kristallin anfällt, vor allem wenn auf dem Wasserbad zu stark erhitzt wird.

Eine Mischung aus 4.8g *N*-Methylformanilid wird bei Raumtemperatur mit 4,5g $POCl_3$ versetzt. Die Lösung wird 10min auf dem Wasserbad erhitzt (Trockenrohr mit $CaCl_2$). Nach Abkühlen auf Raumtemperatur werden 3g (14mmol) 2,5-Dimethoxyphenylisopropylsulfid (**2**) zugetropft. Danach wird während 30min auf dem Wasserbad erhitzt. Die dunkelrote Lösung wird unter starkem Rühren zu 200mL 55°C warmem Wasser getropft. Es wird noch während 2h gerührt und man läßt dabei das Gemisch abkühlen. Dann wird das Gemisch über Nacht im Kühlschrank stehen gelassen und anschließend nötigenfalls mittels Spatel angekratzt. Die als Suspension vorhandene Substanz wird abfiltriert, im Wasser aufgeschlämmt und danach weitgehend trockengesaugt. Umkristallisation aus gleichem Volumen

Methanol und anschließendem Spülen mit wenig kaltem Methanol ergibt 11,0g (48,6mmol, 96%) 2,5-Dimethoxy-4-(ethylthio)benzaldehyd (**3**) mit einem mp von 88–89°C.

6,4g (27mmol) 2,5-Dimethoxy-4-(isopropylthio)benzaldehyd (**3**) und 40mL Nitromethan werden mit 0,15g wasserfreiem Ammoniumacetat versehen und während 120 Minuten bei 100°C erwärmt. Die Reaktion wird mittels DC mitverfolgt. Die rote Lösung wird von dem kleinen Bodensatz abdekantiert und eingeengt. Zurück bleiben 8,5g eines orangen Feststoffes. Umkristallisation aus MeOH ergibt 5,5g (19,5mmol, 72%) 2,5-Dimethoxy-4-(isopropylthio)-β-nitrostyren (**4**) als goldorange Kristalle, mp: 125–126°C.

In einem 250mL-Zweihals-Rundkolben werden unter Stickstoff und Eiskühlung 2,2g $LiAlH_4$ in 100mL wasserfreien THF gegeben. Langsam tropft man 4,2g (15mmol) 2,5-Dimethoxy-4-(isopropylthio)-β-nitrostyren (**4**) in wenig wasserfreiem THF zu. Es wird während 3h bei Rückfluss gerührt. Nun kühlt man auf ca. 0°C ab. Vorsichtig tropft man 7mL EtOAc in 30mL THF, dann 6mL NaOH 15% zu. Um besser rühren zu können, gibt man noch 50mL THF zu. Es wird abfiltriert, mit THF gespült und eingeengt. Den Rückstand löst man in kalter, verdünnter Schwefelsäure. Man reinigt dreimal mit 100mL Dichlormethan, stellt die wässrige Lösung mit NaOH 25% stark basisch und extrahiert dreimal mit 100mL Dichlormethan. Die vereinigten organischen Phasen werden über Natriumsulfat getrocknet und eingeengt. Den Rückstand destilliert man bei 140–145°C, p =0.2mm/Hg. Das Destillat wird in 25mL IPA gelöst und mit konz. HCl neutralisiert (pH-Papier). Man gibt 100mL trockenen Ether zu. Die Suspension wird über Nacht im Kühlschrank stehen gelassen. Die weißen Kristalle werden abfiltriert und mit Ether gespült. Nach dem Trocknen bleiben 2,2g (7,54mmol, 51%) 2,5-Dimethoxy-4-(isopropyl-thio)-phenylethylamin-Hydrochlorid (2C-T-4, **5**) zurück.

Anmerkung: In [1] wird der $LiAlH_4$-Suspension eine äquimolare Menge $H_2SO_4$ 100% zugegeben, um eine allfällige Verkohlung des Produkts zu verhindern. Dies ist laut verschiedenen Quellen nicht notwendig.

# #7 2,5-Dimethoxy-4-propylthiophenylethylamin

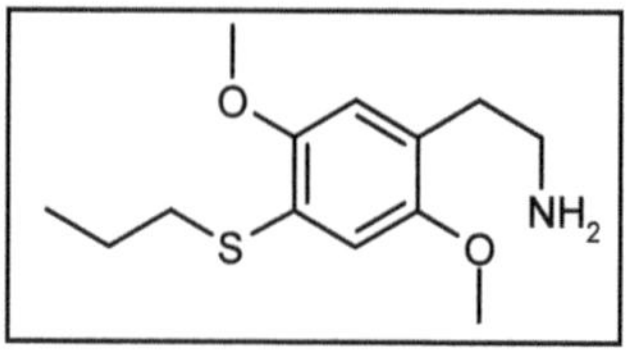


M= 255.38g/mol
$C_{13}H_{21}NO_2S$

**Synonyme**: 2C-T-7

**Vorkommen**: synthetisch

**Einteilung**: Entaktogen, Psychedelikum

**Dosis**: 10–30mg

**Dauer**: 8–15h

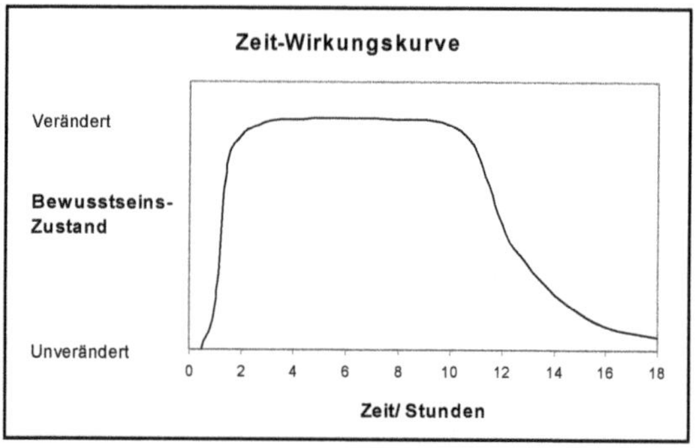


Abb.: Qualitative Beziehung zwischen der Zeit und dem Bewusstseinszustand nach der Einnahme von 2C-T-7.

**Wirkung**:

• (mit 14mg [126]) Umgebung: Party. „Eine langsame Steigerung der Gefühlsempfindung in den ersten zwei Stunden nach Substanzeinnahme. Nach dieser Zeit war das Maximum erreicht, es war aber nie richtig heftig. Der Körper fühlte sich extrem leicht an und die Kommunikation war sehr verstärkt und ungehindert. Ich konnte sehr viel lachen und war glücklich, allerdings nur draußen. Die vielen Menschen auf dem engen Raum stressten mich. Im Kopf war alles sehr klar und ich konnte alles genau mitverfolgen, die Gespräche waren nicht wirr. Meine Sicht war sehr scharf und mit fein aufgelösten Konturen. Die Bäume sahen alle viel schöner und bunter aus. Mit geschlossenen Augen: Sehr farbenreicher Film mit fragmentarischen Bildern und bunten Tunneln. Die Musik klang stark und sehr voluminös."

- (mit 14mg [126]) Umgebung: Party. „Es dauerte sehr lange, bis ich erste Effekte wahrnahm. Zu Beginn kam eine angenehme Wärme über den ganzen Körper. Dieses Gefühl verstärkte sich in drei Stufen. Die Musik war intensiv und wichtig! Im Kopf fühlte ich mich recht normal. Das nächste Mal werde ich eine höhere Dosis, vielleicht 20mg, versuchen."
- (mit 25mg [126]) Umgebung: Party und draußen. „Von Beginn an fühlte ich mich gut. Nur ein bisschen warm an den Armen und Beinen. Die Musik erlaubte mir, schöne Töne zu empfangen, und mehr. Die geometrischen Formen richteten sich vor mir auf und setzten sich übereinander. Während des Abends waren die Objekte mit übereinander geschichteten farbigen Filamenten überzogen. Die Musik bereitete mir viel Spaß, im Gegensatz zu einigen Personen. Aber trotzdem konnte ich sehr viel lachen. Am Morgen genoss ich den Anblick der Landschaft, die sich wirklich wunderschön und magisch präsentierte. Im Himmel sah ich die Vögel und Piratenschiffe! Ein insgesamt tolles Erlebnis."
- (mit 32mg [126]) Umgebung: Zu Hause und Party. „Es begann innerhalb einer Stunde zu wirken. Am Anfang war es ruhig, ein bisschen merkwürdig, danach hat es wirklich gewirkt. Physisch hatte ich das Empfinden, komplett aufgehängt zu sein. Ich fühlte alle meine Knochen, jedoch war eine Leere zwischen den Knochen und der Haut: Ich spürte meine Durchblutung nicht. Wie ein Skelett, das zusammengeleimt ist. Wir begannen zu lachen wie Verrückte. Wir glaubten, uns am tropischen Strand zu befinden. Ich sah Farbbänder, vor allem Gelb, Rot und Schwarz. Blumen sprossen aus dem Boden. Visuell verhielt es sich ähnlich wie mit 2C-B, jedoch weniger wild und wärmer. Ich schnappte nach Luft, denn ich fühlte mich so, als ob es 45°C warm wäre. Dieses Zeug sollte man am Strand einnehmen. Wir glaubten, wir wären Eidechsen im Sand. Super! Danach zogen wir weiter, in eine Disco. Uaaah. Hihihi ... Wir setzten uns hin. Ich verspürte die Lust, etwas zu stehlen (Kleptomanie), dies tue ich normalerweise überhaupt nicht! Kleine Gegenstände, die so herumlagen. Was mir nicht gefiel, war der Tag danach: ich fühlte mich physisch sehr müde, ähnlich wie nach einem Sonnenbrand. Ich fühlte mich schlecht. Mental war es erträglich."
- (mit 5mg, intravenös [126]) Umgebung: Zu Hause. „Der Schub fehlte gänzlich. Dafür lösten sich sämtliche Linien und Konturen in einzelne Bruchstücke auf, die zu Boden zu fallen schienen, ähnlich einem Puzzle, dessen Teile in die Luft geworfen werden. Eine Wärme, nein, eher eine Hitze strömte durch den ganzen Körper. Gleichzeitig kam ein Gefühl der Übelkeit auf. Dies dauerte etwa 30 Minuten und wirkte ungeheuer stark. Während dieser Zeit wäre ein Kontakt mit anderen Menschen unmöglich gewesen.

Dazu gesellten sich Störungen des Gleichgewichtsinns. Danach verschärften sich wieder die Konturen und die Kontraste. Auch das Wohlbefinden steigerte sich. Während der nächsten vier Stunden hielt ein zufriedener Rausch Einzug. Fazit: Intravenös ist diese Substanz nicht zu empfehlen."

• (15mg, geschnupft [126]) Umgebung: Zu Hause. „Etwa zehn Minuten nach der Substanz-Zufuhr machte sich in meinem Innern ein Gefühl der strömenden Wärme bemerkbar. Ich entspannte mich auf dem Sofa und konnte ein leises Kribbeln bemerken, das sich von der Körpermitte zu meinem Kopf hin ausbreitete. Meine Gedanken fingen an sich zu entspannen, es war ein Gefühl, wie wenn man unnötigen Ballast loslassen konnte. Gleichzeitig bildeten sich vor meinen Augen kleine durchsichtige Ringe und Punkte, die so schienen, als ob sie ineinander verschmolzen. Fröhlichkeit artete zwischendurch in Lachanfälle aus. Allmählich schien mir alles wie ein komischer innerer Film abzulaufen, in dem ich die Hauptrolle spielte. Eine Mischung zwischen Science-Fiction und Blödel-Trickfilm, und wir kamen immer wieder zum selben Punkt, nämlich dass wir das alles irgendwie nicht ernst nehmen dürften, sonst würden wir in unserem Film noch vor Lachen umkommen. Zwischendurch wieder stille Momente, gefolgt von optischen Illusionen, die sich mit Phantasie ins Unermessliche trieben ließen. Telepathisches Denken. Gut, freundlich, schön. Wir hatten immer das Gefühl, es könne nicht mehr heftiger werden, und doch steigerte es sich fortlaufend über drei bis vier Stunden. Gutes Sich-in-die-Sache-Vertiefen. Optisch lebendige Welt, Farbverfließen, Raster, Nachschweifen der Bewegungen. Kein Zeitgefühl. Akustische Irritationen, als sei man von verschiedensten Schwingungen umgeben. Nach etwa acht Stunden gingen wir schlafen. Vier Stunden später hatten wir Hunger und konnten reichlich essen. Wir konnten es immer noch nicht so recht glauben, hatten wir doch schon vieles ausprobiert, aber noch nie waren wir der Realität so stark entwichen."

**Kombinationen:**

• (45mg 2C-D, nach 2,5h 20mg 2C-T-7 geschnupft [126]) Umgebung: Zu Hause. „Um Mitternacht Einnahme von 45mg 2C-D. Die Wirkung war jedoch eher schwach. Als nach zweieinhalb Stunden kein Anstieg mehr zu erkennen war, entschied ich mich, 2C-T-7 als Kombination auszuprobieren. Ich schnupfte 20mg und nach wenigen Minuten empfand ich eine explosionsartige Ausdehnung eines ekstatischen, visuellen Abfluges in die fünfte Dimension meines Unterbewusstseins. Ich gesellte mich noch kurz zu den Freunden in der Küche, aber die Wirkung war so stark, dass ich mich zurückzog und mich im Wohnzimmer meinen Empfindungen hingab. Der Anfangs-Rush war so stark, dass ich mit aller Kraft entgegenhalten musste, um nicht überwältigt zu werden. Ein starkes Herzrasen und einen hohen Pulsschlag konnte ich ebenfalls wahrnehmen. Ich sah wie sich das Licht in seifenblasenartigen Formen in sein Farbenspektrum zersetzte und wie aus diesen Formen in rasanter Weise Augen entstanden, die mich von überall beobachteten. Dies war mir jedoch unangenehm, so dass ich mich auf einen Gegenstand im Raum konzentrierte, um mich wieder zu sammeln. Das Raum- und Zeit-Gefühl schien zu verschmelzen, und ich zog mich in mein Zimmer zurück, um die Empfindungen im Dunkeln ausleben zu können. Als ich auf meinem Bett lag, entfaltete sich mir eine farbenfrohe Verschiebung der reellen Formen der Möbel. Ich empfand wie sich die Gegenstände fächerartig in grellen Farben zu verschieben begannen und sich wie in Zeitlupe verschoben und wieder sammelten. Als ich dazu noch das Licht löschte, wie zuerst vorgenommen, und als einzige Lichtquelle den TV einschaltete, erfuhr ich eine plastische Form der gezeigten Personen in meinem Zimmer. Zeitweise vermochte ich mich auf einzelne Sequenzen zu konzentrieren, konnte aber nicht wahrnehmen, um was es sich dabei handelte. Es waren teilweise farbenverzerrte und formlose Wolken, die sich im dunklen Raum auszubreiten begannen. Immer wieder schweifte ich auf die Umrisse meiner Möbel ab, die sich weiter in Farbenspektren verschoben. Es war teilweise fast nicht möglich, die Emotionen zu kontrollieren. Manchmal hatte ich das Gefühl, mich aus der Gegenwart zu verlieren. Wie wenn ich aus der Zukunft auf die Vergangenheit zurückschaue, empfand ich es. Unbeschreiblich, diese Farbenvielfalt ... Die Formen waren kaum zu definieren. Doch es schien, als könne man diese bewusst steuern und in noch abstraktere Formen umwandeln. Anhand meines Radioweckers nahm ich wahr, dass es bereits 6 Uhr 30 war. Jedoch erschien mir das Erleben zeitlos zu sein, und die reelle Zeit konnte ich nicht mehr beurteilen. Ein sehr impulsives Erlebnis! Es hielt sehr lange an, d.h. um ca. 12 Uhr konnte ich den Boden der Realität langsam wieder erreichen. Das Abklingen der Rauschwirkung dauerte dann noch bis etwa drei Uhr nachmittags an. Ausgeklungen ist dies in einer anschließenden intensiven Schlafphase, die sehr erholsam war."

- Mit MDMA: Siehe dort.

**Synthese: [1,3] Schema 7: 1→2→3→4→5**

Zu einer Lösung von 3,4g KOH in 50mL siedendem MeOH werden 6,8g (40mmol) 2,5-Dimethoxythiophenol (**1**) (siehe unter 2C-T-21) und dann 7,4g Propylbromid, gelöst in 20mL MeOH, zugegeben. Die Reaktion ist exotherm und es bildet sich ein weißer Niederschlag. Man rückflussiert während 30min, engt ein, gibt den Rückstand auf 300mL Wasser und extrahiert dreimal mit 100mL Dichlormethan. Die vereinigten Extrakte werden über Natriumsulfat getrocknet und danach eingeengt. Zurück bleiben 8,2g (38mmol, 96%) 2,5-Dimethoxyphenylpropylsulfid (**2**) (=2,5-Dimethoxy-propylthiobenzen) als blasses Öl, welches genügend rein für die nächste Stufe ist.

6,5g (31mmol) 2,5-Dimethoxyphenylpropylsulfid (**2**) und 5,1g *N*-Methylformanilid werden unter Stickstoff in einem 500mL-Zweihals-Rundkolben vorgelegt. Unter Eiskühlung werden 5,7g $POCl_3$ so zugegeben, dass die Reaktionstemperatur 15°C nicht übersteigt. Nun wird 1h bei 20°C, danach 20min bei 60°C gerührt (Auf keinen Fall die Temperatur überschreiten, da sich sonst das *N*-Methylformanilid zu para-*N*-Methylaminobenzaldehyd umlagert). Danach gibt man 75g feines Eis in das noch warme Reaktionsgemisch. Eine viskose Masse bildet sich, und Rühren wird unmöglich. Mittels Spatel wird solange gerührt, bis alles verfestigt ist. Die gelbe Suspension wird noch 10min gerührt. Das Produkt wird abfiltriert und mit kaltem Wasser gespült. Nach gutem Trockensaugen wird das Rohprodukt aus wenig siedendem MeOH umkristallisiert. Nach dem Abfiltrieren und Trocknen bleiben 6,4g (27mmol, 87%) 2,5-Dimethoxy-4-(propylthio)benzaldehyd (**3**) zurück, mp 76–77°C.

Die folgende Reaktionsführung führt ebenfalls zum Aldehyd **3**; sie besitzt aber den Nachteil, dass bei der Hydrolyse der Aldehyd z.T. erschwert kristallin anfällt, vor allem wenn auf dem Wasserbad zu stark erhitzt wird.

Eine Mischung aus 13,4g *N*-Methylformanilid wird bei Raumtemperatur mit 14,4g $POCl_3$ versetzt. Die Lösung wird 10min auf dem Wasserbad erhitzt (Trockenrohr mit $CaCl_2$). Nach Abkühlen auf Raumtemperatur werden 8,9g (42mmol) 2,5-Dimethoxyphenylpropylsulfid (**2**) zugetropft. Danach wird während 25min auf dem Wasserbad erhitzt. Die dunkelrote Lösung wird unter starkem Rühren zu 800mL 55°C warmem Wasser getropft. Es wird noch während 2h gerührt und man läßt dabei das Gemisch abkühlen. Dann wird das Gemisch über Nacht im Kühlschrank stehen gelassen und anschliessend nötigenfalls mittels Spatel angekratzt. Die als Suspension vorhandene Substanz wird abfiltriert, im Wasser aufgeschlämmt und danach weitgehend trockengesaugt. Umkristallisation aus 20mL siedendem Methanol und anschließendem Spülen mit wenig kaltem Methanol ergibt 8,3g (35mmol, 82%) 2,5-Dimethoxy-4-(propylthio)benzaldehyd (**3**) zurück, mp 76–77°C.

6,4g (27mmol) 2,5-Dimethoxy-4-(propylthio)benzaldehyd (**3**) und 30mL Nitromethan werden mit 0,3g wasserfreiem Ammoniumacetat versehen und während 60min bei 100°C erwärmt. Die Reaktion wird mittels DC mitverfolgt. Die rote Lösung wird von dem kleinen Bodensatz abdekantiert und eingeengt. Den orangen Rückstand kristallisiert man aus 70mL siedendem IPA um. Zurück bleiben 3,9g (13,7mmol, 51%) 2,5-Dimethoxy-4-(propylthio)-β-nitrostyren (**4**) als orange Kristalle mit einem mp von 120-121°C.

In einem 250mL-Zweihals-Rundkolben werden unter Stickstoff und Eiskühlung 2,3g $LiAlH_4$ in 100mL wasserfreien THF gegeben. Langsam tropft man 3,9g (13,7mmol) 2,5-Dimethoxy-4-(propylthio)-β-nitrostyren (**4**) in wenig wasserfreiem THF unter Eiskühlung zu. Es wird 3h bei Rückfluss gerührt. Nun kühlt man auf ca. 0°C ab. Vorsichtig tropft man 15mL EtOAc in 30mL THF, dann 10mL NaOH 15% zu. Um besser rühren zu können, gibt man noch 50mL THF zu. Es wird abfiltriert, mit THF gespült und eingeengt. Den Rückstand destilliert man ohne weitere Reinigung bei 140–150°C, p=0,25mm/Hg. Das Destillat, 2,2g, wird in 15mL IPA gelöst und mit konz. HCl neutralisiert. Man gibt 100mL trockenen Ether zu. Die Suspension wird über Nacht im Kühlschrank stehen gelassen. Die weißen Kristalle werden abfiltriert und mit Ether gespült. Nach dem Trocknen bleiben 2,4g (8,2mmol, 60%) 2,5-Dimethoxy-4-(propylthio)-phenylethylamin-Hydrochlorid (2C-T-7, **5**) zurück, mp: 194–196°C.

Anmerkung: in [1] wird der $LiAlH_4$-Suspension eine äquimolare Menge $H_2SO_4$ 100% zugegeben, um eine allfällige Verkohlung des Produkts zu verhindern. Dies ist laut verschiedenen Quellen nicht notwendig.

## #8 2,5-Dimethoxy-4-(2-fluorethylthio)-phenylethylamin

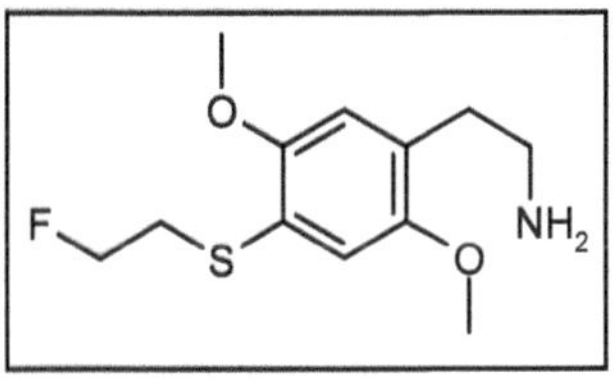


M=259.35g/mol
$C_{12}H_{18}FNO_2S$

**Synonyme**: 2C-T-21

**Vorkommen**: synthetisch

**Einteilung**: Entaktogen, bei höherer Dosierung auch Psychedelikum

**Dosis**: 10–20mg

**Dauer**: 7–10h

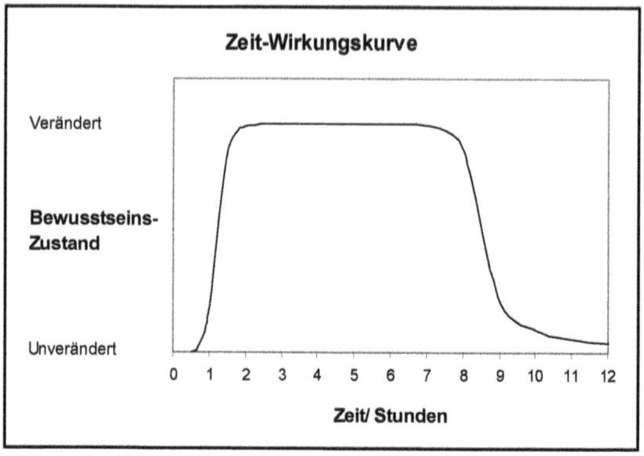


Abb.: Qualitative Beziehung zwischen der Zeit und dem Bewusstseinszustand nach der Einnahme von 2C-T-21.

**Wirkung**:

*Allgemeines Wirkbild*:

Die Wirkung von 2C-T-21 setzt eher langsam ein. Oft wird eine stufenweise Steigerung beobachtet. Das Maximum ist nach 1,5–2 Stunden erreicht. Die Wirkungen sind primär auf der Gefühlsebene zu beobachten. *Visuals* treten nur auf, wenn eine hohe Dosis eingenommen wird.

• (mit 9mg [126]) Umgebung: Im Wald. „Erste Effekte nach 30 Minuten. Zuerst fühlte ich mich von der Substanz beherrscht, ich konnte nicht machen, wozu ich Lust hatte. Der Zustand in meinem Kopf ähnelte dem einer Kombination von MDMA und 2C-B, jedoch nicht die Sicht: keine Veränderung – wenn überhaupt, dann eine leichte Unschärfe. Die Gefühle im Körper waren überwältigend: Ich fühlte mich als so etwas wie eine Energie-Zentrale. Ich war verantwortlich für das Herumschieben von Energien. Der Körper fühlte sich gelöst und leicht wie mit MDMA. Der wesentliche Unterschied zu MDMA besteht für mich darin, dass die Energiestöße von außen kommen, von allen Seiten, während mit MDMA alles von innen nach außen verläuft. Nach etwa eineinhalb Stunden spürte ich, wie ich wieder zunehmend fähig war, zu tun und zu denken, was ICH wollte. Ich konnte jede Situation klar abschätzen. Ich war klar im Kopf, konnte aber, wenn ich Lust hatte, völlig abheben. Mein Denken war sehr realitätsbezogen (was die Realität auch immer sein mag), denn MDMA ruft bei mir eher eine (sehr schöne!) Traumwelt (Liebe, Frieden) hervor. Musik und Objekte erschienen mir rund – das absolute Gegenteil von 2C-B."

• (mit 11mg [126]) Umgebung: Wald-Party. „Die Wirkung setzte eher langsam ein. Sie steigerte sich nicht regelmäßig und permanent, sondern stufenweise. Der eigentliche Rausch beschränkte sich auf den Körper. Er machte sich bemerkbar durch ein Wohlempfinden und eine Wärme am ganzen Körper. Es fühlte sich so an, als ob der Körper Wärme und Energie von außen empfangen würde. Die Bewegungen, vor allem beim Tanzen, wurden von mir langsam und fließend vollzogen. Die Wahrnehmungen und der „Kopf" waren recht real. Das mag langweilig erscheinen, doch es war das, was die Substanz interessant machte. Obschon ich recht realitätsbezogen war, konnte ich mit geschlossenen Augen völlig abdriften, aber zu jeder Zeit wieder zurückkehren."

• (mit 4mg bzw. 8mg, intravenös [126]) Umgebung: Zu Hause. „Wir lösten 12,3mg 2C-T-21 in wenig Wasser. Meine Frau nahm $^{1}/_{3}$, ich $^{2}/_{3}$ des Volumens, und wir injizierten es uns. Kurz danach der Wirkungseintritt mit einer wohligen Wärme, und Sekundenbruchteile darauf schien es, als ob eine Blume im Hirn zu blühen beginne. Darauf folgte eine Welle, die eine Erschütterung auslöste, vergleichbar mit orgasmischen Kräften. Die ungeheuren Ströme von Energie, die sich daraufhin freisetzten, schienen uns von innen her zu durchströmen. Dieser Fluss aus Berauschung des Glücksgefühls und Wohllust dauerte ungefähr eine halbe Stunde. Danach stabilisierte sich der Kräftefluss, und der Denkprozess begann wieder zu funktionieren. Gesehenes prägte sich durch unglaubliche Schärfe aus. Das Essen war nicht nur möglich, sondern bereitete auch Lust. Das körperliche Befinden war während des ganzen Rausches sehr gut, das Sich-Bewegen oder Anstrengen war allerdings nur mit Überwindung möglich. Der Rausch verlief ruhig und ohne Nervosität. Kommunikation OK. Nach weiteren fünf Stunden wieder im Normalzustand."

• (mit 18mg [126]) Umgebung: Zu Hause. „Es dauerte zwischen 60 und 90 Minuten, bis sich die Wirkung bemerkbar machte. Sie stieg an, als ob ich mich im Lift befände. Die Empfindung der Haut glich der, wie wenn man sich einer Akupunktur unterzieht. Sehr angenehm. Mir war ziemlich heiß, jedoch weniger als mit 2C-T-7. Es war eine Energie vorhanden, die endlos zu fliessen schien. Zeitweise marschierte ich im Kreis herum und dachte über diverse Sachen nach (wie ein Denker). Gute Ideen! Schwache visuelle Effekte. Mein Körper! Ich fühlte meinen Körper in verschiedenen Farben! Ähnlich einem Chamäleon. Energie: Die Energie floss in mein Herz. Es war herzlich, das Denken erfolgte mit viel Herz. Etwas Seltenes: Ich konnte mich selbst alleine amüsieren."

• (mit 20mg [126]) Umgebung: Draußen und zu Hause. „Eine Stunde nach der Einnahme verspürte ich eine unangenehme Übelkeit. Kurz darauf musste ich mich heftig übergeben. Ein zweites Mal während des darauffolgenden Spaziergangs. Dann setzte ich mich hin. Ich begann zu lachen und zu lachen, oft wusste ich nicht einmal wieso. Die Denkensart ist ziemlich unkompliziert mit 2C-T-21, und wirklich lustig, lieblich, freundlich, amüsant und manchmal auch hinterlistig. Ich hatte heiß und manchmal kalt. In meinem Körper waren warme und energiedurchzogene Punkte vorhanden. Beim

Betrachten der Decke in meinem Zimmer sah ich eine enorme Vielfalt von Halluzinationen. Verschiedene Farben, geometrische Figuren, die mit Farbbändern durchzogen waren. Das bereits nach sechs Stunden einsetzende Abklingen der Wirkung war sehr angenehm, wie Rutschbahnfahren."

**Kombinationen**:

- Mit 2C-B: (11mg 2C-T-21, nach 6h und 9h je 10mg 2C-B [126]) „Die einzige Veränderung war, dass ich alles klar und scharf gesehen habe. Ansonsten keine nennenswerten Vorkommnisse. Die Wirkung von 2C-T-21 war klar dominierend."

**Synthese: [1,3] Schema 8: 1a→3→4→5→6→7**

*Synthese-Strategie:*

Die gewählte Synthese geht von 1,4-Dimethoxybenzen (**1a**) aus, welches eine herkömmliche Substanz ist. Dieses wird mit Chlorsulfonsäure umgesetzt. Das daraus erhaltene Sulfonylchlorid wird mit Zink zum Thiol **3** reduziert. Die einzige einfache Methode für die Einführung des Fluorethylrestes an die Thiogruppe ist die Alkylierung des Thiols **3** mittels Brom-2-fluorethan. Die VILSMEIER-HAAK-Reaktion liefert in sehr guter Ausbeute den Aldehyd **5**, der dann nach üblicher Methode (Nitroolefininerung, Reduktion) zum Endprodukt **7** umgesetzt wird.

Zu einer Lösung von 100g (0,72mol) 1,4-Dimethoxybenzen (**1a**) in 600mL Dichlormethan werden vorsichtig 180mL Chlorsulfonsäure zugetropft. Zuerst verfärbt sich die Lösung gelb, dann bildet sich ein Feststoff. Gegen Ende der Zugabe wird die Lösung wieder klar. Wenn alles stabil ist, werden vorsichtig 600mL Wasser zugetropft. Die Reaktion ist heftig, Abzug! Es bildet sich ein gelber Feststoff. Nach vollendeter Zugabe werden die Phasen separiert, die wässrige Phase mit 3x100mL Dichlormethan extrahiert. Die vereinigten Extrakte und die organische Phase werden über Natriumsulfat getrocknet und eingeengt. Zurück bleiben 85g (0,36mol, 50%) 2,5-Dimethoxybenzensulfonylchlorid als mattgelbe Kristalle, mp 115°C.

In einem 2L-Zweihals-Rundkolben legt man 1100g Eis, 70mL Schwefelsäure konz. und dann 42g (0,18mol) 2,5-Dimethoxybenzensulfonylchlorid vor. Vorsichtig gibt man unter ständigem Rühren während 5min 65g Zink-Staub zu. Dann wird 1,5h rückflussiert. Man filtriert ab und spült mit Diethylether. Das Filtrat wird dreimal mit 150mL Diethylether extrahiert. Die Etherphasen wäscht man mit verdünnter NaCl-Lösung und engt ein. Danach destilliert man das Produkt bei 104–106°C, p=5mbar. Man erhält 19,5g (0.11mol, 64%) 2,5-Dimethoxythiophenol (**3**).

Zu einer Lösung von 7,0g KOH in 100mL heißem Methanol werden 13,4g (79mmol) 2,5-Dimethoxythiophenol (**3**) und danach 10.0g Brom-2-fluorethan gegeben. Die Reaktion ist exotherm. Ein weißer Niederschlag (KBr) bildet sich. Das Reaktionsgemisch wird während 2h stehen gelassen (Reaktion mit DC verfolgen). Den Methanol dampft man grösstenteils ab, um beim Extrahieren eine bessere Trennung zu erhalten. Danach wird der Rückstand in 1L Wasser gegeben und dreimal mit 75mL Dichlormethan extrahiert. Die organische Phase wird über wenig Natriumsulfat getrocknet und eingeengt. Zurück bleiben 16,5g (76mmol, 97%) 2,5-Dimethoxy-(2-fluorethylthio)-benzen (**4**) als farbloses Öl, welches genügend rein für die nächste Stufe ist.

15.5g (71mmol) 2,5-Dimethoxy-(2-fluorethylthio)-benzen (**4**) und 10.0g *N*-Methylformanilid werden unter Stickstoff in einem 500mL Zweihals-Rundkolben vorgelegt. Unter Eiskühlung werden 11,3g $POCl_3$ so zugegeben, dass die Reaktionstemperatur nicht über 15°C steigt. Nun wird 1h bei 20°C, danach 20min bei 60°C gerührt (auf keinen Fall die Temperatur überschreiten, da sich sonst das *N*-Methylformanilid zu para-*N*-Methylamino-benzaldehyd umlagert). Danach gibt man 75g feines Eis in das noch warme Reaktionsgemisch. Eine viskose Masse bildet sich, und Rühren wird unmöglich. Mittels Spatel wird solange gerührt, bis alles verfestigt ist. Die gelbe Suspension wird noch 10min gerührt. Das Produkt wird abfiltriert und mit kaltem Wasser gespült. Nach gutem Trockensaugen wird das Rohprodukt aus wenig siedendem MeOH umkristallisiert. Nach dem Abfiltrieren und Trocknen bleiben 15g (61mmol, 86%) 2,5-Dimethoxy-4-(2-fluorethylthio)-benzaldehyd (**5**) mit einem mp von 84–85°C zurück. Aspekt: elfenbeinfarbige Kristalle.

14,5g (59mmol) 2,5-Dimethoxy-4-(2-fluorethylthio)-benzaldehyd (**5**) und 75mL Nitromethan werden mit 1,35g wasserfreiem Ammoniumacetat versetzt und während 70min erwärmt. Die Reaktion wird mittels DC mitverfolgt. Die klare rote Lösung wird vom Bodensatz abdekantiert und eingeengt. Zurück bleiben 17,8g ziegelrote Kristalle, welche in 110mL siedendem Ethylacetat gelöst werden. Nach dem Stehenlassen im Tiefkühlschrank über Nacht wird abgenutscht und mit wenig kaltem Ethylacetat gespült. Nach dem Trocknen bleiben 14,3g (50mmol, 84%) 2,5-Dimethoxy-4-(2-fluorethylthio)-β-nitrostyren (**6**) als erdbeerfarbene Kristalle mit einem mp von 142–143°C zurück.

In einem 1L Zweihals-Rundkolben werden unter Stickstoff und Eiskühlung 6,7g $LiAlH_4$ in 200mL wasserfreiem THF gegeben. Langsam tropft man 8,61g 100% Schwefelsäure zu, um die Verkohlung des Produkts zu verhindern*. Danach gibt man langsam (immer noch unter Eiskühlung) 11,1g (38,6mmol) 2,5-Dimethoxy-4-(2-fluorethylthio)-β-nitrostyren (**6**) in 150mL wasserfreiem THF zu. Es wird 1h bei RT gerührt. Danach rückflussiert man 5min und kühlt wieder auf ca. 0°C ab. Vorsichtig tropft man 19mL EtOAc in 30mL THF, dann 19mL NaOH 15% zu. Um besser rühren zu können, gibt man noch 100mL THF zu. Es wird abfiltriert, mit THF gespült und eingeengt. Den Rückstand löst man in kalter, verdünnter Schwefelsäure. Man reinigt dreimal mit 100mL Dichlormethan, stellt die wässrige Lösung mit NaOH 25% stark basisch und extrahiert dreimal mit 100mL Dichlormethan. Die vereinigten organischen Phasen werden über Natriumsulfat getrocknet und eingeengt. Den Rückstand destilliert man bei 145–160°C, p=0,4mm/Hg. Das Destillat (4,9g) wird in 40mL IPA gelöst und mit konz. HCl neutralisiert (pH-Papier). Man gibt 50mL trockenen Ether zu. Die Suspension wird über Nacht im Kühlschrank stehen gelassen. Die weißen Kristalle werden abfiltriert und mit Ether gespült. Nach dem Trocknen bleiben 5,1g (17mmol, 45%) 2,5-Dimethoxy-4-(2-fluorethylthio)-phenylethylamin-Hydrochlorid (2C-T-21, **7**) zurück.

* Dies ist laut verschiedenen Quellen nicht notwendig. Es kann direkt unter Eiskühlung das Styren (**6**) in THF zugetropft werden. Anschließend wird während 3h rückflussiert. Aufarbeitung erfolgt wie beschrieben.

## #9 Amphetamin

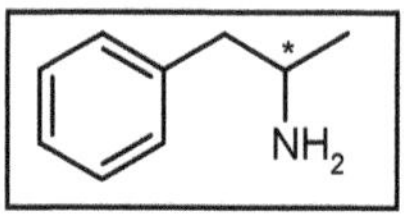


M=135.21g/mol
$C_9H_{13}N$

**Synonyme**: A, Benzpropamin, rac-Desoxynorephedrin, 2-Amino-1-phenylpropan, 1-Phenylisopropylamin, 1-Phenyl-2-propanamin, (z.T. früher) als Medikamente: Benzedrin, Amfetasul, Amphedrin, Centramina, Novydrin, Phenedrin, Simpamina, Amphate, Prophetamin, Raphetamin, Amphamed u.a.

**Vorkommen**: synthetisch

**Einteilung**: Psychostimulans

**Dosis**: 5–40mg

**Dauer**: 4–6h, bei hohen (toxischen) Dosierungen bis zu 30h

**Wirkung**: [43]

Die Wirkung von Amphetamin ist stark abhängig von der Verabreichungsform, der Dosis und der Dauer der Einnahme. Die Gefahr einer Überdosierung ist aufgrund des teilweise langsamen Wirkungseintritts besonders groß: Auch bei grossen Mengen ist u.U. zunächst nur eine schwache Wirkung wahrnehmbar, und erst nach 2-4 Stunden entfaltet sie sich in vollen Zügen. So kann der unerfahrene Konsument dazu neigen, nach etwa einer Stunde die nächste Verabreichung vorzunehmen. Mit zu hohen Dosierungen können äußerst extreme Wirkungen erzielt werden, die bis zu 30 Stunden anhalten können!

5–20mg (niedrige bis mäßige Dosis): Bei dieser Dosierung wird der Blutdruck und der Puls erhöht, die Bronchialmuskulatur wird entspannt und es treten Reaktionen auf, welche den biochemischen Vorbereitungen des Körpers im Falle einer Schreck-, Flucht- und Angriffsreaktion entsprechen. Des Weiteren treten auf: Appetitverlust, Stimmungsaufhellung, Wachheit, Erregung, Euphorie, gesteigerte Aufmerksamkeit, verstärkte motorische Unruhe, Gefühl der Stärke und Rededrang.
20–50mg (mäßige bis hohe Dosis): Dosierungen über 20mg können bereits zu ernsthaften Schädigungen führen. Die vorhergehenden Wirkungen werden verstärkt, vor allem die motorische Aktivität wird gesteigert. Es tritt eine Stimulierung der Atmung ein, leichtes Zittern und Unruhe (Nervosität) machen sich bemerkbar. Es kommt zu Schlafstörungen und ausgeprägten Erregungszuständen. Oft wird das Schlafbedürfnis unterdrückt. Dies kann zur Folge haben, dass die Normalisierung des Schlafmusters mehrere Wochen dauert.
Chronischer Konsum hoher Dosen: Die Wirkungsmuster sind anders. Es treten stereotype Verhaltensweisen mit sinnlosen, ständig wiederholt ausgeführten Tätigkeiten auf. Auch kommt es zu unerwarteten Ausbrüchen aggressiven und gewalttätigen Verhaltens, zu paranoiden Wahnvorstellungen und starker Appetitlosigkeit. Nach der eigentlichen Wirkung von Amphetamin folgt schließlich eine ausgeprägte Depression und Müdigkeit.

*Pharmakologie:* [43, 47, 48]

Amphetamin ist ein typisches Psychostimulans. Es entfaltet seine Wirkung primär über die Erhöhung der extrazellulären Mengen von Dopamin (DA) und Norepinephrin (NE). Für die gesteigerten Konzentrationen dieser Catecholamine sind zwei Mechanismen verantwortlich; zum einen werden durch Amphetamin DA und NE aus den Nervenendigungen freigesetzt. Zum

anderen wird mit Amphetamin die Wiederaufnahme von DA und NE durch die Monoamintransporter gehemmt, so dass die natürliche Entfernung von „überschüssigem“ DA und NE aus dem synaptischen Spalt ausbleibt. Die so erhöhten Mengen der Neurotransmitter DA und NE führen vereinfacht formuliert zu einer viel stärkeren Signalübertragung zwischen den Nerven, was schließlich zu den psychologischen und physiologischen Wirkungen von Amphetamin führt.
Die Plasma-Halbwertszeit liegt bei rund 10 Stunden.

Die toxische Amphetamin-Dosis schwankt erheblich. Es gibt Personen, die bereits bei 20–30mg starke gesundheitliche Probleme erfahren. Andererseits treten bei gewissen Personen, die noch keine Toleranz (Gewöhnung) entwickelt haben, selbst im Bereich von 400–500mg keine ernsthaften Probleme auf. Chronische Konsumenten überleben noch höhere Dosierungen. Bei einer Überdosierung können Barbiturate, Neuroleptika oder Ergotamin als Antidot (Gegenmittel) eingenommen werden.

Enantioselektivität: Das (*S*)-(+)-Enantiomer (=D-Amphetamin) ist im Mensch und Tier drei- bis viermal so potent wie das (*R*)-(-)-Enantiomer (=L-Amphetamin).

Amphetamin kann rasch eine psychische Abhängigkeit erzeugen!

**Allgemeines: [43] [157]**

Amphetamin wurde erstmals 1887 vom rumänischen Chemiker LAZĂR EDELEANU hergestellt. Jedoch blieben ihm im Rahmen seiner chemischen Tätigkeit die Wirkungen höchstwahrscheinlich unbekannt. Erst etwa vierzig Jahre später wurde in der Literatur über die physiologischen Eigenschaften von Amphetamin berichtet. Ab den frühen 1930er Jahren wurde Amphetamin vermarktet. Zunächst als Inhalator zum Abschwellen der Nasenschleimhäute, dann wurde es zur Erhöhung des Blutdrucks, zur Erweiterung der Bronchien und zur Stimulation des Zentralnervensystems (Antriebssteigerung bei chronischer Müdigkeit oder Depression) eingesetzt. Zwischen 1935 und 1946 wurde eine Liste mit 39 Indikationen für Amphetamin erstellt. Darunter waren auch Schizophrenie, Schädel-Hirn-Trauma und schwerer Schluckauf aufgeführt. Während des zweiten Weltkriegs wurde den Soldaten Amphetamin zur Leistungssteigerung und zur Unterdrückung der Müdigkeit verabreicht. Der Missbrauch von Amphetamin im großen Ausmaß begann – nicht zuletzt wegen der lange verschreibungsfreien Zugänglichkeit – Ende der 1940er Jahre und war vor allem unter Studenten verbreitet. Amphetamin wurde in der Nachkriegszeit lange zur Behandlung von Depressionen verwendet und wegen seiner hungerunterdrückenden Wirkung als

Appetitzügler vermarktet. Erst Jahrzehnte später wurde der medikamentöse Gebrauch aufgrund des Suchtpotenzials und der gesundheitlichen Folgen stark eingeschränkt, was der Verbreitung von Amphetamin auf dem Schwarzmarkt jedoch nicht abträglich war, im Gegenteil.
Trotz der Missbrauchsproblematik wird Amphetamin bis heute als Medikament verwendet, und zwar primär zur Behandlung des Aufmerksamkeits-Defizit-Hyperaktivitätssyndroms (ADHS) und der Narkolepsie. Um den Missbrauch amphetaminhaltiger Medikamente einzudämmen, sind heute spezielle Retardierungsformulierungen (Adderall) oder gar chemisch modifizierte Formen (Vivanse) von Amphetamin erhältlich, so dass bei der Einnahme größerer Mengen Tabletten konzeptbedingt nicht genügend Amphetamin freigesetzt wird, um stimulierend wirken zu können.

Amphetamin findet seine Konsumenten häufig in Form von Speed; nicht allzu selten wird Amphetamin als „Speed" auf dem Schwarzmarkt verkauft. Doch die Bezeichnung „Speed" wurde ursprünglich für Methamphetamin (siehe MA) verwendet. Die Schwarzmarktpräparate enthalten oft lediglich 10 Prozent Amphetamin, so dass schnell einmal ein bis mehrere Gramm des sogenannt „reinen" Stoffes konsumiert werden. Im Jahre 1996 bewegte sich der Amphetamin-Gehalt der analysierten Proben zwischen 11 und 83 Prozent (Quelle: Eve&Rave).

**Synthese: [33, 34] Schema 9: 1→2→3**

Es werden 212g Nitroethan, 307g (2,9mol) Benzaldehyd (**1**) und 15mL Butylamin in 300mL Xylen gegeben und rückflussiert. Dabei wird mittels Wasserabscheider das entstehende Wasser (50mL) entfernt. Nach etwa 50h ist die Reaktion beendet. Es wird abgekühlt, abgenutscht und mit Xylen gewaschen. Man erhält 170g 1-Phenyl-2-nitropropen (**2**). Das Filtrat wird eingeengt, den öligen Rückstand kristallisiert man aus Methanol aus. Man erhält weitere 220g **2**. Gesamtausbeute: 390g (2,4mol, 83%), mp: 65°C.
Alternativ: 75g (0.71mol) Benzaldehyd, 75mL Nitroethan 3mL $BuNH_2$ und 3mL AcOH werden während 3,5h rückflussiert, wobei alle 30min das entstandene Wasser mittels Pipette entfernt wird. Danach einengen, Rückstand aus 170mL MeOH um-/auskristallisieren. Ausbeute: 91g (79%).

Eine Lösung von 9,8g (60mmol) 1-Phenyl-2-nitropropen (**2**) in 150mL trockenem $Et_2O$ einer leicht siedenden Suspension von 8g $LiAlH_4$ in 350mL trockenem $Et_2O$ während 2h zutropfen. Danach während 2h rückflussieren. Man kühlt ab und zersetzt vorsichtig mit 150mL 1M $H_2SO_4$. Die wässrige Phase wird abgetrennt, mit $Li_2CO_3$ auf pH 6 gebracht, zum Sieden erhitzt und filtriert (Kieselgur). Das noch heiße Filtrat wird mit einer konz. ethanol. Lösung von 13,7g Pikrinsäure versetzt und danach über Nacht im

Kühlschrank gelagert. Die Kristalle werden abfiltriert, mit Ether gespült und getrocknet. Man erhält 19,5g Amphetamin-Pikrat, mp 143–145°C. Um das HCl-Salz zu erhalten, wird das Pikrat mit 6M HCl zersetzt, die freie Pikrinsäure mit Benzen extrahiert und die saure Lösung eingedampft. Den Rückstand kristallisiert man aus Ethylacetat um. Man erhält 7,9g (46mmol, 77%) Amphetamin-Hydrochlorid (A, **3**) mit einem mp von 152–154°C.
Alternativ: Zu einer siedenden Suspension von 2,8g $LiAlH_4$ in 70mL trockenem THF werden 8,3g **2** in 30mL THF zugetropft. Danach 2h rückflussieren. Abkühlen, vorsichtige Zugabe von 3mL EtOAc in 5mL THF, dann 3mL NaOH 15%, gefolgt von 60mL THF und schließlich 5mL Wasser. Normalaufarbeitung. Die freie Base in gleicher Menge Isopropanol lösen, unter Kühlen konz. $H_2SO_4$ (genau ½ Mol-Eq.) zugeben, mit wasserfreiem Ether versetzen, abfiltrieren, mit Ether spülen. Ausbeute: 6g.

## #10 Methamphetamin

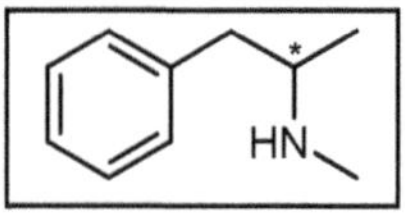


M=149.24g/mol
$C_{10}H_{15}N$

**Synonyme**: MA, Methylamphetamin, Speed, Meth, Desoxyephedrin, 1-Phenyl-2-(methylamino)-propan; als „freie Base“: Ice, Crank, Glass, Crystal, Super-Speed, Freebase-Speed, Shabu; (z.T. früher) als Medikament: Pervitin, Desoxyn, Dexoval, Doxyfed, Efroxyn, Madrin, Metamsustac, Methampex, Methedrin, Neodrin, Obedrin-LA, Syndrox, Tonedron u.a.

**Vorkommen**: synthetisch

**Einteilung**: Psychostimulans

**Dosis**: 5–50mg

**Dauer**: 4–20h (stark dosisabhängig)

**Wirkung**: [43]

Die Wirkung von Methamphetamin (MA) ist der von Cocain ähnlich und für den Gelegenheitskonsumenten häufig nicht unterscheidbar, abgesehen von der Wirkungsdauer. So wird von Dealern MA oft als das teurere Cocain verkauft (→ Zungentest! siehe unter Cocain). MA ist potenter als Amphetamin. Auch hier schwankt die Dosierung erheblich. Sie hängt davon ab, ob der Konsument bereits eine gewisse Gewöhnung gegenüber MA aufweist. Man bildet gegenüber MA relativ schnell eine Toleranz, so dass die Dosis bald einmal erhöht werden muss, um gleiche Effekte zu erzielen. Wird MA oral eingenommen, so tritt die Wirkung nach 30–40 Minutenein und hält bei einer einmaligen Einnahme einer mäßigen Dosierung (5–10mg) 4–8 Stunden an. Typische Effekte sind: Euphorie, extreme Nervosität, Ansteigen der Herzfrequenz, Schwitzen, Unruhe, Schlaflosigkeit und Rededrang. Bei höheren Dosierungen kann die Wirkung über 24 Stunden dauern (je nach Gewöhnung), die emotionalen Effekte können zwischen Euphorie, Angst und Paranoia schwanken. Einmalige Einnahmen lösen eher Euphorie aus, während die kontinuierliche Einnahme von MA (z.B. während zwei oder drei Tagen) verstärkt Angstgefühle und Paranoia auslösen kann.

Methamphetamin kann rasch eine psychische Abhängigkeit erzeugen!

Ein starker Methamphetamin-User aus den 1970er Jahren berichtet folgendes:
„Dieser Bericht basiert auf den Erfahrungen einiger Jahre, bei dauerndem Gebrauch dieser Droge. Die Dosierungen sind wegen der recht starken Gewöhnung sehr unterschiedlich, und vor allem beim Einstieg genügen kleinste Mengen, um bereits einen gewissen Drive zu erzeugen. Später erhöhen sich die Dosen, und Mengen um 200mg sind durchaus ohne weiteres zu verkraften. Die Einnahmeform ist hier durchwegs intravenös, und die Dosierung anfangs ca. 50mg bis hin zu äußerst starken 500mg und mehr. Dazu muss erwähnt werden, dass eine Obergrenze von der Wirkung her bald einmal erreicht wird und eine größere Menge nur noch zeitliche Auswirkungen hat. Es ist auch möglich, im Kreis herum zu dosieren, also durch erneute Einnahme die Wirkung der vorherigen Dosis aufzuheben oder zu verflachen. Methamphetamin setzt hier einen großen Spielraum. Die ersten Erfahrungen mit Pervitin (= Methamphetamin) machte ich während meiner Jugendzeit in den 70er Jahren. Das zu dieser Zeit für wenig Geld leicht erhältliche Sympathomimetikum war sehr populär und wurde erst ab 1976 durch das Betäubungsmittelgesetz als illegale Substanz aufgeführt. Der Einstieg beginnt bei oben erwähnter Einnahmeform mit der als Flash bezeichneten, orgasmisch anmutenden und sehr angenehm warm empfundenen Verteilung der Substanz durch die Blutbahn. Die ersten wohligen Wellen durchfluten den Körper bereits wenige Sekunden nach dem

Einspritzen in die Venen und können je nach Dosierung bis mehrere Minuten intensiv und sehr stark anhaltend sein. Vor allem der Unterleib und die Genitalien werden regelrecht einer unvergleichlich schönen Flut an wohligen Gefühlen ausgesetzt. Spontane Ergüsse oder ein Flattern der Schließmuskeln sind keine Seltenheit, und manchmal scheint es, dass man die Arschmuffe rasseln hören kann. Der aus den besagten 70ern stammende Satz ‚Fixen ist Wixen' trifft in seiner ganzen Aussagekraft am ehesten auf diesen Rausch zu. Wenn das Flash dann langsam an Intensität verliert und begleitet von einer leichten Benommenheit einem angenehmen Drive weicht, sind die Sinne und Wahrnehmungen allesamt sehr stark verschärft und angenehm. Ein durch und durch zufriedenes Gefühl übernimmt die Hauptrolle in diesem recht langen Rausch. Ein Dauergebrauch kann bis zu Monaten und Jahren dauern, beginnt aber nach dem Begriff der Verfasser ungefähr nach einer Woche . Vor allem am Anfang werden Körperfunktionen, die durch das sympathische Nervensystem gesteuert werden, sehr stark beeinflusst. So erhöht sich die Körpertemperatur deutlich, und es wird als angenehm empfunden, sogar bei strengerer Kälte nicht zu frieren. Das Atmen funktioniert auf leichte Art und mit großem Volumen. Reaktionen erfolgen mit großer Geschwindigkeit. Die Körperkräfte sind äußerst präsent und scheinen schier unerschöpflich zu sein. Diese Symptome verflachen bei anhaltendem Gebrauch nach relativ kurzer Zeit, und nach zwei bis drei schlaflosen Nächten und Tagen stellt sich ein Bedürfnis ein, zumindest für kurze Zeit in einen recht tiefen, fast ohnmachtsartigen Schlaf zu fallen. Auch eine anfängliche Appetitlosigkeit wechselt nach dieser Einstiegszeit in ein minimales Bedürfnis, dem Körper die benötigte Nahrung zuzuführen. Vor allem leichte Speisen und süße Getränke, aber auch Kaffee, werden zu den Hauptnahrungsmitteln. Während auf der einen Seite die Bedürfnisse von Körper und Geist auf minimal gefahren sind, ist die Flut an Eindrücken und Erlebnissen geradezu riesengroß; dies vor allem wegen dem Entfallen fast sämtlicher Reizfilter und der langen Einwirkungsdauer auf das Bewusstsein. Dies führt dann zwangsläufig zu Sinnestäuschungen, wie Schattensehen oder dem Wahrnehmen von Stimmen. Dies in ein reales Bild umzusetzen, um wenigstens einigermaßen unterscheiden zu können, was wirklich ist und was nicht, ist aber durchaus möglich und gelingt meistens recht gut. Eine Gleichgültigkeit ergreift von Anfang an das Denken, die Stellenwerte von wichtigen Dingen werden verschoben und hängen von der Faszination ab, die diese Ereignisse oder auch Gegenstände ausüben. Hemmungen fallen und der Konsument wird zu Handlungen fähig, die nicht oder nur in den Urtiefen der Phantasie gewagt wurden. Sämtliche Gefühle von glücklich bis traurig sind durch die Einwirkung des Methamphetamins verstärkt und sehr intensiv, dies kann sich zu ernsthaften Schwierigkeiten, vor allem bei Stimmungswechseln, entwickeln. Wegen dieser Enthemmung wurden Amphetamine früher sehr oft in Schwulenkreisen oder von Prostituierten konsumiert. Veranlagungen zu

Geisteskrankheiten und seelischen Störungen werden von Amphetaminen stark gefördert und bereiten bei betroffenen Konsumenten schwere Probleme. Allem voran die Paranoia, begünstigt durch die schon erwähnten Sinnestäuschungen. Eine ganz neue Welt eröffnet sich dem Konsumenten bei der Wahrnehmung der Gefühle. Sexualität wird in einer ganz neuen Dimension empfunden und bei gegenseitiger Übereinstimmung mit dem Partner zu einem unvergleichlich intensiven Erlebnis mit tiefer Prägung. Dieser sexuelle Höhenflug dauert mitunter recht lange, meistens wird eine Begrenzung durch die zu lange und zu intensive Belastung der Genitalien nach Stunden dauernder Geilheit wirksam. Für verliebte Leute ein wunderschönes, kaum zu überbietendes Abenteuer. In einigen Fällen kann die Droge aber auch zu Impotenz durch Desinteresse führen. Ein leichter Hang zum Infantilen kann gelegentlich zur Bereicherung beitragen, sich aber auch als negativ erweisen. Dies wurde einem Bekannten namens Viktor zum Verhängnis. 1976 wurde er in die psychiatrische Klinik eingewiesen, weil er in den frühen Stunden des anbrechenden Tages auf einem gefundenen Kinderdreirad johlend um das Haus fuhr. Generell waren unter den Speedkonsumenten die illustersten Typen zu finden. Der Hang zum Exzentrischen war entsprechend groß. Nächtelang wurde in der Gesellschaft der Speed-Heads über alles Mögliche geredet, und in der dieser Szene eigenen Logik wurden Probleme bis in ihre Atome zerlegt. Selten waren diese Leute alleine, Treffen fanden meist in Privatwohnungen statt oder in zu dieser Zeit recht verbreiteten Wohngemeinschaften, die vielfach in Abbruchobjekten eingenistet waren. Eine zentrale Rolle spielte die Musik, die durchwegs einen der Szene eigenen Sound hatte. Das Repertoire war breitgefächert, und von Rock- bis hin zu filigran verschnörkelten Jazz-Rhythmen wurde alles gehört, was einen gewissen Drive hatte. Das zur Abhängigkeit führende Methamphetamin kann ohne körperliche Beschwerden abgesetzt werden. Der Entzug wird von einem unbändigen Hunger begleitet; während dieser Zeit ist eine Gewichtszunahme, die mitunter zu erheblichem Übergewicht führt, beinahe die Regel. Eine regelrechte ‚Schlafkrankheit', die je nachdem über längere Zeit anhalten kann, läßt den Aussteigenden den Entzug angenehmer empfinden. Einige der Konsumenten haben während des Ausstiegs mit sehr starken Depressionen und Unwohlsein zu kämpfen. Dies ist eine Frage der Einstellung und der Veranlagungen des einzelnen Users."

Des Weiteren schreibt er:
„… Die Welt wandelt sich zu einem Universum, dessen Gesetze und Weisen uns so fremd vorkommen, wie einem Menschen, der zum ersten Mal vor dem Anblick eines Wunders oder der Erkenntnis der unendlichen Schönheit der Natur in ungläubiges Erstaunen verfällt. Reizfilter, die wir uns im Laufe der Zeit angeeignet haben, entfallen und versagen, so dass eine ungeheuer intensive, schier erdrückende Flut von Reizungen und

Wahrnehmungen auf uns einströmt. Überwältigt von ihrer Wirkung gibt man sich einem Energiestrom hin, dessen Stärke durchaus die Fähigkeit hat, multiple Orgasmen auszulösen. Die Welt besteht aus Schwingungen und Vibrationen, und diese werden mit Wonne wahrgenommen. Dinge, so unwesentlich wir sie auch empfinden, bekommen eine ganz andere Bedeutung. Die Logik, die unser Tun so maßgeblich beeinflusst, wird verzerrt und irrelevant. Gefühle werden in einer fast ohnmächtig machenden Art empfunden, so intensiv, dass beinahe der Atem stockt. Sämtliche Hemmungen scheinen zu fallen, und es treten heimliche Veranlagungen und Wünsche zu Tage, deren Erfüllung nun greifbar nahe liegt. Die Leidenschaft steigert sich ins Unendliche."

*Ice: rauchbares Methamphetamin-Hydrochlorid (MA-HCl)*

Es gibt nebst dem oralen Konsum oder dem Schnupfen auch die Möglichkeit, Methamphetamin zu rauchen. Methamphetamin ist meistens in Salzform im Umlauf, und zwar als Methamphetamin-Hydrochlorid (MA-HCl). Dieses besitzt im Gegensatz zu vielen anderen HCl-Salzen die Eigenschaft, dass es beim Erhitzen nicht ausschließlich pyrolysiert (Zerstörung durch Verbrennen/Reaktion mit Sauerstoff unter großer Hitzeeinwirkung), und so kann es durch vorsichtiges Erhitzen (bei ca. 300°C) verdampft werden, ohne dass es zerstört wird. Verunreinigungen behindern das Verdampfen, und so eignet sich sehr reines MA-HCl zum Verdampfungsvorgang am besten. Wird dieses in Form größerer Kristalle vertrieben, so wird es aufgrund des eisartigen Erscheinungsbilds auch als Ice betitelt. Beim Rauchen von Ice kann das inhalierte Methamphetamin auf die Lungenoberfläche gelangen und dort direkt und unverzögert in die Blutbahn übergehen.
Wird Methamphetamin geraucht, so tritt die Wirkung binnen Sekunden ein. Diese Art der Einnahme ist sehr effektiv: Nahezu alles auf die Lungenoberfläche gelangte Ice wird rasch resorbiert (aufgenommen). Durch die hohen zugeführten Dosierungen kann eine starke Abhängigkeit die Folge sein. Die Konzentration im Blut bleibt über etwa 4 Stunden hoch, danach sinkt sie langsam wieder ab.
Der Missbrauch von Ice nahm seinen Anfang in Hawaii und breitete sich dann nach Japan (wo es „Shabu" heißt) und nach Kalifornien aus. Ice enthält in der Regel 90–100% Methamphetamin. Wie bei Crack entsteht beim Konsument der Eindruck, er nehme aufgrund der Einnahmeart keine „harte" Droge zu sich.

Eine andere Erscheinungsform von Methamphetamin ist die freie Base; sie ist öl- oder wachsartig und wird (wie Amphetamin) manchmal als Methamphetamin-Paste in Umlauf gebracht; dies etwa, wenn wenn lokale

Produktionsstätten nicht die Möglichkeit haben, das Hydrochlorid zu produzieren.

**Pharmakologie: [43]**

Die neuropharmakologischen Mechanismen ähneln denen von Amphetamin: Die Funktion der Monoamintransporter wird durch Methamphetamin umgekehrt (*reverse transport*), so dass die extrazellulären Konzentrationen von Norepinephrin (NE) und Dopamin (DA) erhöht werden (in Ratten; Serotonin wurde nur unwesentlich erhöht). Ebenfalls wird die Wiederaufnahme des extrazellulären NE und DA ins Zellinnere gehemmt. Die erhöhten Konzentrationen der Monoamine NE und DA bewirken schließlich eine erhöhte Stimulation der postsynaptischen Rezeptoren.

Die biologische Halbwertszeit von Methamphetamin beträgt über 11 Stunden. Die lange Wirkung von Methamphetamin ist das Ergebnis seines langsamen und unvollständigen Abbaus im Stoffwechsel.

Methamphetamin steht im Verdacht, neurotoxisch zu sein. Zumindest zeigen dies Tierversuche, und bildgebende Studien (PET) mit chronischen Methamphetamin-Usern zeigten veränderte Hirnareale, welche man noch nach drei Jahren Abstinenz nachweisen konnte.

Häufiger und hochdosierter Konsum kann paranoide Psychosen und aggressives Verhalten auslösen. Weiter können Depressionen, Schlaf- und Bewegungsstörungen, Störungen der Sexualfunktionen und schizophrene Zustände die Folge sein. Diese Nachwirkungen können mehr als ein Jahr dauern. Es scheint so, dass eine dauerhafte neurochemische Veränderung eintritt.

**Allgemeines:**

Die geschichtliche Auflösung des Werdegangs von Methamphetamin erweist sich nicht ganz einfach, und verschiedene Zeittafeln wiedersprechen sich. Unter Einbezug eigener Recherchen ergibt sich der Ablauf wie folgt: Professor NAGAYOSHI NAGAI stellte 1893 als erster Methamphetamin her, dies im Rahmen seiner Studien über Ephedrin [153]. Im Jahre 1914 präsentiert der Chemiker ERNST SCHMIDT in seiner Arbeit *Über das Ephedrin und Pseudoephedrin* in einer detaillierten Beweisführung zur chemischen Struktur von Ephedrin auch die Synthese von Methamphetamin, inklusive Angabe der Schmelzpunkte diverser Salze (auch HCl) [154]. Fünf Jahre später, 1919 publizierte der japanische Wissenschaftler AKIRA OGATA seine

Untersuchungen zur Strukturaufklärung von Ephedrin [155], wobei er an und für sich keine Abweichung zur von SCHMIDT vorgeschlagenen Struktur des Ephedrins präsentierte, außer eine weitere Beweisführung für die Struktur von Ephedrin. Die Patentrecherche liefert schließlich einige Dokumente zu Methamphetamin mit den Temmler-Werken als Inhaber (Ende 1930 bis anfangs 1950). Diese Firma brachte Ende der 1930er Jahre Methamphetamin unter dem Namen Pervitin in den Handel [156]. Viel Geschichtliches liefert auch das Werk *Nazis on Speed* von PIEPER [156]. In der Nachkriegszeit wurde Methamphetamin wie auch Amphetamin u.a. als Schlankheitspille und als Antidepressivum vermarktet. Heute findet Methamphetamin noch medikamentöse Verwendung zur Behandlung von Aufmerksamkeitsdefizit-/Hyperaktivitätsstörungen (ADHS) und selten kurzzeitig als Anorektikum. Eine detaillierte geschichtliche Abhandlung ist in der Enzyklopädie *Phenethylamine – von der Struktur zur Funktion* von TRACHSEL, LEHMANN und ENZENSPERGER zu finden [157].

Ursprünglich wurde das Synonym „Speed“ nur für Methamphetamin verwendet, zunehmend wird unter diesem Begriff aber auch Amphetamin verstanden (vor allem in nichtfachlichen Kreisen).
Wie auch das Amphetamin wird Methamphetamin häufig stark gestreckt, was erhebliche Dosisschwankungen mit sich bringt.

**Synthese [26]: Schema 10: 7→3**

Zu einer Lösung von 1,65g (10mmol) Ephedrin (**7**, freie Base) in 30mL Dichlormethan gibt man eine etherische HCl-Lösung (so dass alles Ephedrin als Hydrochlorid-Salz vorliegt). Danach wird am Vakuum eingeengt, woraus man das Ephedrin-HCl erhält. Dieses wird in 50mL Dioxan gelöst, auf 95°C erwärmt und mit 4,31g $PBr_5$ in einer Portion versetzt. Nach 2h wird eingeengt, den Rückstand kühlt man auf 0°C ab, löst ihn in 50mL absolutem EtOH und schüttelt die Lösung während 6h bei 3bar $H_2$ über 0,5g 10% Pd-C. Danach engt man ein. Der Rückstand wird in 50mL Dichlormethan und 50mL NaOH 1M gegeben und gut geschüttelt. Die Phasen werden separiert und die wässrige Phase wird dreimal mit 30mL Dichlormethan extrahiert. Die vereinigten organischen Phasen werden über $MgSO_4$ getrocknet, mit etherischer HCl versehen und eingeengt. Zurück bleiben 1,8 g (9.7mmol, 97%) Methamphetamin-Hydrochlorid (MA, **3**). Kann aus EtOH umkristallisiert werden, woraus man weiße Kristalle mit einem mp von 174–175°C erhält. Wird enantiomerenreines Ephedrin eingesetzt, so erhält man enantiomerenreines MA. Die absolute Konfiguration am C(2) bleibt erhalten. (-)-Ephedrin ergibt (+)-MA, (+/-)-Ephedrin ergibt (+/-)-MA. (+)-MA (=(*S*)-MA oder auch D-MA) (also ausgehend von (-)-Ephedrin) ist das aktivere Psychostimulans.

**Schema 10: 6→3 [44]**

13,42g (0,10mol) Phenylaceton (**6**) und 12,12g (0.10mol) N-Methylbenzylamin und 3g 10% Pd/C werden in 50mL absolutem EtOH gelöst und bei 3,5bar (=50psi) $H_2$ während 16h geschüttelt. Danach wird das Gemisch mit konz. HCl angesäuert und durch Celite filtriert. Das Filtrat wird eingeengt. Den Rückstand löst man in Wasser, reinigt zweimal mit 100mL Diethylether, stellt mit 10N NaOH basisch und extrahiert dreimal mit 100mL Diethylether. Die kombinierten Extrakte werden über $MgSO_4$ getrocknet und eingeengt. Den öligen Rückstand löst man in 70mL IPA, neutralisiert mit HCl konz. (pH-Papier) und gibt 500mL trockenen Diethylether zu. Die gebildeten Kristalle werden abfiltriert, mit zusätzlichem Diethylether gespült und getrocknet. Zurück bleiben 17.4g (94mmol, 94%) Methamphetamin-Hydrochlorid (MA, **3**) als weiße Kristalle mit einem mp von 174–175°C. Kann aus Aceton umkristallisiert werden.

Alternativsynthesen: s. Schema 10.

## #11 2,5-Dimethoxy-4-bromamphetamin

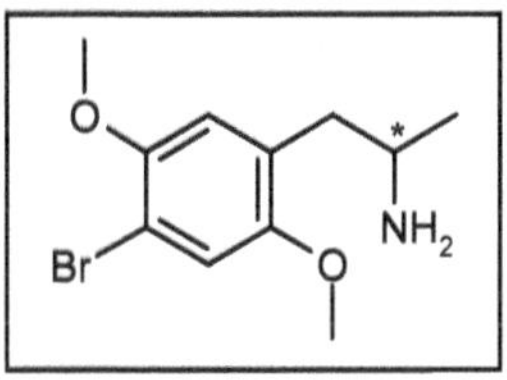


M=274.16g/mol

$C_{11}H_{16}NO_2Br$

**Synonyme:** DOB, Bromo-DMA

**Vorkommen:** synthetisch

**Einteilung:** Psychedelikum

**Dosis:** 1–3mg

**Dauer:** 18–30h

**Wirkung**:

*Allgemeines Wirkbild:*

DOB zählt zusammen mit DOI und DOC zu den potentesten Phenethylaminen (siehe dazu Pharmakologie). Es ist so potent, dass die wirksame Dosis auf Filzpapierchen aufgetragen werden kann. So wird es dann nicht allzu selten als LSD verkauft, weil LSD bekannt und akzeptiert ist. Die Dauer und gewisse andere Aspekte des Rausches unterscheiden sich allerdings von LSD. Wird DOB auf Filzpapier eingenommen und unter der Zunge gehalten, so tritt die Wirkung schneller ein, als wenn die Substanz über den Magen resorbiert werden muss. Von der Einnahme an dauert es 0,5–1,5 Stunden, bis sich erste Effekte spürbar machen. Der Anstieg wird als kontinuierlich beschrieben. Manchmal wird dieser als stundenlanges wellenförmiges Anschwellen empfunden, so dass es schwierig wird, das Maximum der Wirkung zu definieren. Oft wird von 3 Stunden berichtet. Das allgemeine Wirkbild entspricht bedingt dem von LSD, so dass ein unerfahrener LSD-Konsument zwischen LSD und DOB vielleicht nicht unterscheiden könnte. Der Rausch zeichnet sich unter anderem durch Visuals, leichtes Körperempfinden und Anregen intellektueller Vorgänge aus. Ein deutlicher Unterschied zu LSD scheint die relative Stabilität der Egofunktionen zu sein. Während bei LSD oft eine völlige Auflösung des „Ichs“ erfolgt, werden Ego-Abgrenzung und Ego-Vitalität unter DOB-Einfluss weniger beeinflusst. Mit DOB scheint der Konsument viel weniger anfällig auf plötzliche Situationsänderungen zu sein. Die Dauer des Rausches macht manchen Konsumenten Mühe, so dass sie sich mit der Zeit nach dem Ende sehnen (Benzodiazepine können helfen). Andere wiederum heißen diese Dauer willkommen. Der Rausch klingt eher sanft aus, Schlafen wird als möglich bezeichnet.

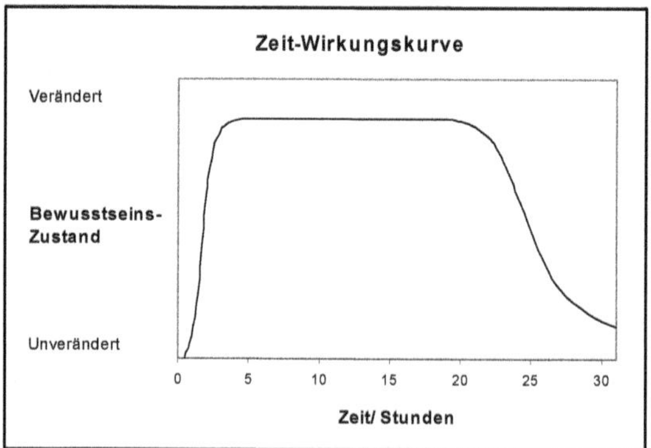


Abb.: Qualitative Beziehung zwischen der Zeit und dem Bewusstseinszustand nach der Einnahme von DOB.

- (mit 2mg [126]): „Das Paradoxe an DOB ist, dass du weder fähig bist, ein normales Gespräch zu führen, noch, einen ganzen Satz zu formulieren, obwohl deine Gedanken und Emotionen sich dauernd im Kopf wälzen. Doch sie sind zu schnell, zu intensiv, zu real, als dass dein Mundwerk die Zeit hätte, sie auszusprechen. Du nimmst dich von einem anderen Standpunkt mit einer gewissen Gelassenheit wahr, vielleicht siehst du dich von einem Leuchtturm, oder du bist mittendrin in deinem Denken beziehungsweise deinen Gefühlen. Aber letztendlich wird sich deine Wahrheit durchsetzen und es gibt kein Pardon mehr, dafür bist du vielleicht eine Erkenntnis reicher."
- (mit 2mg [126]): Umgebung: Überall. „Der Anstieg war kontinuierlich. 2mg ist genug, für die Dauer und die starke Wirkung, welche man damit erreicht. Der Effekt war eine schöne Empfindung des Gutfühlens und ich fand, dass der Kontakt mit der Natur (Bäume, Landschaften) exzellent war. Wir konnten während Stunden herumlaufen und beobachten, was um uns herum geschah, und dies alles mit klarem Kopf und nicht wirren Gedanken. Ich bemerkte, dass mit DOB der Kontakt mit anderen Menschen angenehm war, im Gegensatz zu anderen Substanzen. Eine unangenehme Nebenwirkung war das Druckgefühl in der Blase während des Anstieges. Am nächsten Tag hatte ich Schmerzen im Bereich der Rippen. Abgesehen davon ist DOB eine meiner bevorzugten Substanzen."
- (mit 2mg [126]) „DOB mag ich gut. Ich hatte schon mehrere Male DOB eingenommen, jedoch nie mehr als 2mg. Nach etwa zwei Stunden ist die Wirkung angeflutet, nach drei Stunden das Maximum erreicht. Ich amüsierte mich ständig mit den Leuten. Sie ab und zu zu veräppeln, im coolen Sinn, bereitete mir Freude. Mit DOB konnte ich sehr viel lachen. Es waren Halluzinationen vorhanden, weiße Dinge, wie Dampf. Ziemlich sonnig, aber auch etwas dunkel wie 2C-B. Ich fühlte mich körperlich leicht, mit Energie gefüllt. Ziemlich lieblich. Ich konnte gut schlafen, am nächsten Tag fühlte ich eine gute Energie, die mir das DOB hinterließ. Die Wirkung dauerte sehr lange an. DOB bringt etwas mit sich, das unangenehm ist: meine Blase brannte. Dies erzählten mir auch einige Freunde. Ein Freund berichtete mir, dass er während einer DOB-Session (5mg) sich in die Hose machte und nichts davon bemerkte. Als man ihn darauf aufmerksam machte, war er nicht schlecht erstaunt."
- (mit 3mg [126]): „Langsames Einfahren mit Kribbeln im Hinterkopf, trockener, aber nicht unangenehmer Mund. Leichte Hyperaktivität, begleitet von einem leichten, lockeren Schritt. Nach etwa einer Stunde trat ein Verlust des Wirklichkeitsbezugs ein. Dies äußerte sich darin, dass das Zimmer „weich" wurde, farbige Nebel, die Wände wirkten wie Gummi. Die Realität entschwand, ohne vollkommen wegzutreten (Eigenkontrolle). Extreme Temperaturunterschiede im Körperempfinden (heiß und kalt in schnellen Wechseln). Sehr egoistisches Gefühlsempfinden. Absolute Fahruntüchtigkeit. Eine Fokussierung war weder gedanklich noch körperlich möglich. Nach etwa acht Stunden trat eine gewisse Gewöhnung oder Akzeptanz des

Zustandes ein, das Ende wurde herbeigesehnt. Allgemeiner Eindruck: Sie: In dem Moment, wo man die Sache zu definieren versucht, entschwindet sie einem. Er: Schlug stark auf die Atmung und führte zu zeitweiser Paralysierung. Die Phantasieentfaltung und das allgemeine Wohlbefinden litten unter diesen Umständen. Gesamtdauer etwa 26 Stunden.“

**Pharmakologie: [157]**

Wie prinzipiell alle psychedelisch aktiven Phenethylamine ist auch DOB ein Agonist mit hoher Affinität zu den Serotonin 5-$HT_{2A}$- und 5-$HT_{2C}$-Rezeptoren (s.a. 3.1. Struktur-Aktivitätsbeziehungen) [192].
Die LD-50 (Maus) wurde auf etwa 100mg/kg gesetzt. Eine psychedelische Dosis von 2mg beim Menschen entspricht einer Dosierung von 0,025mg/kg (Person mit 80kg Körpermasse). Folglich bestünde ein grosser Sicherheitsindex (therapeutischer Index). Aus medizinischen Berichten geht jedoch hervor, dass die tödliche Dosis für den Menschen massiv tiefer liegt, denn es sind fatale Zwischenfälle dokumentiert. Die periphere Vasokonstriktion durch überdosiertes DOB ist bekannt (erinnert an die als Antoniusfeuer oder Ergotismus bekannten Vergiftungen durch Mutterkorn im Mittelalter).

Es scheint so, dass auch normale Dosierungen (1–3mg) von physischen Nebenwirkungen begleitet sind. Gelegentlich wird von Bauchkrämpfen oder von bizarren Gefühlen im Bereich der Blase am Anfang der Wirkung berichtet. Bei hohen Dosierungen kann es zu momentanen Lähmungserscheinungen kommen (ähnlich wie bei hohen Mescalin-Dosierungen).

Die lange Wirkung von DOB ist das Ergebnis eines langsamen metabolischen Abbaus. Der Abbau wird durch das Brom-Atom in der 4-Position stark gehindert. Der Metabolismus von DOB erfolgt unter anderem durch *O*-Demethylierung. Wird an der 4-Position ein Chlor-, oder Iod-Atom eingeführt, so entstehen die Verbindungen DOC bzw. DOI. Diese beiden potenten psychedelischen Verbindungen wirken ebenfalls sehr lange und brauchen die gleiche Dosierung zur Erzeugung eines Rausches (s. auch [1]). Wird ein Fluor-Atom eingefügt, so entsteht DOF. Es verliert aufgrund des kleinen Fluor-Atoms stark an Wirkung (keine ausreichende hydrophobe Interaktion der 4-Position mit dem 5-$HT_{2A}$-Rezeptor und deutlich tiefere Rezeptoraffinität, möglicherweise auch tiefe intrinsische Aktivität). Tierversuche mit DOF zeigten im Vergleich zu den hochaktiven Verbindungen DOI und DOB eine vier- bis sechsmal schwächere Wirkung. Im Menschen erzeugten in ersten Versuchen 3x6mg DOF (getrennt durch je eine Stunde) lediglich eine uninteressante stimulierende Wirkung.

Es existieren hunderte psychedelisch aktive Phenethylamine, und es soll hier nur auf eine Handvoll neuerer Derivate hingeweisen werden, da diese medizinalchemisch spannend sind. Zudem haben in letzter Zeit diverse Substanzen negative Schlagzeilen gemacht. Die folgenden Verbindungen sind wie DOB ebenfalls potente Serotonin 5-$HT_{2A/C}$ Rezeptor Agonisten, zum Teil überschreiten sie gar die *in vitro* und *in vivo* Potenz von DOB! 2C-B-FLY zeigt bereits bei 10mg deutliche Wirkungen im Menschen (2C-B: 15-25mg). Mit Verbindungen des Typs DOB-FLY und insbesondere DOB-DFLY hat man hochaffine Liganden, und leider wurden unlängst solche Verbindungen rücksichtslos und ohne jegliche Kenntnisse pharmakologischer Profile direkt übers Internet von profitorientierten Organisationen an ahnungslose (naive) Konsumenten vertrieben. Es sind inzwischen Todesfälle bekannt, und es ist äußerste Vorsicht beim Umgang mit FLY- oder DFLY-Verbindungen angebracht. Das rigidisierte 2C-BCB zeigte ebenfalls eine hohe Affinität zum 5-$HT_{2A}$-Rezeptor. Die *N*-Benzyl-Derivate wie 25I-NBOMe zählen zu einer neueren Strukturklasse; interessanterweise zeigen diese trotz der *N*-Substitution extrem hohe Affinitäten zum 5-$HT_{2A}$-Rezeptor (im picomolaren Bereich!). Es gibt erste Hinweise, dass die Derivate ebenfalls im Menschen aktiv sind; auch hier ist Vorsicht im Umgang angebracht. Es sei auf detaillierte, weiterführende Literatur verwiesen [157].

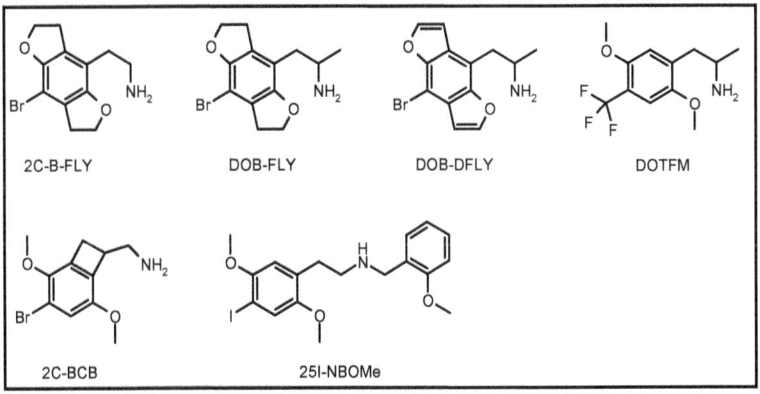


**Synthese: [1]  Schema 11: 1→2→3→4**

Eine Lösung von 10g (60mmol) 2,5-Dimethoxybenzaldehyd (**1**) in 50g Nitroethan wird mit 0,5mL Eisessig und 0,5mL Butylamin versehen und während 4h bei 120°C rückflussiert. Die Lösung wird vom unlöslichen Rückstand abdekantiert und eingeengt. Der klare ölige Rückstand wird in wenig siedendem Methanol gelöst. Nach kurzer Zeit bilden sich beim

Abkühlen dichte Kristalle. Nach Erreichen der Raumtemperatur werden diese abfiltriert. Nach dem Trocknen im Trockenschrank bei 60°C erhält man 7g (31mmol, 52%) 1-(2,5-Dimethoxyphenyl)-2-nitropropen (**2**) als gelb-orange Kristalle mp: 73–75°C.

Eine Suspension von 2,5g $LiAlH_4$ in 150mL wasserfreiem Diethylether wird unter Rühren zum Sieden erhitzt. Langsam tropft man eine Lösung von 7g (31mmol) 1-(2,5-Dimethoxyphenyl)-2-nitropropen (**2**) in wasserfreiem Diethylether zu und lässt das Reaktionsgemisch während 6h rückflussieren. Danach kühlt man mit Hilfe eines Eisbades ab und zerstört das überschüssige $LiAlH_4$ durch vorsichtiges Zutropfen von 150mL Wasser. Danach gibt man 100g K-Na-Tartrat zu. Durch Zufügen von genügend NaOH 25% wird der pH 9 eingestellt, so dass keine Aluminium-Salze ausfallen. Die beiden Phasen werden separiert, die Etherphase wird über Magnesiumsulfat getrocknet. Die wässrige Phase wird dreimal mit 50mL Diethyleter extrahiert. Diese Extrakte werden ebenfalls über Magnesiumsulfat getrocknet und anschliessend mit der obigen Etherphase kombiniert und eingeengt. Zurück bleiben 5,8g (29,7mmol, 95%) 2,5-Dimethoxyamphetamin (**3**) als blasses Öl.

Zu einer gut gerührten Lösung von 1.95g (10mmol) 2,5-Dimethoxy-amphetamin (**3**) (als freie Base) in 12mL Eisessig werden 1,8g $Br_2$ in 4mL Eisessig während 5min zugegeben. Die schwach exotherme Reaktion wird noch während 3h gerührt. Danach wird das Reaktionsgemisch auf ca. 200mL $H_2O$ gegeben. Die trübe Lösung wird zweimal mit 100mL $Et_2O$ gewaschen, mit NaOH basisch gestellt und anschliessend dreimal mit 100mL $CH_2Cl_2$ extrahiert. Die vereinigten Extrakte werden über Natriumsulfat getrocknet und eingeengt. Zurück bleibt ein blassbraunes Öl (etwa 3mL), welches in 250mL trockenem $Et_2O$ gelöst und mit trockenem HCl-Gas neutralisiert wird (pH-Papier, dann anhauchen). Die feinen, weissen Kristalle werden abfiltriert, mit $Et_2O$ gewaschen und an der Luft getrocknet. Zurück bleiben 1,7g (5,47mmol, 55%) 2,5-Dimethoxy-4-bromamphetamin-Hydrochlorid (DOB, **4**) mit einem mp von 195–196°C. Nach Umkristallisation aus IPA, mp: 207–209°C.

# #12 2,5-Dimethoxy-4-ethylamphetamin

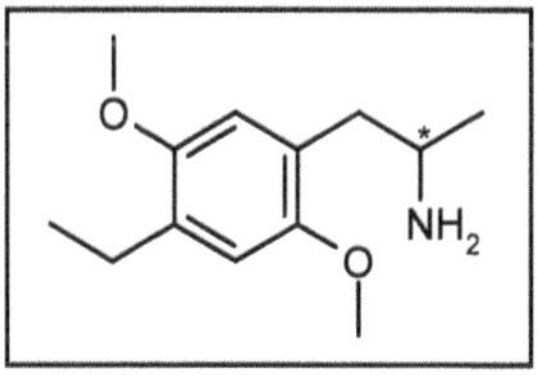

M=223.32g/mol

$C_{13}H_{21}NO_2$

**Synonyme**: DOET, HECATE

**Vorkommen**: synthetisch

**Einteilung**: Psychostimulans und Psychedelikum

**Dosis**: 2–8mg

**Dauer**: 14–20h

**Wirkung**:

DOET zeigt interessanterweise nicht so ausgeprägt eine die optische Wahrnehmung verändernde Wirkung, wie sie von DOM bekannt ist. Die Wirkung setzt langsam ein, und der Konsument fühlt sich oft motorisch angetrieben, was den Psychostimulanzien ähnlich kommt. Die optischen Veränderungen treten im oberen Bereich der angegebenen Dosierung auf und führen, ähnlich wie unter dem Einfluss von DOM, zu Visionen von geometrischen Figuren.
Den Berichten zufolge mögen nicht alle Menschen DOET. *Shulgin* schreibt, manche Personen hätten mit nur 5mg bereits schlechte Erlebnisse gemacht. Andere mögen DOET erst in höheren Dosierungen, da so der anfänglich starke motorische Antrieb durch die visuellen Effekte und ein ruhigeres Empfinden in den Hintergrund gedrängt wird. Das Maximum der Wirkung wird nach 3–5 Stunden erreicht und nimmt über etwa 6–8 Stunden kontinuierlich ab.

• (mit 4mg [126]) Umgebung: Draußen und zu Hause. „Nach einer Stunde begann es, mir war schlecht. Ich konnte aber verhindern, mich zu übergeben. Ich spazierte herum. Und ich begann mich enorm speedig zu fühlen. Nach sechs Stunden immer noch überhaupt nicht ruhig, zuviel Stress. Im Kopf ging's nicht und im Körper auch nicht. Keine optischen Veränderungen, nichts Kosmisches, keine speziellen Gefühle im Körper, nur etwas erotisiert. Gleichzeitig orgasmisch anmutend und kalt, das Körperempfinden. Den nächsten Tag fühlte ich mich schlecht drauf. Während des Rausches sagte ich mir, nie mehr dieses DOET zu nehmen. Und jetzt ziehe ich trotzdem 7mg in Betracht. Vielleicht entfaltet sich die Wirkung erst so richtig bei höheren Dosierungen.“

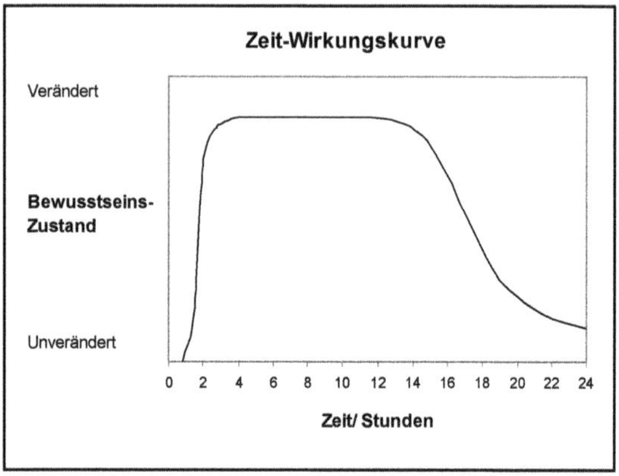


Abb.: Qualitative Beziehung zwischen der Zeit und dem Bewusstseinszustand nach der Einnahme von DOET.

• (mit 7mg [126]) Umgebung: draußen und zu Hause. „Es dauerte rund zwei Stunden, bis ich die Wirkung verspürte. Es stieg an ohne Probleme, ohne Übelkeit zu verursachen. Ich spürte elektrisierende Hühnerhaut, die sich vom Rücken aus zu den Armen hin fortsetzte. Das Körperempfinden war erotisch und wirklich heiß. Ich war fit und im Kopf sehr klar. Es war nicht heftig psychedelisch, aber mit offenen Augen war alles sehr schön. Gute optische Veränderung. Mein Zimmer sah anfänglich sehr geschmeidig und weich aus. Die Farben und die Formen ragten nicht heraus. Alles ging vielmehr nach innen, wie ein Relief. Die Farben waren soft, es war sehr schön. Auf den Mauern waren dann geometrische Formen zu erkennen, zum Teil auch indische Motive, aber alles ziemlich weich. Symbole kamen und gingen, und die Farben waren meist violett, weiß und blau. Als ich *Ozric Tentacles* hörte, machte ich eine Reise durch das All. Ich haftete mich an einen astralen Nebel. Tonnenweise Sachen um mich herum, farbige Formen. Ich hatte keine körperliche Probleme. Ständig Hühnerhaut, erotisch, sympathisch, zart. Während der ersten acht Stunden schwankte ich zwischen gemütlichem Dasein und übermässigem Fitsein. Die nächsten drei Stunden ging es mir ein bisschen auf den Geist. Ständig kamen Erinnerungen auf, die ich nicht mochte. Es war, als ob mir die Substanz zeigen wollte, wo und was nicht gut gewesen war in meinem Leben. Nach 12 oder 13 Stunden konnte ich einschlafen. Am nächsten Tag war ich immer noch leicht berauscht, hatte aber nie körperliche Beschwerden. 7mg waren schon recht interessant, und ich sah, was DOET bieten kann. Ich werde eines Tages vielleicht 8mg oder mehr versuchen."

**Synthese: [1]** **Schema 12: 1→2→3**

Eine Lösung von 21g (0,108mol) 2,5-Dimethoxy-4-ethylbenzaldehyd (**1**) (siehe unter 2C-E) in 21mL Nitroethan wird mit 0,8mL Butylamin und 0,8mL Eisessig versetzt und während 5h bei 140°C rückflussiert. Danach die Lösung eingeengt. Den Rückstand kristallisiert man aus möglichst wenig MeOH um. Die entstandenen Kristalle werden eiskalt abfiltriert und mit wenig eiskaltem MeOH gespült. Nach dem Trocknen erhält man 20g (80mmol, 74%) 1-(2,5-Dimethoxy-4-ethyl)-2-nitropropen (**2**) mit einem mp von 67–68°C.

Eine Suspension von 3g $LiAlH_4$ in 500mL gut gerührtem trockenem $Et_2O$ wird unter Stickstoff in einer Soxhlet-Apparatur rückflussiert. Die Extraktionshülse wird mit 6,5g (26mmol) 1-(2,5-Dimethoxy-4-ethylphenyl)-2-nitropropen (**2**) gefüllt. Nachdem alles Nitropropen extrahiert ist, wird noch während 4h rückflussiert. Anschliessend wird auf RT abgekühlt. Das überschüssige Hydrid wird mit 500mL 8% $H_2SO_4$ vorsichtig zerstört. Dabei geht die feste Masse in Lösung. Die Phasen werden getrennt und die wässerige Phase wird mit $Et_2O$ gewaschen, mit 150g K-Na-Tartrat versetzt und mit NaOH 5% basisch (pH>9) gestellt, so dass keine Aluminium-Salze ausfallen. Anschliessend wird dreimal mit 150mL $CH_2Cl_2$ extrahiert. Die vereinigten Extrakte werden über Natriumsulfat getrocknet und eingeengt. Man erhält 8g eines klaren Öls. Dieses wird in 100mL trockenem $Et_2O$ gelöst und es wird trockenes HCl-Gas eingeleitet, bis der pH neutral ist (pH-Papier, dann anhauchen). Das kristalline Produkt wird abfiltriert, mit $Et_2O$ gewaschen und getrocknet. Man erhält 6g (23mmol, 89%) 2,5-Dimethoxy-4-ethylamphetamin-Hydrochlorid (DOET, **3**) als glänzende, weisse Kristalle mit einem mp von 190–191°C. Umkristallisation aus EtOAc ergibt einen mp von 194–195°C.

# #13 2,5-Dimethoxy-4-methylamphetamin

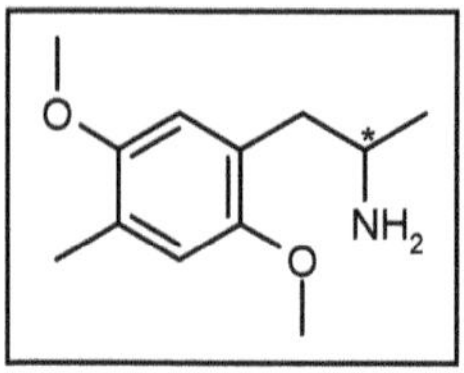


M=209.29g/mol

$C_{12}H_{19}NO_2$

**Synonyme**: DOM; STP

**Vorkommen**: synthetisch

**Einteilung**: Psychedelikum

**Dosis**: 3–10mg

**Dauer**: 14–20h

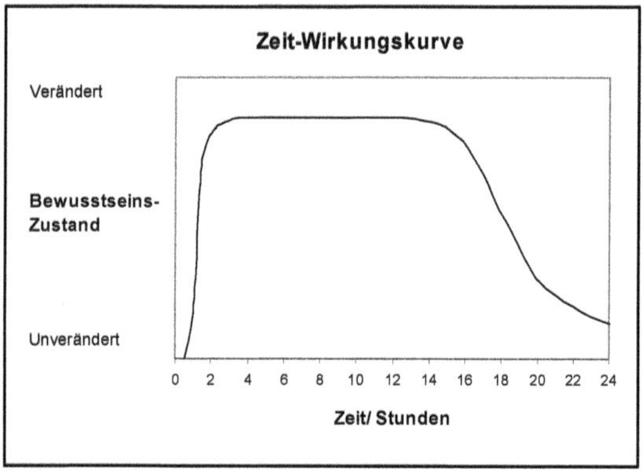


Abb.: Qualitative Beziehung zwischen der Zeit und dem Bewusstseinszustand nach der Einnahme von DOM.

**Wirkung**:

DOM entfaltet seine Wirkung nach etwa 45–60 Minuten. Dann erfolgt ein kontinuierlicher Anstieg während rund 2 Stunden. Nach 12–14 Stunden auf einem hohen Rauschniveau erfolgt ein langsamer Wirkungsabfall. Es bewirkt visuelle Effekte oft geometrischer Art, jedoch nicht so ausgeprägt wie 2C-B.

In höheren Dosierungen können extreme Wirkungen erfolgen (siehe weiter unten).

• (mit 6mg [126]) Umgebung: Zu Hause. „Viele Halluzinationen, so dass ich kaum die Zeit zum Aufatmen hatte. Keine Zeit zum Langweilen. Die Wirkung nahm kontinuierlich zu, bis ich bei Stunde 6 das Maximum erreichte. Ich sah viele Sachen, die miteinander nichts zu tun hatten. Doch mehr dazu später. Die dominierenden Farben waren rosa, gefolgt von grün. Der ganze Trip spielte sich in diesen Farben ab. Eine einfache Wand erlaubte mir, eine Vielzahl von kleinen symmetrischen Formen in leuchtender Farbe zu sehen. Sie verteilten sich im ganzen Raum, bis sie mich umschlossen. Dann kam die erste grosse Halluzination. Ich sah einen rund 40 Jahre alten Mann, der einen Hut und einen Dreitagebart trug. Er lächelte mir zu, um mir zu zeigen, was ich erleben würde, ohne jedoch etwas zu sagen. Dann ging er plötzlich fort und hinterließ eine Welt der 50er oder 60er Jahre. Alles war rosa, auch die betrachteten Möbel. Ich hatte keine Zeit, das Gesehene zu genießen, denn die Mauern wurden gleich cremig, so dass ich mich in einer Hochzeitstorte glaubte. Es war eher die Welt von Hänsel und Gretel, aber die Hexe war nicht da, zum Glück! Ich hatte Lust, die Mauern zu essen, doch leider ging dies nicht. Beim Bewegen der Arme ergaben sich daraus grünliche Schwaden. Später legte ich mich aufs Bett, und kurz danach wurde ein Teil von mir ein Teil des Bettes. Ich glaubte es kaum und drehte mich auf den Bauch, doch es wurde noch stärker. Mein ganzer Körper war aus Holz außer mein Bewusstsein. Als mein Freund sich neben mich setzte und seine Hand auf meinen Rücken legte, wurde ich drei: ich, mein Freund und mein Bett! Ein eher schwieriger Zustand. Zum Beruhigen hörten wir etwas Musik, was sehr gut tat. Jedes Stück erzeugte andere Gefühle. Nach etwa 13 Stunden hatte ich etwas genug davon. Ich konnte dann auch einschlafen. Es war ein sehr gutes psychedelisches Erlebnis. Zum Wiederholen."

• (mit 7mg [126]) Umgebung: Zu Hause. „Es fing nach rund einer Stunde an zu wirken. Der Anstieg war gut, keine Übelkeit. Es war ziemlich farbig, pastellfarben, nicht sehr leuchtend. Nach zwei Stunden fühlte ich mich leicht und mit einem guten Gefühl, und es stieg weiter an. Der Rausch war rasant, und alles war geprägt von kitschigen Gegenständen, es erinnerte mich an die späten 70er. Die Atmosphäre, einfach alles war rosa gefärbt. Ich fühlte mich in einer anderen Zeitepoche. Die Halluzinationen änderten ständig vom einen ins andere. Ich konnte gut liegen bleiben, ohne starke physische Aktivität. Immer wieder dieses Zurücksetzen in die alte Zukunft. Der intensive Teil des DOM-Erlebnisses dauerte 10 bis 12 Stunden, aber ich hatte keine Probleme damit. Dann hatte ich einen sehr erholsamen Schlaf mit intensiven Träumen."

• (mit 7mg [126]) Umgebung: Zu Hause und draussen. „Ja! Das riss mich von den Schuhen … Die Wirkung setzte ziemlich genau 45 Minuten nach der Einnahme ein und war kontinuierlich. Der Zustand steigerte sich noch während etwa eineinhalb Stunden. Zu Beginn verspürte ich einen stechenden Krampf in der Bauchgegend, ich musste mich fast übergeben. In meinem Zimmer spannten zwei Wände einen derartigen Winkel auf, dass ich das Gefühl hatte, es würde gleich die ganze Mauer herunterfallen. Alles bewegte sich wellenförmig. Auf einmal sah ich faszinierende Formen an der Decke. Die Formen waren vor allem geometrischer Natur. Große, mittlere und kleine weiße Pyramiden, welche sich ineinander umformten und verschmolzen, gezeichnet von einer Farbenvielfalt. Wie ein vorbeifahrendes Blitzlicht flitzten die Pyramiden von der einen Seite zur anderen. Die Decke schien mit dem Sternenhimmel eins zu sein. Daraus spross eine riesengroße Blume, gefolgt von einer himmlischen Göttin. Die Optik war super. Mein Unterkiefer fiel zu Boden, es dauerte eine ganze Weile, bis ich aus dem Staunen wieder herauskam (Tex Avery). Später besuchte mich ein Freund, und wir sprachen vom Leben, vom Tod, von den Pharaonen, von der Liebe usw. Sehr gute Phantasie. Danach gingen wir in die Stadt. Ich verspürte eine sehr sanfte Atmosphäre. Es gab Momente, da verspürte ich etwas Agressives im Körper. Auf der mentalen Ebene hatte ich das Gefühl, mit DOM sei man eher etwas stumpf und nicht so intellektuell wie mit LSD. Manchmal hatte ich gewisse Blockaden in meinem Hirn, als ob sich viereckige Würfel in meinem Hirn herumbewegen würden. Zwei- oder dreimal fühlte ich mich ein bisschen stupid. Später begab ich mich nach Hause. Mit brennender Lampe und geschlossenen Augen sah ich Bilder, die kamen und gingen, sich verwandelten, ähnlich einem Computerprogramm für Fraktale. Nach rund 14 Stunden schlief ich ohne Schwierigkeiten ein. Man muss trotzdem vorsichtig mit der Einnahme von DOM sein, denn ich finde, dass man gewaltig mitgerissen wird. Es war heftig für den Kopf und Körper."

• (mit 8mg [126]) Umgebung: Zu Hause. „Die Wirkung ist derjenigen von LSD sehr ähnlich. Allem haftete wie ein Schleier eine diffuse Unwirklichkeit an. Sehr eindrücklich die Akustik, die wesentlich zum guten Befinden während des Rausches beitrug. Wie aus endlosen und unendlichen Tiefen wurden die Töne und Klänge wahrgenommen. Dies war sehr angenehm und ungeheuer eindrücklich. Die Welt der Gefühle war sehr ausgeprägt, das Empfinden sehr stark gesteigert. Berührungen der Haut lösten mannigfaltige Strömungen und Empfindungen aus. Durch die anfangs beschriebene Unwirklichkeit hatte ich jedoch dauernd das Gefühl, wie unter Zwang gelenkt zu werden. Dies bedeutete, dass ein Anflug von Euphorie sich in Grenzen hielt. Anfangs bestand eine gewisse Motivationsblockade, bedingt durch eine recht starke Benommenheit, die sich jedoch nach etwa drei Stunden auflöste. Der Rausch endete ziemlich genau nach 18 Stunden, ohne Nachflash und nicht konisch."

• (mit 10mg [126]) Umgebung: Zu Hause. „Die ersten Wirkungen machten sich nach gut einer Stunde bemerkbar. Die Gedanken glichen den Spuren in einem Schneegestöber. Kaum fähig, fließend zu denken, überwältigt von den andauernden Wogen des Ozeans der Unwirklichkeit. Alles, die ganze Umgebung, entglitt in eine bizarre, oft skurrile Welt, die einen zu umspannen schien. Ganz außerordentlich schön die Wahrnehmung der Klänge und Geräusche. Wie eine Ausstellung schöner Skulpturen und Objekte rieben sich die Töne in einer schier atemberaubenden Plastizität. Endlos die Tiefe der Gänze. Die geschärfte Wahrnehmung der Akustik sowie der außerordentlich scharfe Blick und die tiefen Kontraste waren prägnant für diesen Rausch. Einzig etwas zu starke Passivität und auf der ganzen Körperoberfläche ein leicht drückendes Gefühl, wie von einem zu schweren Mantel, waren leicht störend bei diesem mit gut 18 Stunden recht lang anhaltenden Rausch, während dessen Verlauf dauernd ein Kräftefluss von außen nach innen zu verspüren war."

- (mit 12mg [126]) Umgebung: Draußen und zu Hause. „Es begann nach rund einer Stunde, das Maximum war etwa nach eineinhalb bis zwei Stunden erreicht. Ich verstehe nun, weshalb gewisse Menschen schlechte Trips mit DOM erleben. Die ersten sechs Stunden: Die Mauern begannen sich zu bewegen, darin zeichneten sich Strukturen (Dreiecke und Pyramiden) ab. Ich war mit anderen Leuten zusammen. Diese stressten mich wirklich. Mein Herz schlug schnell, dann bat ich die anderen zu gehen. Danach konnte ich mich beruhigen. Ich war extrem berauscht, zur gleichen Zeit jedoch war ich auch klar im Kopf. Aber die Stimmung wurde irgendwie schwer. Ich begann mich in meinen Gedanken zu verlieren, tonnenweise Phantasien, extrem stupid und träge. Später machte ich einen Spaziergang durch diverse Naturparks. Die Atmosphäre war wirklich STP, nicht eine Fliege bewegte sich. Der Mond war eine Zeit lang von einem rosaroten Herz umschlossen, dieses verschwand aber gleich wieder. Die nächsten sechs Stunden: Ich begab mich auf den Heimweg. Der Lichtschein der Straßenlampen war lila gefärbt. Jedesmal, wenn ich bei einer Straßenlampe durchging, begann der Lichtkegel sich zu einem Mund, der zu einem Gesicht einer Frau gehörte, zu formen, und der Mund kam mir über zehn Meter entgegen und machte „Schmatz". Unglaublich! Diese DOM-induzierte Reise war wirklich sehr synthetisch. Extrem kitschig. Die optischen Halluzinationen erschienen vor allem in rosa, violett und gelbgrün, alles sehr künstlich. Wie Barbie, die extrem viel Lippenstift angeschmiert hat, tonnenweise Parfüm angestrichen hat und 54 000 Ohrringe trägt. Hyperkitsch! Das völlige Gegenteil von Mescalin. Bei mir zu Hause begann ich mich dann schlecht zu fühlen. Wirrwarr im Kopf und Schmerzen im Körper während sechs Stunden! Dies entmutigte mich jedoch nicht, auch das Schöne zu sehen. Wo ich auch hinschaute, überall sah ich Augen mit Köpfen. Überall! Augen, die mich anschauten. Die ganze Nacht. Viele synthetische Bilder im Kopf, die mich verwirrten. Während der letzten Stunden fühlte ich mich wieder etwas besser. Das Körperempfinden war ziemlich angenehm. Irgendwie war es sexy. Nach ziemlich genau 24 Stunden schlief ich ein."

**Geschichtliches und Allgemeines:** [1]

Die Meinungen der Literatur gehen auseinander, wer als erster DOM synthetisierte. *A. Shulgin* schreibt in [1] (S. 54), die Herstellung von DOM am 30. November 1963 zu Ende gebracht zu haben. DOM wurde in den späten 1970er Jahren vor allem in Haight-Ashbury (San Francisco) bekannt. Dort wurde es als Super-LSD oder STP verkauft. Über die Namensgebung besteht keine Klarheit; STP kann beispielsweise *für Serenity, Tranquility, Peace* (= Gelassenheit, Ruhe, Friede); *Super Terrific Psychedelic* (= erstklassig sagenhaftes Psychedelikum) oder *Stop The Police* stehen. Damals wanderten Pillen vom Dealer zum Konsumenten, die oft 20mg DOM oder mehr enthielten. Bei 5mg erfährt man bereits einen sehr gut spürbaren Effekt, und 10mg liefern einen starken psychedelischen Trip. 20mg DOM gilt als eine zu hohe Dosis, und es gab reihenweise Menschen, die typische Anzeichen einer Überdosierung aufwiesen. Doch die Gefahr einer Überdosierung wurde nebst den zu hoch dosierten Tabletten durch die Chronologie der Wirkung erhöht. LSD zeigt seine Wirkung schon nach 15–20 Minuten oder bei hohen Dosen noch schneller. Nach 30 Minuten empfindet der Konsument schon einen tiefen Rausch. Die LSD-Freaks übertrugen dieses Muster des Einfahrens verständlicherweise auf die Wirkung von DOM. Nach der Einnahme von DOM vergehen jedoch rund 30 Minuten, bis überhaupt Wirkungen wahrnehmbar werden. Dadurch dachten gewisse Konsumenten, die Dosierung sei zu schwach, und nahmen noch eine oder gleich zwei Tabletten ein. So wurden unter Umständen Dosierungen von über 30mg eingenommen, und der Horrortrip konnte seinen Verlauf nehmen. DOM steht daher bis heute im Verruf, grundsätzlich eine sehr gefährliche Substanz zu sein.

**Synthese: [1]** **Schema 13: 1→2→3**

Eine Lösung von 50g (0.277mol) 2,5-Dimethoxy-4-methylbenzaldehyd (**1**) (siehe unter 2C-D) in 50g Nitroethan wird mit 2mL Eisessig und 2mL Butylamin versetzt. Nach 3h Erhitzen bei 130°C wird die Reaktionsmischung auf dem Eisbad gekühlt, wobei gelbe Kristalle ausfallen. Diese werden abfiltriert, aus MTBE (Methyl-tert-butylether) umkristallisiert und getrocknet. Man erhält 40g (0,168mol, 61%) 1-(2,5-Dimethoxy-4-methylphenyl)-2-nitropropen (**2**) mit einem mp von 87–88°C.

Eine Suspension von 9,5g $LiAlH_4$ in 500mL gut gerührtem trockenem $Et_2O$ wird unter Stickstoff in einer Soxhlet-Apparatur rückflussiert. Die Extraktionshülse wird mit 9,5g (40mmol) 1-(2,5-Dimethoxy-4-methylphenyl)-2-nitropropen (**2**) gefüllt. Nachdem alles Nitropropen extrahiert ist, wird noch während 4h rückflussiert. Anschliessend wird auf RT abgekühlt. Das überschüssige Hydrid wird mit 750mL 8% $H_2SO_4$ vorsichtig zerstört. Dabei geht die feste Masse in Lösung. Die Phasen werden getrennt und die wässerige Phase wird mit $Et_2O$ gewaschen, mit 225g K-Na-Tartrat versetzt und mit NaOH 5% basisch (pH>9) gestellt. Anschließend wird dreimal mit 150mL $CH_2Cl_2$ extrahiert. Die vereinigten Extrakte werden über Natriumsulfat getrocknet und eingeengt. Man erhält 9,6g klares Öl, welches aus Hexan Kristalle mit einem mp von 60,5-61°C bildet. Diese werden in 150mL trockenem $Et_2O$ gelöst und es wird trockenes HCl-Gas eingeleitet. Das kristalline Produkt wird abfiltriert, mit $Et_2O$ gewaschen und getrocknet. Man erhält 8,25g (34mmol, 84%) 2,5-Dimethoxy-4-methylamphetamin-Hydrochlorid (DOM, **3**) als glänzende, weisse Kristalle mit einem mp von 190,5–191,5°C.

Alternativ kann wie folgt vorgegangen werden:

In einem 250mL-Zweihals-Rundkolben werden unter Stickstoff und Eiskühlung 2,3g $LiAlH_4$ in 100mL wasserfreien THF gegeben. Langsam tropft man 3,9g (16.4mmol) 1-(2,5-Dimethoxy-4-methylphenyl)-2-nitropropen (**2**) in wenig wasserfreiem THF unter Eiskühlung zu. Es wird 3h bei Rückfluss gerührt. Nun kühlt man auf ca. 0°C ab. Vorsichtig tropft man 15mL EtOAc in 30mL THF, dann 10mL NaOH 15% zu. Um besser rühren zu können, gibt man noch 50mL THF zu. Es wird abfiltriert, mit THF gespült und eingeengt. Den Rückstand löst man in 150mL trockenem $Et_2O$ und es wird trockenes HCl-Gas eingeleitet. Dann wird die Suspension über Nacht im Kühlschrank stehen gelassen. Das kristalline Produkt wird abfiltriert, mit $Et_2O$ gewaschen und getrocknet. Man erhält 3,4g (14mmol, 84%) 2,5-Dimethoxy-4-methyl-amphetamin-Hydrochlorid (DOM, **3**) als glänzende, weisse Kristalle mit einem mp von 190,5–191,5°C.

## #14 3,4-Methylendioxyamphetamin

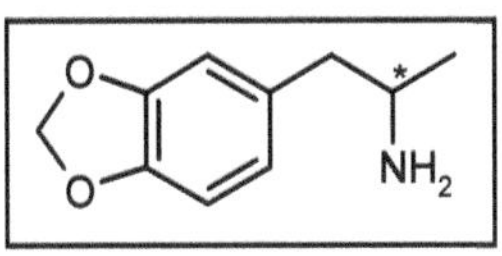


M=179.22g/mol
$C_{10}H_{13}NO_2$

**Synonyme**: MDA, EA-1299, 1-(1,3-Benzodioxol-5-yl)-2-propanamin, 2-Amino-1-(3,4-methylendioxyphenyl)-propan

**Vorkommen**: synthetisch (erstmals 1910 synthetisiert [49], Merck: 1912)

**Einteilung**: Entaktogen und Empathogen, bei hoher Dosierung auch Psychedelikum.

**Dosis**: 80–150mg

**Dauer**: 8–12h

**Wirkung**:

*Allgemeines Wirkbild*:

Das allgemeine Wirkbild ist mit dem von MDMA verwandt. Merkbare Unterschiede zeigen sich in der Dauer und Intensität. Der Zustand, den man mit MDA erreicht, wird häufig als härter oder gröber bezeichnet. Menschen, die eine gewisse Gewöhnung gegenüber MDMA aufweisen, sind positiv überrascht; es wird davon berichtet, MDA biete ihnen Gefühle und Intensitäten, die sie mit MDMA nur die ersten Male erreicht haben. Doch das „Magic Feeling", welches MDMA liefert, ist bei MDA weniger ausgeprägt. Auch wird gelegentlich erwähnt, es liefere nicht in gleichem Ausmaß das starke Liebesgefühl zur Umgebung (Mitmenschen). Trotzdem gilt MDA als sehr attraktiv unter den Konsumenten.

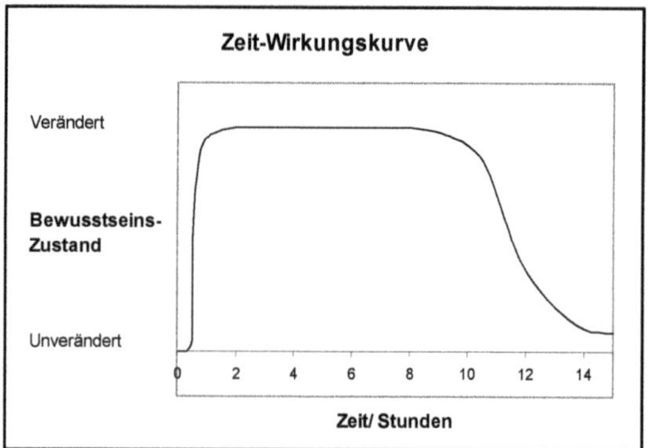


Abb.: Qualitative Beziehung zwischen der Zeit und dem Bewusstseinszustand nach der Einnahme von MDA.

• (mit 100mg [126]) Umgebung: Party. „Es war das erste Mal, dass ich MDA nahm. Bis daher kannte ich nur die Wirkung von MDMA. Nach 45 Minuten trat die Wirkung ein. Es war, wie es nie zuvor war: heftig. Ich schwebte förmlich über den Boden. Es stieg ziemlich stark in den Kopf und ich war einen Moment lang etwas überfordert, so dass ich zackig zu sprechen begann.

Es war stark euphorisierend und ich fühlte mich in jeder Art gut und glücklich. Ich musste mich kurz übergeben, doch das war in keiner Weise störend: Es war ein Gefühl der Befreiung. Den ganzen Abend lang tanzte ich."

- (mit 150mg [126]) Umgebung: Party. „Es begann etwa 20 Minuten nach der Einnahme heftig zu wirken. Der Rausch war sehr aufregend und wahrhaftig sexuell anregend. Ich hatte ein großes Verlangen, mich zu bewegen, zu tanzen und mit anderen Personen zu kommunizieren. Es war unmöglich, etwas ruhig anzuschauen oder zu fixieren. Die Augen zitterten ständig hin und her (Nystagmus). Ich hatte große Lust, etwas Neues zu entdecken oder an einen neuen Ort zu gehen. Ich denke, es wäre besser, MDA draußen zu nehmen. Drinnen fühlte ich mich wie in einem Gefängnis. Der Rausch dauerte rund sieben Stunden. Es war sehr schön."
- (mit 2x90mg [126]) Umgebung: Party und in der Stadt. „Es wirkte nach etwa 30 Minuten. Kurz darauf nahm ich die zweiten 90mg. Der steile Anstieg dauerte rund drei Stunden! Eine Menge Energie im Körper und eine Menge Wärme. Es hing von der Laune ab, wie fit ich zum Tanzen war. Ich hatte riesige Augen, es machte mir ein bisschen Angst, ich hatte den Eindruck, einen bösen Kopf zu tragen. Abgesehen davon konnte ich gut diskutieren, es war lieblich, cool, und ich war ziemlich direkt. Die Häuser waren irgendwie verzogen und verdreht angeordnet. Eine komische Optik. Ich sah keine Sachen in der Luft, aber die Dimensionen waren verzerrt. Manchmal sah ich schlecht, und gewisse Objekte waren nicht dort, wo sie normalerweise sein sollten. Ich fühlte mich sehr gut, ein Gefühl der Entspanntheit. Nach etwa zehn Stunden verschwand die Wirkung."
- (mit 180mg [126]) Umgebung: Party. „Wir begannen mit 120mg, den Rest spülten wir während 20 Minuten runter. Der Rausch war extrem. Ich hatte kein Interesse, mich zu bewegen, und setzte mich. Ich fühlte mich absolut abwesend, ich hatte größte Schwierigkeiten, mit jemandem zu kommunizieren. Dann schwebten farbige Nebel durch die Luft. Es traten Synästhesien auf: Beim Durchstreifen von Haaren hörte ich Geräusche, die auftreten, wenn man ein Metallblech über den Boden zieht. Beim Festhalten eines Metallgitters fühlte ich, wie davon Energie herüberfloss. Mein Arm begann sich wellenartig zu bewegen. Ich fühlte, dass ich mich bewegen sollte, denn je mehr ich mich auf etwas konzentrierte, desto merkwürdiger wurde es. Dann traten optische Halluzinationen auf: Die Gesichter der Anwesenden schienen sich zu verändern: Sie wurden von Sonnenbrillen oder mehrfachen Augenbrauen bedeckt. Zehn Stunden später, zu Hause, schlängelten Haarbüschel über meinen Körper, auf den Händen sprossen Haarstoppel heraus. Aus einem Bild mit Palmen traten dreidimensional Bäume, ja sogar Wälder heraus. Nach dem Erwachen (20 Stunden nach der Einnahme) fühlte ich mich so wie 10 Stunden nach der Einnahme von 100mg MDA. War wohl eine etwas zu große Dosierung. Wiederholen? Nein! War es eine schlechte Erfahrung? Keineswegs, aber etwas zu viele Sinneseindrücke."

• (mit 200mg [126]) Umgebung: Zu Hause. „Eine Stunde nach der Einnahme fühlte ich ein warmes, rushartiges Gefühl, das sich extrem schnell vom Magen aus in meinem Körper ausbreitete. Ich war so überrascht, dass ich meine Emotionen erst gar nicht definieren konnte. Ich fixierte meinen Blick auf eine Pflanze im Raum, die sich plötzlich auf mich zuzubewegen begann, und die Blüten tanzten vor meinen Augen zum Takt der Technomusik, welche im Hintergrund spielte. Meine Gedanken schweiften jedoch zur HiFi-Anlage ab, aus der die Musik kam, und als ich wieder zu der erwähnten Pflanze schaute, stand diese wieder am angestammten Platz, bewegte sich jedoch weiterhin zur Musik. Ich veränderte meine Position und legte mich aufs Sofa. Als ich so an die Decke starrte, veränderte sich plötzlich die quadratische Form der Zimmerdecke. Die Ecken rundeten sich allmählich ab und die ganze Decke verwandelte sich zu einem Tunnel, der sich in eine unendliche Weite zu erstrecken schien. Unglaublich, ich hatte das Gefühl zu schweben, und wie ein Sog zog mich dieser Tunnel in sich hinein. Immer schneller wurde ich durch diesen Tunnel gezogen; es erschienen Bilder vor mir, verzerrte Formen, die mich in Teilen meines Fluges begleiteten und in denen sich ständig neue Gesichter formten, die mich hämisch angrinsten. Plötzlich öffnete sich der Tunnel weiter, und ich fand mich auf einer unendlichen Ebene wieder, die in verzerrten, quadratischen Linien auf einen unendlichen Horizont zeigte. Ich fühlte, wie ich in ein solches Quadrat gezogen wurde, einem Absturz gleich. Als ich jedoch das Quadrat zu berühren schien, wurde mir plötzlich wieder bewusst, dass es die Decke des Zimmers war. Es schien, wie wenn ich durch die Decke auf eine Art „andere Seite“ gezogen würde. Fast unbeschreiblich waren diese Gefühle! Als ich mich wieder aufsetzte, versuchte ich mit meinen Kollegen über das Gesehene zu sprechen, konnte jedoch nicht, da ich mich in meinen Gedanken und der tief in mich dringenden Musik wieder verlor. Die Farben der Duftlampe, der Pflanzen, schlicht aller Gegenstände des Wohnzimmers begannen sich zu verzerren. Nicht in grelle Farben, sondern die Eigenfarben der Gegenstände verwischten sich, und wenn ich mich auf einen bestimmten Gegenstand konzentrierte, fixierten sie sich wieder zum Wohnzimmertisch, schlicht: zur betrachteten Sache. Die Technomusik empfand ich als enorm wichtig, denn sie begleitete und beeinflusste meine Gefühle und Gedanken sehr stark, d. h. wenn die Musik z. B. lauter oder bestimmter wurde, begannen sich Eindrücke zu verstärken. Nur während meines anfänglichen Fluges vermochte ich nicht zu definieren, inwiefern mich die Musik zu beeinflussen vermochte. Ich hatte das Gefühl, dass die wahrgenommenen Gesichter, Formen und vorbeihuschenden Situationen während meines „Tunnel“-Fluges mit bereits erlebten Erinnerungen, die in diesem Moment durch die Droge abgerufen wurden, zu tun hatten. An manche dieser Bilder glaube ich mich heute noch zu erinnern. In einem Augenblick, als ich mich von meinem Rausch trennen konnte, sah ich, dass bereits sechs Stunden vergangen waren. Ich spürte eine

Art Müdigkeit, obwohl ich nicht wirklich müde war. Da ich jedoch meist eine Phase des Rausches erfahrungsgemäß lieber allein erlebe, zog ich mich in mein Zimmer zurück. Ich legte mich auf mein Bett und löschte das Licht. Ich hörte die Musik von nebenan und hatte das Gefühl, wie wenn diese aus einer entfernten Halle oder Höhle auf mich eindringen würde. Meine körperlichen Empfindungen begannen sich auszudehnen, d.h. ich vermochte die Begrenzung meines Körpers nicht mehr zu spüren. Wie ein Verschmelzen mit der Dunkelheit kam es mir vor; ich ballte meine Hand zur Faust, konnte jedoch nicht sagen, wo in der Dunkelheit sie sich befand. Ich schaltete meine Nachttischlampe ein, und die plötzliche Helligkeit war wie eine Explosion in der Dunkelheit ... Trotz des Lichtes konnte ich meine Gefühle in sich ständig verändernden Bildern aus meiner Erinnerung ausleben, wie ich es noch auf keiner Droge in dieser beschriebenen Form zu erleben vermochte. Wann sich diese „Reise" in Träume verwandelte, kann ich nicht genau sagen. Als ich am nächsten Tag um zirka 13 Uhr, d.h. nach 15 Stunden, aufwachte, war ich ohne Hangover, spürte jedoch, dass ich intensive Erlebnisse hinter mir hatte. Ich empfehle diese Droge vor allem für meditative Zwecke. Die Dosis von 200mg schien mir durchaus angebracht."

**Pharmakologie: [157]**

*Wirkweise:*

MDA und MDMA zeigen in Tierexperimenten ähnliche Wirkung auf die Serotonin-(5-HT)-Freisetzung. Jedoch vermag MDA deutlich stärker Dopamin (DA) freizusetzen, was ein Erklärungsansatz für die erhöhte Stimulierung nach der Einnahme von MDA sein könnte. In höheren Dosierungen vermag MDA zunehmend auch psychedelische Effekte zu erzeugen, und pseudohalluzinatorische Veränderungen der Wahrnehmung bis hin zu Synästhesien sind möglich. Diese könnten ansatzweise mit der schwachen Affinität von MDA zu den 5-$HT_2$-Rezeptoren erklärt werden.

*Toxizität*:

Man weiss heute, dass die Toxizität von MDA höher als die von MDMA ist. MDA wirkt hepatotoxisch (leberschädigend) und mit großer Wahrscheinlichkeit auch neurotoxisch. Bei längerer Einnahme von MDA kann es zu schizophrenieähnlichen Symptomen kommen (Dopaminwirkung). Die allgemeinen Vorsichtsmassnahmen (Wassertrinken usw.) entsprechen etwa denen von MDMA.

*Enantioselektivität* [1]: Das *R*-konfigurierte MDA ist das wirkungsstärkere Enantiomer. Das *S*-Enantiomer löst eine schwächere, aber angenehmere Wirkung aus, die der von MDMA ähnelt. Jedoch wurden bei diesem stärkere toxische Effekte beobachtet.

**Synthese: [1] Schema 14: 3→4→5**

*Synthese-Strategie:*

Die herkömmlichsten Edukte sind Safrol (**11**), Isosafrol (**12**) und Piperonal (**3**). Beispielsweise dient der Weg **11→10→5,** um zum gewünschten Produkt **5** zu gelangen. Dies entspricht der von Merck 1912 patentierten Methode. Dabei wird **10** unter hohem Druck und Temperatur mit Ammoniak zum Produkt **5** umgesetzt. Die Reaktion des Ketons **9** mit Ammoniumchlorid in Gegenwart von Natriumcyanoborhydrid liefert das Amin **5** nur in 31% Ausbeute [39]. Als einfache Methode dient die HENRY-Reaktion (eine spezielle KNOEVENAGEL-Kondensation) zwischen Piperonal (**3**) und Nitroethan. Das daraus entstandene Nitroolefin **4** wird dann mit $LiAlH_4$ in THF zum 3,4-Methylendioxyamphetamin (**5**) reduziert. Diese Methode benötigt einen geringen apparativen Aufwand und liefert zudem gute Ausbeuten.

Eine Lösung von 15g (0,10mol) Piperonal (**3**) in 15mL Nitroethan wird mit 0,6mL Butylamin und 0,6mL Eisessig versehen. Die Lösung wird während 4h rückflussiert. Danach wird auf 0°C abgekühlt. Das entstandene Produkt wird abgenutscht, die Mutterlauge wird aufbewahrt und entfernt und danach wird das Produkt **4** mit Ether gespült. Das Produkt wird bei 80°C getrocknet. Die Mutterlauge wird nochmals mit 0,6mL Butylamin und 0,6mL Eisessig versehen und während 2h rückflussiert. Aufarbeitung erfolgt wie schon beschrieben. Zurück bleiben insgesamt 18g (87mmol, 87%) 1-(3,4-Methylendioxyphenyl)-2-nitropropen (**4**) als gelbe Kristalle mp: 93–94°C. Umkristallisation aus MTBE ergibt einen mp von 97–98°C.
Wird während der Reaktion das entstandene Wasser sukzessive entfernt, so erhält man nach 4h Rückfluss aus 15g Piperonal (**3**) 17,5g **4**.

Alternativ:

50g (0,33mol) Piperonal (**3**) werden in 50mL Nitroethan gelöst und mit 3mL Butylamin oder Cyclohexylamin 10 Tage im Dunkeln stehen gelassen. Dann wird die kristalline Masse mit wenig kaltem EtOH herausgelöst und abfiltriert. Nach gutem Trockensaugen und gutem Trocknen erhält man 60g (0.29mol, 87%) 1-(3,4-Methylendioxyphenyl)-2-nitropropen (**4**).

Zu einer Suspension von 14g $LiAlH_4$ in 250mL wasserfreiem THF (schwach siedend) unter einer Stickstoff-Atmosphäre werden unter gutem Rühren langsam 35g (0,17mol) 1-(3,4-Methylendioxyphenyl)-2-nitropropen (**4**) in 130mL wasserfreiem THF zugetropft. Nach der Zugabe wird während 4h rückflussiert. Danach wird stark abgekühlt. Das überschüssige Hydrid wird tropfweise mit 15mL EtOAc in 25mL THF, dann 15mL 15% NaOH zerstört.

Danach gibt man 150mL THF zu, um besser rühren zu können. Die Temperatur wird ständig tief gehalten. Um die Zerstörung des Hydrides zu vervollständigen, werden zuletzt 30mL Wasser zugesetzt. Es wird abfiltriert und der graue Rückstand wird mit THF gespült. Das Filtrat wird eingeengt (Rückstand ca. 30g) und danach in eiskalter 2M Schwefelsäure gelöst. Man reinigt dreimal mit 150mL Dichlormethan. Die wässrige Phase wird mit NaOH 20% basisch gestellt und dreimal mit 150mL Dichlormethan extrahiert. Es wird über Natriumsulfat getrocknet und eingeengt. Den Rückstand destilliert man bei 80–90°C und 0,2mm/Hg. Daraus erhält man 28g klares Öl. Dieses wird in 400mL trockenem $Et_2O$ gelöst. Unter starkem Rühren und $N_2$ wird trockenes HCl-Gas (durch Schwefelsäure 98% leiten) eingeleitet, wobei sich spontan weiße Kristalle bilden. Wenn der pH-Wert neutral ist (pH-Papier, dann anhauchen), werden die Kristalle abgenutscht, mit Diethylether gespült und danach getrocknet. Es bleiben 32g (0,148mol, 88%) 3,4-Methylendioxyamphetamin-Hydrochlorid (MDA, **5**) als weiße Kristalle mit einem mp von 187–188°C zurück.

## #15 3,4-Methylendioxymethamphetamin

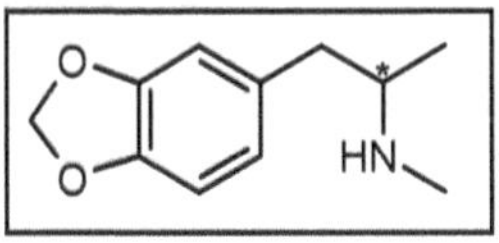


M=193.25g/mol
$C_{11}H_{15}NO_2$

**Synonyme**: MDMA, MDM, ADAM, Ecstasy, X, E, XTC, Empathy, EA-1475, *N*-Methyl-1-(1,3-benzodioxol-5-yl)-2-propanamin, *N*-Methyl-2-amino-1-(3,4-methylendioxyphenyl)-propan

**Vorkommen**: synthetisch

**Einteilung**: Entaktogen und Empathogen

**Dosis**: 80–150mg

**Dauer**: 4–6h

**Wirkung**:

*Allgemeines Wirkbild:[14]*

Nach oraler Einnahme wirkt MDMA oft schon nach 15–20 Minuten, wenn nicht irgendwelche bewussten oder unbewussten Blockaden vorhanden sind. Der Wirkungseintritt ist häufig begleitet von einem Druckgefühl im Brustraum, erhöhtem Puls und motorischer Unruhe. Diese Anfangsphase erleben vor allem Unerfahrene gelegentlich als angstvoll. Schnell tritt die Antistress-Komponente ein, und man kommt zur inneren Ruhe, fühlt sich vereint mit der gesamten Umwelt. Manche suchen liebesbedürftig ein Gespräch, während andere in sich vertieft sind. Es kann zu körperlicher Aktivität anregen (vor allem in der Techno-Szene als Partydroge Ecstasy) oder der Betroffene geht in einen tranceartigen Zustand über. Zärtliche Berührungen (Streicheln, Umarmen) werden als äußerst angenehm empfunden; das Schmerzempfinden ist aufgrund des analgetischen Effekts herabgesetzt. Das Seh- und Hörvermögen nimmt meistens etwas ab. Oft tritt völlige Appetitlosigkeit ein. Die Hauptwirkung dauert 3–5 Stunden, was jedoch aufgrund der veränderten Zeitwahrnehmung meist als sehr viel kürzer empfunden wird. Oft wird eine Verkrampfung der Kiefermuskulatur und das Beißen auf die Zunge beobachtet. Das Kurzzeitgedächtnis wird etwas beeinträchtigt, während das Langzeitgedächtnis stark verstärkt wird. So vermag man sich an vergessen geglaubte Geschehnisse angenehmer oder unangenehmer Art gut zu erinnern und hat die Möglichkeit zur intensiven Introspektion. MDMA kann daher als Hilfsmittel in der Psychotherapie eingesetzt werden. Zwischen zwei Liebenden spielt die Zärtlichkeit die dominierende Rolle, der sexuelle Akt ist zweitrangig. Es wurde mehrfach beobachtet, dass bei längerem und häufigem Gebrauch von MDMA die als magisch empfundenen Wirkungen abhanden kommen.

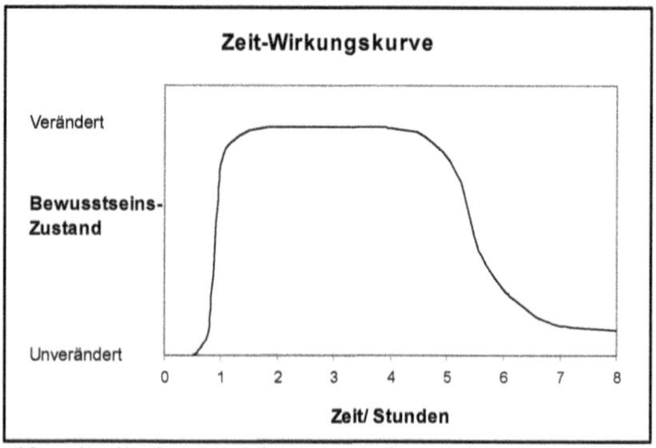


Abb.: Qualitative Beziehung zwischen der Zeit und dem Bewusstseinszustand nach der Einnahme von MDMA.

• (mit 80mg [126]) Umgebung: Party. „Die Wirkung setzte nach 25 Minuten ein. Ich fühlte mich mehr von den anwesenden Personen als von der Musik angezogen. Ich war sehr offen für Gespräche und war selbst sehr kommunikativ. Während des Erzählens trugen mich parallel zum Gesprächsthema andere Gedanken fort, so dass ich nicht mehr wusste, worum es sich eigentlich handelte. Starke Liebesgefühle. Ich schaute mich um und suchte nach Menschen, die ich umarmen konnte. Nach einiger Zeit fand ich mich in den Armen zweier Frauen wieder. Es war traumhaft schön. Am Morgen (nach fünf Stunden) fühlte ich mich müde, jedoch nicht erschöpft.“

• (mit 100mg [126]) Umgebung: Party. „Erste spürbare Effekte nach 15 Minuten! War es nur Einbildung? Nein, da war eine deutliche motorische Unruhe festzustellen. Sofort begann ich zu tanzen. Die ganze Zeit stand oder tanzte ich herum. Die Musik war nicht nur zu spüren, sie bildete bei geschlossenen Augen bunte Tunnel, in denen ich mich mit Lichtgeschwindigkeit fortbewegte. Die Wände der Tunnel waren mit phantastischen geometrischen Formen in allen Farben tapeziert. Doch sobald ich die Augen öffnete, war alles wie aufgelöst. Der darauffolgende Morgen war unangenehm. Mein Körper war völlig ausgelaugt, die Füße, die Beingelenke und die Kieferknochen schmerzten.“

• (mit 150mg [126]) Umgebung: Zu Hause. „Wir haben uns ins Schlafzimmer zurückgezogen. Die Kinder sind alle bei Freunden zum Übernachten. Zeit, wieder einmal unsere Perspektive der Wirklichkeit zu ändern. Ungefähr eine Stunde nach Einnahme von 150 Milligramm MDMA sagt meine Frau, sie fühle, wie es ‚einfährt‘. Ich weiß aus Erfahrung, dass es bei mir etwas länger dauert. Wahrscheinlich ist dafür mein höheres Gewicht verantwortlich. Mir scheint auch, dass Frauen allgemein sensibler auf die Substanz reagieren. Während sie mit den Händen in der Luft tanzt, liege ich neben ihr und fühle die erste Welle durch Körper und Seele fluten. In der folgenden Entspannung fliegen Gedanken und Gefühle vorbei. Sie stehen vor allem in Zusammenhang mit Dingen in meinem Verhalten und Leben, die mir jetzt als grob und ignorant erscheinen. Dabei nehme ich Reue wahr und bin wieder einmal erstaunt, wie leicht wir Menschen von dem abweichen, was wir eigentlich als richtig betrachten. Diese Phase der Erfahrung kenne ich auch von meinen Erfahrungen mit psychedelischen Substanzen. Allerdings sind bei LSD, Mescalin oder Psilocybin diese Phasen des ‚läuternden Feuers‘ viel intensiver. Meine Frau spricht über den Mangel an dem, was sie ‚Religion‘ nennt in unserem Alltag, klagt, dass wir kaum mehr Zeit zum Meditieren finden, und zeichnet dabei immer noch weiche Formen in die Luft. Ich empfinde einen starken Drang, mich für meine Verantwortung zu entschuldigen, was ich auch sofort ausspreche. Sie beschwichtigt und spricht über ihre Mängel. Wir kommen ins Gespräch. Nach einer Weile der ‚Aufarbeitung‘ des Alltags fließen die Gedanken immer mehr ins Philosophische, und die Pausen, in denen wir der Musik zuhören oder Gefühlsgedanken nachhängen, werden größer. Meine ersten paar Erfahrungen mit MDMA machte ich an privaten Partys. Anfänglich gefiel mir die Exaltiertheit und Spontaneität in der zwischenmenschlichen Kommunikation, und die Leichtigkeit, mit der man über Dinge sprechen konnte, die sonst nicht leicht über die Lippen kommen, beeindruckte mich. Es war wie ein Fest der Versöhnung – nicht nur der Teilnehmer untereinander, sondern mit dem Leben an sich. Nach drei oder vier solcher Partys schien mir alles etwas oberflächlich, künstlich. Die ‚guten Gefühle' kamen wieder auf, aber ich wusste aus der Vergangenheit, dass das Verständnis und die Euphorien nicht nur nach einigen Stunden vorbei sein würden, sie schienen auch nicht nachhaltig zu wirken. Schon bald wich jeweils der Glimmer der Ekstase wieder der Wirklichkeit. Da ich ohnehin natürliche ‚Zauberpflanzen' bevorzuge, interessierte ich mich einige Jahre nicht mehr weiter für MDMA. Wie ich nun so auf dem Bett liege, ab und zu mit meiner Frau spreche oder der ruhigen Musik zuhöre, gefällt mir die Wirkung der Substanz so eigentlich besser. Das überaktive, ekstatische Aus-sich-Herausgehen, wie wenn eine Tüte Feuerwerk gleichzeitig in die Luft geht, überblendet eine feinere Form der Wahrnehmung. Die Umgebung hat offenbar auch bei dieser Substanz einen großen Einfluss auf die Art und Weise der Erfahrung. Ich würde es eigentlich eher ‚Empathy' nennen, geht mir durch den Kopf. Mir scheint, in einer ruhigen, harmonischen Umgebung erleichtert MDMA den Zugang zu feineren Schwingungsebenen im Menschen und erhöht sein Einfühlungsvermögen. Die Faszination für die äußere Welt nimmt ab, und es entsteht Raum, in dem sich die Seele ausdrücken kann. Im Gegensatz zu den früheren Erfahrungen bin ich sehr ruhig und bewege mich kaum. Nichts muss getan werden, und Gespräche, Gedanken, Musik, die Zimmerpflanzen und natürlich auch die Katze verbinden sich zu einem harmonischen Rhythmus – der Puls des Lebens. Wir haben uns vor der Einnahme geeinigt, dass wir bei Wirkungsabfall keine zweite Dosis nachnehmen werden. Nach unserer (negativen) Erfahrung entspringt das Bedürfnis, noch mehr einzunehmen, der guten alten Gier und zerstört mehr, als es bringt. Alles Gute hängt vom Maß ab. Ich denke auch, dass die ein- bis zweimalige Einnahme von MDMA im Jahr wahrscheinlich vertretbar ist. Mit dem inneren Lächeln, das für die MDMA-Erfahrung typisch ist, kommen wir von unseren Ferien vom Alltag zurück. Es war gut. Nichts Spektakuläres – musste auch nicht sein, aber die Substanz hatte den Blick für die Schönheit der einfachen Dinge des Lebens geklärt. Wir waren uns selber und einander wieder etwas näher gerückt, hatten gute Gespräche gehabt und erhellende Einsichten erlebt. Wir fühlten uns gut und gingen mit dem Hund spazieren."

- (mit 150mg [126]) Umgebung: Zu Hause, allein. „Nach ca. 30 Minuten spürte ich bereits eine innere Unruhe, gefolgt von feuchten Händen und einer leichten akustischen Wahrnehmungssteigerung. Ein angenehmes Gefühl der

Entspannung überkam mich und allmählich wurde mein Gedankenfluss klarer und fließender. Auch der Tastsinn veränderte sich zunehmend, ich spürte, wie sich alles sensibilisierte. Allmählich fühlte ich mich leichter und freier, ich hatte das Gefühl, ich würde wie neu geboren werden ... Der Eindruck des sich lüftenden Schleiers um mich herum war überwältigend!!! Ich konnte so tief atmen wie nie zuvor, und mein Lungenvolumen schien ständig zuzunehmen. Als ich in den Spiegel schaute, kam es mir vor, als hätte ich mir noch nie zuvor so klar und rein, so einzigartig und tief in die Augen geschaut ... Ich würde behaupten, dass man sich auf „E" am besten kennenlernt, man sieht durch die Körperhülle bis in den eigenen „Geist" ... Das Herz schien vollständig geöffnet, Liebe und Feinfühligkeit sind die richtigen Worte hierfür. Ich fühlte mich so wohl, unbefangen und ohne die Barrieren mentaler Vorurteile, Zweifel und Ängste; die ganze Welt, so schien mir, müsste unter MDMA-Einfluss in Friede, Liebe und Verständnis harmonieren. Zwischendurch legte ich mich hin und schloss für einige Minuten meine Augen. Was ich dabei erlebte, ist zu vergleichen mit innerer Verliebtheit, Geborgenheit, und irgendwie mit bewussten Träumen, in denen nichts unmöglich schien. Nach etwa vier Stunden hörte ich etwas Musik, und es schien, als schwebe ich in der ganzen Tonleiter auf und ab ... ein wunderschönes Erlebnis. Fünf Stunden nach dem Wirkungseintritt liess die Stärke allmählich nach, ich wurde ruhiger, war aber immer noch wohl und entspannt und konnte eine Stunde später wunderbar erholt und „zufrieden" einschlafen. MDMA hat mir in vielerlei Hinsicht wahrhaftig die Augen geöffnet ..."

• (mit 150mg + 80mg [126]) Umgebung: Goa-Party. „Die Substanz hatte mich schon nach 20 Minuten. Der Anfang war überwältigend! Ein solches Schubgefühl hatte ich schon lange nicht mehr erlebt. Ich musste mich mit allen Leuten unterhalten, jeder und jede war mir lieb. Ich suchte mir natürlich vorderhand die Frauen aus zum Plaudern. Als die Musik wechselte, da war ich innerlich nicht mehr zu halten. Keine Spur von Müdigkeit. In meinem Kopf hatte ich Nebelschwaden. Er steuerte mich geradezu. Die Gegenstände waren nicht mehr scharf zu fixieren. Doch ich fühlte mich dennoch, als hätte ich alles unter Kontrolle. Die nächsten zwei Stunden Tanzen gingen vorbei wie 15 Minuten. Noch nie hatte ich in 15 Minuten so viel erlebt. Es war unglaublich. Ich kann momentan keine schlechte Eigenschaft nennen, auch wenn ich das gerne täte. Nach zwei Stunden hatte sich das Ganze etwas gelegt, so dass ich das Gefühl bekam, die Wirkung habe nachgelassen. Ich bekam Lust auf mehr. Und da ist ein negativer Punkt. Bei keiner anderen Substanz bekomme ich so stark das Gefühl, dass die Wirkung zu schwach geworden sei und ich mich noch einmal hochjagen könnte. Ich habe tatsächlich noch einmal 80mg MDMA genommen, und nach einer weiteren halben Stunde kam das Mega-Gefühl wieder ein bisschen näher, doch den Peak habe ich nicht mehr erreicht. Das hätte zu einer bitteren Enttäuschung werden können, die jeder anders ausgelebt hätte. Doch ich musste mir eingestehen, dass ich zufrieden sein sollte mit der Wirkung, und das war ich dann auch. So ging's mir den ganzen Abend ausgezeichnet. Ich war sechs Stunden lang hin und weg und habe einen unvergesslichen Abend erlebt. Der darauf folgende Tag war wie der typische MDMA-Tag danach. Schlaff, kraftlos, ausgelaugt."

• (mit 80mg, intravenös [126]) Umgebung: Zu Hause. „Die Substanz wirkte sehr subtil und dennoch mit einem ungeheuren Drive. Der Wirkungseintritt begann sehr rasch, d.h. bereits nach ca. zwei Sekunden begann ich mich zu fühlen wie auf einer Liftfahrt in das 150. Stockwerk.. Kein grosses Feuerwerk, aber ein ungeheurer Drive. Ein Wohlgefühl, orgasmisch anmutend, durchströmt von starken Wellen. Wärme und Wohlbehagen. Die Klänge flossen anmutig und fein durch den Gehörgang, sie waren fast zu sehen. Beinahe mystisch entfielen einige der Reizfilter, so hatte ich scheinbar die Fähigkeit, Gedanken lesen zu können. Ungeheuer, wie die Reaktionen auf den Partner zu einer Harmonie verschmolzen. Ein Erlebnisabenteuer! Nach ungefähr sechs Stunden verflog die Wirkung auf eine recht angenehme Art."

• (mit 200mg als freie Base, geraucht [126]) Umgebung: Party, später zu Hause. „Ich rauchte die Base in einer Pfeife. Der Geruch war mild, nicht unangenehm. Während den ersten 15 Minuten spürte ich einen Anstieg, jedoch blieb die blitzartige Wirkung, wie es beim DMT erfolgt, aus. Nach 15 Minuten war ich dann schon ziemlich drin. Ich hatte das Gefühl auf der Kopfhaut, meine Haare würden wachsen. Am ganzen Körper spürte ich ein Kribbeln und ich hatte Hühnerhaut. Es fühlte sich an, als ob kleine Ameisen über den Körper laufen würden. Dann war noch während einer guten Stunde ein kontinuierlicher Schub zu spüren. Ich war euphorisch. Die Nacht hatte etwas Magisches an sich, sehr magisch. Zu Beginn hatte ich Mühe, das Nahegelegene zu erkennen, nur die fernen Objekte konnte ich sehr gut definieren. Ich befand mich nun auf einer Party. Der Saal war beeindruckend. Die Musik war perfekt. Während den ersten zwei Stunden war ich nicht sehr kommunikativ, denn ich fühlte mich inzwischen ziemlich stoned. Ich finde, das Rauchen bewirkt einen signifikanten Unterschied. Es steigt direkter an. Wenn ich MDMA oral einnehme, so erfahre ich während des Anstiegs gewisse Instabilitäten und manchmal auch noch während des Rausches. Ich hatte nicht ein einziges Mal Probleme. Seit die Wirkung angestiegen war, blieb alles stabil und fest, so dass ich es nicht für nötig hielt, noch einmal eine Dosis nachzunehmen. Ich fühlte mich frei, rein, friedlich, affektiv, jedoch nicht übermässig liebesbedürftig. Eine innere Stärke und Festigkeit, Stabilität und Magie. Der Körper war aber gleichzeitig etwas schlaff. Die Optik war gering verändert. Der Mond und die Sterne glänzten prachtvoll, und zeitweise sah ich nebelartige weiße Schwaden. Ich hatte keine Lust, das andere Geschlecht aufzusuchen, wie ich dies mit MDBP [Methylendioxybenzylpiperazin] verspürte. Nach vier schönen Stunden gingen wir nach Hause, wo ich dann kommunikativer war. Ich konnte mich jedoch nicht setzen. Klar, euphorisch, exzellent. Es dauerte rund fünf bis sechs Stunden, bis die Wirkung dann nachließ. Ich schlief gut ein, am nächsten Tag fühlte ich mich frisch, doch die Appetitlosigkeit hielt 24 Stunden an."

**Kombinationen**:

Allgemein: MDMA ist eine Substanz, die mit vielen anderen Verbindungen kombiniert werden kann. Grund dafür ist, dass das warme Gefühl, welches MDMA vermittelt, als gute Basis dient. Manchen Konsumenten von psychedelischen Substanzen ist der rein psychedelische Rausch zu kalt und zu instabil. MDMA liefere die Festigkeit und das Wohlsein, so dass die psychedelischen Wirkungen einer anderen Substanz in vollem Zuge genossen werden können.
Es ist jedoch beizufügen, dass die Kombination einer Substanz (v.a. der Klasse β-Phenylalkylamine) mit MDMA oft eine Wirkungsverstärkung und Wirkungsveränderung zur Folge hat. Die wirksame Dosis einer zweiten psychedelischen Substanz wird dadurch oft tiefer.
N. SAUNDERS dokumentiert auch einige Kombinationen von MDMA mit anderen Substanzen (z.B. 2C-T-2, MEM) [54]. Siehe auch unter 2C-B. A. SHULGIN erwähnt, die Kombination von 2C-T-2 und 2C-T-7 mit MDMA seien gelegentlich zur Psychotherapie eingesetzt worden [1]. Dadurch erlange der Patient ein Stadium, in welchem die Introspektion sehr gut gelinge.

• (130mg MDMA, 3h später 60mg 2C-T-1 [126]) Umgebung: Indoor-Party. „Ich nahm die 130mg MDMA ein. Das Warten auf die Wirkung begann. Es dauerte extrem lange, und ich glaubte schon fast nicht mehr daran. Ich saß am Boden, und Gedankenfetzen von *Trainspotting* gingen mir durch den Kopf. Immer schneller und intensiver. Plötzlich hatte ich das Gefühl von tausend Ameisen, die mir die Oberschenkel raufkrochen, ich musste unbedingt aufstehen und merkte, dass ich schon voll drauf war. Von einer Sekunde auf die andere. Meinem Freund ging's genauso, wir hüpften wie blöd herum und freuten uns wie kleine Kinder. Die Reise in eine andere Welt begann! Der Sound wurde immer mächtiger und füllte mich aus. In dem Moment war er alles, was ich wollte. Wie eine Sonne, die mich von innen heraus erwärmt! Doch das Gefühl machte mich träge, ich kam auf eine Art Zeitlupenflash, konnte mich kaum noch schnell bewegen. Es war als sei die Luft dick und schwer geworden, auf der Haut fühlte sie sich an wie Seide, ich konnte sie spüren, wie sie mich anfasste. Meine Haut reagierte empfindlich auf jede Berührung. Wir fühlten uns vom Sound angezogen und mussten zurück auf die Tanzfläche, dann wieder weg, zurück, weg usw. Jemanden im Normalzustand würde das wahrscheinlich stressen. Doch wir konnten gar nicht anders, wir fühlten uns nur kurze Zeit am gleichen Ort wohl. Oder es kam mir so vor, weil die Zeit so raste. Ich nahm nun die 60mg 2C-T-1 und ging an die frische Luft. Als das 2C-T-1 seine Wirkung zeigte, konnte ich die vielen Leute wieder besser vertragen, und ich konzentrierte mich voll auf die leuchtende Dekoration, und später auf die Muster in der Luft. Das Bild der riesengroßen Göttin an der Wand begann zu weinen! Farbige Tränen flogen wie Seifenblasen direkt auf mich zu. Ich spürte irgendwie eine Verbindung mit ihr und fühlte mich riesengroß. Überall sah ich Farben und Muster, einfach so vor meinen Augen in der Luft und in den Gesichtern der Leute. Mein Freund sah draußen Flugzeuge abstürzen, wo nur ein Auto vorbeifuhr. Jetzt entdeckte ich etwas, das mich faszinierte. Ich konnte die Wirkung steuern, mich aber auch von ihr beherrschen lassen. Auf einmal hatte ich düstere Gedanken, ich hörte irgendwo Blut von der Decke tropfen. Ich sah die Augen der Leute weiß leuchten und aus den Gesichtern nach vorne springen. Ihre Gesichter veränderten sich. Ich konnte durch sie hindurch sehen und löste mich selber irgendwie auf. Ich war mir aber ständig bewusst, dass dies nicht die Wirklichkeit ist."

• (140mg MDMA, 3h später 10mg 2C-T-2 [126]) Umgebung: Indoor-Party. „Erst etwa eineinhalb Stunden nach der Einnahme des MDMA trat die Wirkung ein; dann aber nicht zu knapp. Ich fühlte mich so gut, alles war schön und wunderbar, es war emotionell sehr stark, ich konnte meine Freundin fast nicht mehr loslassen. Wir mussten einander in die Arme nehmen, einander drücken und knuddeln. Oft dachte ich, dass es mir den Brustkasten zerfetzen werde, weil so starke Gefühle hochkamen (nicht nur die Gefühle kamen hoch). Wir waren voll aktiv und wach. Trotzdem konnten wir nicht tanzen, denn wir hatten so weiche Knie, und wir waren im wahrsten Sinne des Wortes mit dem Boden verschmolzen (trotzdem war es angenehm). Also zogen wir uns zwischendurch in die Garderobe zurück und machten es uns auf dem Boden bequem. Hier hielten wir es auch nicht lange aus, dann schmolzen wir wieder dahin. Rund vier Stunden später nahm ich 10mg 2C-T-2 ein. Als dann die zweite Flut im Anmarsch war, konnte ich Veränderungen sehen, die schwierig zu umschreiben sind. Die betrachteten Bilder leuchteten intensiv, waren aber irgendwie verschwommen, sie schienen fast ineinander zu fliessen. Das physische Empfinden war nach wie vor sehr warm und herzlich. Ich konnte immer klar denken. Das war sehr schön. Als ich nach draussen ging und den Autos auf der Straße zuschaute, bewirkten deren Geräusche und Bewegungen bei mir die Halluzination, es fliege ein Flugzeug unmittelbar vor mir vorbei. Das war wirklich verrückt. Im Dunkeln waren auf dem Boden und in der Luft kleine Sterne vorhanden, die beim Fortbewegen schwach herumschwirrten. Etwa acht Stunden nach der Einnahme des 2C-T-2 verflog der Rausch."

• (130mg MDMA, 1,5h später 15mg 2C-T-2 [126]) Umgebung: Zu Hause. „45 Minuten nach der Einnahme machten sich die gewohnten Empfindungen von MDMA bemerkbar. Die Sinne wurden erweitert, strahlender Friede schien sich in meinem Körper vom Herz aus auszubreiten. Die Kommunikation und der innere Antrieb wurden angeregt, was ich mir von MDMA gewohnt war. Als ich ca. nach 90 Minuten den Höchstlevel erreicht hatte und sich mein Zustand stabilisierte, nahm ich 15mg 2C-T-2 ein. Schon nach ca. 20 Minuten verspürte ich ein Gefühl, das einer Nachdosierung von MDMA ähnlich war. Die Optik wurde allmählich schärfer und schien sich zwischendurch in kleine tetrisförmige Raster zu zersetzen. Alles in ständiger Bewegung und Strömung. Das Raum-Zeit-Gefühl schien davonzufließen, und die Strömungen des eigenen Körpers wurden intensiver und stärker, ich hatte den Eindruck, sehr angetrieben zu werden. Dieser „Anfangs-Rush“ kam so stark, dass ich den Eindruck hatte, manchmal den Realitätssinn etwas zu verlieren. Die Umgebung mit meinen Freunden war angenehm, offen und sehr lebendig. Wir führten interessante und manchmal etwas abstrakte Gespräche über Gott und die Welt. Die Zeit ging vorbei wie im Flug, und als ich das nächste Mal auf die Uhr schaute, waren schon etwa drei Stunden vergangen. Meine Akustik schien sehr sensibilisiert, und auch die Optik wurde allmählich stärker gerastert. Generelle Unterschiede zum reinen MDMA, verursacht durch das 2C-T-2, waren: stärkerer Antrieb im allgemeinen, stärkere optische Täuschungen. verändertes Zeitgefühl, spezieller Humor … da war einfach noch irgendetwas da … Gute Substanz zum Entdecken einer anderen Seite des MDMA-Rausches, noch tiefer und unergründlich …! Die Kombiwirkung hatte eine Dauer von ca. acht Stunden. Keinerlei körperliche Beschwerden. Vielleicht lässt sich noch mehr herausspüren, ein anderes Mal … Generell gutes Erlebnis!“

• (130mg MDMA, 2h später gefolgt von 10mg 2C-T-4 [126]) Umgebung: Party. „Nach 30 Minuten machte sich das MDMA spürbar. Alles war magisch, und ich fühlte mich wie gewohnt sehr gut. Als sich die Wirkung stabilisierte, nahm ich dann nach etwa zwei Stunden 10mg 2C-T-4. Vielleicht hätte ich dies nicht tun sollen, es war sehr stark, aber weder MDMA- noch 2C-T-4-ähnlich. Ich steigerte mich in eine unglaubliche Reise, und ich glaubte, ich sei von einem fremden Planeten und sei hier auf der Erde gelandet. Bereits etwa zehn Minuten nach der Einnahme hatte ich das Gefühl, etwas zu spüren. Meine Augen begannen sich zu verdrehen, und ich hatte einen Anstieg während einer Stunde. Ich war wirklich berauscht, mit der Verrücktheit des 2C-T-4. Wirklich bizarr, aber O.K. Ich hatte wirklich Lust, alles zum Krachen zu bringen, derart war ich mit Energie geladen. Als ich später nach draußen ging, war es zuviel des Guten. Die Häuser waren verzogen und krumm, und alles, was vor mir stand, sah aus, als stände es auf einem Hügel. Die Optik war auch ein bisschen wie 2C-B oder LSD, aber es bewegte sich sanfter. Alles war transzendental. Ich hatte eine Einsicht in das menschliche Leben mit seinen Barrieren und Schwierigkeiten. Auch dachte ich über die Mauern und den Käfig unserer Seele nach. Wir sind in unserem Körper gefangen und dadurch physisch begrenzt. Ich sah einige unglaubliche Sachen. Vielleicht war die Party ein völlig falsches Setting, so dass der Trip zu Beginn der Kombination nicht so gut verlief."

• (150mg MDMA, 2h später gefolgt von 20mg 2C-T-7 [126]) Umgebung: Party. „Um ca. 22 Uhr 15 hatte ich 150mg MDMA eingenommen, und als die Wirkung etabliert war, nahm ich 20mg 2C-T-7 ein. Um 0 Uhr 30 bekam ich ziemlich starke Unruhen in der Magengegend, und ich war dem Erbrechen sehr nahe. Kurz danach wurde mir zuerst im Brustbereich sehr warm, was sich dann im ganzen Körper auszubreiten begann. Danach kam die große Verwirrung. Optisch war die Substanz sehr solide, starke Farben zeigten sich und es bewegte sich einfach alles. Akustisch war ich auf einem ungewollten Spionagetrip. Ich konnte mich auf jemanden an der Bar konzentrieren und ihn oder sie deutlich verstehen. Das sind meine einzigen verwertbaren Eindrücke aus den zwei ersten Stunden, mein Gehirn war schlichtweg nicht in der Lage, das Gesehene, Gehörte und Gefühlte zu verarbeiten. Die Verbindung war so überlastet, dass ich die Augen schloss, damit ich mich auf etwas konzentrieren konnte. So um 2 Uhr 30 wurde die Wirkung dann warm und farbig. Ich merkte das MDMA in meiner Gesprächigkeit und Offenheit, und das 2C-T-7 im Optischen und Akustischen. Das MDMA nahm dem 2C-T-7 die Ecken und Kanten und ließ es als perfekte Kombination erscheinen. Um 5 Uhr 30 machten wir uns auf die Suche nach Zigaretten und gingen nach draußen. In dem begehbaren Kiosk begann dann alles wieder zu verlaufen. In diesem Zustand konnte ich nichts mehr lesen, sondern nur erahnen, also kaufte ich Kaugummi nach der Farbe der Schachtel. Um 10 Uhr erreichte ich wieder den Normalzustand."

• (130mg MDMA, 2h später gefolgt von 15mg 2C-B [126]) Umgebung: Natur. „Ich und drei Freunde wollten an diesem herrlichen Samstag-nachmittag wieder einmal ein 2C-B-Erlebnis. Es war das erste Mal, dass wir es am Tag zu uns nahmen. Der perfekte Platz für unser Unternehmen schien uns eine uns schon bekannte Stelle an einem Waldrand, umgeben von weiten Feldern, Landstraßen und vereinzelten Bauernhöfen. Bevor wir von mir zu Hause aus losgingen, nahm ich 130mg MDMA zu mir, weil ich mir davon eine Wirkungsverstärkung versprach. Während des Wanderns verspürte ich ziemlich heftige Energieschübe aus meinem Innern, und ein dauerhaftes Lachen war auf meinem Gesicht festgefroren. Dank dem MDMA steigerte sich meine Vorfreude aufs 2C-B enorm, so dass ich gleich nach unserer Ankunft 15mg 2C-B in Wasser gelöst zu mir nahm. Das war etwa eineinhalb

Stunden nach der Einnahme des MDMA. Schon nach etwa einer halben Stunde setzte eine leichte Verwirrung bei mir ein. Bald darauf zeigten sich erste optische Veränderungen. Das erste, was mir auffiel, war, dass sich über alles weiter weg Gelegene ein leichter Schimmer verbunden mit einer Unschärfe gelegt hatte. Als ich dann ein nahes (vielleicht auch fernes?) Feld betrachtete, bemerkte ich starke Verwehungen darin, die in alle Richtungen gingen. Die Verwehungen wurden, obwohl es fast gar nicht windete, immer stärker und nahmen erstaunliche Muster an, die manchmal Fraktalbildern aus einem PC zu gleichen schienen. Nun fing es erst richtig an. Entfernungen einzuschätzen war fast unmöglich. Wegen der vielen Felder sah ich alles in Schichten, und weil diese sich ineinander verzogen und Wellen darin auftauchten, war es schwer zu sagen, wo z.B. ein Bauernhaus tatsächlich lag. Ausserdem schienen die Häuser, wenn man sich nicht auf sie konzentrierte, kleinere oder grössere seitliche Sprünge zu nehmen. Beobachtete ich einen Fussgänger aus der Distanz, bewegte er sich, obwohl seine Schritte zu sehen waren, kein bisschen vorwärts. Was sich bewegte, waren die Felder über und unter ihm, so dass es aussah, als würde er manchmal vorwärts und dann wieder rückwärts gehen. Mitten im Staunen bemerkte ich plötzlich, was für heiße Musik wir hatten. Die kleinen Lautsprecher schienen sich in ein Super-3D-Surround-Gerät verwandelt zu haben, obwohl ich mir überhaupt nicht mehr sicher war, ob diese Töne wirklich von dort kamen. Die meiste Zeit schaute ich aber durch meine extrem farbverstärkende Sonnenbrille in die Sonne. Das Bild aus Sonne, Wolken (Nebel, Berge?) verzog sich so stark, dass es mich an den Blick durch ein Kaleidoskop erinnerte. Zusammen mit dem 3D-Sound löste das unbeschreiblich schöne Gefühle in mir aus. Nach etwa vier Stunden ging die Sonne unter, und es wurde schnell kalt. Wir beschlossen, uns langsam auf den Heimweg zu machen. Nach einem mühsamen Aufräumen gingen wir los. Es war gar nicht so einfach, auf diesem unebenen, noch immer wellenden Gelände vorwärtszukommen. Dazu kam, dass mir die Bäume an den Waldrändern nicht ganz geheuer waren, da sie noch kurz zuvor aus der Ferne betrachtet halb durchsichtige, geisterhafte Fortsätze, die weit auf die Felder hinaus reichten, besessen hatten. Der Heimweg war denn auch ziemlich verwirrend.“

• Mit LSD: Diese Kombination wird auch Candyflipping genannt. Siehe dazu unter LSD, Kapitel 4.

• Mit EtOH: Diese Kombination ist sinnlos. Die Wirkung von MDMA wird durch den Alkohol förmlich „abgetötet“. Des weiteren kann Alkohol die Dehydratation („Entwässerung“ des Körpers) unterstützen.

• Mit MA (Speed): Auch diese Kombination soll die MDMA-Wirkung zunichte machen, obwohl sie an Technopartys weitverbreitet ist. Entspricht das Set/Setting einer ruhigen, genüsslichen Ambiance, bei der die warme, emotionelle Wirkung zur Geltung kommen soll, so wird diese Kombination im Allgemeinen gemieden.

**Pharmakologie: [14] [157] [177]**

MDMA vermag Serotonin (5-HT) und Norepinephrin (NE) (und in geringerem Ausmass Dopamin (DA)) aus neuronalen Vesikeln freizusetzen [177], wodurch die Konzentration dieser Neurotransmitter ansteigt. Zudem erhöht MDMA die extrazellulären Konzentrationen von 5-HT auch durch Hemmung des Serotonintransporters, wodurch das ausgeschüttete Serotonin nicht mehr zurück in die Zelle gelangen kann. Die lokomotorischen Effekte von MDMA vermitteln $\alpha_1$-adrenerge Rezeptoren. Es sind noch eine Reihe weiterer Transmittersysteme in die komplexe Wirkung von MDMA involviert.
Von grösserer Bedeutung könnte auch das durch MDMA bedingte Erhöhen der Oxytocin-Konzentrationen sein. Das Neuropeptid und Hormon Oxytocin ist unter anderem an Prozessen wie soziale Bindung zwischen Mutter und Kind, Steuerung des Paarungsverhaltens, Sexualität und Bildung einer Partnerbindung beteiligt (aufgrund dessen wird Oxytocin im Volksmund auch als „Treuehormon" bezeichnet). In Studien an gesunden Probanden konnte gezeigt werden, dass MDMA klar die Oxytocin-Mengen im Blut zu erhöhen vermag und zudem eine stärkere Korrelation der prosozialen Gefühle mit Oxytocin als mit den MDMA-Mengen im Blut besteht.

Die therapeutische Breite von MDMA ist relativ schmal. Um toxische Nebenwirkungen zu vermeiden, sollten Dosierungen von 1,5mg/kg Körpergewicht nicht überschritten werden (60kg-Person: 90mg, 80kg-Person: 120mg usw.). Will der Konsument eine größere Dosis einnehmen, so empfiehlt es sich, die Dosis in zwei Portionen mit einem Zeitabstand von etwa einer Stunde zu konsumieren.

MDMA entwickelt recht schnell eine Toleranz, d.h. nach mehreren aufeinanderfolgenden Einnahmen von MDMA wird nahezu keine Wirkung mehr erzielt.

MDMA wurde äußerst eingehend pharmakologisch untersucht, Debatten um seine Neurotoxizität häuften sich in den vergangenen Jahren (s. [157] für Details). Das Schwierige bei der Interpretation der Tierstudien ist der Fakt, dass die Resultate stark von der Tier-Spezies, dem Stamm, der Verabreichungsroute und der verwendeten Dosis abhängen. Deshalb ist es schwierig, die Befunde zu verallgemeinern und diese auf den Menschen zu übertragen. Zumindest weisen bildgebende Studien mit Positron-Emissionstomografie (PET) an Menschen mit häufigem Konsum und Langzeitkonsum auf Verluste serotonerger Axone hin. In Hinblick auf einen möglichen therapeutischen Gebrauch muss jedoch differenziert werden; das frequente

Einnehmen von MDMA durch Partybesucher (Freizeitkonsum) unterscheidet sich klar von dem, was man im therapeutischen Rahmen anwenden würde/wird.
Das therapeutische Potenzial von MDMA ist aufgrund seines einzigartigen Wirkspektrums von großem Interesse, und die vielen pharmakologischen Studien zu MDMA konnten nie Resultate hervorbringen, welche das Aus für die Erforschung des potentiellen Nutzens bedeuten würden. Der medizinische Nutzen von MDMA wird gegenwärtig (2011) in diversen Studien (Schweiz, USA, Israel, Jordanien) untersucht. Ein Potenzial von MDMA liegt in der Behandlung von Personen, welche unter posttraumatischen Belastungsstörungen (*posttraumatic stress disorder,* PTSD) leiden. Studien zur Behandlung von PTSD-Patienten mit MDMA-gestützter Psychotherapie werden von der *Multidisciplinary Association for Psychedelic Studies* (MAPS) mit behördlicher Bewilligung unterstützt (siehe *www.maps.org*). Ein weiteres gegenwärtig erforschtes Anwendungsgebiet ist der Einsatz zur Angstminderung bei terminalen Krebspatienten.

Enantioselektivität: Human-Versuche zeigten, dass das (+)-(*S*)-Isomer die stärkere Wirkung entfaltet als das (-)-(*R*)-Isomer [1]. Auf neuronaler Ebene wurden ebenfalls deutliche Unterschiede zwischen den beiden Enantiomeren nachgewiesen (ausführlich dargelegt in [157]). Da MDMA auf dem Schwarzmarkt praktisch immer als Racemat im Umlauf ist, sollte dies bei der Interpretation wissenschaftlicher Studien berücksichtigt werden.

Ist der MDMA-Konsum begleitet von hoher körperlicher Aktivität, beispielsweise im Disco-Setting, so besteht die potenziell tödliche Gefahr von Dehydratation und Hyperthermie (Erhöhung der Körpertemperatur bis auf 43°C). Eine Studie aus England ergab, dass der Konsument rund 0,5 Liter Flüssigkeit pro Stunde zu sich nehmen sollte (keinen Alkohol, dieser verstärkt die Dehydratation!). Miktionsstörungen (erschwertes Harnlassen) unter MDMA-Einfluss sind häufig. Die psychischen Nachwirkungen hängen weitgehend von der allgemeinen seelischen Verfassung sowie von den während des Rausches erlebten Inhalten ab. Die innere Öffnung kann noch mehrere Tage anhalten. Der Gebrauch von MDMA kann aufgrund des resultierenden Mangels an zentralnervös verfügbarem Serotonin zu depressiven Verstimmungen führen. Serotoninmangel ist bekanntermaßen neurobiologischer Ausdruck verschiedener Depressionsformen. Bei regelmässigem Konsum nehmen die „positiven“ psychotropen Effekte ab, die „negativen“ Nebeneffekte dagegen zu. Die Einnahme von *L*-Tryptophan (eine essentielle Aminosäure) soll dem Serotoninmangel entgegenwirken können. In der Literatur (z.B. [54]) wird erwähnt, dass die Einnahme gewisser Antidepressiva (SSRI; Serotonin-Wiederaufnahmehemmer) gegen

Ende einer MDMA-Erfahrung der vermuteten Neurotoxizität und depressiven Verstimmungen entgegenwirken können. Ob dadurch medizinische Komplikationen auftreten können, müsste abgeklärt werden.

*Metabolismus:* [53]

Die verschiedenen Effekte und die Neurotoxizität (bei hohen Dosierungen) von MDMA und MDEA können im Zusammenhang mit ihrem Metabolismus stehen. Dazu wurden eingehende Studien durchgeführt (für eingehende Zusammenstellung, s. [157]). Daraus wurde folgender Metabolismus abgeleitet (folgendes Schema, stark vereinfacht): Der erste und dominierende Weg führt via Ringöffnung durch *O*-Dealkylierung zu den entsprechenden 3,4-Dihydroxymetaboliten, die anschliessend an der Hydroxygruppe in Position 3 des aromatischen Rings methyliert werden. Der andere Hauptweg führt via Kettendegradierung durch *N*-Dealkylierung zu MDA und durch *O*-Dealkylierung zu den anderen entsprechenden primären Aminen. Die oxidative *N*-Desaminierung ergibt die entsprechenden substituierten Phenylacetone. Diese werden dann zur entsprechenden Benzoesäure abgebaut. Dieser Schritt ist durch eine Wechselwirkung mit Glycin gekoppelt, woraus die substituierten Hippurate entstehen.

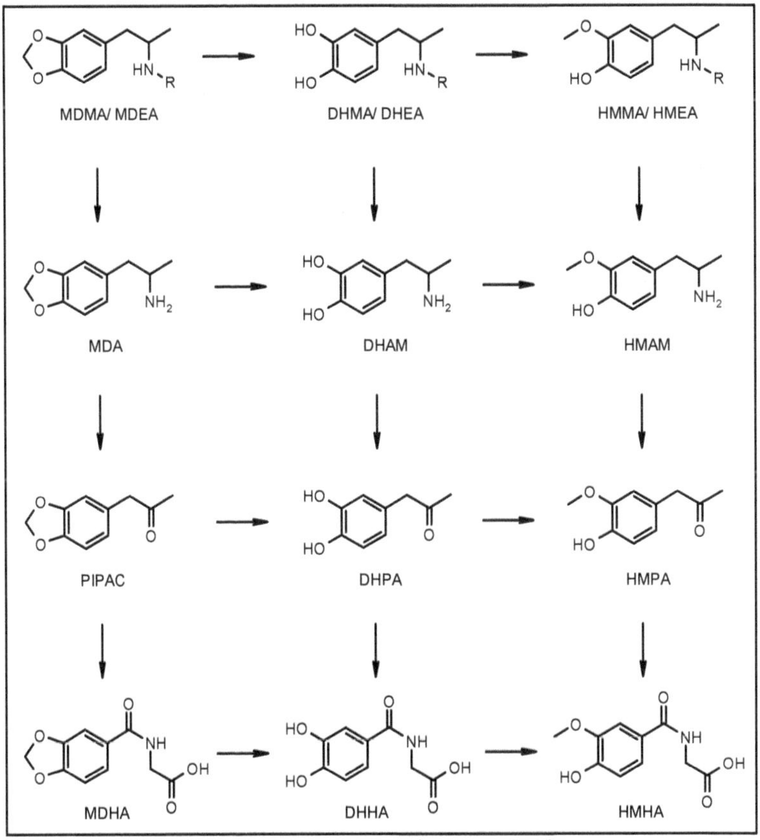


Schema: Metabolismus von MDMA und MDEA [53].

DHMA/ DHEA: 3,4-Dihydroxy-*N*-methyl/ ethylamphetamin
HMMA/ HMEA: 4-Hydroxy-3-methoxy-*N*-methyl/ ethylamphetamin
MDA: 3,4-Methylendioxyamphetamin
DHAM: 3,4-Dihydroxyamphetamin
HMAM: 4-Hydroxy-3-methoxyamphetamin
PIPAC: Piperonylaceton
DHPA: 3,4-Dihydroxyphenylaceton
HMPA: 4-Hydroxy-3-methoxyphenylaceton
MDHA: 3,4-Methylendioxyhippursäure
DHHA: 3,4-Dihydroxyhippursäure
HMHA: 4-Hydroxy-3-methoxyhippursäure

**Geschichtliches:**

| | |
|---|---|
| 1912 | Dr. ANTON KÖLLISCH von der Firma *Merck* synthetisiert MDMA; es wird in einem Patent als Synthesezwischenprodukt beschrieben. MDMA stellte ein unrelevantes Zwischenprodukt für die Herstellung neuer blutstillender Medikamente dar, und wurde nicht etwa wie vielerorts falsch zitiert, als Appetitzügler entwickelt. Die pharmakologische Wirkung von MDMA blieb unbekannt. |
| 1953–54 | Die US-Army, Edgewood Arsenal (Maryland) führt Tests mit Phenylalkylaminen durch, auch mit MDMA. |
| 1978 | Erste Publikation zur Humanpharmakologie durch A. SHULGIN: „MDMA ist ein psychotherapeutisches Hilfsmittel!“ |
| 1981 | MDMA wird als „Ecstasy“ bekannt. |
| 1985 | In den USA wird MDMA auf die Liste der Betäubungsmittel gesetzt (DEA Schedule 1). |
| 1986 | MDMA wird im BtmG Schweiz im Anhang unter „Halluzinogene“ aufgelistet. NICHOLS und SHULGIN schlagen die Entaktogene als neue Klasse von psychotherapeutischen Hilfsmitteln vor [31]. |
| 1988–93 | Klinische Versuche von Mitgliedern der SÄPT (Schweizerische Ärztegesellschaft für psycholytische Therapie). |
| 1988-? | MDMA ist die populärste Tanzdroge der Technoszene. |
| 1994 | C. GROB, UCLA: Start einer FDA-bewilligten Humanstudie: „MDMA als Therapeutikum für terminale Krebspatienten?“ |
| 1995-? | Die Anzahl der Publikationen über Forschungsarbeiten im Zusammenhang mit MDMA nehmen fortlaufend zu. Triebkraft dafür ist die ständige Zunahme der Konsumenten (Besorgnis der Gesundheitsorganisationen usw.: Fügt MDMA irreversible Schäden zu?). |
| 1998 | Amerikanischen Forschern gelingt es, mittels PET (Positronenemissionstomographie) zu zeigen, dass bei regelmäßigen Konsumenten von MDMA praktisch im ganzen Hirn die Zahl der Serotonin-Wiederaufnahmestellen in den Neuronen im Vergleich zu den normalen Verhältnissen eindeutig verringert war. Unklar bleibt, ob diese Schädigung irreversibel ist. |
| 2002-? | Die Humanstudien mit MDMA werden wieder aufgenommen. Die Hoffnung besteht, die psychologischen Effekte von MDMA therapeutisch nutzen zu können. Im Rahmen einer Psychotherapie sind die Dosierungen und Häufigkeit der Einnahme im Vergleich zum Freizeitkonsum deutlich gemäßigter und den Studienergebnissen nach gesundheitlich unbedenklich. Gegenwärtige Studien (2011, geleitet von MAPS) prüfen den |

Einsatz zur Behandlung von posttraumatischen Belastungsstörungen sowie von Angstzuständen terminaler Krebspatienten.

2010 In den letzten Jahren wurde eine Tendenz zur Abnahme des MDMA-Konsums beobachtet. Primärer Grund dafür dürften die Bemühungen der Behörden sein, die Zugänglichkeit von Ausgangsmaterialien zur Herstellung von MDMA zu erschweren. Im Gegenzug hat der Konsum vieler neuer und zum Teil massiv bedenklicherer Stoffe deutlich zugenommen (z.B. Cathinone wie Mephedron, MDPV)!

**Synthese: [1, 31] Schema 15: 5→6→7**

Eine Lösung von 6,55g (36,5mmol) 3,4-Methylendioxyamphetamin (**5**) als freie Base (siehe unter MDA) und 2,8mL Ameisensäure in 150mL Benzen wird solange rückflussiert, bis kein Wasser mehr abgeschieden wird (ca. 20h, 1.4mL). Das Reaktionsgemisch wird eingeengt, es bleiben 8,8g gelbes Öl zurück, welches danach auskristallisiert. Das entstandene *N*-Formyl-3,4-methylendioxyamphetamin (**6**) ist für die Weiterreaktion genügend rein.
Eine Alternative bildet folgende Reaktion: 7,1g (39,6mmol) 3,4-Methylendioxyamphetamin (**5**) werden in 100mL Methylformiat (Ameisensäuremethylester) gelöst und in eine 250mL-Hochdruck- „Parr-Bombe" gegeben. Diese wird während 8h bei 100°C erwärmt. Die Bombe wird abgekühlt und den Inhalt engt man am Vakuum ein. Das *N*-Formyl-3,4-methylendioxyamphetamin (**6**), welches 7,7g (37mmol, 94%) wiegt, kristallisiert beim Stehenlassen aus. Weiße Kristalle, mp 100–102°C.

Eine weitere Alternative für die Synthese des Formamids **6**: 10,0g (56mmol) MDA (**5**) als freie Base in 20mL frisch destilliertem Ethylformiat werden während 16 Stunden am Rückfluss gehalten. Danach wird die Lösung eingeengt, woraus man ein Öl erhält, das beim Stehenlassen auskristallisiert: 7,8g (38mmol, 67%) **6** als weiße Kristalle.

Eine Lösung von 7,7g (37mmol) *N*-Formyl-3,4-methylendioxyamphetamin (**6**) in 25mL wasserfreiem THF wird langsam zu einer gut gerührten und rückflussierenden Lösung von 7,4g $LiAlH_4$ in 400mL wasserfreiem THF unter Stickstoff zugetropft. Das Reaktionsgemisch wird während 5h am Rückfluss gehalten. Nach dem Abkühlen auf RT wird das überschüssige $LiAlH_4$ durch sehr vorsichtige Zugabe von 7mL Wasser in 7mL THF, danach 7mL NaOH 15% und zuletzt 22mL Wasser zerstört. Es wird abfiltriert und mit THF gespült. Die vereinigten THF-Phasen werden eingeengt, den Rückstand nimmt man in 200mL Dichlormethan auf. Nun wird dreimal mit verdünnter HCl extrahiert. Die wässrigen Phasen werden vereinigt, mit

NaOH 25% basisch gestellt und dreimal mit 75mL Dichlormethan extrahiert. Die Dichlormethanphasen werden eingeengt. Das zurückbleibende Rohprodukt **7** (6,5g, nahezu weiß) wird bei 100–110°C und 0,4mm/Hg destilliert, woraus 5,0g farbloses Öl erhalten werden. Dieses wird in 20mL Isopropanol gelöst, mit HCl konz. unter gutem Rühren neutralisiert (pH-Papier) und mit 100mL wasserfreiem Diethylether versehen (durch das direkte Lösen in trockenem Ether und Einleiten von trockenem HCl-Gas unter gutem Rühren erfolgt nahezu eine quantitative Umsetzung; pH-Wert beachten). Das ausgefallene Salz wird abgenutscht, mit IPA/ Ether (2:1) und Ether gewaschen und an der Luft trocknen gelassen. Es bleiben 5,0g (22mmol, 59%) 3,4-Methylendioxymethamphetamin-Hydrochlorid (MDMA, 7) als weiße Kristalle zurück. Nur das wasserfreie Salz hat einen scharfen Schmelzpunkt: 152–153°C.

**Schema 15: 11→12→7 [1, 39]**

Zu einer gut gerührten Lösung von 34g 30% Wasserstoffperoxid in 150g 80% Ameisensäure werden 32,4g (0,2mol) Isosafrol (**11**) in 120mL Aceton so zugetropft, dass die Temperatur nicht über 40°C steigt. Dies dauert etwa eine Stunde, und ein Kühlbad ist notwendig. Es wird noch während 16 Stunden bei RT gerührt; dabei ist Vorsicht geboten, dass die Temperatur nicht über 40°C steigt. Die Farbe verändert sich von orange zu dunkelrot. Nun wird am Vakuum eingeengt, und zwar bei einer Temperatur von höchstens 45°C (sonst erfolgen diverse Oxidationen). Man erhält etwa 60g eines dunkelroten Rückstandes. Diese werden in 60mL MeOH gelöst, mit 360mL 15% Schwefelsäure versetzt und während 3h unter Rühren bei 100°C erwärmt. Danach wird abgekühlt und dreimal mit 75mL Ether extrahiert. Die vereinigten Etherphasen werden zuerst mit Wasser und dann mit verdünnter NaOH gewaschen. Danach engt man ein. Den Rückstand destilliert man bei 108-112°C bei 2mm/Hg (Ölbad 140–150°C) oder bei etwa 160°C mit einer Wasserstrahlpumpe, woraus man 20,6g (0,115mol, 58%) 3,4-Methylendioxyphenylaceton (**12**) als blassgelbes Öl erhält.

Zu einer Lösung von 26g Methylamin-Hydrochlorid in 110mL Methanol werden 6,6g (37mmol) 3,4-Methylendioxyphenylaceton (**12**) und dann 3g Natriumcyanoborhydrid zugegeben. Das Reaktionsgemisch wird bei Raumtemperatur gerührt, und man gibt HCl konz. zu, so dass der pH 6 erhalten bleibt. Die Reaktion ist nach 36h beendet. Das Reaktionsgemisch wird nun auf 1L Wasser, welcher 5mL HCl konz. enthält, gegeben (Kontrolle, ob pH wirklich im sauren Bereich liegt!). Man reinigt die wässrige Phase zweimal mit 150mL Dichlormethan, stellt sie mit NaOH 25% basisch und extrahiert sie dreimal mit 150mL Dichlormethan. Die vereinigten Extrakte werden über $Na_2SO_4$ getrocknet und eingeengt. Den Rückstand destilliert man bei 100–110°C bei 0,4mm/Hg. Man erhält 6,5g farbloses Öl, welches man in 20mL Isopropanol löst. Mittels HCl konz. wird unter gutem Rühren neutralisiert (pH-Papier) und man gibt 150mL trockenen Diethylether zu (durch das direkte Lösen in trockenem Ether und Einleiten von trockenem HCl-Gas unter gutem Rühren erfolgt nahezu eine quantitative Umsetzung; pH-Wert beachten.). Die entstandenen Kristalle werden abfiltriert, mit Isopropanol-Ether und dann mit Ether gespült. Nach dem Trocknen erhält man 6,3g (27,4mmol, 74%) Methylendioxymethamphetamin-Hydrochlorid (MDMA, **7**) als feine weiße Kristalle mit einem mp von 152–153°C.

**Schema 15: 4→12→7** [1]

Eine andere Möglichkeit, das 3,4-Methylendioxyphenylaceton (**12**) zu erhalten, ist die Reduktion von 1-(3,4-Methylendioxyphenyl)-2-nitropropen (**4**) (siehe unter MDA) mit elektrolytischem Eisen und Eisessig. Eine Suspension von 32g elektrolytischem Eisen (bei grobem Pulver setzt die Reaktion etwas schneller ein) in 140mL Eisessig wird unter mechanischem Rühren (KPG-Rührer!) zum schwachen Sieden erwärmt (bei feinem Eisenstaub nur so stark erwärmen, dass gerade noch kein weißer Niederschlag entsteht). Dann gibt man portionenweise eine Lösung von 10g (48mmol) 1-(3,4-Methylendioxyphenyl)-2-nitropropen (**4**) in 75mL Eisessig zu. Das Reaktionsgemisch verfärbt sich nach rot und es bildet sich ein weißes Salz und schwarze Kruste. Nach der Zugabe wird noch während 90 Minuten bei 100°C erwärmt. Dabei wird die flüssige Phase braunrot. Man giesst das Gemisch auf 2L Wasser, extrahiert dreimal mit 100mL Dichlormethan, und die vereinigten Extrakte werden mit mehreren Portionen verdünnter NaOH gewaschen (bei zu basischer NaOH erkennt man die Phasentrennung nicht mehr). Danach werden die vereinigten organischen Phasen zweimal mit 50mL Wasser gewaschen, über $Na_2SO_4$ getrocknet und eingeengt. Den Rückstand destilliert man bei 108–112°C bei 2mm/Hg (Ölbad 140–150°C) oder bei etwa 160°C mit einer Wasserstrahlpumpe, woraus man 8,0g (45mmol, 93%) 3,4-Methylen-dioxyphenylaceton (**12**) als blassgelbes Öl erhält.

Es ist wichtig, dass der für die folgende Reaktion benötigte Al-Hg-Katalysator frisch zubereitet wird. 40g Aluminiumfolie werden in etwa 5x5cm große Stücke geschnitten. Diese werden in ein Becherglas gegeben und mit 200mL 10% NaOH versetzt. Danach wird leicht erwärmt (Vorsicht: Starke Wasserstoff-Entwicklung). Nach 3min werden die Aluminiumstückchen mittels Sieb aufgefangen und sehr gut mit dest. Wasser und anschließend mit EtOH gespült. Danach werden sie gut abgeschüttelt, in ein Becherglas gegeben und mit 50mL 2% $HgCl_2$-Lösung (1g $HgCl_2$ in 50mL dest. Wasser unter Erwärmen lösen) versetzt. Nach 3-4min wird das Gemisch durch ein Sieb gegossen. Die Folie wird zuerst mit viel dest. Wasser, dann mit EtOH und zuletzt mit wenig Ether gespült. Die so präparierte Folie kann nun eingesetzt werden (Anmerkung: In [126] wird erwähnt, die folgende Reaktion erfolge teilweise sehr schlecht oder gar nicht).

Nacheinander werden unter ständigem Rühren zu der frisch präparierten Al-Hg-Folie 60g Methylamin-Hydrochlorid, gelöst in 60mL warmem Wasser, 180mL Isopropanol, 145mL 25%NaOH, 53g (0.297mmol) Piperonylmethylketon (**12**) und zuletzt 350mL IPA dazugegeben. Die exotherme Reaktion wird unter 60°C gehalten. Wenn die Temperatur stabil ist, wird das Reaktionsgemisch bis zum Erreichen der Raumtemperatur stehengelassen, so dass sich alle unlöslichen Stoffe setzen (grauer Schlamm). Die gelbe Oberphase wird durch einen Filter abdekantiert. Der Rückstand im Erlenmeyerkolben und im Filter wird mit Methanol gespült. Die methanolische Lösung wird eingeengt. Der Rückstand wird in 2400mL Wasser aufgeschlämmt und mit genügend HCl versehen, so dass die Lösung deutlich sauer ist. Diese wird dreimal mit 75mL Dichlormethan gereinigt, mit 25% NaOH basisch gemacht und dreimal mit 100mL Dichlormethan extrahiert. Nach dem Einengen der vereinigten Dichlormethan-Extrakte bleiben 55g braunes Öl zurück. Dieses wird bei 100–110°C und 0,4mm/Hg destilliert, woraus man 41g blasse Flüssigkeit erhält. Diese wird in 200mL Isopropanol gelöst, mit etwa 17mL HCl konz. unter gutem Rühren neutralisiert (pH-Papier) und mit 400mL wasserfreiem Diethylether versehen (durch das direkte Lösen in trockenem Ether und Einleiten von trockenem HCl-Gas unter gutem Rühren erfolgt nahezu eine quantitative Umsetzung; pH-Wert beachten). Das ausgefallene Salz wird abfiltriert, mit IPA/Ether (2:1) und Ether gewaschen und an der Luft trocknen gelassen. Zurück bleiben 42g (183mmol, 62%) 3,4-Methylendioxymethamphetamin-Hydrochlorid (MDMA, **7**) als weiße Kristalle. Nur das wasserfreie Salz hat einen scharfen Schmelzpunkt. In der Literatur sind mp von 148–153°C angegeben.

**Schema 15: 12→7 [44]**

Die Methode nach D. Repke [44] kann auch für die Herstellung von MDMA angewendet werden. Die Reaktion erfolgt in guter Ausbeute.

8,91g (50mmol) 3,4-Methylendioxyphenylaceton (**12**) und 6,06g (50mmol) *N*-Methylbenzylamin und 1,5g 10% Pd/C werden in 25mL abs. EtOH gelöst und während 16h bei 3,5bar (=50psi) $H_2$ geschüttelt. Danach wird das Reaktionsgemisch durch Celite filtriert, mit konz. HCl neutralisiert (pH-Papier) und anschließend eingeengt. Das Öl wird in 100mL Wasser gelöst (pH der Lösung sollte tiefer als 7 sein, sonst etwas HCl 15% zugeben). Nun wird dreimal mit 40mL Dichlormethan gereinigt, danach stellt man mit NaOH 25% basisch und extrahiert dreimal mit 50mL Dichlormethan. Die vereinigten Extrakte werden über $Na_2SO_4$ getrocknet und eingeengt. Den Rückstand destilliert man bei 100–110°C und 0,4mm/Hg, woraus man 8,4g blasses Öl erhält. Dieses wird in 200mL trockenem Ether gelöst. Unter gutem Rühren wird trockenes HCl-Gas eingeleitet, bis der pH der Suspension wenig unter 7 liegt (pH-Papier, dieses dann anhauchen). Es wird abfiltriert, mit IPA/Ether (2:1) und Ether gewaschen und anschließend trocknen gelassen. Zurück bleiben 9,9g (43mmol, 86%) 3,4-Methylendioxymethamphetamin-Hydrochlorid (MDMA, **7**) als weisse Kristalle, mp 151–152°C.

*Stereoselektive Synthese von MDMA:*

Diese ist in [31] und in [38] beschrieben. Die Reaktionsschemen sind unter 3.3. in diesem Kapitel (β-Phenylalkylamine) zu finden.

## #16 3,4-Methylendioxyethylamphetamin

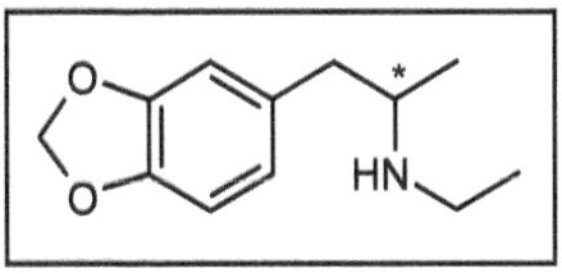


M=207.27g/mol
$C_{12}H_{17}NO_2$

**Synonyme**: MDE, MDEA, EVE, *N*-Ethyl-MDA, *N*-Ethyl-1-(1,3-benzodioxol-5-yl)-2-propanamin, *N*-Ethyl-2-amino-1-(3,4-methylendioxyphenyl)-propan

**Vorkommen**: synthetisch

**Einteilung**: Entaktogen

**Dosis**: 100–200mg

**Dauer**: 3–5h

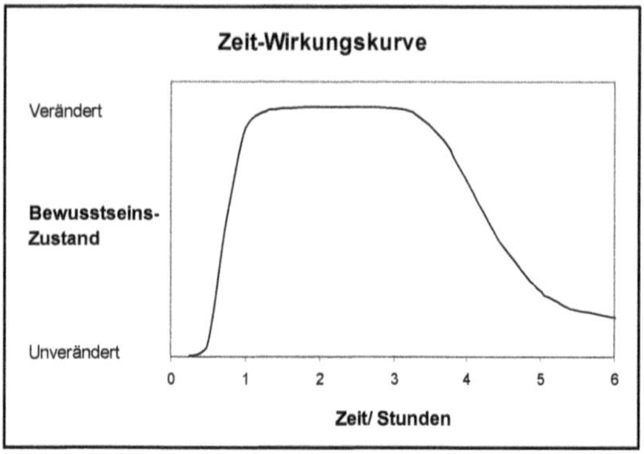


Abb.: Qualitative Beziehung zwischen der Zeit und dem Bewusstseinszustand nach der Einnahme von MDEA.

**Wirkung**:

Das Wirkbild umfasst Eigenschaften, die mit MDMA erlangt werden können, MDEA wirkt jedoch weniger „magisch“ und eher berauschend, wie MDA. Der empathogene Effekt ist weniger ausgeprägt, so dass das ungewöhnlich leichte Kommunizieren und die positive Selbstbetrachtung etwas weniger vorhanden zu sein scheinen.

- (mit 160mg [126]) Umgebung: Party. „Die Wirkung setzte nach 45 Minuten ein, und der Schub dauerte rund zwei Stunden. Manchmal schwach, manchmal auch stark. Es war ein ständiges Hin und Her. Ich fand MDEA etwas unstabil und launisch. Manchmal ließ es mich nicht denken oder sprechen, irgendwie war das ganze etwas verstrickt. Irgendwelche Knüppel. Es war weniger aufputschend als MDA, es war metallischer und schwächer. Nach vier Stunden war die Wirkung schon fast vorbei.“
- (mit 180mg, 2h später gefolgt von 50mg [126]) Umgebung: Zu Hause. „Einnahme um 0 Uhr 30. Bereits nach 30 Minuten verspürte ich eine leichte Veränderung der Wahrnehmung. Die Symptome lassen sich mit denen von MDMA vergleichen. Im Gegensatz zu MDMA setzt jedoch die Wirkung schneller und intensiver ein. Ich fühlte mich sehr angeregt und wurde immer kommunikationsfreudiger. Ein extremes, prickelndes und strömendes Gefühl durchfuhr mich allmählich von den Zehen bis in den Kopf. Mein Gedankenfluss wurde zunehmend klarer, und ich fühlte ein grenzenloses Sein. Der Alltagsballast wurde von einem Gefühl der Unendlichkeit verdrängt und ein immerwährender Friede schien sich anzukündigen. Wir führten entspannte Gespräche im engen Freundeskreis und lauschten der Techno-Background-Musik. Eine Ansammlung von klaren Gedanken entlud

sich in einem gemeinsamen Gesprächsexzess, der die Stimmung sofort aufhellte. Nach einer Stunde glaubten wir den Höhepunkt der befreienden Substanzwirkung erreicht zu haben, was sich in extrem geweiteten Pupillen und einer speziellen Optik äußerte. Es fiel schwer, den Blick auf einen Punkt zu fixieren, manchmal schien er etwas zu verwackeln. Es gelang mir, mich optisch und akustisch in eine grenzenlose Gedankenwelt hineinzuverwickeln. Wir hörten uns diverse Sounds an, ohne bewusst die exakte Stilrichtung bestimmen zu können. Ein befreiendes Erlebnis und ein akustisches Abenteuer zogen uns in ihren Bann. Ich hätte durchaus tanzen können, aber eine gewisse Trägheit siegte über meine Absicht, die ich aber nicht als negativ empfand. Wir genossen die kollektive Wirkung des Hintergrund-Sounds und unserer Gespräche, bis wir ca. um 6 Uhr 30 schlafen gingen. Grundsätzlich würde ich diese Substanz mit MDMA gleichstellen, mit dem kleinen Unterschied: MDMA ist schlicht die Herzdroge Nr.1. Jedoch mit MDEA behalte ich einen kühleren Kopf und fühle mich etwas klarer."

- (mit 180mg, 2h später gefolgt von 50mg [126]) Umgebung: Zu Hause. „Ich nahm die 180mg um 0 Uhr 30 ein. Nach 20 Minuten fühlte ich ein leichtes und unbeschwertes Gefühl, das sich allmählich steigerte. Eine halbe Stunde später hatte ich Flügel. Ich verspürte ein strömendes Gefühl in der Magengegend. Das Blickfeld wandelte sich in gerasterte und zum Teil fokussierte Optik. Die Notizen, die ich während dieser Phase erstellte, konnte ich nur mit massiver Konzentration entziffern. Ein leichtes Vibrieren empfand ich im ganzen Körper. Die Intensität des Rausches entwickelte sich als glückliches, jedoch nicht ganz so warmes Gefühl wie bei MDMA. Körperlich fühlte ich mich sehr angetrieben und leicht erotisiert. Es war möglich, direkte und offene Gespräche zu führen, ohne sich dessen bewusst zu sein. Das Musikbewusstsein konnte ich in jede Stilrichtung ändern und mich dabei wunderbar anpassen. Im Großen und Ganzen empfand ich ein waches und gutes Gefühl und ich könnte mir jederzeit vorstellen, diese Substanz an einer Party mit Freunden zu konsumieren und mächtig zu feiern. Schade, dass der Höhepunkt der Wirkungen nicht so lange anhält wie bei MDMA, nämlich nur rund dreieinhalb Stunden. Nach diesem Zeitpunkt nahm die Wirkung rapide ab. Anderthalb Stunden später war ich wieder auf dem normalen Level angelangt und konnte diese Erfahrung mit einem erholsamen Schlaf beenden."
- (mit 195mg [126]) Umgebung: Party. „Nach einer halben Stunde erste Anzeichen. Der ganze Körper wurde schwer, ich schien langsam das Bewusstsein zu verlieren. Ich muss diese Substanz ein wenig mit MDA und MDMA vergleichen. Der Schub am Anfang war sehr angenehm, wobei er eher in Richtung MDA ging, jedoch nicht so heftig. Ich fand, ich sei relativ klar bei der Sache, doch wenn ich mir eine Minute Zeit nahm, meinen Zustand zu überdenken, merkte ich, wie stark mich MDEA berauschte. Man denkt nicht zuviel, unterschätzt daher vielleicht auch die Wirkung. Nach einer Stunde war ich schon ziemlich weggetreten. Zurückblickend hatte ich

während der vollen fünf Stunden ein „Schubgefühl"! Die Musik kam mir sehr angenehm vor, war jedoch nicht das Wichtigste. Mein Körper war die ganze Zeit recht schwer, was mich die meiste Zeit zum Sitzen zwang. „Fast" wie beim MDMA hatte ich die ganze Zeit Glücksgefühle, mir schien, als ob es niemand anderem besser gehen würde. Optisch gesehen hatte ich nur kleine visuelle Effekte erlebt. Das Meiste konnte ich nicht klar mit den Augen fixieren. Doch ich hatte nie Halluzinationen. MDEA ist für mich eine Mischung aus MDA und MDMA. Optisch nicht so stark wie MDA, lieblich nicht so stark wie MDMA, doch im Allgemeinen eine starke Substanz mit viel Power. Nach fünf Stunden kehrte ich wieder in die reale Welt zurück, und sie schien mir nicht fremd. Das ist sehr wichtig! Man kann da weiterfahren, wo man aufgehört hat. Der nächste Tag war recht normal, ein leichtes Müdigkeitsgefühl, doch viel besser als nach MDMA."

• (mit 200mg [126]) Umgebung: Party. „Die Wirkung setzte so ein, dass ich plötzlich einen riesigen „Hiller" hatte. Ich kann mich nicht erinnern, dass sich dieser Zustand steigerte. Er war plötzlich da! Körperlich gesehen hatte ich Probleme mit dem Stuhlgang, leichte Bauchschmerzen, und meine Knie fühlten sich wie Gummi an. Ich hatte Mühe beim Fortbewegen, hatte das Gefühl, ich sei völlig unkoordiniert. Ich hatte das Gefühl, als ob man mich immer hin und her schubsen würde. Dies war sicher so, weil ich nur noch in der Gegend herumschwebte und deshalb nicht so standfest war. Optisch gesehen gibt es nicht viel zu sagen, außer dass ich leicht verschwommen sah. Ich zog es sowieso vor, die Augen geschlossen zu halten, weil ich mich so besser auf meine Glücksgefühle und meinen Schwebezustand konzentrieren konnte. Am wichtigsten war mir die Musik. Jedesmal, wenn ich die Tanzfläche verließ und mich später wieder dorthin begab und schon von weitem den Bass hämmern hörte, bekam ich Glücksgefühle im schwersten Ausmaß. Während der ganzen Dauer der Wirkung hatte ich das Gefühl, recht weggetreten zu sein, und auch am Tag danach fühlte ich mich ziemlich passiv."

• (mit 200mg [126]) Umgebung: Zu Hause. „Wir lösten je 200mg MDEA in Eistee. Ziemlich bitterer Geschmack. Nach etwa einer Stunde machte es plötzlich Klick: *Open your mind.* Wellen von Energie und Glücksgefühlen durchströmten unsere Körper. Wir wurden dann unternehmungslustig und transportierten unser Sofa auf die Terrasse, damit wir gemütlich den wunderbaren Sternenhimmel betrachten konnten. Zur Musik spielten wir Didgeridoo und Bongo und wir kramten viele Sachen hervor, so dass wir nach etwa drei Stunden eine riesige Unordnung vor uns liegen hatten. Der Rausch ließ dann allmählich nach."

• (mit 60mg, intravenös [126]) Umgebung: Draussen und zu Hause. "Die Wirkung begann mit einem Kribbeln auf den Lippen. Dann der Drive, recht kalt und metallisch anmutend. Im Gegensatz zu MDMA hatte ich leicht

Mühe mit mir und der Orientierung in der Umwelt. Die Empfehlung: für intravenös nicht geeignet."

**Pharmakologie:**

MDEA wirkt ähnlich wie MDMA auf die serotonerge Neurotransmission (Details siehe Pharmakologie von MDMA). Durch die längere *N*-Alkylkette geht die antriebssteigernde Komponente im Menschen verloren (vermutlich vermag MDEA nur noch in geringem Ausmass DA oder NE freizusetzen, s.a. Pharmakologie von MDA).
Die Toxizität von MDEA liegt tiefer als die von MDMA. Der Metabolismus läuft analog zu MDMA ab und ist dort beschrieben.

Manchmal geht die Wirkung von MDEA in hohen Dosierungen in eine psychedelische Richtung. Diese Tatsache wird durch den natürlichen Abbau von MDEA in der Leber erklärt. Dabei entsteht in geringer Menge auch MDA, welches für den psychedelischen Effekt verantwortlich ist.

**Synthese: [1] Schema 16: 2→3→4**

Zu einer Lösung von 3,6g (20mmol) MDA (**2**) als freie Base (siehe unter MDA) in 20g Pyridin werden 2,4g Essigsäureanhydrid zugegeben und bei RT 0,5h gerührt. Das Reaktionsgemisch wird dann in 250mL Wasser gegossen und mit HCl angesäuert. Die wässrige Phase wird dreimal mit 75mL $CH_2Cl_2$ extrahiert. Die vereinigten Extrakte werden mit verdünnter HCl gewaschen und eingeengt. Der blass-braune Rückstand **3** (*N*-Acetyl-3,4-methylendioxyamphetamin) wiegt 4,4g und kristallisiert nach längerem Stehenlassen aus. Der Rückstand kann ohne Reinigung zur weiteren Reduktion eingesetzt werden (mp 92–93°C, aus EtOAc/ Hexan, 1:1).

Unter Stickstoff wird zu einer leicht siedenden Suspension von 2,5g $LiAlH_4$ in 100mL trockenem THF eine Lösung von 4,4g (20mmol) *N*-Acetyl-3,4-methylendioxyamphetamin (**3**) in 20mL trockenem THF dazugetropft. Die Reaktionsmischung wird während 4h rückflussiert. Nun wird abgekühlt und vorsichtig 4,8mL NaOH 15%, 4,8mL $H_2O$ (in wenig THF) und anschließend 15mL $H_2O$ zugegeben. Das anorganische Salz wird abfiltriert und der Filterkuchen wird mit THF gewaschen. Das Filtrat und die Waschlösungen werden vereinigt und eingeengt. Der Rückstand wird in 20mL IPA gelöst, unter gutem Rühren mit 120 Tropfen (Pasteurpipette) konz. HCl angesäuert und mit 150mL trockenem $Et_2O$ verdünnt. Das kristalline Produkt wird abfiltriert, mit $Et_2O$/IPA (8+2) und anschließend $Et_2O$ gewaschen und getrocknet. Man erhält 3,0g (12mmol, 62%) 3,4-Methylendioxyethylamphetamin-Hydrochlorid (MDEA, **4**) als feine weiße Kristalle mit einem mp von 198–199°C.

**Schema 16: 1→4 [39]**

Zu einer Lösung von 31g Ethylamin-Hydrochlorid in 110mL Methanol werden 6,6g (37mmol) Piperonylmethylketon (**1**) (=3,4-Methylendioxyphenylaceton, siehe unter MDMA) und dann 3g Natriumcyanoborhydrid zugegeben. Das Reaktionsgemisch wird bei Raumtemperatur gerührt und man gibt HCl konz. zu, so dass der pH 6 erhalten bleibt. Die Reaktion ist nach 36h beendet. Das Reaktionsgemisch wird nun auf 1L Wasser, welcher 5mL HCl konz. enthält, gegeben (Kontrolle, ob pH wirklich im sauren Bereich liegt!). Man reinigt die wässrige Phase zweimal mit 150mL Dichlormethan, stellt sie mit NaOH 25% basisch und extrahiert sie dreimal mit 150mL Dichlormethan. Die vereinigten Extrakte werden über $Na_2SO_4$ getrocknet und eingeengt. Den Rückstand (8.3g) destilliert man bei 85–95°C bei 0,2mm/Hg. Man erhält 6,0g eines farblosen Öls, welches man in 60mL Isopropanol löst. Mittels HCl konz. wird unter gutem Rühren neutralisiert (pH-Papier) und man gibt 150mL trockenen Diethylether zu. Die entstandenen Kristalle werden abfiltriert, mit Isopropanol-Ether und dann mit Ether gespült. Nach dem Trocknen erhält man 6,1g (25mmol, 68%) 3,4-Methylendioxyethylamphetamin-Hydrochlorid (MDEA, **4**) als feine weiße Kristalle mit einem mp von 201–202°C.

**Schema 16: 1→4 [1]**

Es ist wichtig, dass der für die folgende Reaktion benötigte Al-Hg-Katalysator frisch zubereitet wird. 40g Aluminiumfolie werden in etwa 5x5cm grosse Stücke geschnitten. Diese werden in ein Becherglas gegeben und mit 200mL 10% NaOH versetzt. Danach wird leicht erwärmt (Vorsicht: starke Wasserstoff-Entwicklung). Nach 3min werden die Aluminium-Stückchen mittels Sieb aufgefangen und sehr gut mit dest. Wasser und anschliessend mit EtOH gespült. Danach werden sie gut abgeschüttelt, in ein Becherglas gegeben und mit 50mL 2% $HgCl_2$-Lösung (1g $HgCl_2$ in 50mL dest. Wasser unter Erwärmen lösen) versetzt. Nach 3-4min wird das Gemisch durch ein Sieb gegossen. Die Folie wird zuerst mit viel dest. Wasser, dann mit EtOH und zuletzt mit wenig Ether gespült. Die so präparierte Folie kann nun eingesetzt werden.

Nacheinander werden unter ständigem Rühren zur frisch präparierten Al-Hg-Folie 72,5g Ethylamin-Hydrochlorid, gelöst in 60mL warmem Wasser, 180mL Isopropanol, 145mL 25%NaOH, 53g (297mmol) Piperonylmethylketon (**1**) (s. unter MDMA) und zuletzt 350mL IPA dazugegeben. Die exotherme Reaktion wird unter 60°C gehalten. Wenn die Temperatur stabil ist, wird das Reaktionsgemisch bis zum Erreichen der Raumtemperatur stehengelassen, so dass sich alle unlöslichen Stoffe setzen (grauer Schlamm). Die gelbe Oberphase wird durch einen Filter abdekantiert. Der Rückstand im Erlenmeyerkolben und im Filter wird mit Methanol gespült. Die methanolische Lösung wird eingeengt. Der Rückstand wird in 1500mL Wasser aufgeschlämmt und mit genügend HCl versehen, so dass die Lösung deutlich sauer ist. Diese wird dreimal mit 100mL Dichlormethan gereinigt, mit 25% NaOH basisch gestellt und dreimal mit 100mL Dichlormethan extrahiert. Nach dem Einengen der vereinigten Dichlormethan-Extrakte bleiben 60g braunes Öl zurück. Dieses wird bei 145–150°C und 0,5mm/Hg destilliert, woraus man 40g blasse Flüssigkeit erhält. Diese wird in 700mL wasserfreiem Diethylether gelöst und mit trockenem HCl-Gas neutralisiert (pH-Papier, dann anhauchen). Das ausgefallene Salz wird abgenutscht, mit IPA/ Ether (2:1) und Ether gewaschen und an der Luft trocknen gelassen. Zurück bleiben 46g (189mmol, 64%) 3,4-Methylendioxyethylamphetamin-Hydrochlorid (MDEA, **4**) als weiße Kristalle, mp 201–202°C.

## #17 1-(1,3-Benzodioxol-5-yl)-2-butanamin

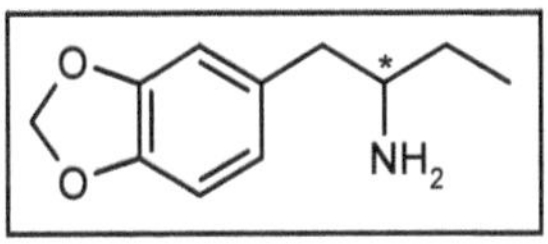


M=193.25g/mol
$C_{11}H_{15}NO_2$

**Synonyme**: BDB, J, MDP-2-B, 2-Amino-1-(3,4-methylendioxyphenyl)-butan

**Vorkommen**: synthetisch

**Einteilung**: Entaktogen

**Dosis**: 150–230mg

**Dauer**: 4–8h

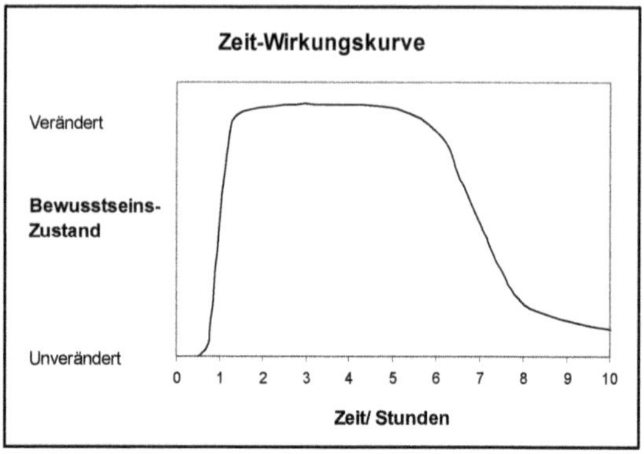


Abb.: Qualitative Beziehung zwischen der Zeit und dem Bewusstseinszustand nach der Einnahme von BDB.

**Wirkung**:

Die Potenz, bezogen auf die Dosierung, beträgt etwa zwei Drittel der Potenz von MDMA. Die mentalen und physischen Wirkungen sind vergleichbar mit denen von MDMA. Es wird berichtet, mit BDB sei man etwas mehr berauscht, so ähnlich wie mit MDA. Gelegentlich wird Zähneknirschen und Nystagmus (Augenzittern) beobachtet. Der zeitliche Ablauf stimmt ungefähr mit dem von MDMA überein.

• (mit 100mg + 100mg nach 2h [126]) Umgebung: Zu Hause. „Erste Anzeichen einer Wirkung machten sich nach 45 Minuten bemerkbar und äußerten sich in einem warmen Gefühl in der Bauchgegend. Das geschah sehr ruhig und kontinuierlich und konnte im Sessel sitzend, ohne Stress oder Hektik, genossen werden. Im weiteren Verlauf wechselte die Wirkung und kann am ehesten mit der von Opium verglichen werden, allerdings offener und empfänglicher. Konzentrieren und Wahrnehmen, auch von schwierigen Vorgängen oder Abläufen, bereitete keinerlei Mühe und geschah auf leichte Art. Die Stimmung und das Wohlbefinden wurden stark gesteigert und durchwegs positiv geprägt. Später und unter Erhöhung der Dosierung wurde die Wirkung zunehmend körperbezogen. Wohlige Schauer durchströmten vor allem die Beine und Füße. Der Tastsinn intensivierte sich und wurde sehr feinfühlig. Keinerlei optische Veränderungen oder Sinnestäuschungen. Visionen oder Halluzinationen blieben aus. Einzig Wahrnehmungen und Empfindungen wurden äußerst sensibel aufgenommen. Die Wirkung hielt gut neun Stunden. Schlafen bereitete dann keine Mühe, und Nebenwirkungen traten keine auf.“

• (mit 200mg + 200mg [126]) Umgebung: Indoor-Party. „Etwa um 23 Uhr nahm ich die ersten 200mg BDB ein. Zu dieser Zeit war ich gut gelaunt und sehr neugierig, wie es wirken würde. Ich mischte mich unters Volk und tanzte zur Musik. Ich hatte es schon fast wieder vergessen, dass ich etwas zu mir genommen hatte, da kroch mir langsam ein feines Kribbeln vom Steißbein an der Wirbelsäule entlang und endete schließlich im Kopf und löste dort ein stürmisches Gefühl wie Schwerelosigkeit aus. Ich konnte die Musik durch mein Gehirn rauschen lassen, und wenn ich die Augen schloss, folgte ich den Tönen nach oben, nach unten, hin und her, es war wie auf einer Achterbahn. Die Gedanken waren dennoch klar und übersichtlich, nicht zerstreut und nicht wirr. Ich konnte mit den Leuten deutlich sprechen und fand immer die richtigen Worte. Im Körper spürte ich nicht allzu viel, die Beine waren ein wenig schwabbelig wie nach Alkoholkonsum. Das Herz wurde von einem warmen Schimmer erfasst, der mir ein Gefühl von Geborgenheit, Zufriedenheit und Glück verlieh. Es war aber nicht dasselbe Gefühl wie mit MDMA, es sprudelte nicht so extrem, dass man die ganze Welt umarmen möchte. Nach etwa vier Stunden nahm ich nochmals 200mg BDB. Ich erreichte jedoch nicht mehr die erwartete Wirkung. Gegen sieben Uhr morgens flaute die Wirkung langsam ab. Mit dem Einschlafen hatte ich keine Probleme."

• (mit 220mg [126]) Umgebung: Privat-Indoorparty. „Ich war von einer Freundin zu einer Geburtstagsparty eingeladen. Es war eher eine kleine Party mit sehr netten Leuten, die ich zum Teil auch gut kannte. Etwa um Mitternacht, als ich mich etwas eingelebt hatte, schluckte ich 220mg BDB. Ich erkannte den Eintritt der Wirkung daran, dass die Musik klarer und eindrücklicher wurde. Plötzlich ging es sehr schnell, starke Wärmeschübe durchfluteten meinen Körper, und auf meinem Hinterkopf verspürte ich nun einen leichten, sehr wohltuenden Druck. Dazu kam ein leichtes Schwindelgefühl, das die ganze Nacht durch anhielt. Ich unternahm mit einem Freund einen Spaziergang. Es war so gemütlich, ich war extrem happy und konnte nur an alles Schöne denken. Wenn ich mich streckte, war es ein Supergefühl, ich konnte meine Körpergröße dadurch wesentlich steigern, und an meinem ganzen Körper verspürte ich dieses feine Kribbeln, das ich so liebe. Obwohl ich dauernd einen ziemlichen Rausch im Kopf hatte, war ich imstande, klar zu denken und somit interessante Gespräche zu führen. Einmal hatte ich für kurze Zeit unangenehme Magenbeschwerden, welche aber nach zehn Minuten wieder verschwanden. Später konnte ich mich sogar überwinden, auf der nahezu leeren Tanzfläche zu tanzen. Der Sound, der mir anfangs nicht gefallen hatte, wurde scheinbar immer besser, obwohl ich denke, dass das am BDB lag. Beim Tanzen gelangte ich dank meinem Schwindelgefühl, wenn ich die Augen schloss, in einen wunderschönen tranceartigen Zustand. Wenn ich die Augen wieder öffnete, war das ein ziemlicher Filmriss, und ich musste mich neu orientieren. Als mein Rausch heftig war und ich auf dem Sofa sass und meine Augen geschlossen hielt, begann mir mein Gleichgewichtssinn einen Streich zu spielen. Ich fühlte, dass ich mitsamt dem Sessel plötzlich in alle Richtungen zu drehen begann, als wäre ich in einem luftleeren Raum und am Sessel wären Düsen angebracht, die mich antrieben. Nach etwa fünf Stunden flachte der Rausch ab. Das Herunterkommen war sehr angenehm, aber ich hatte anfangs etwas Mühe, einzuschlafen. Alles in allem ein sehr schönes Erlebnis."

**Kombinationen:**

• (200mg BDB, 3 Stunden später 14mg 2C-B [126]) Umgebung: Indoor-Party. „Etwa um Mitternacht nahm ich 200mg BDB ein. Ich weiss nicht, wie lange es ging, bis die Wirkung da war, denn ich bekam vom Anstieg nichts mit. Plötzlich war es da, und es war enorm heftig. Im Saal waren enorm viele Leute und ich konnte kaum atmen. Also ging ich nach draußen, wo es für mich viel angenehmer war. Im Allgemeinen war ich die ganze Zeit mit mir selbst beschäftigt, so dass alles, was um mich herum geschah, ziemlich an mir vorbei ging, obschon ich alles beobachtete und genoss. Ich redete mit Leuten, lachte und war gut drauf. Dann hatte ich auf einmal das Bedürfnis, alleine zu sein, also ging ich nach draußen und dachte nach. In der Nacht zuvor hatte ich intensiv geträumt, also versuchte ich das zu verarbeiten, was zu Schwankungen in der Empfindung führte, jedoch gut ging. Um mich dann abzulenken, löste ich ein Kreuzworträtsel, doch das passte irgendwie nicht zum Ganzen. Etwa drei Stunden später nahm ich 14mg 2C-B, obschon das BDB immer noch stark wirkte. Etwa 1,5 Stunden später war gefühlsmäßig immer noch kein Unterschied da. Es waren jedoch nun endlich weniger Leute da, so dass ich zum ersten Mal in dieser Nacht tanzte; so konnte ich die Wirkung des 2C-B endlich ausleben und einen riesigen Unterschied merken. Während des Tanzens schloss ich die Augen und richtete meine Bewegungen nach den Bildern und Mustern, die sich in meinem Kopf abspielten. Ich konnte meine Augen nicht schließen, ohne dass ein irrer Film in meinem Kopf ablief. Mit offenen Augen sah ich neonfarbig leuchtende Farben, welche die Menschen umhüllten, oder meine Finger verbanden. Es sah SCHÖN aus. Zu echten Halluzinationen kam es jedoch nicht. Da die Umgebung nicht schön war, bevorzugte ich es, die Augen geschlossen zu halten und zu tanzen. Ich sah Züge, die in die Luft flogen und zu Bäumen wurden ... Jedes Bild sah ich wie durch ein Löchergitter, so dass ich oft nicht alles erkennen konnte. So verging die Nacht und es kam der Morgen, der Platz leerte sich, und mein Körper wurde müde. Vom Ausfahren bekam ich nichts mit, es ging langsam, oder vielleicht plötzlich, aber einfach. Keine Depressionen, nichts, was mir quer hätte einfahren können, so wie während der ganzen Nacht. Bis zum Mittag war ich gut aufgelegt, obschon ich nichts mehr spürte. Ich hatte es genossen und genoss, dass es wieder vorüber war. Zu

Hause angekommen, aß ich mich voll (was sonst nie der Fall ist) und schlief dann ein.“

**Synthese: [1]  Schema 17: 1→2→3→4→5**

*Synthese-Strategie:*

Die Reaktion von Piperonal (**1**) mit der GRIGNARD-Verbindung Propylmagnesiumbromid liefert den Alkohol **2**, welcher mit Kaliumhydrogensulfat zum Olefin **3** dehydratisiert wird; darauffolgende Reaktion mit Wasserstoffperoxid ergibt das Keton **4** (Bildung des vicinalen Diols und anschliessende Elimination liefert das Enol, welches unmittelbar zum Keton umlagert), welches schliesslich mit Ammoniumacetat und Natriumcyanoborhydrid zum Amin **5** umgesetzt wird.

Zu einer schwach gerührten Suspension von 14g Magnesiumspänen in 50mL wasserfreiem Diethylether werden langsam 52g Propylbromid zugetropft, so dass das Gemisch gelinde siedet. Nach Beendigung der Zugabe wird noch während 10min gerührt. Danach tropft man während 30min eine Lösung von 50g (0,333mol) Piperonal (**1**) in 200mL wasserfreiem Diethylether zu. Das Reaktionsgemisch wird während 8 Stunden am Rückfluss gehalten, danach kühlt man ab. Man gibt 75mL kalte, gesättigte Ammoniumchlorid-Lösung zu. Es wird abfiltriert, die Phasen werden getrennt. Die organische Phase wird dreimal mit 200mL verdünnter HCl gewaschen, über wasserfreiem $MgSO_4$ getrocknet und eingeengt. Zurück bleiben 62g (ca. 0,32mol, ca. 95%) rohes 1-(3,4-Methylendioxyphenyl)-1-butanol (**2**). Dieses kann bei 98°C bei 0,07mm/Hg destilliert werden, ist aber genügend rein für die nächste Reaktion.

Ein Gemisch von 62g (0,32mol) 1-(3,4-Methylendioxyphenyl)-1-butanol (**2**) und 1g fein pulverisiertes Kaliumhydrogensulfat werden über einer schwachen Flamme erhitzt, bis die Innentemperatur 170°C beträgt und kein Wasser mehr entsteht. Das Reaktionsgemisch wird bei 100–110°C bei 0,8mm/Hg destilliert, woraus man 55g (0,31mol, 98%) 1-(3,4-Methylendioxyphenyl)-1-buten (**3**) als farbloses Öl erhält.

Zu 240mL gekühlter und gut gerührter Ameisensäure werden 30mL Wasser zugegeben. Danach gibt man langsam 45mL Wasserstoffperoxid 35%. Danach tropft man eine Lösung von 48g (0,27mol) 1-(3,4-Methylendioxyphenyl)-1-buten (**3**) in 240mL Aceton zu, so dass die Innentemperatur nicht über 40°C steigt. Das Reaktionsgemisch lässt man während 15h rühren. Dann wird am Vakuum eingeengt, so dass die Temperatur nie über 40°C steigt. Den Rückstand löst man in 90mL MeOH, gibt 450mL Schwefelsäure 15% zu und erwärmt das Gemisch während 2,5 Stunden bei 100°C. Danach wird abgekühlt, und das Gemisch wird dreimal mit 100mL Diethylether extrahiert. Die vereinigten Extrakte werden zweimal mit 200mL Wasser, zweimal mit 200mL NaOH 5% und schließlich zweimal mit 200mL Sole gewaschen. Die gereinigten organischen Phasen werden über $MgSO_4$ getrocknet und am Vakuum eingeengt. Den Rückstand destilliert man bei 105–135°C bei 0,3mm/Hg, woraus man 28g (0,145mol, 53%) 1-(3,4-Methylendioxyphenyl)-2-butanon (**4**) als gelbes Öl erhält. Redestillation ergibt ein farbloses Öl mit einem Siedepunkt von 98°C bei 0,11mm/Hg.

Eine Lösung von 20g wasserfreiem Ammoniumacetat und 4,6g (24mmol) 1-(3,4-Methylendioxyphenyl)-2-butanon (**4**) in 50mL MeOH wird mit 1,57g Natriumcyanoborhydrid versehen. Der pH-Wert wird durch Zugabe von einigen Tropfen HCl während der ganzen Reaktion bei ungefähr 6 gehalten. Nach 12 Stunden wird das Reaktionsgemisch durch Zugabe von 250mL verdünnter NaOH basisch gestellt und dreimal mit 100mL Dichlormethan extrahiert. Die vereinigten organischen Phasen werden anschließend zweimal mit 100mL verdünnter Schwefelsäure extrahiert. Diese wässrigen Phasen werden wieder mit NaOH basisch gestellt und zweimal mit 100mL Dichlormethan extrahiert. Diese organischen Phasen werden vereint, über Magnesiumsulfat getrocknet und eingeengt. Den Rückstand destilliert man, woraus man 2,6g eines farblosen Öls erhält. Dieses wird in 15mL IPA (Isopropylalkohol) gelöst und mit konzentrierter HCl neutralisiert. Danach versetzt man das Gemisch mit 100mL trockenem Diethylether. Die dabei ausfallenden weißen Kristalle werden abfiltriert, mit Diethylether gewaschen und getrocknet. Zurück bleiben 2,8g (12mmol, 51%) 2-Amino-1-(3,4-methylendioxyphenyl)-butan-Hydrochlorid (BDB, **5**) als weiße Kristalle mit einem mp von 159–161°C.

**Schema 17: 3→6→5 [40]**

Zu einem Gemisch von 8,8g (50mmol) 1-(3,4-Methylendioxyphenyl)-1-buten (**3**), 4,8g trockenem Pyridin und 15mL trockenem Aceton werden bei 0°C unter gutem Rühren 9,8g Tetranitromethan in 20mL trockenem Aceton zugetropft (Vorsicht, Tetranitromethan ist explosiv, wenn es mit diversen organischen Verbindungen kontaminiert wird). Danach wird während 1,5 Stunden bei 0°C gerührt. Das Reaktiongemisch wird auf 100mL Wasser gegossen, geschüttelt, 50mL Diethylether zugegeben, gefolgt von einer Lösung von 2,9g KOH in 60mL Wasser. Die Etherphase wird abgetrennt, die wässrige Phase wird dreimal mit 50mL Diethylether extrahiert. Die vereinigten Etherphasen werden mit Wasser, verdünnter Schwefelsäure und wieder mit Wasser gewaschen und dann über $Na_2SO_4$ getrocknet. Danach wird eingeengt. Den Rückstand kristallisiert man aus MeOH um. Zurück bleiben 8,3g (37,5mmol, 75%) 1-(3,4-Methylendioxyphenyl)-2-nitrobuten (**6**) als leuchtend gelbe Kristalle, mp 66–66.5°C.

Zu einer unter Stickstoff gerührten Suspension von 5g $LiAlH_4$ in 100mL trockenem THF werden unter Kühlen 8g (36mmol) 1-(3,4-Methylendioxyphenyl)-2-nitrobuten (**6**) in 30mL trockenem THF zugetropft. Das Reaktionsgemisch wird anschließend während einer Stunde rückflussiert. Danach kühlt man es mittels Eisbad ab, zersetzt vorsichtig mit feuchtem THF, rührt während einer weiteren Stunde, filtriert und spült den Filterkuchen mit Ether. Das Filtrat wird eingeengt. Den Rückstand löst man in eiskalter 2M Schwefelsäure. Man reinigt dreimal mit 150mL Dichlormethan. Die wässrige Phase wird mit NaOH 20% basisch gestellt und dreimal mit 150mL Dichlormethan extrahiert. Die vereinten Extrakte werden über Natriumsulfat getrocknet und eingeengt. Der Rückstand wird in 25mL Isopropanol gelöst. Unter starkem Rühren wird mit konz. HCl neutralisiert (pH-Papier). Anschliessend versetzt man das Gemisch mit 150mL wasserfreiem Diethylether, wobei sich spontan weiße Kristalle bilden. Die Suspension wird über Nacht im Kühlschrank stehen gelassen. Die Kristalle werden abgenutscht, mit Diethylether gespült und danach getrocknet. Es bleiben 5,1g (22mmol, 62%) 2-Amino-1-(3,4-methylendioxyphenyl)-butan-Hydrochlorid (BDB, **5**) als weiße Kristalle mit einem mp von 159–161°C zurück.

**Schema 17: 1→6 [42]**

Diversen Literaturangaben (z.B. [1]), ist zu entnehmen, die Reaktion zwischen Piperonal (**1**) und Nitropropan erfolge sehr schlecht oder gar nicht. Wird die Reaktion wie folgt geführt, so erhält man das gewünschte 1-(3,4-Methylendioxyphenyl)-2-nitrobuten (**6**) zu über 60% Ausbeute.

Eine Lösung von 5,0g (33.3mmol) Piperonal (**1**) in 10mL Nitropropan werden mit 0,25mL n-Butylamin und 0.25mL Eisessig versehen. Es wird auf 140°C erwärmt und dann 3h bei dieser Temperatur rückflussiert. Anschliessend engt man das Reaktionsgemisch bei 60°C und 1mbar ein. Den öligen Rückstand löst man unter Erwärmen in 7,0mL feuchtem MeOH. Anschliessend wird auf -15°C abgekühlt (z.B. mittels Eis-Kochsalz-Mischung) und möglichst bei dieser Temperatur abfiltriert. Es wird mit 3mL sehr kaltem MeOH gespült. Anschliessend wird das Produkt bei 50°C vakuumgetrocknet. Man erhält 4,55g (20,6mmol, 62%) 1-(3,4-Methylendioxyphenyl)-2-nitrobuten (**6**) als leuchtend gelbe Kristalle, mp 65–66°C.

# #18 *N*-Methyl-1-(1,3-benzodioxol-5-yl)-2-butanamin

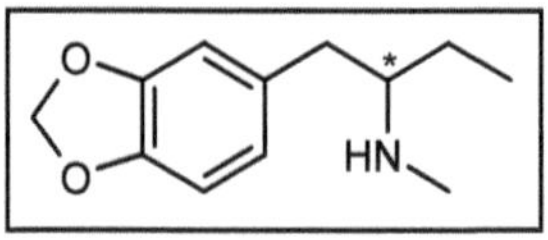

M=207.27g/mol

$C_{12}H_{17}NO_2$

**Synonyme**: MBDB, Methyl-J, EDEN, MDP-2-MB, 2-Methylamino-1-(3,4-methylendioxyphenyl)-butan

**Vorkommen**: synthetisch

**Einteilung**: Entaktogen

**Dosis**: 150–220mg

**Dauer**: 4–5h

**Wirkung**:

Die Potenz, bezogen auf die Dosierung, beträgt wie für BDB etwa $^2/_3$ der Potenz von MDMA. Den Berichten zufolge scheint MBDB die Substanz zu sein, welche MDMA am nächsten steht. MBDB scheint etwas weniger Euphorie zu vermitteln, die Spontanität ist etwas weniger vorhanden, auch wird mit MBDB etwas weniger Wärme erfahren.
MBDB gilt als Prototyp der pharmakologischen Klasse „Entaktogene". Das „In-sich-Hineinversenken" wird durch MBDB sehr ausgeprägt hervorgerufen. Persönliche Probleme können unter Einfluss von MBDB erkannt werden, die Auseinandersetzung mit ihnen kann man positiv angehen. Diese Eigenschaften machen MBDB zu einem hilfreichen Werkzeug mit einem ausgeprägten psychotherapeutischen Potenzial.

• (mit 200mg [126]) Umgebung: Party. „Es ging recht lange, bis die Wirkung spürbar wurde. Der Anstieg selbst war dann sehr heftig und dauerte fast eine Stunde. Während dieser Zeit wusste ich fast nicht mehr, wer oder wo ich war. Gelegentlich spürte ich ein Zittern am ganzen Körper, das mich zum Tanzen brachte, um diesen Effekt etwas zu vergessen. Ich war motorisch enorm aktiv. Aber dies dauerte nur etwa eine Stunde, dann nahm der Rausch eine Wendung. Ich fühlte mich gut und hatte einen klaren Kopf. Meine Fähigkeit, zu überlegen und Gespräche zu führen, war gut. Es war, als ob mein Körper geladen wäre, aber in meinem Kopf fühlte ich mich ziemlich klar. Ich war verrückt danach, zu tanzen bis zum Geht-nicht-mehr. Jetzt war das unangenehme Zittern nicht mehr anwesend. Das einzige Gefühl für mich war zu „fliegen" und zu „landen". Das Ausfahren war recht angenehm, ich bemerkte es kaum, ich war einfach müde."

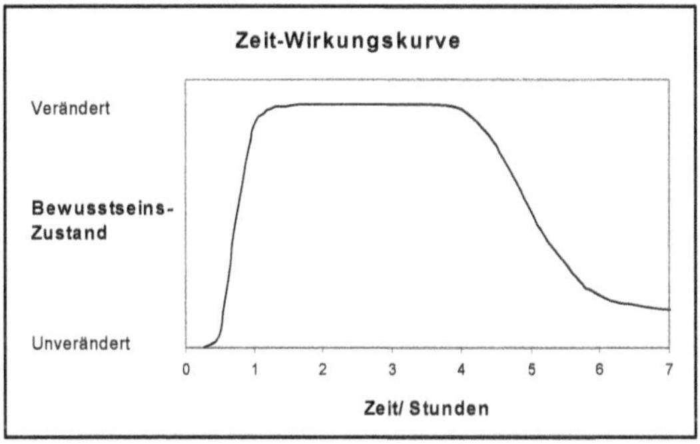


Abb.: Qualitative Beziehung zwischen der Zeit und dem Bewusstseinszustand nach der Einnahme von MBDB.

• (mit 230mg [126]) Umgebung: Alleine zu Hause. „Ich hatte fünf Stunden zuvor eine Dosis BDB eingenommen, diese war jedoch deutlich zu schwach. Der Effekt war schon fast weg, so dass ich mich entschloss, 230mg MBDB einzunehmen. Nach bereits etwa 20 Minuten spürte ich den Anstieg. Ähnlich wie bei MDA oder MDEA. Ich konnte den Wechsel von BDB zu MBDB wirklich gut erfassen. Ich setzte mich hin und blieb für die folgenden fünf Stunden sitzen. Ich fiel in eine Art Hypnosezustand: Ich war wach, hatte die Augen geschlossen, und es gelang mir, in einen Traum einzusteigen. In diesem Traum kamen ständig Freunde zu mir und brachten ein Objekt. Jedes Mal sah ich ein anderes Gesicht meiner Freunde. Jedes Mal, wenn ich versuchte, das Objekt entgegenzunehmen, kam ich in die Realität zurück. Jedes Mal erschrak ich für wenige Sekunden, denn der Traum glich der Realität, und die Realität glich der Irrealität (dem Traum). Während mehreren Stunden (so kam es mir jedenfalls vor) versuchte ich also, Objekte aus dem Traum in die Realität mitzunehmen. Therapie? Es war sehr entspannend, ich glaube, es ist das ruhigste der Familie MDXX. Nach zwei Tagen war ich depressiv verstimmt, ich war lustlos. Ich wusste nicht recht, was ich den ganzen Tag lang tun sollte."

• (mit 180mg +70mg [126]) Umgebung: Zu Hause. „Etwa 35 Minuten nach der Einnahme verspürte ich ein inneres Strömen, das sich im ganzen Körper ausbreitete. Ein innerer Antrieb machte mich auf die verschiedensten Wahrnehmungen aufmerksam. Die Optik war scharf, aber farbiger als normal, auch schien sie sich ständig zu verändern. Akustisch schien mir alles ein wenig weiter entfernt, manchmal auch wieder lauter, und als ich Musik hörte, kam ich so richtig in Stimmung. Wir tanzten und plauderten, und ich war total im Element. Zwischendurch hatte ich ein kleines Ziehen im Kopf, doch es war irgendwie noch angenehm. Der innere Antrieb war sehr gross und die allgemeine Wahrnehmung schien sich bei mir ständig etwas zu verändern, so dass ich ca. drei Stunden nach der Einnahme der Substanz noch einmal 70mg einnahm. Manchmal hatte ich den Eindruck, kleine Raster zu sehen, die sich laufend veränderten. Ca. 15 Minuten später hatte ich den Eindruck, die maximale Wirkung erreicht zu haben. Generell entdeckte ich Parallelen zu MDMA, jedoch ohne dieses verträumte, verliebte Gefühl vom Herz aus. Als ich mich dann von meinen Freunden entfernte, liess die Euphorie ein wenig nach, dies war ca. zwei Stunden später. Ich hörte Musik und dachte über Gott und die Welt nach. Ich konnte mich total in meinen Gedanken verlieren und schweifte zwischendurch für einige Minuten von der Realität ab, in einem inneren Film. Irgendwie erinnerte mich dieser Zustand an bewusstes Träumen, der visuellen Phantasie waren keine Grenzen gesetzt. So lauschte ich dann noch eine Stunde der Musik, bis ich dann ruhig und entspannt einschlief und einen erholsamen Schlaf genoss. Ein interessantes Erlebnis, schwer zu beschreiben, doch generell sehr friedvoll.“

• (mit 200mg + 80mg [126]) Umgebung: Indoor-Party. „Es war das erste Mal, dass ich MBDB nahm. Wir waren an einer Goa-Party und die Stimmung war grossartig. Ich schluckte ca. um Mitternacht 200mg MBDB. Ich war sehr gespannt, wie es sein würde. Gut eine Stunde wartete ich, bis die ersten Anzeichen der Wirkung auftauchten. Sehr starke Hitzewellen durchfluteten meinen Körper, so dass ich vorerst aufhörte zu tanzen, weil ich etwas überrascht war und keine Überhitzung riskieren wollte. Ich wanderte hierhin und dorthin und sprach mit jeder Person, die mir über den Weg lief. Als dann der DJ wechselte und der Sound besser wurde, wagte ich mich wieder auf die Tanzfläche. Jetzt fiel mir das Tanzen viel leichter. Dank einem leichten Schwindelgefühl, das mich dauernd begleitete, konnte ich mich jetzt richtig gehen lassen und schwebte mit den Tönen durch den Raum. Etwa dreieinhalb Stunden später nahm ich noch einmal 80mg MBDB zu mir. Alles in allem war es ein sehr angenehmer Rausch, der vielleicht etwas heftiger sein könnte.“

**Pharmakologie: [31, 47, 53]**

MBDB zählt wie MDMA zu den Entaktogenen. Die pharmakologischen Prozesse ähneln denen von MDMA; der (vereinfachte) neuronale Wirkmechanismus ist unter der Pharmakologie von MDMA nachzulesen.

Die Verlängerung des α-Alkylrests von MDMA hin zu MBDB bewirkt eine deutliche Wirkungsabschwächung. Aus Analogien zu anderen Molekülen (z.B. Pyrovaleron oder α-PVP; siehe weiterführende Literatur zu länger-

kettigen Aminopropiophenonen, z.B. [157]) darf vermutet werden, dass die Eigenschaft, Monoamine (5-HT, DA, NE) freizusetzen, bei Verlängerung der Seitenkette allmählich verloren geht und zunehmend die Hemmung der Wiederaufnahme ins Spiel kommt.
Wird der Alkylrest, der mit dem Aromaten verbunden ist, weiter verlängert (also Pentyl, Hexyl usw.) so erfolgt eine weitere Wirkungsabschwächung bis zum völligen (akuten) Wirkungsverlust. Wird der Alkylrest am Stickstoff weiter vergrössert (Propyl, Butyl usw.), so erfolgt ebenfalls eine starke Wirkungsabschwächung. Diese Verbindungen sind in [1] dokumentiert.
Das (+)-(*S*)-Isomer ist das biologisch aktivere Enantiomer. Dies entspricht der Stereoselektivität von MDMA.
MBDB weist die geringere Toxizität als MDA oder MDMA auf (die Moleküle gelangen in geringerem Umfang über das Wiederaufnahme-System in die Nervenzelle hinein).

**Synthese: [1] Schema 18: 4→5**

*Synthese-Strategie:*

Da die reduktive Aminierung des Butanons **4** mit Methylamin-Hydrochlorid in Methanol und Natriumcyanoborhydrid das gewünschte Amin **5** in tieferer Ausbeute liefert, wird die Reduktion von **4** mit amalgamiertem Aluminium vorgezogen.

Es ist wichtig, dass der für die folgende Reaktion benötigte Al-Hg-Katalysator frisch zubereitet wird. 8g Aluminiumfolie wird in etwa 2x2cm grosse Stücke geschnitten. Diese werden in ein Becherglas gegeben und mit 50mL 10% NaOH versetzt. Danach wird leicht erwärmt (Vorsicht: starke Wasserstoff-Entwicklung). Nach 3min werden die Aluminiumstückchen mittels Sieb aufgefangen und sehr gut mit dest. Wasser und anschliessend mit EtOH gespült. Danach werden sie gut abgeschüttelt, in ein Becherglas gegeben und mit 10mL 2% $HgCl_2$-Lösung (~0.2g $HgCl_2$ in 15mL dest. Wasser unter Erwärmen lösen) versetzt. Nach 3–4min wird das Gemisch durch ein Sieb gegossen. Die Folie wird zuerst mit viel dest. Wasser, dann mit EtOH und zuletzt mit wenig Ether gespült. Die so präparierte Folie kann nun eingesetzt werden.
Nacheinander werden unter ständigem Rühren zur frisch präparierten Al-Hg-Folie eine Lösung von 7,6g Methylamin-Hydrochlorid in 7,6mL Wasser, 23mL Isopropanol, 18,3mL NaOH 25%, 6,7g (35mmol) 1-(3,4-Methylendioxyphenyl)-2-butanon (**4**) (siehe unter BDB) und letztlich 44mL Isopropanol zugegeben. Das Gemisch wird gelegentlich gerührt und gekühlt, so dass die

Innentemperatur nie 50°C überschreitet. Nachdem die Reaktion beendet ist (kein Aluminium mehr vorhanden, nur noch grauer Schlamm), wird filtriert. Den Rückstand spült man noch mit MeOH. Das Filtrat und die Waschlösungen werden unter Vakuum eingeengt. Den Rückstand versieht man mit 100mL Diethylether und extrahiert zweimal mit HCl 3M. Die wässrigen Phasen werden dreimal mit 100mL Dichlormethan gewaschen, mit NaOH 25% stark basisch gestellt und fünfmal mit 50mL Dichlormethan extrahiert. Die vereinten organischen Phasen werden über Magnesiumsulfat getrocknet und eingeengt. Den Rückstand destilliert man bei 88°C bei 0,08mm/Hg, woraus man ein farbloses Öl erhält. Dieses wird in 20mL Isopropanol gelöst und mit konzentrierter HCl neutralisiert. Man versetzt das Gemisch mit 100mL Diethylether. Die entstandenen Kristalle werden abfiltriert, mit Diethylether gewaschen und getrocknet. Zurück bleiben 6,0g (24,6mmol, 71%) *N*-Methyl-1-(1,3-benzodioxol-5-yl)-2-butanamin-Hydrochlorid (MBDB, **5**) als weiße Kristalle mit einem mp von 156°C zurück.

**Schema 18: 6→7→5 [31, 40]**

3,85g (20mmol) BDB (**6**) als freie Base (siehe unter BDB) werden in 100mL Methylformiat (Ameisensäure-methylester) gelöst und in eine 250mL-Hochdruck-„Parr-Bombe" gegeben. Diese wird während 8h bei 100°C erwärmt. Die Bombe wird abgekühlt, und den Inhalt engt man am Vakuum ein. Zurück bleiben 3,9g (ca. 17mmol, ca. 90%) *N*-Formyl-1-(1,3-benzodioxol-5-yl)-2-butanamin (**7**). Beim Stehenlassen kristallisiert das Produkt aus. Aspekt: weiße Kristalle, mp 65–66°C.

Eine Alternative dazu ist die Reaktion zwischen BDB (**6**) und Ethylformiat: 5g (25,9mmol) BDB als freie Base (siehe unter BDB) werden in 30mL Ethylformiat gelöst und während 7 Stunden am Rückfluss gehalten. Danach engt man die Lösung ein. Das orange Öl (5,5g *N*-Formyl-1-(1,3-benzodioxol-5-yl)-2-butanamin (**7**)) kristallisiert nach längerem Stehenlassen aus.

Eine Lösung von 3,9g (17,6mmol) *N*-Formyl-1-(1,3-benzodioxol-5-yl)-2-butanamin (**7**) in 25mL wasserfreiem $Et_2O$ wird langsam zu einer gut gerührten Lösung von 2,7g $LiAlH_4$ in 100mL wasserfreiem $Et_2O$ unter Stickstoff zugetropft. Das Reaktionsgemisch wird während 4h am Rückfluss gehalten. Nach dem Abkühlen auf RT wird das überschüssige $LiAlH_4$ durch sehr vorsichtige Zugabe von wenig Wasser (bis eine graue grobkörnige gut filtrierbare Suspension entsteht) zerstört. Es wird abfiltriert und mit $Et_2O$ gespült. Das Filtrat wird mit HCl 3N extrahiert. Die vereinigten wässrigen Extrakte werden mit NaOH 25% basisch gestellt und dreimal mit 50mL Dichlormethan extrahiert. Die Dichlormethanphasen werden über $Na_2SO_4$

getrocknet. Das zurückbleibende Rohprodukt wird in 100mL absolutem EtOH gelöst und mit konz. HCl neutralisiert (pH-Papier). Man gibt unter gutem Rühren 200mL wasserfreiem Diethylether zu. Die Suspension wird über Nacht im Kühlschrank stehen gelassen. Das ausgefallene Salz wird abfiltriert, mit Ether gewaschen und an der Luft trocknen gelassen. Es bleiben 3,4g (14mmol, 79%) *N*-Methyl-1-(1,3-benzodioxol-5-yl)-2-butanamin-Hydrochlorid (MBDB, **5**) als weiße Kristalle mit einem mp von 192–193°C zurück.

## #19 3,4,5-Trimethoxyphenylethylamin

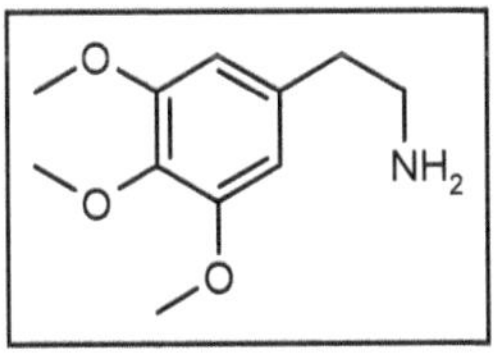


M= 211.26g/mol
$C_{11}H_{17}NO_3$

**Synonyme**: M, Mescalin, Meskalin, Mesk, EA-1306

**Vorkommen**: u. a. in den Kakteen Peyote (*Lophophora williamsii*), San Pedro (*Echinopsis [*früher *Trichocereus] pachanoi*) und Peruvian Torch (*Echinopsis peruvianus*)

**Einteilung**: Entheogen, Psychedelikum

**Dosis**: 200–400mg (als Hydrochlorid), 210–420mg (als Sulfat)
Umrechnung: mg(M-HCl) = mg($M_2$-$H_2SO_4$) · 0.952 (falls wasserfreie Salze)

**Dauer**: 10–12h

**Wirkung**:

*Allgemeines Wirkbild*:

Etwa eine Stunde nach Einnahme kommt es häufig zu Übelkeit und Gliederschmerzen. Dies lässt sich mehr oder weniger umgehen, indem die gewünschte Dosis in zwei oder drei Portionen im Abstand von 30 Minuten eingenommen wird. Berichten zufolge entspricht die Wirkung des reinen Mescalins nicht ganz der von Kakteen. Grund dafür sind wahrscheinlich die weiteren Alkaloide, welche in den Kakteen vorkommen (Lophophorin, Anhalonin, Anhalodin, Anhalonidin, Hordenin u.a.). Diese weisen zwar selber keine psychotrope Wirkung auf, wirken aber vermutlich zusammen mit Mescalin und untereinander synergistisch. D .M. TURNER [20] sagt, Mescalin besitze, ähnlich wie LSD, die Eigenschaft zur klaren und durchdringenden Schärfung des Geistes und führe weniger zum traumartigen Erleben wie unter Einfluss von Psilocybin. Die metallene Schärfe von LSD fehle jedoch. Wo LSD oder Psilocybin die akustische Wahrnehmung erweitern oder verstärken, kann Mescalin wahrhaftige akustische Pseudohalluzinationen hervorrufen. Es wird berichtet, der Geruchssinn werde verstärkt. Gelegentlich wird Mescalin auch als Aphrodisiakum verwendet. Nach der Einnahme von Mescalin dauert es oft 1,5–2,5 Stunden, bis die eigentliche Wirkung einsetzt, dabei verschwinden die unangenehmen Nebenwirkungen allmählich. Der Anstieg ist langsam und kontinuierlich, das Maximum ist nach etwa 4 Stunden erreicht. Im Gegensatz zu vielen anderen psychoaktiven Stoffen wird das Abklingen der Wirkung als angenehm empfunden.

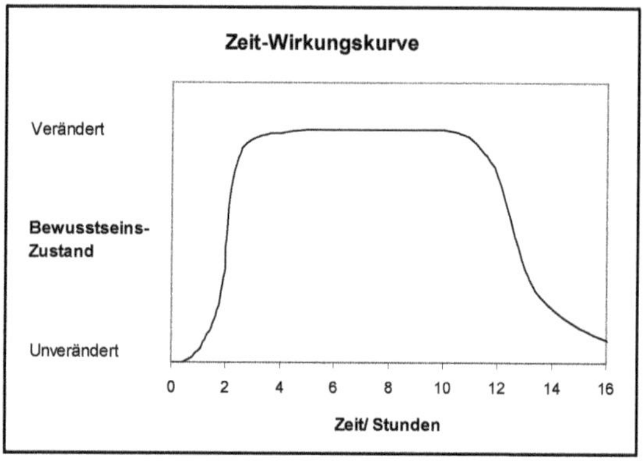


Abb.: Qualitative Beziehung zwischen der Zeit und dem Bewusstseinszustand nach der Einnahme von Mescalin.

• (mit 240mg, als HCl [126]) „Umgebung: Zu Hause und allein. „Die Wirkung setzte nach anderthalb bis zwei Stunden ein. Ich konnte nicht verhindern, mich zu übergeben. Doch dies war Nebensache. Den Zustand, den ich jetzt erreicht hatte, kann ich nur mit dem Wort QUARZ beschreiben. Ich sah viele kleine grüne und violette Bläschen und Lichtpunkte, wie wenn man Quarz gegen die Sonne hält und hindurch schaut. Es schien so, als ob grosse kubische Blöcke (ein bisschen alle Formen) aus durchsichtigem Kristall da waren. Die eingeatmete Luft war ausserordentlich frisch, wie die

Luft in den Bergen. Von Zeit zu Zeit kam eine Kälte über mich, jedoch immer mit der Sonne dahinter. Während ich mich im Spiegel betrachtete, hatte ich den Eindruck, ich sei ein Popcorn mit Haarbüschel. Sehr, sehr schöner Kopf (lieblich). Wie wenn ich wieder jung wäre. Zu Beginn war alles sehr schön, doch hatte ich zwei oder drei kleine Probleme mit Mescalito. Manchmal funktionierte es zwischen mir und Mescalito nicht. Suchte ich irgendetwas? Viel Geheimnisvolles um Mescalito herum. Mysteriös. Ich hatte nie das Gefühl von Bedrängnis oder wirklich *stoned* zu sein. Es hatte mir die Sandkörner aus den Augen gerieben. Sauber und leicht! Ich lachte nicht viel, war schließlich alleine. Nach zehn Stunden ging ich schlafen. Am nächsten Tag: alles O.K."

- (mit 250mg, als HCl [126]) Umgebung: Zu Hause. „Eine Stunde nach der Einnahme fühlte ich ein Kribbeln im ganzen Körper. Leicht halluzinogen. Herzrasen, nervös, Übelkeit, trockener Mund. Ich musste mich zweimal übergeben. Es war überall bequem, ich war sehr glücklich. Die Farben waren intensiv."
- (mit 250mg, als HCl [126]) Umgebung: Zu Hause. „Nach 45 Minuten leichte Veränderung der optischen Wahrnehmung. Nach anderthalb Stunden starkes Farbempfinden, leichte Übelkeit, Ströme durch den Körper. Etwas Verwirrung, trockener Mund. Lustige Unterhaltung. Zu Hause etwas schwammig, im Kopf jedoch fit. Gemütlich, ruhig, viele tiefe Gedanken. Nach etwa fünf Stunden schlief ich ein und erwachte erst wieder drei Stunden später. Wieder lange fit. Gutes In-sich-Gehen. Zeitlos."
- (360mg bzw. 3x120mg, als HCl [126]) Umgebung: Zu Hause. „Ich nahm die drei Portionen im Abstand von je 45 Minuten. Guter Schub, als ich die dritte Portion einnahm. Omega-Man. Das ist wie digitale Uhren. Wie Flüssigkristalle. Viele Halluzinationen, viele Kristalle. Es war auf einmal mehr Zeit vorhanden, die Zeit schien sich zu dehnen. Ich befand mich auf einem Mond. Ich hatte das Gefühl, es sei eine Welt des Geistes und der Meditation. Zu gut! Hikuri → Peyote. Alles war luxuriös. Gute Energien, körperliche Frische. Die Luft war sehr frisch, und ich fühlte eine Wärme, die von der Sonne zu kommen schien. Gesundheit. Das heilt die Menschen. Gesamtdauer etwa 14 Stunden. Sehr sauber, sehr high, hervorragend."
- (450mg, als HCl [126]) Umgebung: Zu Hause mit Freunden. „Ich nahm die 450mg Mescalin um 19 Uhr. Ungefähr 40 Minuten nachher waren die ersten Wirkungen zu spüren. Die Farben waren schärfer. Im stumm eingeschalteten Fernseher wurde eine Zaubertrick-Show ausgestrahlt, aber für mich war die wahre Zauberei das aus den Scheinwerfern prächtig und farbig geworfene Licht. Es hatte Konsistenz, man konnte es fast anfassen. Das schwache Licht im Zimmer spürte ich nicht mehr so schwach. Ich war ein bisschen aufgeregt, dennoch suchte ich immer wieder meine Ruhe. Das war für mich wie im Wartesaal, denn ich wusste es, etwas Größeres kommt. Um die Wartezeit zu verbringen, entschloss ich mich, dem Fluss entlang zu laufen und einen Freund zu besuchen. Ich vertraue diesem Freund und weiß, dass er mich

verstehen und auf seine Weise mitfliegen könnte. Falls die Reise einen schrägen Weg nehmen würde, könnte es von Vorteil sein, jemanden, der nüchtern ist, in der Nähe zu haben. Der Himmel war sternklar. Meine Lichtempfindung war so scharf, dass die Sterne sich in nur einer Tausendstelsekunde in meiner Netzhaut eingravierten und bei jedem Richtungswechsel meines Blickes der Himmel für einem Moment doppelt so viele funkende Sterne hatte. Mein Gehörsinn hatte sich auch verschärft, kein Geräusch blieb mir fremd. Ich fühlte mich als ein Teil der Natur, eine grosse Liebe für alle Dinge und Wesen erfüllte mich. Trotzdem wollte ich nicht von fremden Menschen „entdeckt" werden, sie wären mir zu grob gewesen. Vielmehr wollte ich diese Liebe, diese Energie mit vertrauten Menschen teilen. Ich will zu meinem Freund, und irgendwann komme ich dort an! Das war der einzige konkrete Gedanke, den ich hatte. Alles andere war wie ein Fluss durch meinen Kopf, es zählte nur Da-Sein und Spüren. Nach ungefähr einer Stunde war ich dann am Ziel angekommen. Die Ankunft war der prächtigste Moment in dieser Reise. Eine sehr starke orange Tonalität hatte den Vorraum gefärbt, ein farbiger, doch überwiegend orange gefärbter Strom floss überall. Ich hatte den Eindruck, diesen Strom zu hören und zu spüren, wie er in mir, aus mir und um mich wirbelte. Die letzte Hürde zwischen Hier und „Hier" war gefallen. Ich brauchte ein paar Minuten, bis ich in die Wohnung völlig eintrat, denn jeder Schritt, jede Bewegung war mystisch und inspirierend. Ich bewegte mich ganz langsam, achtsam und schwebend. Dieser Moment durfte auf keinen Fall getrübt werden. Ein gemeinsamer Freund war bei ihm. Auch er würde meinen Zustand verstehen und es wäre keine Interferenz gewesen, wenn er nur seine Gedanken nicht ständig wiederholt hätte. Er war unruhig, ich wollte ihm helfen, ihn beruhigen in der Hoffnung, er bleibe still und ich könnte meinen Trip genießen. Ich konnte meine Gedanken kaum in Worte fassen, die einzige Möglichkeit, ihm zu helfen, war durch die Energie, die ich in mir fließen spürte. Mit der Zeit beruhigte er sich. Unsere Kommunikation verlief reibungs- und meistens wortlos. Obwohl meine Gedanken sehr aktiv waren, war ich nur in der Lage, kurze Sätze zu formulieren. Die Welt war in Bewegung, nichts war zufällig. Jede Sache hatte einen Grund, dort zu sein, wo sie war. Jede Geste war eine Gabe. Alle Sachen und Wesen waren verbunden und aus der gleichen Quelle, und ich war in der Pforte zwischen der spirituellen und normalen Welt. Ich habe ein bisschen gegessen, Grüntee getrunken und zwei Zigaretten geraucht. Sie haben mir einen Joint angeboten, ich lehnte ihn ab. Meine einzige Sorge war, negative Gedanken und Gefühle zu vermeiden, denn ich wusste aus vergangenen Erfahrungen, bist du einmal in die Achterbahn eingestiegen, dann ist es sehr schwierig, den Notausgang zu finden. Ich war müde, mein Körper wollte schlafen, mein Geist aber wollte genießen. Ich legte mich auf einen Schafspelz. In einem mutigen Moment habe ich einen Sprung auf die „andere Seite" gewagt. Ich kann nicht sagen, ob das was ich gesehen habe, nur eine Phantasie war, die sehr symbolisch und ähnlich wie meine Gedanken verlief. Aber wieso nahmen meine Gedanken diese Richtung in diesem Moment? Ich sah eine trockene Wiese, einen trockenen Baum und einen Mensch mit einem grauen Mantel und einer Sichel, der eine Falltür bewachte. Mein Freund sagte mir, der Mann kann nichts dafür, das ist seine Funktion, das Tor zu bewachen, er macht nichts. Ich ging näher, bis ich sein Gesicht sehen konnte. Das war er, der Tod höchstpersönlich. Ich hatte keine Angst, mein Freund hielt meine Hand fest. Ich wollte durch die Tür gehen. Der Tod stoppte mich und sagte, dass ich es noch nicht darf. „Warum denn?“ Er gab keine Antwort. „Gibt es eine Möglichkeit, hineinzugehen?“ „Ja, aber das musst du dort (woher du kommst) erledigen!“ Ich stellte keine Fragen mehr. Dann ist ein Gegenstand erschienen, der wie ein bunter Knochen aussah. Ich wusste, wenn ich ihn in die Hand nehme, dann darf ich rein. Ich habe nicht danach gegriffen. Es bleibt für das nächste Mal. Ich war müde, als die Sonne aufging. Ich schlief gut und stand mit neuem Willen und neuer Absicht auf, die Welt anzunehmen. Ich muss heimgehen, erholen, denken und danken.“

• (470mg, als HCl [126]) Umgebung: Kleine Party, später zu Hause. „Ich nahm alles auf einmal ein. Nach etwa 40 Minuten wurde mir schlecht, eine weitere halbe Stunde später musste ich mich übergeben. Nach eineinhalb Stunden begann es wirklich, und nach zwei Stunden war das Maximum erreicht. Ich war an einer kleinen Party. Ich fühlte mich ziemlich eingeschnappt, oder – wenn man so will – Mescalito schien sauer zu sein. Vielleicht war ich nicht an einem angemessenen Ort, um Mescalito zu treffen. Ich hatte das Gefühl, auf einem anderen Planeten gelandet zu sein. Ich hatte während rund drei Stunden heiß, schwitzte jedoch nie. Später ging ich nach Hause. Ich hatte Lust, einen Abend hinter den Sternen zu erleben, mit der Meerjungfrau, die ich mit TMA in meinen Gedanken angetroffen hatte. Aber es war das Gegenteil (zerbrochenes Herz). Später hatte ich die ganze Zeit kalt. Die ganze Nacht bereitete mir Mescalito Kopfzerbrechen, es war ein ständiges Sich-im-Kreis-Herumbewegen. Er liess sich nicht ein einziges Mal berühren. Das war wirklich erniedrigend. Die ganze Nacht hatte ich Augen aus glänzenden Kristallen. Ich hatte das Gefühl, als besäße ich Augen wie ein Außerirdischer (wie eine schwarze glänzende Brille). Während den nächsten zwei Tagen fühlte ich mich deprimiert. Wahrscheinlich waren 470mg eine deutliche Überdosis. Körper: O.K.“

• (600mg, als HCl [126]) Umgebung: Zu Hause. „Die Wirkung begann nach etwa einer Stunde. Zuerst als Brechreiz, der aber nicht zum Erbrechen führte. Die psychische Veränderung begann mit dem goldenen Aufflammen einer Ornamenttapete, völlig synchron mit der Musik, die als Eintritt in eine neue, völlig phantastische Welt empfunden wurde. Ich stand im Zentrum des Weltgeschehens, um mich herum Musik, Farben, Formen, kosmische Energie und Ekstase. Manchmal entstand auch ein banaler süßer Geschmack im oft trockenen Mund, irgendwie durch die Musik bedingt. Später schaute ich mir meinen Freund an. Plötzlich transformierte er sich zum Totenschädel, aus dessen Nasenlöchern feine Laserstrahlen kamen. Der Anblick war nur lustig, nicht furchterregend. Dagegen wirkte ein schwarzes Ofenrohr bedrohend und eher düster. Ich erinnerte mich, dass ich schon als Kind in demselben Zimmer lag. Den Ofen gab es schon zu dieser Zeit. Später verwandelten sich die Obertöne der Musik, die viel schleppender wirkte als sonst, in russische Männerchöre, die unheimlich mystisch und weihevoll wirkten. Dann war ich nur noch reine Seele ohne Körper und bewegte mich durch verschiedenste kosmische Schichten, auch banale Visionen sind mir dabei in Erinnerung, so ein Sägebock. Beim Ausklingen der Wirkung nach 6 Stunden wurden weitere vorhandene Substanzen (DET, Mescalin, MDA) als das Böse schlechthin identifiziert und dann im Ofen verbrannt. Mit widerlichem Zischen und teuflischen Aufflammen verabschiedete sich jede einzelne Substanz. Dann kam Beruhigung und ein sanfter Ausklang. Am nächsten Tag war schon nach dem Aufwachen leichter Kopfschmerz vorhanden. Die teuflische Erkenntnis hielt nicht lange vor, nach drei Monaten waren die Substanzen wieder synthetisiert worden.“

**Pharmakologie [157]:**

Mescalin ist ein Serotonin 5-$HT_{2A}$- und 5-$HT_{2C}$-Rezeptor Agonist und zeigt zu diesen Subtypen mässige Affinitäten. Die agonistische Interaktion mit dem 5-$HT_{2A}$-Rezeptor wird primär für die psychedelische Wirkung solcher Phenethylamine verantwortlich gemacht. Es sind jedoch noch weitere Transmittersysteme an der Wirkung beteiligt. Im menschlichen Serum vermag Mescalin die Freisetzung von Prolactin zu erhöhen. Zudem triggert Mescalin das Wachstumshormon.
Die Halbwertszeit im Plasma des Menschen beträgt 6 Stunden, wobei psychoaktive Effekte bis 12 Stunden anhalten können. Im Menschen werden rund 60% des eingenommenen Mescalins unverändert über den Urin ausgeschieden.

Mescalin kann schon bei relativ geringer Dosis Schweißausbrüche, Tachykardie (Herzrasen), Erbrechen, Muskelkrämpfe und Atemnot auslösen. Ab einer Dosis von mehr als 20mg/kg wird Atemdepression, Blutdruck-Anstieg und Bradykardie (langsame Herztätigkeit) beobachtet. Die LD-50 (Ratten, i.p.) beträgt 132mg/kg. Todesfälle wurden bisher nie beschrieben.

**Geschichte und Allgemeines:**

Mescalin ist eines der ältesten bekannten Psychedelika. Bereits in der vorkolumbianischen Zeit wurde Mescalin – in diversen Kakteen enthalten – von mittelamerikanischen Volksstämmen verwendet. Die Azteken verwen-

deten die Kakteen bei religiösen Zeremonien. Im 16. Jahrhundert beschrieb ein spanischer Mönch den Gebrauch als Genussmittel, vor allem aber zu kulturellen Zwecken. Heutzutage verwenden es nur noch wenige Stämme zu Fruchtbarkeitsfesten. Der Mescalin-Kult wurde nach 1870 von vielen nordamerikanischen Prärie-Indianern übernommen. Heute wird der Peyote-Kult vor allem von der „Native American Church" betrieben. Wer dieser religiösen Gruppe angehört, darf legal Mescalin (in Form von getrockneten Scheiben des Peyote-Kaktus, sogenannte „Mescal Buttons") während den Zeremonien konsumieren. Im Jahr 1896 wurde von A. HEFFTER Mescalin erstmalig isoliert und auch von ihm konsumiert. Der Strukturbeweis erfolgte 1919 von ERNST SPÄTH durch die Synthese. Als später andere psychoaktive Phenylalkylamine hergestellt wurden, verwendete man die Dosis von Mescalin als Referenz. Es wurde die Einheit „Mescal units" (M.U.) geschaffen. Mescalin wurde bei 3,75mg/kg Körpergewicht als aktiv bezeichnet. So beträgt die Dosis für einen Menschen mit 80kg Körpergewicht 300mg. Ist eine Substanz bei 30mg aktiv, dann besitzt diese eine Stärke von 10 M.U. Obschon Mescalin verglichen mit anderen Substanzen eine hohe Dosis erfordert, um aktiv zu sein, gilt es bei den Konsumenten als sehr magisches Psychedelikum.
An dieser Stelle will auch noch erwähnt sein, dass die gelegentlich erwähnten „Mescalin-Filze" nicht existieren bzw. dass es keinen Sinn ergeben würde, Mescalin auf Filze aufzutragen. Die für einen Rausch erforderliche Dosis Mescalin liegt bei mindestens 150mg. Auf einem 1x1cm grossen Filzpapier können gerade mal höchstens 5mg einer Substanz aufgetragen werden, ohne dass diese gleich wieder abbröckelt. Wäre tatsächlich Mescalin aufgetragen, so müssten mindestens etwa 30 Stück dieser Filze verzehrt werden!
Vielmehr handelt es sich bei den sogenannten „Mescalin-Filzen" um herkömmliche LSD-Trips, manchmal vielleicht sogar um DOB oder andere psychoaktive Verbindungen (DOC, DOI, DOB-FLY; oder das zu Todesfällen führende DOB-DFLY resp. BromoDragonfly [163] – Vorsicht!), die alle bei einer auf einem Filz auftragbaren Menge einen intensiven Rausch erzeugen können. Diese Filze werden wohl eher als solche verkauft, um den Absatz etwas zu steigern.

**Synthese: [1] Schema 19: 3→4→5**

Eine Lösung von 45g (0,23mol) 3,4,5-Trimethoxybenzaldehyd (**3**) in 30mL Nitromethan werden mit 1,4mL Eisessig und 1,4mL Butylamin versehen. Die Lösung wird während 70min am Rückfluss gehalten. Es wird abgekühlt, wobei sich spontan gelbe Kristalle bilden. Diese werden abgenutscht und danach aus MTBE (Methyl-tert-butylether) umkristallisiert. Nach dem Trocknen bleiben 40g (0,167mol, 73%) 3,4,5-Trimethoxy-β-nitrostyren (**4**) als leuchtend gelbe Kristalle zurück.

Als Alternative:

Eine Lösung von 20g (102mmol) 3,4,5-Trimethoxybenzaldehyd (**3**), 40mL Nitromethan und 20mL Cyclohexylamin in 200mL Eisessig werden während 1h bei 100°C erwärmt. Anschließend wird das Reaktionsgemisch langsam und unter gutem Rühren mit 400mL Wasser verdünnt, wobei eine dunkelgelbe kristalline Masse entsteht. Diese wird abfiltriert und gut trockengesaugt. Das Rohprodukt wird aus siedendem MeOH umkristallisiert (15mL/g). Nach dem Trocknen erhält man 18,5g (77mmol, 76%) 3,4,5-Trimethoxy-β-nitrostyren (**4**) als leuchtend gelbe Kristalle.

Eine weitere Alternative:

Eine Lösung von 20g (102mmol) 3,4,5-Trimethoxybenzaldehyd (**3**) in 40mL Nitromethan wird mit 1g wasserfreiem Ammoniumacetat versehen und während 4h bei 100°C erwärmt. Danach wird eingeengt und das zurückbleibende Öl im doppelten Volumen MeOH gelöst. Es wird von den Feststoffen (Verunreinigungen) abdekantiert und die Lösung wird anschließend abgekühlt. Die entstandenen Kristalle werden abfiltriert, mit wenig MeOH gespült und anschliessend getrocknet. Zurück bleiben 14,2g (59mmol, 58%) 3,4,5-Trimethoxy-β-nitrostyren (**4**) als leuchtend gelbe Kristalle.

Zu einer leicht siedenden Suspension von 6g $LiAlH_4$ in 250mL wasserfreiem Diethylether werden 20g (84mmol) 3,4,5-Trimethoxy-β-nitrostyren (**4**) in wenig Diethylether zugetropft (ist schlecht löslich! Als Alternative bietet sich die Möglichkeit, mit einer Soxhlet-Apparatur zu arbeiten: Das Nitrostyren **4** wird in die Extraktionshülse gegeben, im Reaktionskolben wird die $LiAlH_4$-Suspension vorgelegt). Nach der Zugabe wird noch 5h rückflussiert. Danach kühlt man ab, gibt vorsichtig 1500mL 1.5N Schwefelsäure zu und separiert die beiden Phasen. Die wässrige Phase wird mit 100mL Diethylether gewaschen. Dann gibt man zu der wässrigen Phase 450g Kalium-Natriumtartrat, gefolgt von genügend NaOH, um den pH > 9 zu erlangen, jedoch ohne dass das Aluminiumsalz ausfällt. Danach wird mit 3x200mL Dichlormethan extrahiert. (Das Amin **5** (Mescalin) ist schlecht löslich in Ether). Die vereinigten organischen Phasen werden eingeengt. Den Rückstand destilliert man bei 120–130°C und 0,3mm/Hg. Das klare Öl (mp der freien Base **5**: 35–36°C; bildet an der Luft relativ schnell ein kristallisierendes Carbonat-Salz) löst man in 100mL IPA und neutralisiert es mit konz. HCl. Man versetzt mit 250mL trockenem Diethylether und filtriert die entstandenen weissen Kristalle, spült mit Diethylether. Nach dem Trocknen bleiben 17g (69mmol, 82%) 3,4,5-Trimethoxyphenylethylamin-Hydrochlorid (M, **5**) zurück. mp des Sulfat-Dihydrat: 183–186°C.

Als Reduktions-Alternative bietet sich Folgendes an:

In einem 250mL 2H-Rundkolben werden unter Stickstoff und Eiskühlung 2,3g $LiAlH_4$ in 100mL wasserfreien THF gegeben. Langsam tropft man 4g (16,8mmol) 3,4,5-Trimethoxy-β-nitrostyren (**4**) in wenig wasserfreiem THF unter Eiskühlung zu. Es wird 3h bei Rückfluss gerührt. Nun kühlt man auf ca. 0°C ab. Vorsichtig tropft man 15mL EtOAc in 30mL THF, dann 10mL NaOH 15% zu. Um besser rühren zu können, gibt man noch 50mL THF zu. Es wird abfiltriert, mit THF gespült und eingeengt. Den Rückstand löst man in 15mL IPA gelöst und mit konz. HCl neutralisiert. Man gibt 100mL trockenen Ether zu und lässt über Nacht im Kühlschrank stehen. Die weissen Kristalle werden abfiltriert und mit Ether gespült. Nach dem Trocknen bleiben 3,4g (13,8mmol, 82%) 3,4,5-Trimethoxyphenylethylamin-Hydrochlorid (M, **5**) zurück. mp des Sulfat-Dihydrat: 183–186°C.

Alternativ kann aus dem Öl nach der THF-Entfernung i. Vak. auch das Sulfat-Salz erhalten werden, das in wechselnder Zusammensetzung und durchschnittlich als Dihydrat unscharf ab etwa 183°C schmilzt:

Nach dem Lösen des Rückstandes in 20mL Isopropanol wird mit $H_2SO_4$ 70% bis zur sauren Reaktion (pH-Papier) versetzt. Zum Gemisch werden in Portionen 150mL $Et_2O$ gegeben. Nach dem Stehenlassen im Kühlschrank über Nacht werden die entstandenen Kristalle abfiltriert, mehrmals in Ether aufgeschlemmt und schließlich trockengesaugt.

## #20 3,4,5-Trimethoxyamphetamin

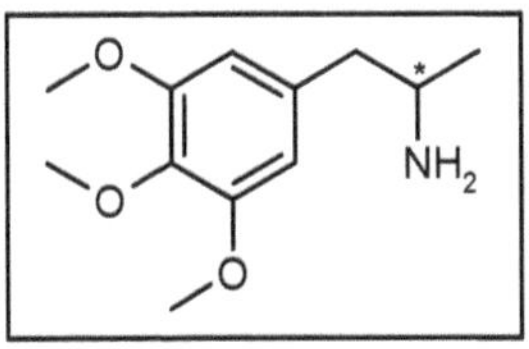


M= 225.29g/mol
$C_{12}H_{19}NO_3$

**Synonyme:** TMA

**Vorkommen:** synthetisch

**Einteilung:** Psychedelikum

**Dosis:** 150–250mg

**Dauer**: 6–8h

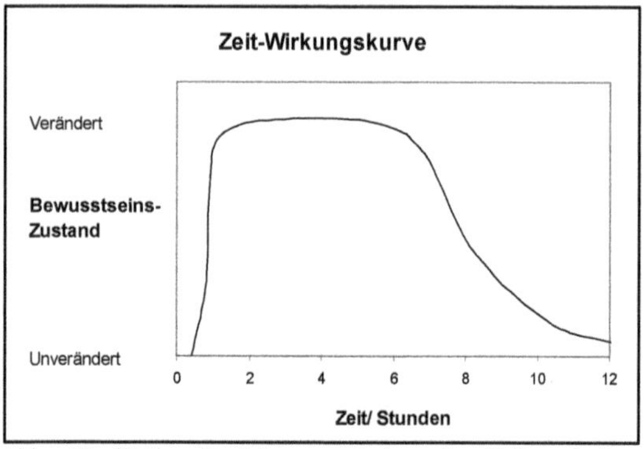


Abb.: Qualitative Beziehung zwischen der Zeit und dem Bewusstseinszustand nach der Einnahme von TMA.

**Wirkung**:

• (mit 180mg [126]) Umgebung: Zu Hause. „Leichte Veränderung der Stimmung nach 45 Minuten. Nach anderthalb Stunden fühlte es sich an, als hätte ich einen Mix von verschiedenen Drogen konsumiert. Manchmal fröhlich, dann wieder ernst. Ich war fit, jedoch nicht extrem. Wir hatten guten Sex, langer Orgasmus! Zeitweise hatte ich ein Stechen im Bereich der Milz. Wirkungsdauer insgesamt etwa sechs Stunden."

• (mit 180mg [126]) Umgebung: Zu Hause. „Es war ein sehr mystisches Erlebnis, irgendwie religiös. Ich fühlte mich mit sehr alten, unbekannten Kulturen verbunden. TMA ist eine Substanz, die tief in mich hineindrang. Würde ich nie an einer Party mit viel Rummel nehmen! Insgesamt war es heftig."

• (mit 200mg [126]) Umgebung: Zu Hause. „TMA entfaltet seine Wirkung schneller als Mescalin. Ich hatte das Gefühl, damit einen stärkeren Rausch zu erfahren. Nach einer Stunde war ich ziemlich berauscht. 200mg waren genug. Die gleiche Menge Mescalin ist wesentlich schwächer. Die optischen Veränderungen waren jedoch weniger vorhanden, auch war es weniger futuristisch als mit Mescalin. Ich fühlte mich in eine Welt versetzt, die mit UFOs, Pyramiden und Dinosauriern geschmückt war. Wenn ich der Musik zuhörte, empfand ich Zoom-Effekte, als ob ich mich elliptisch um sie bewegte. Es war etwas weniger lieblich als mit Mescalin. Dies erinnerte mich an das Verhalten von Mescalito, das er zeigt, wenn er wütend ist (er sollte in diesem Moment besser nicht hier sein). THRILLER NIGHT! Das Atmen fiel mir etwas schwerer als mit Mescalin, auch fühlte ich mich irgendwie schwammig. Der Rausch dauerte ziemlich genau acht Stunden. Ich bevorzuge Mescalin, es war aber nicht schlecht. Mental sehr stabil und keine Ängste."

• (mit 200mg + 200mg [126]) Umgebung: Musikkonzert. „Nach 40 Minuten nahm ich die zweite Portion TMA ein. Es liebte mich die ganze Nacht. Wie ein Peyote. Dieses Mal kam er zurück, er erwartete mich mit offenen Armen und Herz. Ich war an einem Konzert von Zucchero. Wunderbares Konzert! Warm. Lieblich, kein Schmerz, sexy, frisch, pur, paradiesische Session. Die Sonnenstrahlen in meinen Augen. Ich glaubte mich in einer paradiesischen Welt mit einer Meerjungfrau zu befinden, ich musste mir keinerlei Sorgen machen. Manchmal wechselte mein Wärmeempfinden innerhalb von wenigen Sekunden. Es hörte nicht auf, Gefühle in meiner Haut zu verursachen. Wie eine große Sonne in meiner Brust. Ich verbrachte die ganze Nacht mit dieser Meerjungfrau. Ich fühlte warme Strömungen im Körper und manchmal fror es mich ein, so dass ich überall Hühnerhaut kriegte. Was kann ich noch sagen? Ich war frei!"

**Synthese: [1]  Schema 20: 3→4→5**

Eine Lösung von 45g (0,23mol) 3,4,5-Trimethoxybenzaldehyd (**3**) in 40mL Nitroethan wird mit 1,4mL Eisessig und 1,4mL Butylamin versehen. Die Lösung wird während 6h am Rückfluss gehalten. Es wird abgekühlt, wobei sich spontan gelbe Kristalle bilden. Diese werden abgenutscht und danach aus MTBE umkristallisiert. Nach dem Trocknen bleiben 35g (0,138mol, 60%) 3,4,5-Trimethoxyphenyl-2-nitropropen (**4**) als leuchtend gelbe Kristalle zurück.

Zu einer leicht siedenden Suspension von 6g $LiAlH_4$ in 250mL wasserfreiem THF werden 22g (87mmol) 3,4,5-Trimethoxy-2-nitropropen (**4**) in wenig THF zugetropft. Nach der Zugabe wird noch 5h rückflussiert. Danach kühlt man ab, gibt vorsichtig 15mL EtOAc zu, gefolgt von 8mL NaOH 15% und anschließend 20mL Wasser. Danach wird abfiltriert. Das Filtrat wird eingeengt. Der Filterkuchen wird in verdünnter HCl gelöst. Dann gibt man 500g Kalium-Natriumtartrat zu, gefolgt von genügend NaOH 25%, um den pH >9 zu erlangen, jedoch ohne dass das Aluminiumsalz ausfällt. Danach wird mit 3x200mL Dichlormethan extrahiert. Die vereinigten organischen Phasen werden über $Na_2SO_4$ getrocknet und anschließend eingeengt. Den Rückstand vereinigt man mit dem Rückstand aus dem zuvor eingeengten Filtrat und löst das ganze in 70mL IPA und neutralisiert es mit konz. HCl (pH-Papier). Man versetzt mit 500mL trockenem Diethylether. Die Suspension wird über Nacht im Kühlschrank stehen gelassen. Anschliessend filtriert man die entstandenen weißen Kristalle und spült mit Diethylether. Nach dem Trocknen bleiben 17g (65mmol, 75%) 3,4,5-Trimethoxyamphetamin-Hydrochlorid (TMA, **5**) zurück. Umkristallisation aus EtOH ergibt einen mp von 220–221°C.

## #21 2,4,5-Trimethoxyamphetamin

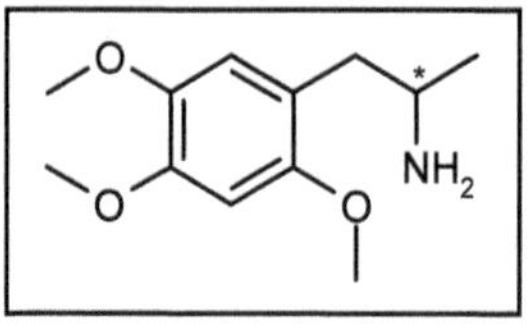


M= 225.29g/mol
$C_{12}H_{19}NO_3$

**Synonyme**: TMA-2

**Vorkommen**: synthetisch

**Einteilung**: Entaktogen, Psychedelikum

**Dosis**: 30–50mg

**Dauer**: 8–12h

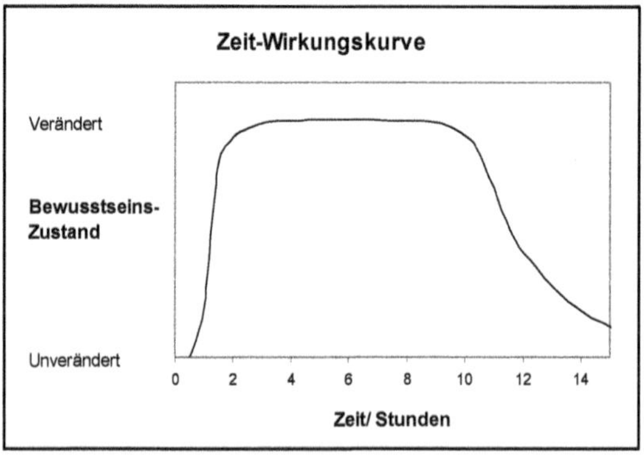


Abb.: Qualitative Beziehung zwischen der Zeit und dem Bewusstseinszustand nach der Einnahme von TMA-2.

**Wirkung**:

• (mit 15mg, geschnupft [126]) Umgebung: In der Natur. „Nach wenigen Minuten begann sich die Wirkung zu zeigen. Nach 15 Minuten glaubte ich zunächst, der Anstieg sei zu Ende, doch dann spürte ich noch während gut 30 Minuten einen kontinuierlichen Anstieg. Ich war an einem schönen Ort in der Natur, und es war gutes Wetter. Die in der Ferne liegende Stadt war mit einem grünlichen Schimmer bedeckt und der See, mit der Sonne darin spiegelnd, war metallisiert. Ich amüsierte mich, indem ich den fliegenden Vögeln zuschaute. Ich war auf dem Boden und doch war ich mit ihnen am Himmel. Schön und natürlich, doch ich finde, TMA-1 ist reiner. Ein wunderschöner Morgen war das, ich fühlte mich frei."

• (mit 35mg [126]) Umgebung: Zu Hause und draußen. „Am Mittag nahm ich die Substanz ein. Kurz darauf hatte ich schon die volle Wirkung. Mich überkam eine riesige Lust zu malen, also nahm ich meine Aquarellfarben und setzte mich auf meinen Balkon. Mit Gelb und Lila malte ich ein Auge, aus dem Auge machte ich einen Fisch, was in meinen Augen noch kreativ schön aussah. Mit schwarzer Farbe versuchte ich daraus einen Arm entstehen zu lassen. Ich weiss nicht, wie ich auf diese Idee kam, aber dadurch misslang dann meine Metamorphose, und ich gab das Malen auf. Ich begann zu schreiben und gründete meine „Bible of dreams", die ich immer noch führe. Das alles ging noch gut, aber plötzlich fing es in meinen Armen an zu kribbeln und ich konnte sie nicht mehr richtig bewegen. Ich legte mich auf das Bett, aber als auch die Beine zu kribbeln anfingen und ich kaum noch stehen konnte, fing ich an mich unsicher zu fühlen. Später ging ich in die Stadt und dann wieder nach Hause. Ich hatte heiß und dennoch Schüttelfrost. Ich nahm dann ein eiskaltes Bad, blieb sehr lange liegen und kam langsam wieder zu mir. Am Abend fühlte ich mich dann wieder gut. Ich setzte mich auf den Balkon und schaute den Himmel an. In meiner Hand hielt ich einen jungen Vogel, den ich am Vortag gefunden hatte. Als er in meiner Hand schlief, tat mir das unheimlich gut, weil ich mich wieder ruhig fühlte. Ich blieb noch lange auf dem Balkon und genoss die optischen Spielereien. Der Himmel, der mich dauernd wieder verschlang, die Sonne, die hin- und hertanzte, und die Wolken, die ihre Farbe unaufhörlich veränderten. Um Mitternacht ging ich schlafen."

• (mit 40mg [126]) Umgebung: ein bisschen überall ... „Wow! Also: Zum Glück habe ich die 40mg in zwei Portionen mit einem Zwischenraum von 20 Minuten eingenommen, denn schon so musste ich mich übergeben. Erste Effekte nach einer Stunde, Maximum nach etwa zwei Stunden. Ich verbrachte eine Stunde in einem Auto mit geschlossenen Augen, ich fühlte mich jedoch völlig anderswo. Die visuelle Wahrnehmung war bizarr: Ich sah alles sehr klein, den Mond und die Häuser auch. Spirituell, musikalisch und meditativ. Recht starker Schub. Nicht viele optische Veränderungen, trotzdem lag etwas in der Luft. Die Farben waren etwas betonter. Irgendwie erinnerte mich das Ganze an die Wärme von Peyote. Warm, lieblich und friedlich. Musik perfekt. Wir lachten viel. Mental: high, jedoch intellektuelles Denken vorhanden. Körper: gut. Das Befinden am nächsten Tag war nicht schlecht."

• (mit 40mg [126]) Umgebung: Zu Hause. „Nach vierzig bis fünfzig Minuten liessen sich erste Anzeichen des Rausches erkennen. Es begann mit einer leichten Kurzatmigkeit, als ob der Außendruck der mich umgebenden Luft grösser geworden wäre. Gleichzeitig veränderte sich auch die Optik und zwar dermaßen, dass es schien, die ferne Umgebung sei eine grosse Weite. Ähnlich dem All. Darin, wie aufgehängt, die Gegenstände und Objekte der näheren Umgebung. Akustik und Geräusche wurden in einer Räumlichkeit wahrgenommen, dass es schien, man befände sich wirklich in einem riesigen endlosen Nichts. Gleich Schlangen wanden sich Töne und Geräusche um die im Nichts aufgehängten Gegenstände. Die Wahrnehmungen blieben klar und wirklich. Unwirklich erschien uns unser Zustand und die Umwelt. Der Rausch dauerte gut zwölf Stunden."

• (mit 40mg [126]) Umgebung: Unter Menschen. „TMA-2 hatte etwas Unendliches. Es waren alle Farben vorhanden. Die Aura jedes Gegenstandes war sichtbar, violett, rosa, blau. Ich bevorzugte es, nicht unter diesen vielen Menschen zu sein. Psychisch fühlte ich mich mit TMA-2 ziemlich sensibel. Musik super. Energie auch super. Berührungen auch super. Nur ein kleines Problem mit den Augen, sie wurden rasch müde. TMA-2 ist einer meiner Favoriten. Nach acht bis neun Stunden schlief ich ein. Wie ein Vogel in seinem Nest. Grossartig."

• (mit 40mg +20mg [126]) Umgebung: Zu Hause. „Nach ca. einer Stunde bekam ich ein beengendes Gefühl. Da ich diese Substanz noch nie probiert habe, wollte ich den Rausch irgendwie mit dem von MDMA vergleichen. Ich verspürte zwischendurch eine leichte Übelkeit. Als es dann mit voller Wucht zu wirken begann, musste ich mich für einige Zeit in mich zurückziehen, um die neuen Gefühle und Wahrnehmungen zu begreifen. Nach etwa 20 Minuten konnte ich mich voll gehen lassen, und es kam eine ruhige und harmonische Gelassenheit über mich. Ich war noch ganz klar im Kopf, konnte mich ohne Probleme verständigen, hatte aber nicht unbedingt das Gefühl, ich müsse mich rege am Gespräch beteiligen. Ich genoss es einfach, in dieser harmonischen Runde zu sitzen und mich gehen zu lassen. Auf dieser Substanz war das kein Problem für mich, denn ich hatte ein sehr starkes Selbstvertrauen. Die Anwesenden, auch die, die keine Drogen konsumiert hatten, machten mich mehrere Male darauf aufmerksam, dass ich von innen heraus strahle. Auf einmal spürte ich ein Fließen in mir, das ich fast nicht aushielt, denn es war so intensiv. Eine starke körperliche Gereiztheit, die etwas mit Sexualität zu tun hatte. Ich konnte mir in diesem Moment aber nicht vorstellen, Sex zu haben, denn es war schon so überwältigend schön. Wenn es zu heftig wurde, so dass ich das Gefühl bekam, innerlich zu explodieren, brauchte ich mich nur auf das laufende Gespräch zu konzentrieren oder mich zu bewegen. Mein Sehvermögen veränderte sich zusehends. Das Bodenmuster sah ich in 3D, und die Bewegungen der Anwesenden bekam ich in Langzeitbelichtung zu sehen. Die Kekse in der Glasdose fingen an zu schwimmen, und ich fand dies überaus amüsant und konnte mich kaum noch halten vor Lachen. Etwa nach drei bis dreieinhalb Stunden nahm ich noch weitere 20mg TMA-2 in einem Getränk. Nach einer Viertelstunde bekam ich stark erotische Schübe. Ich wickelte mich in die Wolldecke ein und genoss es, einfach in meinem Körper zu sein. Von diesem Zeitpunkt an wurde ich leicht verwirrt, nicht weil ich die Gedanken nicht zu Ende hätte führen können, sondern weil ich es einfach zu wenig wichtig fand. Wenn mich jemand direkt ansprach, konnte ich sehr klar antworten und machte auch lockere Sprüche, denn es war für mich eine humorvolle Runde. Das Rauchen war für mich nicht sehr wichtig. Ich konnte den Leuten sehr gut zuhören, benahm mich aber nicht so übertrieben wie auf MDMA, es war nicht so künstlich, was mich auf MDMA oft stört. Ich strahlte einfach eine Ruhe aus, welche die Leute um mich auch sehr zu genießen schienen. Ich war einfach noch ich selbst, aber in Höchstform. Nach ca. sechs Stunden verabschiedete ich mich und ging mit meinem Freund nach Hause. Zu Hause im Bett war es schön, einfach die Nähe des Anderen zu spüren. In einem fliessenden Übergang wurde es stark erotisch. Wir ließen uns aber Zeit. Meine Ruhe war immer noch sehr stark. Der Sex war sehr intensiv, und wir bekamen gar nicht genug davon. So vergingen etwa zwei Stunden. Beide wollten jetzt etwas schlafen. Kaum eingeschlafen, fing der eine oder die andere wieder an zu streicheln. Wir konnten einfach nicht genug davon bekommen, einander zu streicheln. Der nächste Tag: absolut kein Kater, sondern nur ein leicht schwindliger Kopf. Kaum war ich aufgestanden, verspürte ich auch schon Hunger. Ich fühlte mich rundum wohl in meiner Haut, und ich sah auch nicht übernächtigt aus. Ich finde diese Substanz besser als MDMA, da man sich selber bleibt, nichts künstlich ist und man nicht in irgendein Extrem verfällt."

• (mit 70mg [126]) Umgebung: Zu Hause. „Ich verbrachte diese Nacht mit meiner Freundin, und wir nahmen je 70mg TMA-2 über eine Zeitspanne von vier Stunden (20 + 20 + 20 + 10mg). Mehr konnte ich nicht. Kleine Übelkeit, vor allem nach der ersten Einnahme. Wunderbar! Sehr lieblich, sehr erotisch, sehr warm, super. Die ganze Nacht hindurch machten wir Liebe miteinander, jedoch ohne miteinander zu schlafen. Unsere Körper verschmolzen ineinander, eine Ekstase, Vibrationen im ganzen Körper. Enorme Augen wie Trickfilm-Figuren. Ich hörte mir Musik von eher verrückten Komponisten an (die unter anderem Peyote konsumieren), und ich hatte dabei das Gefühl, mich in der Wüste mit einer Hexe zu befinden. Der Sand war heiß, am Himmel der Mond, türkisblau. Wundervoll! Diese Nacht fand das Halloween-Fest statt, und am Tag zuvor kaufte ich eine Hexenmaske!?! Uhh! Wirklich guter Stoff; ich hatte visuelle Veränderungen, ein Flimmern wie im TV, dann rote, rosarote, violette und gelbe Farbflecken. Wir hatten so riesige Augen, dass wir uns fast nicht mehr anschauen konnten. Ein Gefühl eines Riesenhirns, das fast alles kontrollierte, sehr stark. Verwandt mit Peyote."

**Synthese: [1] Schema 21: 1→2→3**

Zu einer Lösung von 50g (0.255mol) 2,4,5-Trimethoxybenzaldehyd (**1**) in 175mL Nitroethan wird 10g wasserfreies Ammoniumacetat gegeben. Das Gemisch wird während 2h am Rückfluss gehalten. Der eingeengte ölige Rückstand wird mit 180mL MeOH versetzt. Bei starkem Rühren bilden sich spontan Kristalle. Diese werden abfiltriert und mit wenig MeOH gespült. Nach dem Trocknen erhält man 35g (0,138mol, 54%) 1-(2,4,5-Trimethoxyphenyl)-2-nitropropen (**2**) als gelbe Kristalle mit einem mp von 98–99°C. Umkristallisation aus MeOH ergibt einen mp von 101–102°C.

Zu einer schwach siedenden Suspension von 10g $LiAlH_4$ in 300mL trockenem THF unter Stickstoff werden 35g (0,138mol) 1-(2,4,5-Trimethoxyphenyl)-2-nitropropen (**2**) in 200mL trockenem THF zugetropft. Das Reaktionsgemisch wird während 5h am Rückfluss gehalten. Danach kühlt man auf 0°C ab. Vorsichtig tropft man 15mL EtOAc in 30mL THF, dann 15mL NaOH 15% zu. Um besser rühren zu können, gibt man noch 200mL THF zu. Dann gibt man 30mL Wasser zu. Es wird abfiltriert, mit THF gespült und eingeengt. Der Rückstand wird in 180mL IPA gelöst und mit konz. HCl neutralisiert (ca. 25mL, pH-Papier). Man gibt 1500mL trockenen Ether zu und rührt stark. Die Suspension wird über Nacht im Kühlschrank stehen gelassen. Die weißen Kristalle werden abfiltriert und mit Ether gespült. Nach dem Trocknen bleiben 26g (0,1mol, 72%) 2,4,5-Trimethoxyamphetamin-Hydrochlorid (TMA-2, **3**) zurück, mp188.5–189.5°C.

# #22 2,4,6-Trimethoxyamphetamin

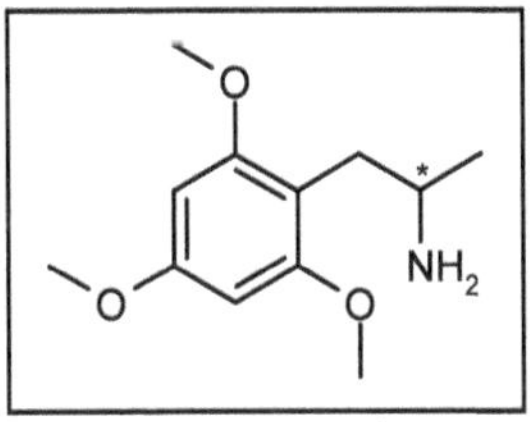


M= 225.29g/mol
$C_{12}H_{19}NO_3$

**Synonyme**: TMA-6

**Vorkommen**: synthetisch

**Einteilung**: Psychedelikum und Entaktogen

**Dosis**: 25–50mg

**Dauer**: 12–16h

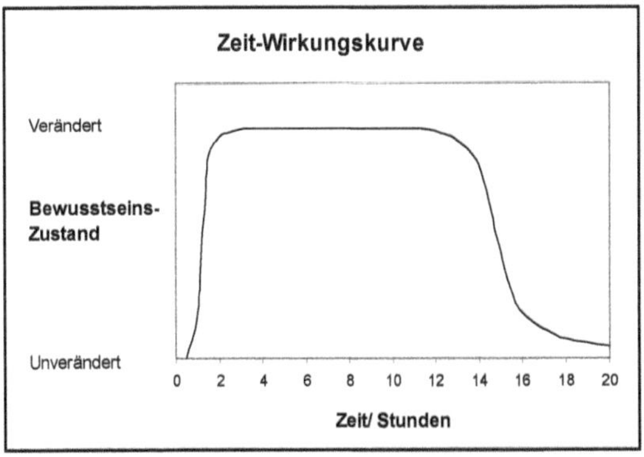


Abb.: Qualitative Beziehung zwischen der Zeit und dem Bewusstseinszustand nach der Einnahme von TMA-6.

**Wirkung**:

• (mit 40mg [126]) Umgebung: Zu Hause. „Nach einer Stunde begann die Wirkung und war in deren Verlauf recht angenehm. Die vorläufige Spitze wurde nach ungefähr zwei Stunden erreicht. Ein starker Kräftefluss von Energien schien mich von innen her zu durchströmen, warm und sehr angenehm. Vor allem die Bauchgegend wurde durchzogen von regelrechten

Wallungen und sich stetig wiederholenden Strömen an wohligen Gefühlen. Ein Genuss, dies zu empfinden und über sich ergehen zu lassen. Die Intensität und der Verlauf dieser Empfindungen erinnerte mich irgendwie an Speed, erfüllte aber dessen Drive und Körpergefühl nur gerade der Spur nach und blieb ein Hauch davon. Schwache, dem Mescalin ähnliche Sinnestäuschungen bildeten dann gänzlich den Unterschied zu den Weckaminen. Die Wahrnehmungen optischer Art, vor allem des Lichtes und der Schatten, waren eindrücklich und äußerst harmonisch, wenn auch nicht sehr stark, in Relation zum nüchternen Empfinden. Die Musik zog, anmutig und fast erregend in ihrer Schönheit, süffig durch den Gehörgang. Die taktilen Wahrnehmungen, sehr gesteigert, vermittelten den Eindruck, dass die Fingerspitzen sehen können. Konzentrieren und Denken fiel nicht schwer und verlief in intellektuellen Bahnen. Auch die Kommunikation war erleichtert und der Kontakt zu anderen Leuten war schnell geknüpft, dies auf sympathische Art und Weise. Essen und Befriedigung von solchen Gelüsten bereitete Vergnügen, wie fast alles, was man tat. Der zeitliche Ablauf wurde als kurz empfunden, und Langeweile kam nicht auf. Fast schade, dass die Wirkung nach ungefähr 15 Stunden langsam, aber deutlich zu verflachen begann und ohne jegliche Nachwehen schließlich gänzlich verflog.“

• (mit 45mg [126]) Umgebung: Privat-Party. „Nach etwa 75 Minuten bemerkte ich, dass meine Füße ziemlich schnell zum Takt der Hintergrundmusik wippten; ich fühlte mich wohl, hatte aber eine leichte Benommenheit im Kopf. Als ich danach im Auto mitfuhr, hatte ich das Gefühl, als würde alles eine Idee zu schnell an uns vorbeirasen. Im Partylokal fühlte ich mich sofort wieder sehr wohl, ich konnte problemlos mit allen Personen ins Gespräch kommen. Ich hatte ein sehr warmes Gefühl in mir und Freude an allem, was um mich herum abging. Zur Musik tanzen machte ganz viel Spass, ich freute mich über quere Töne. Ich hatte einfach eine mächtig gute Laune, à la MDMA. Bei Gesprächen konnte ich mich voll auf die Person einlassen und mit ihr über alles Mögliche diskutieren. Mein Kopf war voll da, und ich kann mich an alles erinnern, was ich gesagt und gehört hatte. In der Gruppe kam ich ziemlich leicht zum Lachen, ich machte Faxen und Witze, und auch sonst war ich ziemlich offen. Aber leider hatte ich eine zu schwache Dosis, so dass die Halluzinationen ausblieben, und bereits nach etwa neun Stunden liess die Wirkung nach.“

• (mit 50mg [126]) Umgebung: Privat-Party zu Hause. „Ha Ha! Pfr! Pffffrr ... Hihi. Also. Ich nahm die 50mg TMA-6 ein, und nach eineinhalb Stunden begannen die ersten Effekte. Es begann mit einer Übelkeit, die etwa 15 Minuten anhielt, so dass ich mich fast übergeben musste. Danach begann ich sehr feinfühlig zu diskutieren. Total unter Kontrolle. Meine Hände hinterliessen beim Bewegen farbige Fäden. Ich begann mich zu bewegen wie ein Verrückter. Ich redete und lachte mit jedem, zeitweise veräppelte ich manch eine Person. Je seriöser etwas erschien, desto mehr lachte ich. Pfr, Pfr!

Hihihi. Es war alles zum Lachen. Während der ersten Stunde hatte ich ein leichtes Körperempfinden, eine Energie im Körper. Ich war extrem in Form. Als ich nach Hause ging, fühlte ich mich ganz klein. Ich kam mir vor wie Alice im Wunderland. Alles war gefärbt. Es war lustig, verrückt, hysterisch, nachdenklich. Es war alles klein und sehr modern (die Farben). Es gibt eine Seite der Wirkung, die ich nicht so mochte. Doch das hängt vom Geschmack ab. Die Wirkung von TMA-6 zeigt Parallelen zu LSD (die Dauer und das kleine Etwas, das sehr schwierig zu erklären ist). Aber es war niedlicher. Später hatte ich eine Menge Halluzinationen. Ich sah eine flachgedrückte farbige Kugel, die aus der Decke entsprang. Sehr farbig. Ich fühlte mich sehr gut, obschon es sehr stark war. Zeitweise war mein Körper überladen. Ich hatte nicht dieses mühsame Suchen nach etwas. Ich war rundum zufrieden. Nach etwa zehn Stunden konnte ich einschlafen. Nach vier Stunden erwachte ich wieder, ich konnte die Wirkung immer noch fühlen. Die darauffolgenden Tage war ich sehr in Form."

**Synthese: [1, 42]  Schema 22: 1→2→3**

Unter Erwärmen werden 10g (51mmol) 2,4,6-Trimethoxybenzaldehyd (**1**) in 12mL Nitroethan gelöst. Danach gibt man 0,2mL Butylamin und 0.2mL Eisessig zu. Nun wird während 100min bei 140°C Ölbadtemperatur rückflussiert. Anschließend wird abgekühlt, wobei sich spontan Kristalle bilden. Diese werden abfiltriert, mit wenig EtOH gespült und getrocknet. Zurück bleiben 10,9g (43mmol, 84%) 1-(2,4,6-Trimethoxyphenyl)-2-nitropropen (**2**) als leuchtend gelbe Kristalle mit einem mp von 146–147°C. Umkristallisation aus EtOH ergibt einen mp von 147–148°C.

Zu einer schwach siedenden Suspension von 4g $LiAlH_4$ in 100mL trockenem THF unter Stickstoff werden 10,9g (43mmol) 1-(2,4,6-Trimethoxyphenyl)-2-nitropropen (**2**) in 150mL trockenem THF zugetropft. Das Reaktionsgemisch wird während 2h am Rückfluss gehalten. Danach kühlt man auf 0°C ab. Vorsichtig tropft man 8mL EtOAc in 30mL THF, dann 8mL NaOH 15% zu. Dann gibt man 20mL Wasser zu. Es wird abfiltriert, mit THF gespült und eingeengt. Der Rückstand wird in 30mL IPA gelöst und mit konz. HCl neutralisiert (pH-Papier). Man gibt 300mL trockenen Ether zu und rührt stark. Die Suspension wird über Nacht im Kühlschrank stehen gelassen. Die weißen Kristalle werden abfiltriert und mit Ether gespült. Nach dem Trocknen bleiben 7,9g (30mmol, 70%) 2,4,6-Trimethoxyamphetamin-Hydrochlorid (TMA-6, **3**) zurück, mp 206–207°C. Zweimalige Umkristallisation aus Isopropanol ergibt Kristalle mit einem mp von 214–215°C.

# 4. Tryptamine [19, 22, 56, 60, 62, 63]

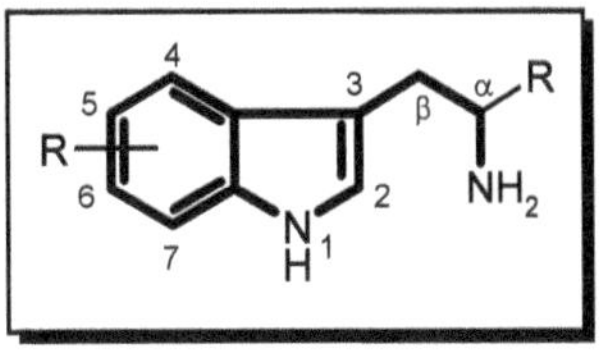


*Einleitung:*

Bis heute sind mehr als 1500 Indol-Alkaloide bekannt. Diese stellen neben den Isochinolin-Alkaloiden die umfangreichste Alkaloidgruppe dar und enthalten den Indolring bzw. das Tryptamin (T; fettgedruckte Struktur) als gemeinsamen Kern.

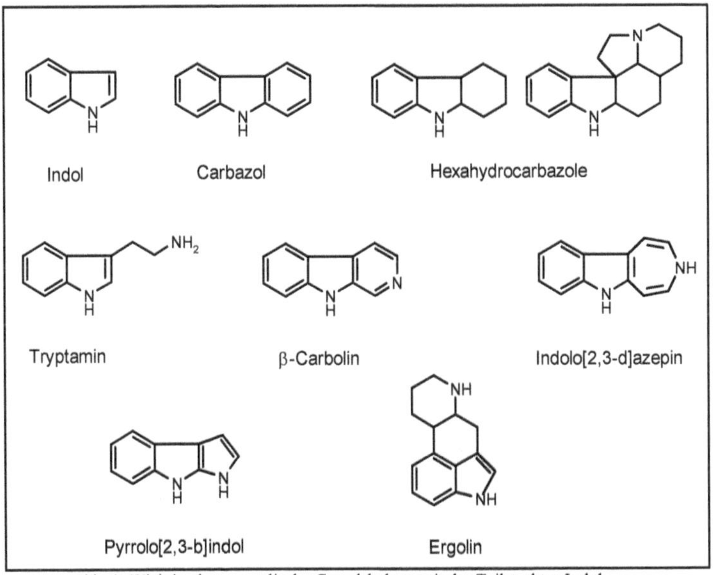


Abb. 1: Wichtige heterocyclische Grundskelette mit der Teilstruktur Indol.

Viele Indol-Alkaloide pflanzlicher Herkunft werden als Medikamente in der Human- und Tiermedizin angewendet. Einige sind hochwirksame Psychedelika (Tryptamin selber jedoch nicht).

Eine grosse Gruppe von Psychedelika leitet sich strukturell vom Tryptamin ab, das im Körper aus der Aminosäure L-Tryptophan gebildet wird. Die Indolalkaloide sind chemisch eng verwandt mit der Überträgersubstanz Serotonin (5-Hydroxytryptamin, 5-HT). In der Wechselwirkung mit serotonergen Neuronen des Gehirns ist denn auch die Hauptwirkung psychedelischer Indole begründet.

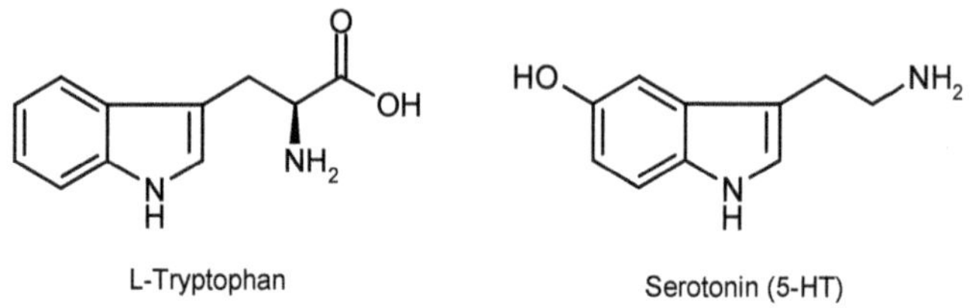


Abb. 2: L-Tryptophan und Serotonin

*N,N*-Dimethyltryptamin (DMT) findet sich in verschiedenen Schnupfpulvern südamerikanischer Indianerstämme. Andere Derivate des Tryptamins mit psychedelischen Eigenschaften sind Psilocin (4-Hydroxy-*N,N*-dimethyltryptamin) und sein als Zwitter-Ion vorliegender Phosphorsäureester Psilocybin, die wirksamen Substanzen des mexikanischen Zauberpilzes *Psilocybe mexicana*. Ein besonders hoher Gehalt an Psilocin und Psilocybin wurde in manchen Proben des balinesischen Wunderpilzes *Copelandia cyanescens* nachgewiesen. Psilocybinhaltige Pilze sind auch in Europa (z.B. Schweiz) zu finden und gedeihen gerne auf Kuhmist.

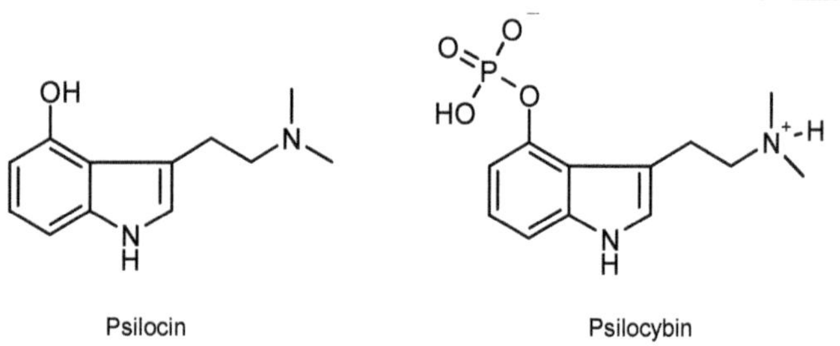


Abb. 3: Von A. HOFMANN et al. isolierte und synthetisierte Tryptaminderivate

Psilocybin und Psilocin wurden in den 1950er Jahren von A. HOFMANN und seinen Mitarbeitern in den Laboratorien der *Sandoz AG*, Basel aus Pilzen isoliert und auch synthetisiert (zur Wirkung siehe Eintrag in diesem Buch).

Tiere produzieren zahlreiche toxische Verbindungen zur Verteidigung gegen Feinde. Frösche, insbesondere tropische, scheiden Alkaloide aus, von denen viele schon in sehr geringen Dosen für Säugetiere tödlich sind. Bufotenin und Bufotoxin wurden zum Beispiel aus der Agakröte *Bufo marinus* isoliert. Beide Verbindungen regen die Herztätigkeit an, und Bufotenin soll ein Psychedelikum sein (nicht alle Studien konnten eine Wirksamkeit bestätigen).
Die getrocknete Haut dieser Tiere wird von Voodoopriestern im Zombiepulver verwendet. Dies führte zu der (unbegründeten) Annahme, dass diese und vielleicht weitere Verbindungen aus der Haut der Kröte für die tranceähnlichen Zustände der Zombies (der sog. „lebenden Toten") verantwortlich seien. Nicht zu unterschätzen ist die Toxizität von Begleitstoffen in Krötenexkreten.

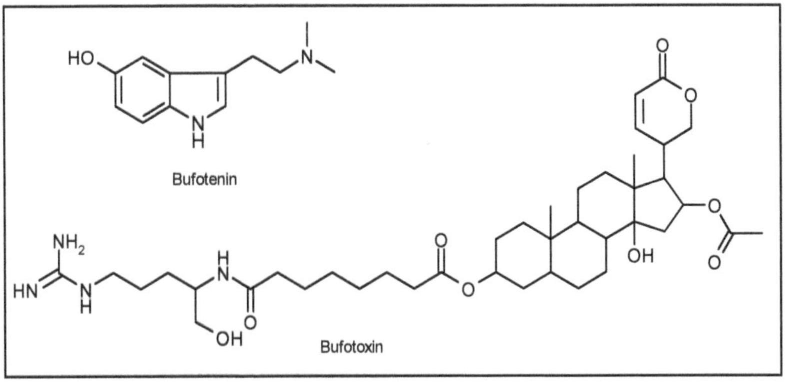


Abb. 4: Aus der Agakröte *Bufo marinus* isolierte Substanzen

## 4.1 Struktur-Wirkungsbeziehungen [19, 53, 59, 67, 69, 160]

Tryptamine mit verschiedensten Substitutionsmustern können psychedelische Aktivität aufweisen. Viele Tryptamin-Derivate zeigen ein unselektives Bindungsprofil und weisen eine neuronale Interaktion mit verschiedenen Serotonin 5-HT-Rezeptor Subtypen ($5\text{-HT}_{1A}$, $5\text{-HT}_{1B}$, $5\text{-HT}_{1D}$, $5\text{-HT}_{2A}$, $5\text{-HT}_{2B}$, $5\text{-HT}_{2C}$, $5\text{-HT}_{6}$, $5\text{-HT}_{7}$) auf, wobei vermutlich primär die agonistische Aktivität am $5\text{-HT}_{2A}$-Rezeptor für die psychedelischen Effekte verantwortlich ist. Weiter wurden u. a. auch Affinitäten zu Dopaminrezeptoren, adrenergen sowie zu Spurenamin-Rezeptoren festgestellt. Auch wurden Interaktionen mit den Monoamintransportern beobachtet. Einige der psychoaktiven Tryptamine wurden noch nicht auf ihre Bindungseigenschaften geprüft, jedoch bestehen diverse Daten zur Wirkung im Menschen. Daraus lässt sich grob ableiten:

- Ringsubstitutionen am Aromaten in Tryptaminderivaten waren nicht so lohnenswert wie bei den Phenylalkylaminen. Die involvierten Rezeptoren verhalten sich z.T. sehr sensitiv gegenüber dem Substitutionsmuster des Aromaten. Heute sind ca. 60 psychoaktive Tryptaminderivate bekannt.

- Tryptamin selbst zeigt keine psychedelische Wirkung, wogegen *N,N*-Dimethyl (DMT)- oder *N,N*-Diethyltryptamin (DET) bei parenteraler Applikation bereits stark aktiv sind (DET ist oral auch wirksam; ca. 60mg, siehe Eintrag in diesem Buch).

- *N,N*-Diethyl-, *N,N*-Dipropyl- sowie *N,N*-Diallyltryptamin haben nahezu dieselbe, jedoch eine wesentlich länger anhaltende Wirkung als die *N,N*-Dimethyl-Verbindung. Bei weiterer Verlängerung der *N*-Alkylreste nimmt die Wirksamkeit schnell ab. Bereits *N,N*-Di-n-Hexyltryptamin oder *N,N*-Dicyclohexyltryptamin sind praktisch inaktiv.

- Werden Tryptamine in der α-Position zum Stickstoff methyliert, so entstehen α-Methyltryptamine, welche oft sehr potent und langwirkend sind. Sie können die Fähigkeit zur MAO-Inhibition aufweisen und sind keine Substrate für dieses Enzym. Der für die α-unmethylierten Tryptamine charakteristische Metabolismus wird bei den α-Methyltryptaminen verhindert. Durch das Stereozentrum in α-Alkyltryptaminen erhält man zwei Enantiomere unterschiedlicher Wirkprofile. Es ist nicht überraschend, dass α-Methyltryptamine eine längere Wirkdauer aufweisen als die analogen α-unmethylierten Verbindungen (dies wurde bei den Phenethylaminen ebenfalls beobachtet).

- Homologisierung des α-Substituenten von Methyl zu Ethyl führt zu einem signifikanten Rückgang der Aktivität.

Zusammenhang zwischen der Konstitution und der psychedelischen Wirkung einiger Tryptamine [22] (Abb.5):

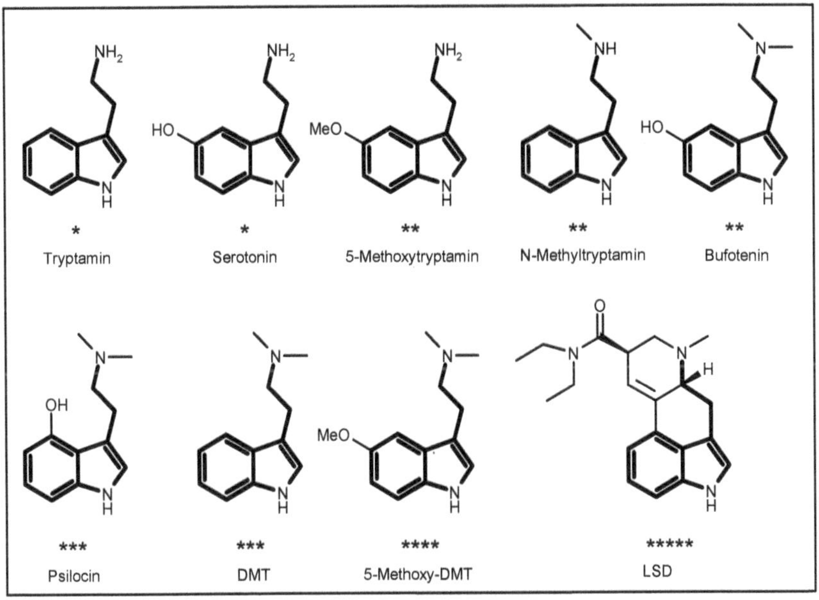


Abb. 5: Einige Tryptaminderivate * nicht psychoaktiv, ** schwach psychoaktiv, *** psychedelisch aktiv, **** starkes Psychedelikum, ***** sehr starkes Psychedelikum.

Die vergleichsweise schwache Wirkung des Bufotenins wie auch der *N*-unsubstituierten Tryptamine kann möglicherweise auf deren ungenügende ZNS-Gängigkeit zurückgeführt werden. Würden im Gehirn entsprechende Konzentrationen erreicht, wäre die psychedelische Aktivität möglicherweise mit der von DMT oder 5-Methoxy-DMT vergleichbar. Vermutlich trägt auch die leichte Metabolisierbarkeit einfacher, unsubstituierter Tryptamine zu deren Wirkungsabschwächung bei.

*Stereochemische Faktoren / Enantioselektivität*

Tierversuche zeigten, dass die (*S*)-(+)-Enantiomere der beiden untersuchten Verbindungen, 5-MeO-α-Methyltryptamin und α-Methyltryptamin, die grössere Aktivität als ihre optischen Antipoden haben. Im Menschen erreicht das (*S*)-(+)-Isomer von 5-MeO-α-Metyltryptamin etwa die 2–3fache Potenz im Vergleich zum (*R*)-(-)-Enantiomer. Ausserdem hat das (*S*)-(+)-Isomer etwa die doppelte Potenz wie das Racemat.

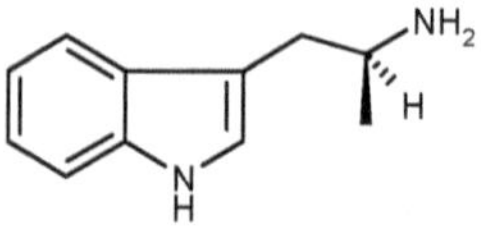


*S*-(+)-α-Methyltryptamin

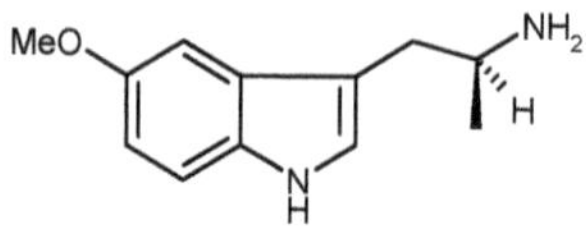


*S*-(+)-5-MeO-α-Methyltryptamin

## 4.2 Synthesestrategien [3, 22, 61]

Eine auf viele Tryptaminderivate übertragbare Synthese gelingt durch elektrophile Acylierung des Indols **1** mit Oxalylchlorid, Aminolyse des α-Ketosäurechlorids **2** mit Dialkylamin zum *N*,*N*-Dialkylamid **3** und dessen Reduktion mit Litiumaluminiumhydrid ($LiAlH_4$).

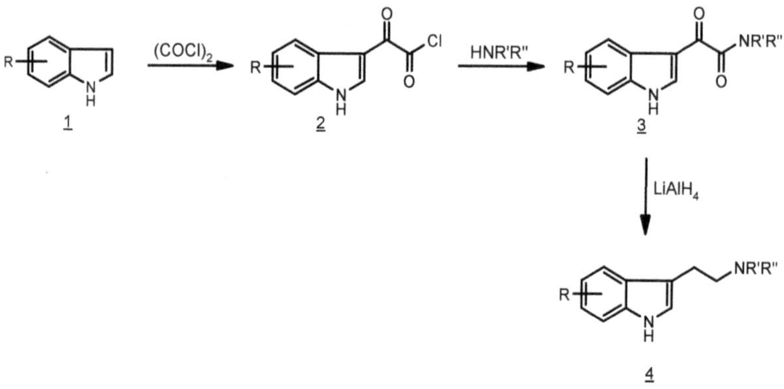


Eleganter ist ein neueres Verfahren, welches das Konzept der FISCHER-Indolsynthese aus den Phenylhydrazonen α-CH-acider Carbonyl-Verbindungen nutzt. Dadurch sind allerdings nur an der 5-Position des Tryptamins substituierte Derivate zugänglich. Auf diese Weise entstehen 5-*N*,*N*-Dialkyltryptamine **7** in einer Stufe aus dem 4-R-Phenylhydrazin **5** und dem Dimethylacetal **6** des 4-(*N*,*N*-Dialkylamino)butanal.

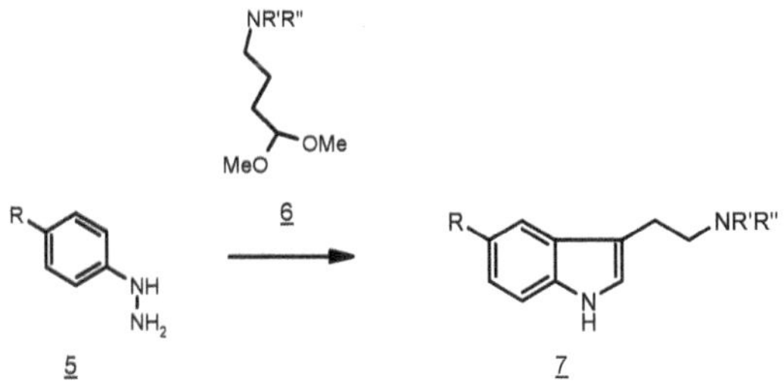


Für Indolalkylamine kann auch das Konzept der HENRY-Reaktion angewendet werden. Dabei wird das Indol **1** zunächst in einer VILSMEIER-Reaktion zum Indolcarbaldehyd **8** formyliert. Anschließend setzt man **8** mit dem Nitroalkan **9** um, woraus das Nitroolefin **10** resultiert. Wird dieses mit $LiAlH_4$ reduziert, so erhält man das gewünschte *N*-unsubstituierte racemische Indolalkylamin **11** (falls R ≠ H).

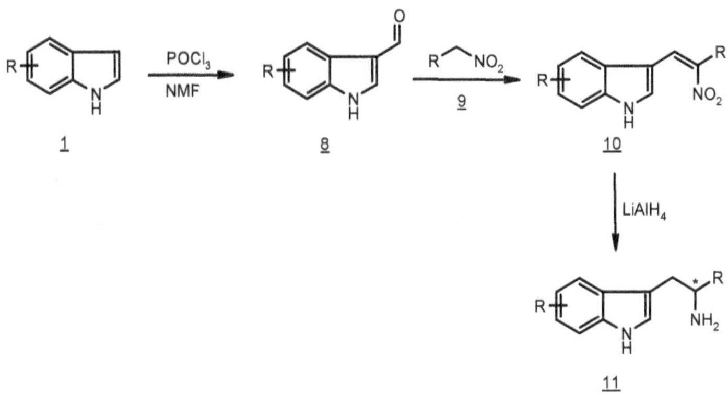


Die neue LEIMGRUBER-Synthese wird anhand der Aminomethylenierung von 6-R-2-Nitrotoluol **12** und anschließender Hydrierung zum Indol **15** erklärt. Dadurch werden 4-substituierte Indolgerüste zugänglich.

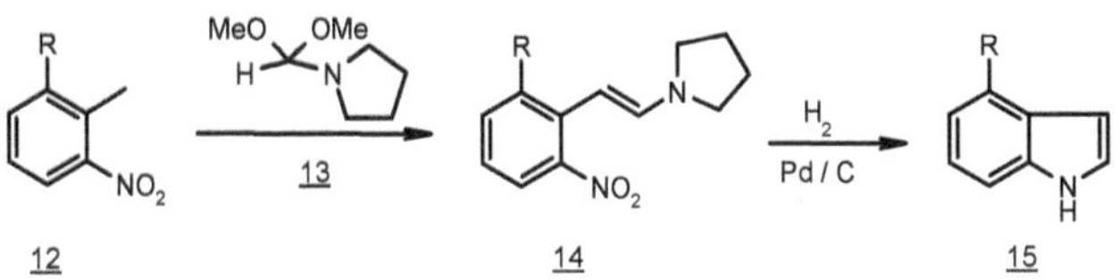

# 4.3 Metabolismus von Tryptaminderivaten [19, 56, 63, 69]

Der metabolische Abbau von Tryptaminderivaten ist hier am Beispiel von *N,N*-DMT gezeigt.

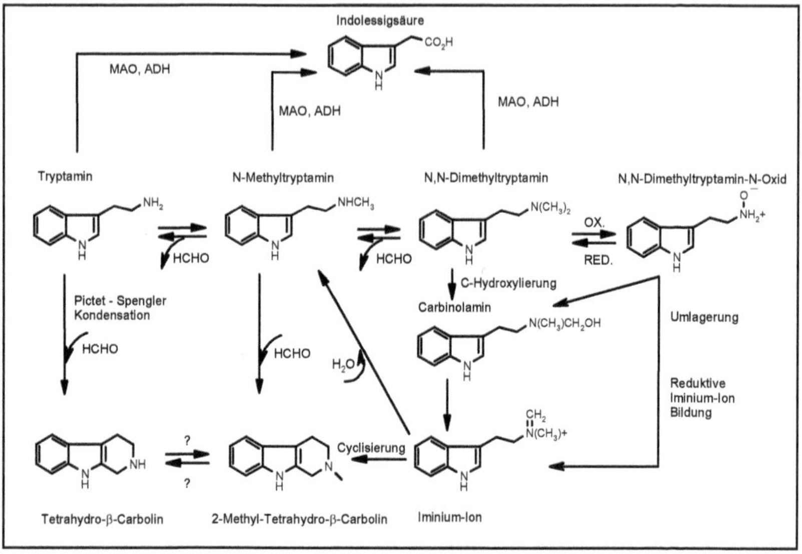


Abb. 6: Mögliche Abbauwege des Tryptamins (1981).

Die dialkylierten Tryptamine können in den Organismen vor allem auf zwei Wegen metabolisiert werden (1968):

a) Unter Abspaltung der Alkylgruppen und oxidativer Desaminierung gehen Verbindungen in 3-Indolylessigsäure über.

b) Abbau zu den entsprechenden hydroxylierten Abkömmlingen, beispielsweise zu den 6-Hydoxy-*N,N*-dialkyltryptaminen.

Die Substanzen DMT und 5-MeO-DMT zeigen mit ihren kleinen Methyl-Gruppen am Stickstoff keine psychedelische Wirkung, wenn sie oral eingenommen werden. Dieses Verhalten kann mit dem schnellen oxidativen Metabolismus in der Leber erklärt werden. Aufgrund dieser Tatsache werden sie meistens geraucht, da sie so direkt in die Blutbahn gelangen.

Interessante Ausnahmen bilden Psilocin und Psilocybin. Man weiß, dass Psilocybin *in vivo* zu Psilocin, der aktiven Substanz, hydrolysiert wird. Untersuchungen haben gezeigt, dass Psilocin eine weniger starke Affinität zu den 5-HT-Rezeptoren hervorbringt als einige an der 5-Position sauerstoffhaltige Tryptamine.

Psilocin hat einmalige physikochemische Eigenschaften:

- Es widersteht dem Typ Metabolismus, der andere *N*,*N*-dialkylierte Tryptamine abbaut.
- Es hat den Anschein, als ob eine intramolekulare Wechselwirkung zwischen der 4-Hydroxy-Gruppe und der Seitenketten-Amino-Gruppe die Basizität herabsetzen und die Lipophilie erhöhen würde. So wird möglicherweise der Eintritt ins ZNS erleichtert.

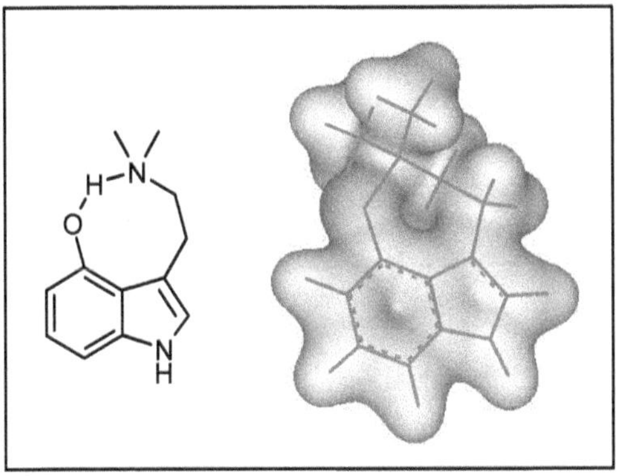


Abb. 7: Psilocin in einer lipophilen Konformation

## #1 *N,N*-Dimethyltryptamin [55, 60, 78, 79]

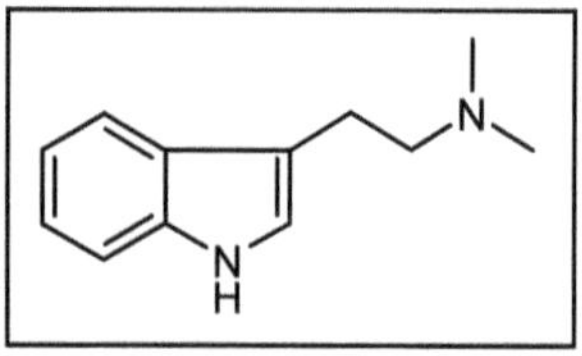

M=188.27g/mol
$C_{12}H_{16}N_2$

**Synonyme**: *N,N*-DMT, Nigerin, Nigerina, Desoxybufotenin

**Vorkommen**: Ist in vielen Pflanzen (z.B. *Virola*-, *Anadenanthera*-, *Mimosa*-Arten) speziell in den Wurzeln vorhanden. Konnte auch im menschlichen Körper und in Säugetieren nachgewiesen werden. Südamerikanische Naturvölker kennen verschiedene DMT-haltige Schnupfpulver, die meistens noch mit MAO-Hemmern kombiniert werden.

**Einteilung**: Psychedelikum. DMT gilt als eines der stärksten Psychedelika.

**Dosis**: 60–100mg geraucht (als freie Base)
60–100mg i.m.
4–30mg i.v.
oral: nicht wirksam ohne MAO-Hemmer (s. unten).

**Dauer**: *Allgemein:*

Geraucht oder geschnupft: ca. 10min. Rauscheffekte beginnen nach wenigen Sekunden; bereits nach einer Minute ist der Höhepunkt der Wirkung erreicht.

i.v.: ca. 45min.

**Wirkung**:

DMT führt zu einem sehr intensiven, aber nicht unbedingt euphorischen Rauscherlebnis. DMT ist keine „Partydroge". Das Erleben ist qualitativ andersartig als beispielsweise unter dem Einfluss von LSD; Ich-Auflösung und das Eintauchen in bizarre Welten sind die Regel. Die eigentliche Wirkung dauert nur einige Minuten. Danach befindet man sich während etwa 30 bis 60 Minuten in einem entspannten Meta-Zustand, in dem man die kurze, aber äusserst intensive Reise in eine vollständige andere Welt zu verarbeiten hat.

In STRASSMAN [79] wird berichtet, dass die DMT-Ausschüttung im Augenblick des Todes am höchsten sei. CHRISTIAN RÄTSCH sagt dazu [55]: „Ich vermute, dass dieser Botenstoff für die ultimative schamanische Ekstase, für die Erleuchtung und für das Aufgehen in das ‚klare Licht des Todes' verantwortlich ist."

Hier ist eine Einteilung des Verlaufs von *Peter Meyer* [80]:

*Anfangsphase:*

- Bewusstseinsverlust über den Körper
- Manchmal Bewusstseinsverlust über den Herzschlag
- Manchmal akustische Effekte (dosisabhängig)
- Niedrige Dosis: Geflüster
- Hohe Dosis: Elfen-Sprache, „high-speed chatter"
- Manchmal „Du wirst überleben!"-Gedanken

*Mittelphase:*

- Die visuellen Effekte sind unvorhersehbar
- Durchbrüche zu höher dimensionierten Sphären in Bezug auf die Sinne
- Bei sehr hoher Dosierung vergisst man, wer/was/wo man ist
- Personen werden in den „höheren Sphären" gesehen, aber nicht gehört
- Keine heilige Erfahrung, manchmal eher „höllische" Aspekte
- „Dinge" geschehen zu schnell, sind außer Kontrolle
- Kein irdisches Zeitgefühl
- Übliche Dauer des Trance-Zustandes: ca. 5 Minuten
- Visionen verschwinden, weitere 5 Minuten, um zurückzukommen
- Manchmal desorientiert, ohne Friedens-Gefühl
- Manchmal faszinierend, ehrfurchtgebietend mit Friedens-Gefühl

*Endphase:*

- Nach ca. 20 Minuten weiß man (wieder), wer/was/wo man ist
- Man wird sich seines Körpers bewusst
- Es gibt keinen Grund, die Augen zu schließen
- Keine fremde Energie mehr im Körper
- Alles in der Umgebung sieht normal aus
- Leichte Kopfschmerzen

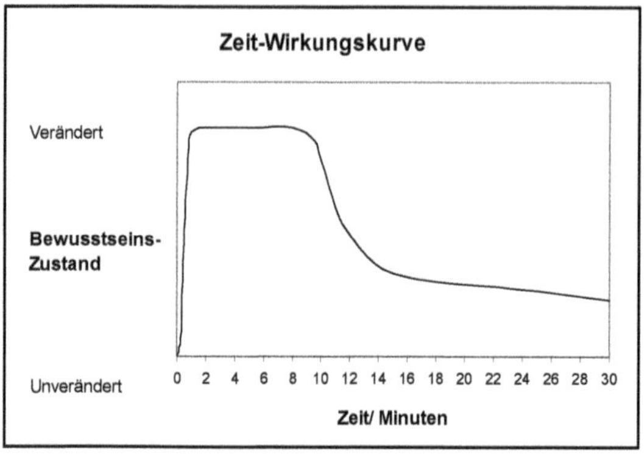


Abb.: Qualitative Beziehung zwischen der Zeit und dem Bewusstseinszustand nach dem Rauchen von *N,N*-DMT. (Nach der Hauptwirkung bleibt der Konsument noch während 30–60 Minuten in einem entspannten, leicht berauschten Zustand.)

• (mit 80mg, geraucht [126]): Umgebung: Zu Hause. „Ich konstruierte eine Pfeife aus Aluminium, um dieses magische DMT zu rauchen. Ich rauchte es, und ungefähr 15 Sekunden später fühlte ich den großen Anstieg. Die erste Reaktion war eine Art Angst meines Körpers, die wenige Sekunden anhielt, wie eine Abstoßung der Substanz. Ich war bereits auf meinem Bett. Ich konnte mich nicht mehr bewegen. Während 3 bis 4 Minuten bestaunte ich diese Schönheit. Ich hatte das Gefühl, meinen Körper völlig zu verlassen. Es blieb nur der Kopf übrig, der Körper lag versteinert auf dem Bett. Es folgte ein enormes Verzittern der Luft, ähnlich einem starken Erdbeben, nur war es eben die Atmosphäre, die zu beben begann. Jedes Partikel des Raumes nahm Leben an. Auf einmal sah ich kristalline Kugeln und ein creme-artiges Alien, welches das ganze Zimmer einnahm. Die telepathische Kommunikation konnte beginnen. Die Optik glich etwas der des DOM, jedoch war es kristalliner. In der Luft bildeten sich Blasen, die miteinander verbunden waren. Sie vermischten sich ineinander, und sie kommunizierten untereinander, jedoch ohne zu sprechen. Es war zum Sterben gut. Nachdem die Hauptwirkung nachließ, lag ich während rund zwei Stunden in einem leichten Zustand da, immer in einem telepathischen Zustand. Ich fühlte mich nach dem Rausch angenehm."

• (mit 80mg, geraucht [126]): Umgebung: Zu Hause. „Nachdem ich es geraucht hatte, begann sich das ganze Dekor zu verändern. Zuerst nahm das Zimmer einen anderen Winkel an, die Seiten waren nicht mehr wirklich vorhanden. Dann durchströmte mich wellenartig eine Wärme vom Kopf bis zu den Füssen. Ich fühlte, dass eine unerklärliche Kraft meinen Körper einnahm, mit einer Optik, die mich an einen amazonischen Wald erinnerte. In seinen Wellen kamen Pflanzen auf, die ein bisschen überall da waren. Kleine Lichter die schnell flackerten, schwirrten herum, wie kleine Elfen, die dir um den Kopf fliegen und verschwinden, sobald man sie zu sehen versucht. Die Wirkung war subtiler als mit 5-MeO-DMT. Nach etwa fünf Minuten fühlte ich mich entspannt und war während etwa einer Stunde fit und bereit zum Diskutieren. Es war wirklich exzellent; ich habe nie eine ähnliche Substanz getestet. Das Gefährliche für mich ist: Es ist dermassen schön, dass ich mehr und noch mehr davon rauchen will …"

• (mit 90mg, geraucht [126]): Umgebung: Zu Hause. „Der Geschmack war erträglich. Es trieb mich enorm an, ich begann hin- und herzulaufen. Ich erhielt kristallartige Visionen. Blumen, Kristallkugeln, tausende kleine Pyramiden. Komplett magisch, der Zustand, den man mit DMT erreicht. Noch nie hatte ich so starke optische Halluzinationen. Alles raste mit Lichtgeschwindigkeit vorbei, dabei fühlte ich meinen Körper nicht mehr. Die Mauern waren komplett psychedelisch und die Personen um mich herum waren von ihrer sehr farbigen Aura umgeben. Die Dimensionen waren völlig exotisch. Dies alles dauerte vier bis fünf Minuten, dann fühlte ich mich noch während rund einer Stunde ziemlich berauscht, wobei ich euphorisch und witzig drauf war, aber zugleich etwas müde."

• (mit 80mg + 90mg, geraucht [126]): Umgebung: Zu Hause. „Zuerst rauchte ich 80mg, doch der erwartete grosse Anstieg blieb aus. Vielleicht liegt es daran, dass ich mit meinen 90kg eine grössere Dosis benötige. So rauchte ich rund fünfzehn Minuten später noch einmal 90mg. Voilà! Endlich. Nach einigen Sekunden Anstieg spürte ich meinen Körper nicht mehr, und ich gelangte in einen Zustand, in dem alles ein bisschen verwirrt war, alles bewegte sich mit rasender Geschwindigkeit. Alles glich dem Motiv einer Blume, die vom Wind gestreichelt wird. Es sah aus, als sollte mir damit der Weg gewiesen werden, den ich begehen sollte. Dann sah ich zwei Planeten. Das Gesehene war teils sehr schwierig zu interpretieren. Nach rund fünf Minuten nahm die Wirkung ihr Ende."

**Kombinationen**:

- DMT kann mit verschiedenen MAO-Hemmern (z.B. Harmalin) kombiniert werden, um orale Wirksamkeit zu erzielen und die Rauschdauer zu verlängern. Ayahuasca ist ein psychoaktiver Schamanen-Trank, bei dem als Basis meistens die harmalinhaltigen Stengel der *Banisteriopsis caapi* und die DMT-haltigen Blätter der *Psychotria viridis* eingesetzt werden.
- $N_2O$ (Lachgas) und DMT wird als interessant beschrieben, aber diese Kombination ist normalerweise intensiv genug, um Amnesie und Bewusstlosigkeit während der Intoxikation hervorzurufen.

- Im Schnupfpulver „Cohoba", welches aus Baumsamen der Gattung *Anadenanthera* gewonnen wird, sind DMT, N-Methyltryptamin, 5-Hydroxy-*N*-methyltryptamin und Bufotenin enthalten.
- Ayahuasca-Analog: 30–60mg DMT + 150mg Harminhydrochlorid; 3–4h Wirkungsdauer.

**Pharmakologie:**

DMT zeigt eine Interaktion mit verschiedenen Serotonin 5-HT-Rezeptor-Subtypen (5-$HT_{1A}$, 5-$HT_{1B}$, 5-$HT_{1D}$, 5-$HT_{2A}$, 5-$HT_{2B}$, 5-$HT_{2C}$, 5-$HT_6$, 5-$HT_7$) [160], wobei vermutlich wie bei den Phenethylaminen primär die agonistische Aktivität am 5-$HT_{2A}$-Rezeptor für die psychedelischen Effekte verantwortlich ist. Zudem wurden auch Affinitäten zu Dopamin-$D_1$-Rezeptoren, $\alpha_1$ und $\alpha_2$ (adrenergen), $\sigma_1$ (sigma) sowie zu Spurenamin-Rezeptoren (TAAR) festgestellt [160].

DMT kommt im Menschen in Spurenmengen natürlich vor, über seine Funktion sind sich die Neurobiologen allerdings noch nicht ganz im Klaren. Vermutlich kann der ganze „enzymatische Apparat", der in Säugetieren existiert, Tryptamin aus Tryptophan, DMT aus Tryptamin und 6-HO-DMT aus DMT herstellen.

In verschiedenen Arbeiten zeigten Säugetiere keine Gewöhnung an DMT.

STRASSMAN hat gezeigt, dass psychoaktive Tryptamine endogen in der Epiphyse synthetisiert werden und mit dem Metabolismus von Melatonin in Zusammenhang stehen [79]. Es wird vermutet, dass DMT eine zentrale Rolle beim Träumen hat und in verschiedene psychologische und neuronale Zustände involviert ist. Möglicherweise wird während des Träumens zu bestimmten Zeiten im Gehirn DMT ausgeschüttet. Vermutlich besteht eine Verbindung zwischen DMT und mentalen Krankheiten, da es *in vivo* nachgewiesen wurde. Auf diesem Gebiet ist noch sehr viel Arbeit zu verrichten.

**Synthese:** **[60, 81, 82, 83]**

**Schema 23: 1→1a→2**

Zu einer gut gerührten Lösung von 10g (85.4mmol) Indol (**1**) in 150mL wasserfreiem $Et_2O$ wird während 30min eine Lösung von 11g Oxalylchlorid in 150mL trockenem $Et_2O$ zugegeben. Weitere 15min wird gerührt. Indessen bildet sich Indol-3-ylglyoxylchlorid als ein gelber, kristalliner Feststoff (hygroskopisch!). Dieses Zwischenprodukt wird sehr schnell abfiltriert, mit kaltem $Et_2O$ gewaschen und unter Rühren zu 20g wasserfreiem Dimethylamin in 150mL kaltem $Et_2O$ gegeben. Nachdem eine Verfärbung eintritt, wird ein Überschuss an 2N HCl zugegeben. Die Mischung wird gekühlt und der Feststoff abfiltriert. Nach einer Umkristallisation aus EtOAc bleiben 14,6g (67mmol, 79%) Indol-3-yl-*N*,*N*-dimethylglyoxylamid (**1a**) mit einem mp von 159–161°C zurück.

Eine Lösung von 14g (64mmol) Indol-3-yl-*N*,*N*-dimethylglyoxylamid (**1a**) in 350mL wasserfreiem THF wird langsam und unter $N_2$ zu einer rückflussierenden Lösung von 19g (0,5mol) $LiAlH_4$ in 350mL THF gegeben. Nachdem die Mischung für 16h rückflussiert hat, lässt man abkühlen und zerstört vorsichtig durch Zugaben von feuchtem Dioxan das überschüssige Hydrid. Der gebildete Feststoff wird abfiltriert, mit heißem THF gewaschen, über $MgSO_4$ getrocknet und das Löungsmittel unter Vacuum am Rotationsverdampfer eingeengt. Der Rückstand wird in heißem Petrolether aufgenommen. Beim Abkühlen bilden sich Kristalle. Durch Abfiltrieren werden 11,1g (59mmol, 91%) *N*,*N*-Dimethyltryptamin (DMT, **2**) gewonnen. Die Literatur gibt für den mp 12 verschiedene Werte zwischen 44 und 67°C an! (Hängt stärker als gewohnt von der Reinheit ab.) Das Hydrochlorid kann aus Benzen/Methanol umkristallisiert werden. Der Schmelzpunkt des Hydrochlorids von **2** beträgt 165–167°C.

**Schema 23: 4→2**

Eine Suspension von 1,0g (6,3mmol) Tryptamin (**4**) in 50mL Ethylformiat wird während 15h rückflussiert. Die flüchtigen Anteile werden am Vacuum entfernt, und zurück bleibt ein öliger Rückstand des formylierten Tryptamins. Dieser Rückstand wird in 50mL trockenem THF aufgenommen und tropfenweise zu einer Lösung von 1,0 M $LiAlH_4$ in THF (40mmol, 40mL) gegeben. Nachdem die Mischung mit weiteren 50mL THF verdünnt worden ist, wird sie während 15h rückflussiert. Eine Lösung von 40mL 1,0M frisch destilliertem Ethylformiat in THF wird während weiteren 2h zugetropft. Man lässt die Lösung auf RT abkühlen und trocknet sie dann über $Na_2SO_4$. Nach der Filtration wird das Filtrat unter Vacuum am Rotationsverdampfer eingeengt. Daraus erhält man 1,15g (6,1mmol, 95%) reines *N*,*N*-Dimethyltryptamin (DMT, **2**) als Öl, welches im Kühlschrank auskristallisiert. Umkristallisation aus Hexan ergibt weiße Kristalle mit einem mp von 67°C. Andere Angaben liegen zwischen 40–50°C. DMT kann, bei Reinheit > 95%, auch zart gelb bis rosa gefärbt sein.

**Schema 24: 6→9**

Zu einer vorgelegten Mischung aus 14,5g (320mmol) frischen Mg-Spänen in ca. 50mL wasserfreiem $Et_2O$ wird eine Lösung von 38,9g (320mmol) 1-Chlor-3-dimethylaminopropan (**6**) in 50mL wasserfreiem $Et_2O$ langsam zugetropft. Nach 15h Rückflussieren sind keine Mg-Reste mehr vorhanden. Das z.T. ausgefallene Produkt wird in ca. 300mL Benzen aufgenommen und direkt weiter eingesetzt.

Eine Lösung von 100g (0,86mol) Triethylorthoformiat in 320mL 0,85N 3-Dimethylaminopropylmagnesiumchlorid-Lösung in Benzen wird bei 65°C während 15h unter Stickstoff rückflussiert. Nach einer Destillation bei 11mm/Hg und 94–95°C erhält man 47g (0,25mol, 29%) 4-Dimethylaminobutanal diethylacetal (**9**).

**Schema 24: 7→8→9**

In einem ca. 1L-Hydriergefäss werden 30mL (270mmol) 4-Chlorbutyrylchlorid (**7**) in 300mL trockenem MeOH gelöst. 36mL (310mmol) 2,6-Lutidin und 4,4g 10% Pd/C werden portionenweise dazugegeben. Diese Mischung wird bei ca. 3bar und RT während 4h hydriert. Nach Filtration durch 15g Celite wird der Filterkuchen mit 100mL trockenem MeOH gewaschen. Nach Zugabe von weiteren 60mL MeOH direkt zu der Lösung wird während 15min gerührt. 4mL conc. $H_2SO_4$ werden tropfenweise während 30min bei 25–30°C unter Rühren zugegeben. Diese Lösung wird während 1h bei RT gerührt. Danach filtriert man den Feststoff ab und das Filtrat wird mit wässriger $NaHCO_3$ (12,5g in 170mL $H_2O$) und 10% wässriger NaCl gewaschen. Die org. Phase wird über $MgSO_4$ getrocknet, filtriert und eingeengt. Das ergibt einen klaren Rückstand von 31g (200mmol, 75%) 4-Chlorbutanal-dimethylacetal (**8**) mit einem Sdp. von 50°C bei 8,5mm/Hg. **8** wird direkt weiter umgesetzt.

16g (105mmol) 4-Chlorbutanal-dimethylacetal (**8**) werden in 80mL 40% wässrige Dimethylamin-Lösung gegeben und bei RT für 15min gerührt. Die Reaktionsmischung wird auf 62°C erwärmt und dann während 1h gerührt Nachdem man die Mischung auf RT abgekühlt hat, wird das Produkt zweimal mit 80mL $CH_2Cl_2$ extrahiert. Die kombinierten org. Phasen werden mit 5% wässriger $NaHCO_3$ (ca. 20mL) und Sole (10g NaCl in 150mL) gewaschen. Die org. Phasen werden unter Vacuum am Rotationsverdampfer eingeengt. Der Rückstand wird bei 5mm/Hg und 53,5°C destilliert. Daraus erhält man 14,8g (75mmol, 72%) 4-Dimethylaminobutanal-dimethylacetal (**9**) als farblose Flüssigkeit.

**Schema 23: 5→2**

Unter einer Stickstoffatmosphäre versetzt man eine Mischung von 0,72g (5mmol) Phenylhydrazin-Hydrochlorid (**5**) und 0,97g (6mmol) 4-Dimethylaminobutanal-dimethylacetal (**9**) mit 30mL 4% $H_2SO_4$ und lässt die Reaktionslösung während ca. 2h rückflussieren.
Nach Abkühlung der Reaktionslösung auf RT wird sie mit 5mL 30% Ammoniaklösung basisch gestellt (pH-Papier). Das DMT wird mit zweimal 30mL $CH_2Cl_2$ extrahiert. Die vereinigten organischen Phasen werden über $Na_2SO_4$ getrocknet, durch einen Faltenfilter filtriert und das Filtrat am Rotavap bei 40°C amVakuum eingeengt. Der Rückstand besteht aus 0.69g (72%) honigähnlichem Öl. Auskristallisation aus Hexan ergibt 0,4g *N*,*N*-Dimethyl-1*H*-indol-3-ethanamin (DMT, **2**) als bräunliches kristallines Pulver mit einem mp von 48–49°C.

## #2 *N*,*N*-Diethyltryptamin [60]

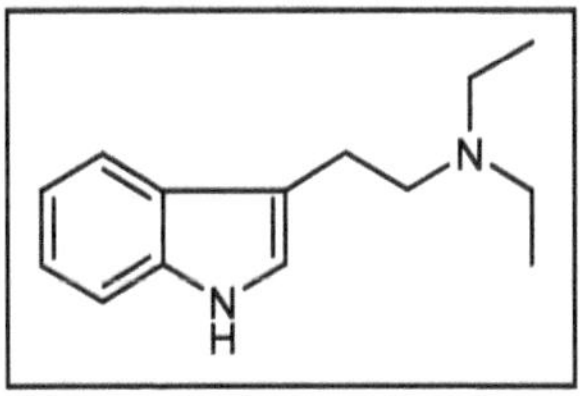


M=216.33g/mol
$C_{14}H_{20}N_2$

**Synonyme**: DET, T-9, 3-[2-(Diethylamino)ethyl]-indol.

**Vorkommen**: Synthetisch

**Einteilung**: Psychedelikum

**Dosis**: oral: 50–100mg, 40–70mg geschnupft, 20–40mg geraucht (als freie Base).

**Dauer**: 2–4h

**Wirkung**:

Die Erstuntersucher in den 1950er Jahren verglichen die Wirkung mit einer gemässigten Mescalinwirkung bzw. auch mit einer geringeren Dosis Psilocybin und Amphetamin, die vergleichsweise getestet wurden. Dabei ist das Bewusstsein noch klarer als bei Psilocybin, Bewusstseinsspaltung

(Depersonalisation) und das Ansehen der Realität als unwirklich (Derealisation) gingen vergleichsweise zurück. Charakteristisch ist das Fehlen von Nachwirkungen negativer Art, kein Hangover-Effekt. DET wirkt nicht so visionär wie DMT, und die Wirkung setzt langsamer ein. Oral oder geschnupft wirkt DET nach 15–30 Minuten. Wird DET geraucht (als freie Base), so setzt die Wirkung nach rund 5 Minuten ein. Die kontemplative und teilweise euphorische Wirkung kann Aspekte haben, die an Partydrogen erinnern, aber nicht generell und nicht in jedem Fall. Das „Mitschwingen" mit Musik, teilweise auch als Synästhesie, kann sehr ausgeprägt sein. Die Substanz scheint für manche Benutzer das ideale Psychedelikum zu sein, andere, die auf die „große Vision" fixiert sind, bevorzugen höher dosierte Psilocybinpilze oder DMT (Ayahuasca).

• (mit 60mg [126]): „Die Kapsel mit der Base wurde zusammen mit Orangensaft eingenommen, um den Wirkstoff wasserlöslich zu machen. Nach 30 Minuten trat ein sanftes Hingleiten in die leise, ruhige Musik auf. Die Seele löste sich vom Körper und ging in den unaussprechlichen Urgrund auf, irgendwo und irgendwann. Später wurden mit geschlossenen Augen vielfältige farbige Muster gesehen. Darunter dominierte die Farbe violett. Nach vier Stunden sanfter Ausklang mit besonderer geistiger und körperlicher Frische."

• (mit 60mg, geschnupft [126]): „Das Brennen in der Nase war unangenehm. Nach 20 Minuten stellte sich eine angenehme Ausgeglichenheit ein, die Musik änderte ihren Ausdruck, wirkte viel voller und tiefgründiger. Beim Schliessen der Augen stellten sich zunehmend elementare Farbeffekte ein, die sich mit der Musik wunderbar änderten, und aus Linien, Kreisen und unorganisierten Farbflecken bestanden. Ich stand im Zentrum des Weltgeschehens aus Musik, Farbe und Form und löste mich zunehmend im Kosmos auf. Kein negativer Gedanke störte den Seelenfrieden. Es war irgendwann und irgendwo. Das Zeitgefühl war komplett aufgehoben, die Musik wurde viel mehr genossen als früher. Ich war zeitweise selbst die Musik. Nach etwa drei Stunden klang die Wirkung langsam aus. Bei einem nachfolgenden Spaziergang fühlte ich mich sehr frisch und nicht im Geringsten ausgelaugt. Der nächste Tag war normal wie immer, ohne jegliche Nachwirkungen."

• (mit 60mg, rektal [126]): „Mit Zäpfchenmasse formten wir ein Zäpfchen unter Zusatz von 60mg DET als Base. Bei Anwendung (Bauchlage) trat während des Lösens nach etwa fünf Minuten ein leichtes Brennen auf, das aber schnell wieder verging. Nach etwa 20 Minuten stellte sich ein völliger Entspannungszustand ein, wobei einige Muskelzuckungen in den Beinen auftraten, die aber nicht als störend empfunden wurden. In meditativer Musik konnte völlig aufgegangen werden. In dieser Hinsicht war Pink Floyd's „Echoes" (23 Minuten) perfekt. In Abhängigkeit von dieser Musik traten eindrucksvolle Visionen einer grossen Anzahl menschlicher Köpfe bei geschlossenen Augen auf. Diese Köpfe waren teilweise so transformiert (z.B. drei Augen), dass auch jähe Momente eines kurzen Schreckens auftraten. Nach drei Stunden ging diese eindrucksvolle Reise zu Ende, danach bestand ein etwa dreistündiges Gefühl besonderer geistiger Frische."

**Pharmakologie:**

Diversen älteren Publikationen ist zu entnehmen, dass DET wie DMT oral nicht aktiv sei. Doch die Monoaminoxidase vermag *N*,*N*-Dialkyltryptamine grösser als Methyl nicht mehr effizient abzubauen, so dass DET auch oral seine Wirkung entfalten kann, bevor es abgebaut wird. Mit zunehmender Länge der Alkylreste werden die *N*,*N*-Dialkyltryptamine weniger potent, das *N*,*N*-Di-hexyltryptamin weist keine psychoaktive Wirkung mehr auf.
*N*,*N*-Dipropyltryptamin (DPT) besitzt eine sehr ähnliche Wirkung wie DET; die Dosis und die Wirkungsdauer stimmen ebenfalls überein. Im Gegensatz zu DET ist DPT in manchen Ländern noch legal.
Auch wenn die beiden *N*-Alkylreste unterschiedlich gross sind, wird eine Wirkung erzielt. Bereits *N*-Ethyl-*N*-methyltryptamin, welches sozusagen zwischen DMT und DET liegt, ist oral wirksam, da wahrscheinlich die Ethylgruppe den metabolischen Angriff verhindert.
Die *N*-monosubstituierten Tryptamine zeigen in den bisherigen Versuchen keine oder allenfalls sehr schwache Aktivität. NTBT (*N*-tert-Butyltryptamin) oder NSBT (*N*-sec-Butyltryptamin) versprechen zumindest eine schwache Aktivität [60].
Die untenstehende Tabelle zeigt eine Übersicht der bekannten aryl-unsubstituierten Tryptamine. (Es wären noch weitere Substitutionen denkbar, so z.B. Propylisopropyl, Butylisopropyl, Methylisobutyl, Ethyl-tert-butyl usw).

| Rest (*N*,*N*-) | orale Dosis | Dauer |
|---|---|---|
| Methyl, H | ?, >100mg | ? |
| Ethyl, H | ? | ? |
| Propyl, H | ? | ? |
| i-Propyl, H | ? | ? |
| Butyl, H | ? | ? |
| s-Butyl, H | 25–75mg | kurz |
| i-Butyl, H | ? | ? |
| t-Butyl, H | >20mg | ? |
| Methylethyl | 80–100mg | ? |
| Methylpropyl | ?, >20mg | ? |
| Methylisopropyl | 10–25mg | 3–4h |
| Methylbutyl | 250–400mg | 4–6h |
| Ethylisopropyl | 20–40mg | 4–6h |

| | | |
|---|---|---|
| Diethyl | 50–100mg | 2–4h |
| Dipropyl | 100–150mg | 2–4h |
| Diallyl | 40–100mg | 2–4h |
| Diisopropyl | 40–100mg | 6–8h |
| Dibutyl | ? | ? |
| Dipentyl | - | - |
| Dihexyl | - | - |

**Synthese [60]: Schema 25: 1→2→3**

Zu einer Lösung von 10g (85mmol) Indol (**1**) in 150mL wasserfreiem Diethylether wird tropfenweise innert 30min eine Lösung von 11g Oxalylchlorid in 150mL wasserfreiem Diethylether zugetropft. Nach der Zugabe noch während 15min rühren lassen. (Indol-3-ylglyoxylchlorid fällt aus). Der Niederschlag wird abfiltriert und in kleinen Portionen unter gutem Rühren zu 20mL Diethylamin zugegeben. Anschließend wird ein Überschuss HCl 2N zugegeben, das Gemisch wird abgekühlt und die ausgefallenen Kristalle werden abfiltriert. Umkristallisation aus Methanol ergibt 19,4g (93%) Indol-3-yl-*N*,*N*-diethylglyoxylamid (**2**), mp: 175–177°C.

Alternativ dazu kann die Reaktion auch in wässrigem Milieu durchgeführt werden:

4g Indol-3-ylglyoxylchlorid werden unmittelbar nach der Herstellung auf einmal in eine Lösung von 4,2g Diethylamin in 12mL Wasser gegeben und mit einem Glasstab gründlich verrührt. Bei der Zugabe erfolgt heftiges Zischen mit Erwärmung und Gasentwicklung (Abzug!). Danach wird das Gemisch 5h stehen gelassen, abfiltriert, mit Wasser gespült und schließlich trocknen gelassen. Ausbeute: 4,25g (90%) Indol-3-yl-*N*,*N*-diethylglyoxylamid (**2**). Diese Synthese im wässrigen Milieu lässt sich nicht zur DMT-Synthese benutzen (!), wohl aber analog zur Herstellung der Propylhomologen.

Zu einer Suspension von 12g $LiAlH_4$ in 350mL wasserfreiem Dioxan wird langsam eine Lösung von 19g Indol-3-yl-*N*,*N*-diethylglyoxyl-amid (**2**) in 350mL wasserfreiem Dioxan zugegeben. Unter Argon wird das Reaktionsgemisch nun während 4h bei Rückfluss gekocht. Anschließend abkühlen lassen und das überschüssige Hydrid vorsichtig mit Wasser/Dioxan zerstören. Das Salz wird abfiltriert und mit heißem Dioxan gewaschen, Filtrat mit der Mutterlauge vereinigt, über $MgSO_4$ getrocknet und am Vakuum eingedampft. Der Rückstand wird in trockenem Diethylether gelöst und mit trockenem HCl-Gas gesättigt. Die entstandenen Kristalle werden abfiltriert und mit wenig Ether gespült. Kristallisation aus Benzol/Methanol ergibt eine Ausbeute von 14,7g (75%) *N,N*-Diethyltryptamin-Hydrochlorid (DET, **3**). Aspekt: weiße Kristalle, mp: 170–171°C.

**Schema 25: 4→3**

Zu einer Lösung von 1,6g (10mmol) Tryptamin (**4**) in 20mL Isopropanol werden 5,5mL Diisopropylethylamin und 2,3mL Ethylbromid zugegeben und das Reaktionsgemisch während 36h bei RT rühren gelassen. Das Reaktionsgemisch wird am Vakuum eingedampft. Der leicht braune Rückstand (5,17g) wird dann während 5min in 5mL Essigsäureanhydrid gekocht. Abkühlen lassen und 3,5mL $NH_4OH$ zugeben. Exotherme Reaktion abklingen lassen und Reaktionsgemisch in 0.5N Schwefelsäure suspendieren und dreimal mit $CH_2Cl_2$ waschen. Die Wasserphase wird mit 6N NaOH basisch gestellt und dreimal mit $CH_2Cl_2$ extrahiert. Die organischen Phasen werden eingedampft und das daraus erhaltene schwarze Öl (1,49g) im Kugelrohrofen destilliert. *N,N*-Diethyltryptamin destilliert bei 175–185°C bei 0,05mm/Hg. Es resultiert eine Ausbeute von 1g farblosem Öl, das spontan kristallisiert. Das Produkt wird in 20mL Hexan gekocht und abgekühlt. Das entstandene harzige Produkt wird in IPA gelöst und mit wenigen konz. HCl-Tropfen versetzt. Die Kristalle werden abfiltriert und getrocknet, daraus erhält man ca. 0,7g (30%) *N,N*-Diethyltryptamin-Hydrochlorid (DET, **3**). Das HCl-Salz ist nicht ganz lichtbeständig. mp: 169–171°C.

# #3 *N,N*-Diisopropyltryptamin

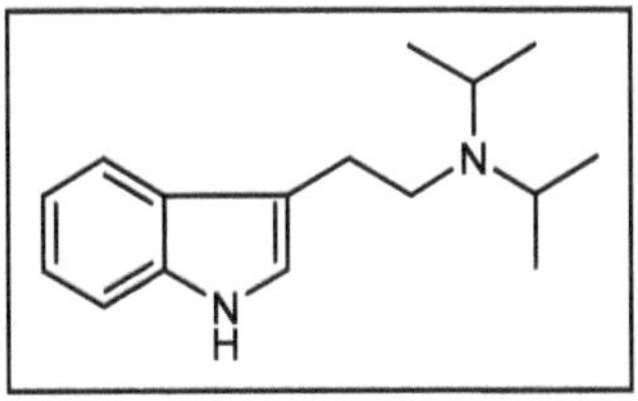


M= 244.38g/mol
$C_{16}H_{24}N_2$

**Synonyme:** DIPT, 3-[2-(Diisopropylamino)-ethyl]-indol

**Vorkommen:** synthetisch

**Einteilung:** „Akustikum“: akustisches Psychedelikum (v.a.)

**Dosis**: 40–100mg

**Dauer**: 6–8h

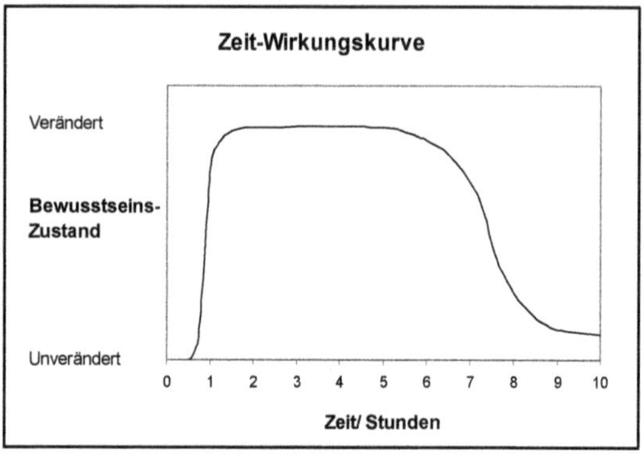


Abb.: Qualitative Beziehung zwischen der Zeit und dem Bewusstseinszustand nach der Einnahme von DIPT.

**Wirkung**:

Die meisten Psychedelika bewirken in erster Linie eine veränderte Wahrnehmung, und allenfalls Veränderungen im visuellen und taktilen Bereich. Die akustischen Veränderungen treten meistens nur als Begleiterscheinung auf. Doch DIPT bewirkt vor allem eine Veränderung der akustischen Wahrnehmung.
Die Wirkung tritt nach 45–60 Minuten ein. Oft wird Übelkeit als sehr unangenehme Nebenerscheinung beobachtet. Die gehörten (realen) Stimmen können metalligen Charakter annehmen, ähnlich einer Roboterstimme. Klänge anderer Herkunft (Instrument, Lärm) bewirken oft metallartige Nachtöne oder schrille, synthetische Töne. Es scheint, als ob jegliche klangliche Harmonie verlorengeht. Musik oder ein Instrument scheint sich ständig zu verstimmen, und die Musik scheint völlig disharmonisch zu sein. Es ist auch keine Linearität der „Falschheit“ vorhanden. In [60] wird beschrieben, nebst den akustischen Veränderungen trete keine Wirkung in Erscheinung, so dass ein Gehörloser nichts bemerken würde. Doch gelegentlich werden auch physische und psilocinähnliche optische Veränderungen beobachtet.

• (mit 70mg [126]) Umgebung: zu Hause. „Seit der Einnahme war mir übel. Dieser bittere Geschmack war so richtig eklig. Das Gefühl im Hals, als ob eine offene Wunde bluten würde, hielt noch ziemlich lange an. Diese Art von Halsschmerzen gleicht dem, was man bei der Einnahme von Galanga

verspürt. Nach etwa einer Stunde war mir immer noch übel. Nach 45 Minuten merkte ich, wie die Schleimhäute anschwollen. Die für mich üblicherweise auftretenden Symptome verrieten mir, dass die Substanz wirkte. Verstopfte Nase, Kloß im Hals, und vor allem diese Druckveränderung in den Ohren. Alles hörte sich plötzlich so dumpf an. Es überkam mich so schnell wie ein entgegenkommender Zug, der in voller Geschwindigkeit an einem vorbeirast. Nur dass dieser Zustand nicht aufhörte. Schon im Normalzustand kann ich keinen Druckausgleich herbeiführen. Das störte mich jetzt unheimlich. Dann war da immer noch diese Übelkeit. Ich hatte Bauchschmerzen und hören konnte ich auch nur noch knapp. Die akustischen Halluzinationen hatte ich durch all diese Umstände vergessen. Was aber in meinem Kopf vorging, beeinflusste vehement meine Stimmung. Irgendwie war ich dauernd im Zwiegespräch mit mir selbst, nur dass ich mich selbst dauernd verarschte. Was mich am meisten nervte, war die Tatsache, dass ich mich immer wieder in Frage stellte. Ich mag mich nicht, wenn ich mich dumm anstelle und immer wieder auf mich hereinfalle.
Plötzlich … ah nein, ich hörte mich tierisch dämlich an. Schrecklich, höre ich mich echt so an? Nein sowas … Das war ja der totale Hammer! Wie sich erst meine Freunde anhörten. Ich hörte mich so dumpf, als würde ich wie eine Fliege unter einer Käseglocke sitzen und durch ein Mikrofon zu mir sprechen. Die Lautsprecher waren jedoch außerhalb dieser Glocke. Wenn ich mit meinen Freunden redete, so hörte es sich an, als würden sie in einem Container sitzen, mit Klemmen auf der Nase. Mit der Lautstärke hatten wir etwas Mühe. Echt schrill. Trotzdem, die störenden Nebeneffekte wie Übelkeit etc. überwogen, und somit konnte ich diesen Versuch nicht hundertprozentig genießen. Zu meiner Beruhigung versuchte ich es mit Musik. Dumme Idee, denn meine CD hörte sich sooo disharmonisch an. Es war nicht der Wechsel von Dur in Moll, denn auch Moll klingt harmonisch. Aber das hier klang so richtig daneben … Ich war ratlos. Ich versuchte mich mit Lesen abzulenken, aber Lesen war keine gute Idee. Ich versuchte über diese Übelkeit hinwegzusehen, was sich aber als nicht ganz einfach erwies. Nach ca. vier Stunden war das Gröbste vorbei, Schlafen fiel jedoch schwer. Am nächsten Morgen konnte ich immer noch keine Musik hören, die Stimmen hatten sich jedoch wieder normalisiert."

• (mit 80mg [126]) Umgebung: zu Hause. „Einnahme um 22 Uhr. Ich nahm 80mg DIPT auf den leeren Magen ein und spülte mit Ice Tea nach. Das Zeug schmeckte ziemlich bitter, UGGHH! Nach bereits 20 Minuten spürte ich eine Wirkung, leider nicht ganz die, die ich mir erhofft hatte … Mir war kotzübel. Ich wusste nicht, ob ich mich übergeben musste oder was. Vorerst wartete ich einmal ab. Das Gefühl wurde einfach nicht besser! Nach etwa 20 weiteren Minuten spürte ich, wie sich meine Schleimhäute vergrößerten. Im ganzen Kopf veränderte sich etwas. Auch der Druck in den Ohren pulsierte. Irgendetwas stimmte nicht! Der positive Punkt der Substanz kam einfach nicht. Ca. 23 Uhr: Ups, da bahnte sich was an. WIE EIN SCHLAG! Die

Wirkung überrannte mich voll! Das Gehör veränderte sich drastisch. Meine Stimme im Kopf hörte sich dumpf an, mit einem metallischen Nachton. Auch die anderen Stimmen meiner Mitreisenden hörten sich wie Roboterkrächzer an. Ein sehr komisches Gefühl. Meine Gedanken waren noch voll da, jedoch muss ich sagen, dass mich dieses Gefühl im Kopf störte …! Es war, wie wenn man in einem unsichtbaren Metallsarg eingeschlossen ist. Musik hörte sich komplett falsch an, und absolut nichts harmonierte mehr miteinander. Andere Stimmen waren vollkommen synthetisch und unecht. Ich musste zwar darüber lachen, konnte aber nicht ganz verstehen, was ich damit vier bis sechs Stunden lang anfangen sollte! Oha! Plötzlich bemerkte ich, dass sich der Teppich bewegte … WAS? DIPT wirkt optisch? Das nun verstand ich absolut nicht! Und es kam noch besser. Der Inhalt des Teppichs bzw. die Motive bewegten sich, und bei geschlossenen Augen sah ich Blitzgewitter und farbige Explosionen!! Oh, Shit! Im Dunkeln war ich an einem Rave (und das meinte ich auch so)! Ich hörte Sound, schrille Geräusche, quere unsinnige Töne … und dieses Farbenflash. Überall Blitzgewitter und Explosionen, Streifen und Flecken …! Ich konnte es einfach nicht glauben. Dieses DIPT in dieser Dosis war absolut schrill. Ich muss sagen, das hätte ich früher wissen sollen, da ich nicht mit so einer starken psychedelischen Wirkung gerechnet hatte. Irgendwie kannte ich dieses Gefühl im Bauch … aha! MDMA! Ich bemerkte irgendwo tief im Inneren dieses etwas naive, süüüsse Gefühl! Ich verstand einfach nicht, was ich davon halten sollte. Ich erlebte optische, akustische und leicht geschmackliche Halluzinationen. Dazu kam dieser leicht gefühlsverändernde Touch im Bauch, wie bei MDMA. Das Ganze hatte mich ziemlich überrannt, und besonders schlecht fand ich die nervtötenden, akustischen Hallus. Na ja, ich ging dann ins Bett und schaute noch ein paar Stunden diesem irrwitzigen Treiben in meinem Kopf zu und konnte natürlich nicht schlafen – HAHAHA! Ich habe auf jeden Fall was daraus gelernt, nämlich, dass diese Substanz absolut nichts für meinen Geschmack ist. Am nächsten Tag ging es mir schlecht. Ich war müde und absolut schlecht drauf. Ich fühlte mich körperlich am Boden zerstört, etwa so, wie wenn ich mich langsam von einer starken Grippe erholen würde. Hunger hatte ich wie wild, konnte aber nichts essen. Dies war bestimmt mein allerletzter DIPT-Trip!“

- (mit 100mg [126]) Umgebung: zu Hause. „MARS ATTACKS-SARSIPPIUS! So etwas habe ich noch nie gehört! Das ist ein akustischer Trip. Unglaublich. Es begann nach 30 Minuten zu wirken. Die physische Empfindung glich derjenigen, welche man mit LSD oder Psilocybin erfährt, jedoch sehr, sehr schwach. Ein gutes schwaches Gefühl. Leicht. Die ganze Umgebung war Cyborg. Roboter-Stimmen. Metallisch. Disharmonisch! Wir schauten uns irgendeine Sendung im TV an. Die Stimmen der Frauen ertönten im Männerbass! Wir amüsierten uns wie Verrückte. Ein ziemlich starkes Ohrensausen war wahrzunehmen, und dann hörte ich ständig ein metallisches Glockenläuten. Verlangen nach einem Instrument. Nehmen wir die Gitarre. Beim Spielen eines Akkords schien sie sich ständig zu verstimmen und wieder zu stimmen. Und es klang sehr metallisch, Cyborg, wie Metallpapier, auch waren inmitten dieser Töne wieder Glockenklänge wahrnehmbar. Aber es passte zusammen, man hörte alles nur Denkbare. Zum Lachen! Ich hatte das Gefühl, ich sei sehr klein und trüge zwei Meter große Ohren. MARS ATTACKS! Während vier bis fünf Stunden hielt dies an, danach wurde es wieder ruhig. Ich hatte Bauchschmerzen, Flatulenz und Durchfall. Beim Anstieg musste ich mich fast übergeben. Am nächsten Tag ging es supergut! Als ob ich nichts genommen hätte."

**Synthese: [60] Schema 26: 1→2→3**

Zu einer gut gerührten Lösung von 10g (85,4mmol) Indol (**1**) in 100mL wasserfreiem MTBE (Methyl-*tert*-buthylether) werden unter Eiskühlung 11g Oxalylchlorid zugegeben. Das Reaktionsgemisch wird anschließend während 30min weitergerührt. Danach wird das gelbe kristalline Säurechlorid abfiltriert und zweimal mit 50mL trockenem MTBE gespült. Den Rückstand gibt man anschließend unter gutem Rühren zu 20mL wasserfreiem Diisopropylamin. Danach gibt man einen Überschuss von 2N HCl zu und kühlt. Der entstandene Feststoff filtriert man ab und kristallisiert ihn anschliessend aus MeOH um. Nach dem Trocknen erhält man 11,4g (42mmol, 49%) Indol-3-yl-*N*,*N*-diisopropylglyoxylamid (**2**) mit einem mp von 200–202°C.

Zu einer siedenden Suspension von 19g $LiAlH_4$ in 350mL wasserfreiem Dioxan unter Stickstoff werden 11,4g (42mmol) Indol-3-yl-*N*,*N*-diisopropylglyoxylamid (**2**) in 350mL wasserfreiem Dioxan zugetropft. Nach der Zugabe wird noch während 4h bei Siedetemperatur gerührt. Danach wird abgekühlt, und das überschüssige Hydrid wird durch Zugabe von feuchtem Dioxan zerstört. Dann wird filtriert, den Filterkuchen spült man mit heißem Dioxan, und die vereinigten Dioxanphasen werden über $MgSO_4$ getrocknet und eingeengt. Den Rückstand löst man in wasserfreiem Ether und leitet solange trockenes HCl-Gas ein, bis der pH-Wert neutral ist. Die entstandenen Kristalle werden abfiltriert und aus Benzen/MeOH umkristallisiert. Daraus erhält man 4,5g (16mmol, 40%) *N*,*N*-Diisopropyltryptamin-Hydrochlorid (DIPT, **3**), mp 198–199°C.

**Schema 26: 4→3 [60]**

Eine Lösung von 1,6g (10mmol) Tryptamin (**4**) in 10g geschmolzenem Sulfolan wird mit 8,5g Isopropyliodid und 6,5g Diisopropylamin versetzt und während 12 Stunden bei 100°C belassen. Gelegentlich werden die beiden Phasen durch Schütteln miteinander vermischt. Danach wird das Gemisch auf 100mL Wasser gegossen. Anschließend wird dreimal mit 30mL Hexan extrahiert. Die vereinigten organischen Phasen werden über $MgSO_4$

getrocknet und eingeengt. Der Rückstand wird kugelrohrdestilliert bei 170-185°C und 0,05mm/Hg. Daraus erhält man 1,37g (5,6mmol, 56%) *N,N*-Diisopropyltryptamin (DIPT, **3**) als farbloses Öl, welches auskristallisiert. Es hat einen mp von 69–71°C. Umkristallisation aus Hexan ergibt einen mp von 72–74°C. Das Hydrochlorid kann wie oben beschrieben hergestellt werden.

## #4 5-Methoxy-α-methyltryptamin [60]

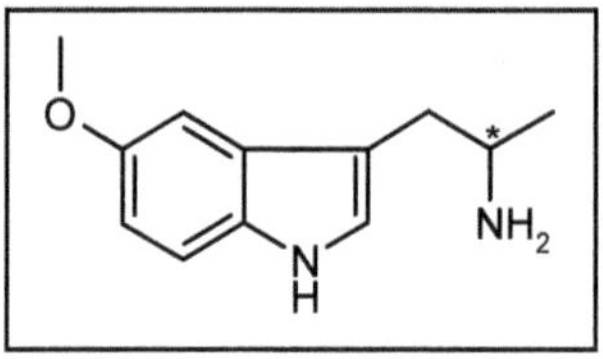


M=204.27g/mol
$C_{12}H_{16}N_2O$

**Synonyme**: α,*O*-DMS, 5-MeO-α-MT, 3-(2-Aminopropyl)-5-methoxyindol, α,*O*-Dimethyltryptamin, Alpha-O.

**Vorkommen**: Synthetisch

**Einteilung**: Psychedelikum

**Dosis**: 2.5–4.5mg

**Dauer**: 12–18h

**Wirkung:**

• (mit 2mg [60]): „Es dauerte eine Weile, bis ich die Energie der Substanz zu spüren bekam. Bevor ich dieses Experiment gemacht habe, las ich einige andere Berichte über Erfahrungen mit 5-MeO-α-MT und hatte ein komisches Gefühl, weil viele von ‚Übelkeit' und , Erbrechen' schrieben. Aber es passierte nicht. Wie auch immer, ich fühlte mich blendend. Die Dosierung schien ganz genau zu stimmen. Ich erlebte einen sehr lustigen Tag. Ich konnte mit allen Leuten einfach und unbesorgt reden, und es war sehr lustig. Die Nacht war perfekt. Sehr gut geschlafen und am nächsten Morgen ein wunderbares Gefühl. Dieses Experiment würde ich sicher wiederholen, und zwar mit der gleichen Dosierung."
• (mit 2.5mg [60]): „Es begann sehr gut, bis ich nach etwa 40 Minuten ein Gefühl von Übelkeit bekam. Dies trug ich die nächsten Stunden mit mir. Mit

Konzentration konnte ich mich ein wenig davon ablenken, doch mühsam war es trotzdem. Doch als das Gefühl allmählich nachließ, fühlte ich mich den Rest des Tages super. Ein warmes Gefühl aus der Mitte des Körpers überkam mich. Am Abend war ich sehr müde und hatte Mühe zu schlafen. Ich spürte stets die Power der Substanz in mir. Für mich eine der hartnäckigsten Substanzen überhaupt. Irgendwie konnte ich dann doch einschlafen. Der nächste Morgen war gemütlich, wie der ganze nächste Tag. Ich war zwar kein Energiebündel und fühlte mich etwas müde, doch angenehm. Das Verlangen nach einer Wiederholung dieses Experiments blieb jedoch aus."

- (mit 4,5mg [60]): „Ich begann mit 3,0mg, und nahm, da mir überhaupt nicht schlecht wurde, nach zwei Stunden nochmals 1,5mg ein. Nach einigen Erschütterungen entwickelte sich ein phantastischer kontemplativer Zustand. Nicht intellektuell, nicht psychotisch. Alle Dinge scheinen zu erzittern. Nach fünf Stunden volles Rauscherlebnis; aber es beginnt bereits abzunehmen. Nach 12 Stunden immer noch starke mentale Erinnerung an das Rauscherleben."

**Synthese [60]: Schema 27: 2→3→4**

Zu einer Lösung von 2,0g (11mmol) 5-Methoxyindol-3-carbaldehyd (**2**) in 25g Nitroethan werden 0.,5g Ammoniumacetat zugegeben und 1.5h unter Rückfluss erhitzt. Das Nitroethan wird am Vakuum eingedampft. Das nasse, orange Rohprodukt wird in 20mL heissem Isopropanol gelöst. Die beim Abkühlen entstandenen orangen Kristalle werden abfiltriert, mit Isopropanol gewaschen und luftgetrocknet. Es resultieren 1,56g (59%) 1-(5-Methoxyindol-3-yl)-2-nitropropen (**3**), mp 179–180°C. Mutterlauge eindampfen und aus Ethanol umkristallisieren ergibt weitere 0,57g, mp: 178–179°C, Gesamtausbeute 80%.

Eine Lösung von 1,54g (6,5mmol) 1-(5-Methoxyindol-3-yl)-2-nitropropen (**3**) in 60mL wasserfreiem THF wird unter Argon während 30 Minuten tropfenweise zu 50mL einer 1M $LiAlH_4$-Lösung in THF zugetropft. Das Reaktionsgemisch wird weitere 18h unter Rückfluss erwärmt und anschliessend abgekühlt. Nun werden nacheinander 1.6mL Wasser in 10mL THF (grosse Gasentwicklung), 1,6mL 15% NaOH-Lsg. und schliesslich 5mL Wasser zugegeben. Das $Al_2O_3$ wird abfiltriert, mit THF gewaschen und die vereinigten Filtrate am Vakuum eingedampft. Das Rohprodukt (1.83g klares Öl) wird in 300mL 4N HCl aufgenommen, dreimal mit $CH_2Cl_2$ gewaschen. Die Wasserphase wird anschliessend mit 25% NaOH-Lsg. basisch gestellt und dreimal mit $CH_2Cl_2$ extrahiert. Die $CH_2Cl_2$-Phasen werden über $Na_2SO_4$ getrocknet und am Vakuum eingedampft. Der Rückstand (1,13g) wird im Kugelrohrofen destilliert. Das Produkt destilliert bei 145–155°C bei 0,2mm/Hg als farbloses Öl, das spontan kristallisiert, mp: 95–96°C. Dieses

(0.51g) wird in siedendem Isopropanol aufgenommen und mit einigen Tropfen konz. HCl neutralisiert. Durch Zugabe von Diethylether digeriert das Produkt langsam zu feinen weissen Kristallen, die abfiltriert werden. Man erhält so 0,44g (30%) 3-(2-Aminopropyl)-5-methoxyindol-Hydrochlorid (α,*O*-DMS, **4**), mp: 216–218°C.

## #5 Psilocin / Psilocybin

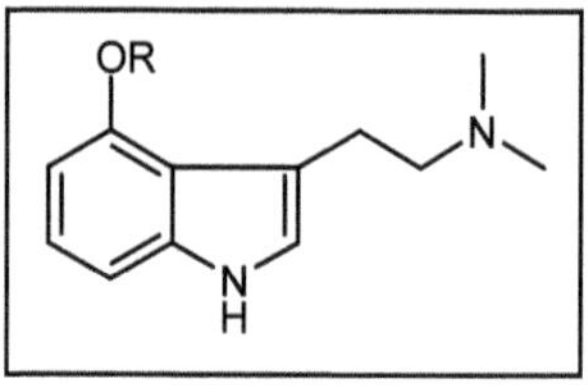


R= H: Psilocin
M= 204.27g/mol
$C_{12}H_{16}N_2O$

R= $PO_3H_2$: Psilocybin
M= 284.25g/mol
$C_{12}H_{17}N_2O_4P$

**Synonyme**: Psilocin: 4-HO-DMT, CX-59, PSOH, 4-Hydroxy-*N*,*N*-dimethyltryptamin, 3-[2-(Dimethylamino)-ethyl]-1*H*-indol-4-ol.
Psilocybin: Indocybin, 4-HO-DMT-Phosphatester, CY-39, Psilocin-Dihydrogenphosphatester, PSOP, *N*,*N*-Dimethyl-4-phosphoryloxytryptamin, 3-[2-(Dimethylamino)-ethyl]-4-indolyl-4-dihydrogenphosphat.

**Vorkommen**: In diversen Pilzen der Gattung *Psilocybe*:
*Psilocybe azurescens*
*Psilocybe cubensis*
*Psilocybe cyanescens*
*Psilocybe mexicana*
u.a.

Des weiteren in den Gattungen:
*Conocybe*
*Copelandia*
*Galerina*
*Gymnopilus*
*Inocybe*
*Panaeolus*
*Pluteus*
u.a.

**Einteilung**: Entheogen, Psychedelikum

**Dosis**: 8–25mg (als Psilocin oder Psilocybin).
Umrechnung: $mg_{(Psilocybin)} = mg_{(Psilocin)} \cdot 1{,}39$

**Dauer**: 3–6h

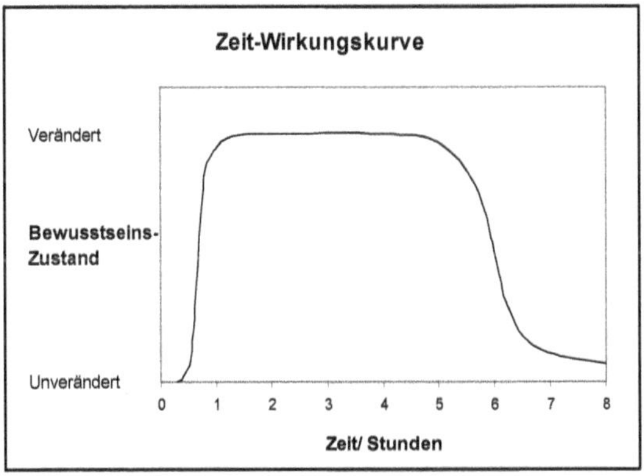


Abb.: Qualitative Beziehung zwischen der Zeit und dem Bewusstseinszustand nach der Einnahme von Psilocin und/oder Psilocybin.

**Wirkung**:

*Allgemeines Wirkbild:*

Psilocybin = Phosphorsäureester des Psilocins. Im Magen wird Psilocybin zu Psilocin umgewandelt. Daher ist von beiden Substanzen die gleiche Wirkung zu erwarten. Die Wirkung des reinen Psilocins/Psilocybins unterscheidet sich, so wird berichtet, nicht von derjenigen der psilocybinhaltigen Pilze, abgesehen vom Wirkungseintritt. Wird Psilocin oder Psilocybin in Reinform eingenommen, so dauert es 10–30 Minuten, bis sich die ersten Anzeichen einer Wirkung bemerkbar machen. Beim Verzehr der Pilze kommt es auf die Zubereitung der Pilze an (z.B. ein Tee-Extrakt, Suppe, Pilzreis, Kauen oder Schlucken der Pilze usw.). Die ersten Effekte sind eine Entspannung der Muskulatur und eine leichte Veränderung der Optik. Anschliessend treten Schwindelgefühl, Gedankenflucht, bei höherer Dosierung optische und manchmal auch akustische Pseudohalluzinationen auf. Die optischen Effekte zeichnen sich durch fantastische Form- und Farbvisionen aus, die oft geometrischer Natur sind. Es wird auch berichtet, man erfahre eine erhöhte Lichtempfindlichkeit. Die durch Psilocybin geförderte Selbsterkenntnis und die meist positive Gefühlsfärbung tragen zum Potenzial bei, es zur Psychotherapie nutzen zu können. Im Gegensatz zu LSD werden bei Psilocin/Psilocybin selten Gefühlsschwankungen beobachtet, die den Konsumenten bedrängen. Der Psilocin/Psilocybin-Trip verläuft stabiler und ist leichter steuerbar, wenn auch ein gutes Set/Setting für einen guten Verlauf notwendig ist. Die Natur eignet sich als eine gute Umgebung. Jemand bezeichnete den Pilzrausch als „direkten Link“ zur Mutter Natur. Das Ausklingen der Wirkung erfolgt schneller als bei LSD und wird als angenehmer empfunden.

• (mit 10mg [126]) Umgebung: zu Hause bei Freunden. „Ich begann mit 5mg Psilocin. Nach 45 Minuten begann ich die ersten Effekte zu spüren. Der Anstieg war ziemlich kontinuierlich. Nach insgesamt zwei Stunden war das Maximum erreicht. Die Menschen besaßen auf einmal einen karikaturähnlichen Ausdruck, ganz runde Gesichter. Sehr, sehr lustig. Ich fühlte ab und zu ein Schubgefühl im Körper, ich kann aber nicht genau definieren, welcher Art diese Gefühle waren. Auf jeden Fall sehr frei. Ich befand mich auf einer kleinen Geburtstagsparty. Später begann ich mit einer Freundin zu kichern. Wir erzählten uns lustige Geschichten. Gute Intuition, intellektuelles Denken. Irgendwie lieb und böse gleichzeitig, wie ein kleines Teufelchen. Als ich mich unter einem Lampenschirm niederlegte und direkt in die Lampe schaute, sah ich viele Kristalle und Diamanten im ganzen Raum und um die Lampe herum. Spitze. Ich bemerkte, dass die Optik geometrischer Natur war. Der Rausch dauerte rund sechs Stunden und war nicht allzu heftig. Guter Schlaf, aber komische Träume. Im Vergleich zu den Pilzen hatte ich das Gefühl, dass ich meinen Zustand viel leichter kontrollieren konnte, und es war weniger verrückt als mit Pilzen. Gute Substanz!“

• (mit 7g *Stropharia cubensis* [126]) Umgebung: Zu Hause. „Es ist eine Weile her, dieses Erlebnis, aber es war so imposant, dass mir nahezu keine Erinnerung daran entronnen ist. So zwischen ein bis zwei Stunden nach der Einnahme begann der Boden unter meinen Füßen sich wellenartig zu bewegen. Es erinnerte mich irgendwie an das sanfte Treiben eines Bootes. Als sich die Storen meines Zimmers mit hoher Geschwindigkeit auf und ab bewegten, war ich gänzlich im Psilocybin-Rausch. Um den Lauf der Dinge zu genießen, machte ich die Musik aus und warf mich auf das Bett. Ich war mir nicht bewusst, was für eine Empfindung das mit sich bringen würde. Ich wurde überwältigt. Wow. Der an der gegenüberliegenden Mauer hängende Kalender, der jeden Monat ein neues schönes Bild der Azteken zeigte, war von einer farbigen Aura umgeben. Es waren sehr leuchtende Farben vertreten, ähnlich den Spektralfarben, die ein in die Sonne gehaltenes Prisma von sich gibt. Dann bildeten sich im Zimmer verteilt Kristalle. Als ich die Augen langsam schloß, veränderte sich das Bild zunächst nur wenig, die

Kristalle verflochten sich bis ins Unendliche. Allmählich formierte sich eine Gestalt, die sich dann zu einer roten Türe transformierte. In deren Mitte befand sich der zuvor betrachtete Kalender, nur war alles viel größer dimensioniert. Da realisierte ich, dass ich mich auf einer astralen Reise befand.
Ich durchdrang Gebiete, in denen alles möglich war, die Materie existierte nicht mehr. Jeder Gedanke, jede Vorstellung wurde real. Ich befand mich im Paradies, zumindest glaubte ich dies ... Die Gefühle im Körper und die Unendlichkeit im Kopf sind unbeschreiblich. Keine Limiten, keine Barrieren, nicht einmal in der Unendlichkeit. Ich wollte diesen Ort nie mehr verlassen. Einmal spielte ich mit dem Gedanken, einige meiner besten Freunde anzurufen, mitten in der Nacht. Ich wollte diese Schönheit mit ihnen teilen, ihnen mitteilen, dass ich im Paradies war. Doch niemand hätte mir Glauben geschenkt. So rief ich dann doch nicht an.
Die Halluzinationen waren immer kristallartig, geometrische Formen durchzogen dreidimensional das ganze Gesichtfeld, auch hinter mir. Während der Reise konnte ich interessanterweise auch wieder zurückgehen zu zuvor erlebten Stadien. Später tauchte ein Podium mit einer Gottes-Statue auf, dann brachten die Kristalle eine Batik mit einer Göttin hervor.
Als ich mich selbst im Spiegel des Zimmerschrankes betrachtete, änderte sich die Mimik meines Gesichts mit unglaublicher Geschwindigkeit. Dann sah ich einen Geist (meinen?), der grünlich eingefärbt war. Sein Gesicht war in meines hineinplatziert. Beim längeren Betrachten meines Gesichts und meines Körpers lösten sich balkenartige Stücke davon auf, so dass ich durch mich hindurch sehen konnte.
Diese Welt hatte auch etwas Kaltes an sich. Mir war nicht klar, woher die Wärme und Liebe kam, aus diesem Kristallhimmel.
Es war ein religiöses Erlebnis, das Leben, der Tod, der Mensch und die Unvergänglichkeit, sie alle waren präsent, auch das Gute und das Böse."

**Kombinationen**:

• Mit Harmalin: D. M. TURNER sagte, man könne durch diese Kombination sehr intensive mystische Erlebnisse erlangen. Ein Freund von ihm kommentierte diese Kombination wie folgt [97]:

„Wunderschöne und fein miteinander verwobene Muster bedeckten den Boden, die Wände und die Decke des Raumes. Die Visionen waren so beeindruckend, dass sie alleine mir schon genügt hätten. Doch das Erlebnis wurde immer überwältigender. Ich hatte das Gefühl, im Raum seien die Geister von Musikern, Künstlern und Visionären, deren Genie mein Leben tangiert hatte, und ich fühlte mich wie unter Freunden. Dies löste bei mir Gefühle aus, die zweimal so intensiv wie alles waren, was ich bisher mit MDMA erlebt hatte, und eine Zeitlang schien nichts auf dieser Welt unmöglich zu sein. Die Objekte lösten sich fragmentartig in einen langsam fliessenden astralen Spiralfluss auf – und darüber hinaus. Es war bei weitem eines der beeindruckendsten psychedelischen Erlebnisse, das ich je hatte – einfach weil ich es mit Harmala kombiniert hatte."

Ein anderer Experimentator schreibt [52]:

„Das Kombinieren der Passionsblume [enthält Harmala-Alkaloide] mit den Pilzen bewirkte eindeutig eine Intensivierung und Veränderung der Pilzwirkung. Die Wirkung wurde um etwa das Zwei- bis Dreifache verstärkt. Es schien so, als ob eine visionäre Dimension hinzugefügt wurde. Ich hatte bisher nur wenige Visionen, und dieses Mal waren sie vorhanden. Mit geschlossenen Augen betrat ich einen seltsamen Raum, der sehr belebt zu sein schien. Er war mit unklaren insektenartigen Dingen ausgefüllt. Leider wurde ich von einem sehr störenden Begleiter abgelenkt, so dass ich diesen Raum nicht weiter erkunden konnte. Ich sah dann auch sehr detailliert eine außerordentlich lebhafte Skulptur aus Stäbchen und Schnur. Sie war mit schimmernden tropischen Muscheln beschmückt, die sich in sich selber kräuselten. Mit offenen Augen sah alles schuppig oder zellenartig aus. Diese Schuppen bewegten sich nach vorne und nach hinten gegeneinander. Ganz anders als der normale Pilz-Trip-Effekt, bei dem Sachen atmen oder kräuseln, es sah alles viel organischer aus."

**Geschichte und Allgemeines: [55, 90]**

Psilocybinhaltige Pilze (*magic mushrooms*) wurden schon vor Jahrtausenden verwendet. Bei archäologischen Ausgrabungen in Guatemala, El Salvador und dem südlichen Mexiko traten Steinskulpturen zu Tage, die Pilze darstellen, von denen einige tierartige oder dämonische Gesichter auf den Stielen tragen. Die ältesten dieser Pilzsteine („idolos") sind auf früher als 1000 v.Chr. zurückzudatieren. Es kann als sicher gelten, dass diese Darstellungen mit dem sakralen Gebrauch von psychedelischen Pilzen zu tun haben. Die Psilocybe-Pilze wurden von den indianischen Kulturen in präkolumbianischer Zeit als heilig verehrt. So bezeichneten sie die Azteken als „Teonanacatl", was soviel wie „göttliches Fleisch" bedeutet. Man vermutet, dass gerade diese psychoaktiven Pilze durch die visionären Eigenschaften viel zu den Religionsentstehungen beigetragen haben.
In den 1950er Jahren isolierte und identifizierte Albert Hofmann erstmals Psilocybin aus dem *Psilocybe mexicana*. Auch die Synthese gelang ihm. In einem Selbstversuch entdeckte er die pharmakologischen Eigenschaften. Später entstand dann das „Indocybin Sandoz" (zweites Psychotherapeutikum nach LSD). In den 1990er Jahren wurde Psilocybin im Rahmen klinischer Forschungsprojekte erneut als Psychotherapeutikum eingesetzt (CH, USA).

In den 2000er Jahren wurden Studien mit Psilocybin wieder aufgenommen resp. bewilligt. Im Jahr 2006 wurde anhand einer klein angelegten Studie gezeigt, dass Psilocybin die Symptome von Zwangsstörungen zu senken vermag [193]. Weiter gibt es Hinweise, dass Psilocybin Cluster-Kopfschmerzen lindern könnte [194] [195]. Psilocybin wurde kürzlich in Patienten mit terminalem Krebs erprobt; dabei konnten vielversprechend die Angstsymptome gelindert und das Gemüt angehoben werden (s. a. MDMA und LSD) [196] [197].

Der Gehalt an Psilocin/Psilocybin in Pilzen ist sehr unterschiedlich. Bezogen auf die Trockenmasse liegt der Psilocybin-Gehalt etwa zwischen 0,1 und 2 Prozent und hängt vom Ernteort und von der Spezies ab. Psilocin kommt meistens nur in sehr geringen Mengen vor. Es ist instabiler als das Psilocybin; die freie phenolische Hydroxygruppe oxidiert – unter Wirkungsverlust – sehr leicht zu einer chinoiden Struktur mit blauer Färbung. Dadurch lässt sich auch die beim Drücken der Pilze auftretende Blaufärbung erklären.

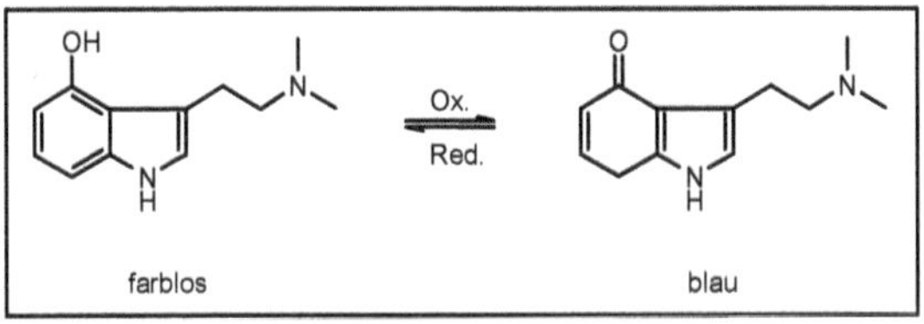


Oxidation vom farblosen Psilocin zur blauen chinoiden Verbindung.

Psilocybin ist der erste gefundene phosphorylierte Naturstoff. Dieses Prinzip ist in der Natur nur sehr selten realisiert. Der Phosphorsäure-Ester dient hier quasi als Schutzgruppe der phenolischen Hydroxylgruppe gegen oxidativen Abbau.

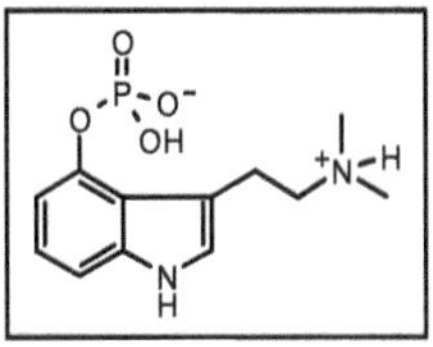

Psilocybin

Gelegentlich werden psilocybinhaltige Pilze mit MAO-Hemmern kombiniert eingenommen. Als MAO-Hemmer dient v.a. Harmalin, das in einigen

Passionsblumen-Arten und in Ayahuasca-Zubereitungen vorkommt. Es wird berichtet, die Wirkung der Pilze werde verdoppelt. Zu den allgemeinen Vorsichtsmassnahmen mit MAO-Hemmern sei auf Kapitel 2.2 verwiesen.
Vermutlich unterscheidet sich die Wirkung der Pilze von der der Reinsubstanz Psilocin unter jeweiliger Anwendung von Harmalin. Im Pilz sind einige Substanzen (Baeocystin, Norbaeocystin, u.a.), die eventuell nach der Einnahme sofort metabolisiert werden. Harmalin könnte dies für einige Substanzen verhindern, so dass diese ihre Wirkung – sofern sie eine besitzen –, entfalten können. Weiter zeigt Harmalin selber auch eine psychoaktive Wirkung (s.a. Eintrag in diesem Buch).

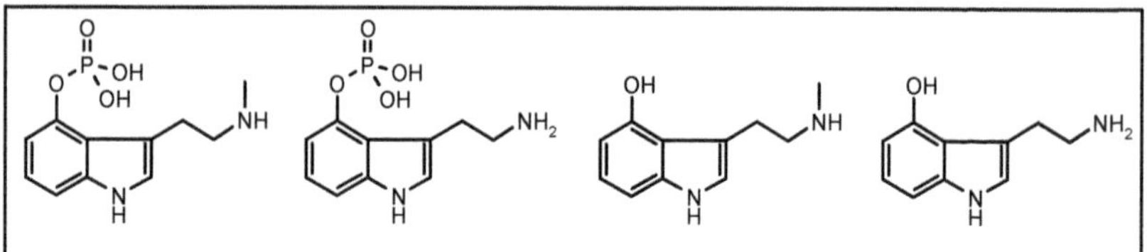


Baeocystin (Norpsilocybin) Norbaeocystin Norpsilocin 4-HO-Tryptamin

Baeocystin, Norbaeocystin, und ihre Dephosporylierungsprodukte Norpsilocin und 4-Hydroxytryptamin.

**Pharmakologie:**

Psilocybin: LD-50 Maus i.v. 280mg/kg, LD-50 Kaninchen i.v. 12.5mg/kg.

Wie schon erwähnt, ist die aktive Form des Psilocybins das Psilocin. Es wird im Magen dephosphoryliert:

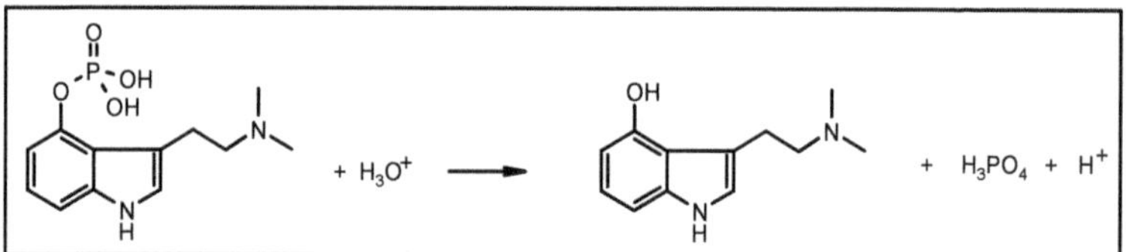


Dephosphorylierung von Psilocybin zu Psilocin.

Psilocin interagiert (wie auch LSD) mit den Serotonin 5-$HT_{1A}$-, 5-$HT_{1D}$-, 5-$HT_{2A}$-, und 5-$HT_{2C}$-Rezeptor-Subtypen und indirekt auch mit der noradrenergen Neurotransmission [160]. Es wird angenommen, dass die Hauptwirkung von Psilocin in der Serotonin-agonistischen Stimulation von präsynaptischen 5-$HT_{2A}$-Rezeptoren liegt.

**Synthese: [60] Schema 28: 1→2→3**

Zu einer gut gerührten und eisgekühlten Lösung von 0,5g (2,9mmol) 4-Acetoxyindol (**1**) (Herstellung siehe unter 4-HO-MIPT oder 4-HO-DET) in 4mL wasserfreiem Diethylether werden tropfweise 0,5mL Oxalylchlorid in 3mL wasserfreiem Diethylether zugegeben. Danach wird noch während 30min gerührt, wobei sich eine gelbe kristalline Masse bildet. Danach tropft man eine 40% Dimethylamin-Lösung in $Et_2O$ zu, bis der pH-Wert 8–9 erreicht ist. Dann wird das Reaktionsgemisch mit 100mL Chloroform versehen. Die organische Phase wird mit 30mL $NaHSO_4$ 5%, mit 30mL gesättigter $NaHCO_3$-Lösung und zuletzt mit 30mL gesättigter NaCl-Lösung gereinigt, dann über $MgSO_4$ getrocknet und anschließend eingeengt. Den kristallinen Rückstand kristallisiert man aus THF um, woraus man 0,61g (2,2mmol, 78%) 4-Acetoxyindol-3-yl-*N*,*N*-dimethylglyoxylamid (**2**) erhält, mp: 204–205°C.

Zu einer gut gerührten Suspension von 0,4g $LiAlH_4$ in 10mL wasserfreiem THF unter Stickstoff werden 0,61g (2,2mmol) 4-Acetoxyindol-3-yl-*N*,*N*-dimethylglyoxylamid (**2**) in 10mL wasserfreiem THF so zugetropft, dass das Gemisch gelinde siedet. Nach der Zugabe wird noch während 15min zum Sieden erwärmt. Danach wird auf 40°C abgekühlt, und man gibt vorsichtig Wasser in THF zu, bis eine leicht filtrierbare Suspension entsteht. Danach wird unter Stickstoff abfiltriert. Den Filterkuchen spült man mit THF. Die vereinigten THF-Phasen werden eingeengt. Der Rückstand wird Kugelrohr-destilliert. Das feste Destillat wird aus EtOAc/Hexan umkristallisiert. Eine zweite Umkristallisation ergibt 0,23g (1,1mmol, 50%) 3-[2-(Dimethylamin)-ethyl]-4-indolol (Psilocin, **3**) als weiße Kristalle mit einem mp von 103–104°C. Da Psilocin (**3**) instabil ist, sollte es in den Phosphatester konvertiert werden.

## #6 4-Hydroxy-*N*,*N*-diethyltryptamin [60]

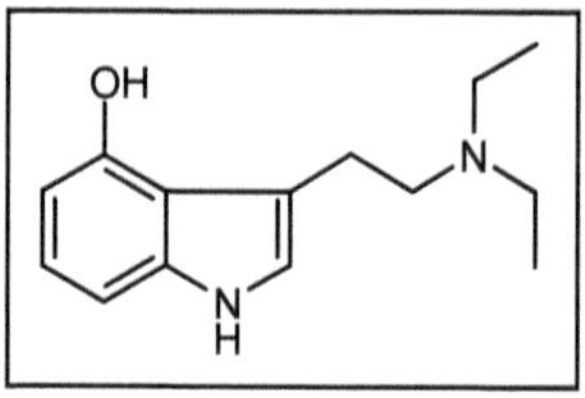

M=232.33g/mol
$C_{14}H_{20}N_2O$

**Synonyme**: 4-HO-DET, CZ-74, *N*,*N*-Diethyl-4-hydroxytryptamin, 3-[2-(Diethylamino)ethyl]-4-indolol.
Als Phosphatester: 4-HO-DET-Phosphatester, *N*,*N*-Diethyl-4-phosphoryloxytryptamin, CEY-19.

**Vorkommen**: Synthetisch

**Einteilung**: Psychedelikum

**Dosis**: 10–25mg

**Dauer**: 4–6h

**Wirkung**:

• (mit 15mg [60]): „Abgefüllt in einer Gelatinekapsel begann es so ab 30–45 Minuten zu wirken. Die Zeit schien sich zu verlangsamen, es wurde alles zunehmend interessanter; gleichzeitig spürte ich einen Hauch von Traurigkeit. Doch die visuelle Intensität hielt das Ganze im Gleichgewicht. Die ganze Zeit hatte ich den Drang zu reden oder irgend etwas zu machen, erotische Gefühle jedoch blieben aus. Schlafen war in Ordnung, doch ich fühlte mich zu einem späteren Zeitpunkt etwas unbehaglich."
• (mit 20mg [60]): „Leichte Unannehmlichkeiten am Anfang, gefolgt von einem Rausch nach 40 Minuten. Mir wurde etwas unbehaglich, Zähneknirschen machte sich bemerkbar, und ich fühlte ein beruhigendes Gefühl, obwohl mein Körper leicht zitterte. Lichter hatten farbenvolle Effekte. Die Musik liess mich in eine andere Welt hinab- oder hinaufschweifen. Nach vier Stunden war ich wieder zurück von diesem Erlebnis."
• (mit 25mg [60]): „Am Anfang war mir ein bisschen übel, und meine Orientierung und Klarheit liess zunehmend nach. Der Blutdruck schien sich ein bisschen zu erhöhen. Ich hatte schöne visuelle Effekte, besonders bei geschlossenen Augen, die nach etwa drei Stunden wieder aufhörten. Nach weiteren 90 Minuten kehrte auch mein Körper wieder zur Normalität zurück

und ich konnte gut schlafen. Im Allgemeinen kann ich sagen, dass ich nicht sehr überzeugt bin von 4-HO-DET."

**Synthese [60]: Schema 29: 1→2→3→4**

Zu einer Lösung von 5,0g (37,5mmol) 4-Hydroxyindol (**1**) (siehe im Schema 4-HO-MIPT) in 20ml wasserfreiem Pyridin werden 10mL Essigsäureanhydrid zugegeben und während 10min rückflussiert. Die Lösung wird auf ein $NaHCO_3$/Eis-Gemisch gegeben und 30 Minuten lang gerührt. Diese Phase wird mit Essigester extrahiert, über $MgSO_4$ getrocknet und eingedampft. Kristallisation aus Cyclohexan ergibt 6,3g (95%) 4-Acetoxyindol (**2**), mp: 98–100°C.

Zu einer Lösung von 0,5g (2,85mmol) 4-Acetoxyindol (**2**) in 4mL wasserfreiem Diethylether wird bei 0°C tropfenweise eine Lösung aus 0,5mL Oxalylchlorid in 3mL wasserfreiem Diethylether zugetropft. Nach 30min Rühren fällt das 4-Acetoxyindolglyoxylchlorid als gelbliche Kristalle aus. Anschliessend wird tropfenweise eine 40% Lösung Diethylamin in Diethylether bis pH 8–9 zugegeben. Die Reaktion wird mit 100mL $CH_2Cl_2$ versetzt und die organische Phase zuerst dreimal mit 5% $NaHSO_4$-Lösung, dann dreimal mit gesättigter $NaHCO_3$-Lösung und noch dreimal mit Sole gewaschen. Die organische Phase wird über $MgSO_4$ getrocknet und am Vakuum eingedampft. Man erhält so nach der Kristallisation aus Diethylether 0,62g (72%) 4-Acetoxyindol-3-yl-*N,N*-diethylglyoxylamid (**3**), mp: 150–151°C.

Zu einer Suspension von 0,5g $LiAlH_4$ in 10mL wasserfreiem THF wird unter Argon tropfenweise eine Lösung von 0,6g (2mmol) 4-Acetoxyindol-3-yl-*N,N*-diethylglyoxylamid (**3**) in 10mL wasserfreiem THF bei leichtem Rückfluss zugetropft. Nach der Zugabe wird weitere 15min rückflussiert, danach auf 40°C abkühlen gelassen und das überschüssige Hydrid mit 1.0mL EtOAc und 2,3mL Wasser zerstört. Das Salz wird abfiltriert und mit THF nachgewaschen. Die vereinten THF-Phasen werden am Vakuum eingedampft. Der Rückstand wird im Kugelrohrofen destilliert. Das Produkt kristallisiert aus EtOAc/Hexan und ergibt 0,24g (52%) 3-[2-(Diethylamino)ethyl]-4-indolol (4-HO-DET, **4**). Aspekt: weiße Kristalle, mp: 103–104°C. Das Produkt ist luftempfindlich und sollte im Gefrierschrank bei ca. -30°C gelagert werden.

## #7 4-Hydroxy-*N*-methyl-*N*-isopropyltryptamin [60]

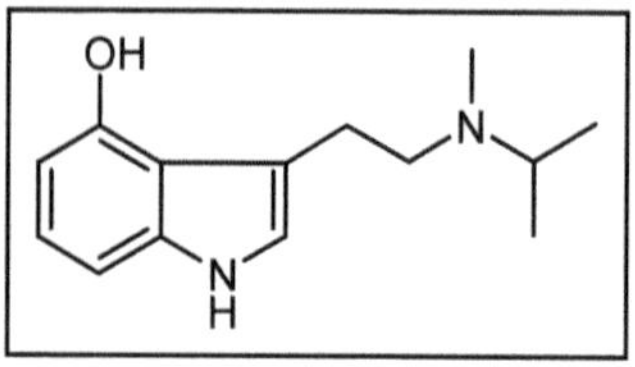

M=232.33g/mol
$C_{14}H_{20}N_2O$

**Synonyme**: 4-HO-MIPT, 3-[2-(Isopropylmethylamino)ethyl]-4-indol-ol

**Vorkommen**: synthetisch

**Einteilung**: Psychedelikum

**Dosis**: 12–25mg, oral

**Dauer**: 4–6h

**Wirkung**:

• (mit 12mg, oral [60]): „Ich suspendierte den Feststoff in Wasser und mischte sofort einen Tropfen HCl in die Mischung hinein. Das erste Bewusstwerden trat unmissverständlich nach 20 Minuten ein. Von da an war es eine schnelle und lärmige Entwicklung, die ungefähr nach einer Stunde ihr Ende fand. Die Erotik war ausgezeichnet, aber da waren einige visuelle Dinge, und ich hatte Mühe, die Fantasie mit der Musik zu verknüpfen. Ich hatte danach einen guten Appetit und konnte auch gut schlafen."
• (mit 15mg, als Acetatester, oral [60]): „Eine interessante Mischung aus einem „Berauschtsein" und einem „Beruhigtsein". Ein sehr entspannter Zustand mit motorischer Unkoordiniertheit. Ungefähr so wie etwas Alkohol. Die Gedanken schweiften nicht ab. Ich war nicht sehr hungrig. Die Konversation war einfach."
• (mit 30mg, als Acetatester, oral [60]): „Es war, als hätte ich schnell ein paar Martinis runtergeschluckt. Der Unterschied war das Visuelle bei geschlossenen Augen. Viele verschiedene Farben, speziell ein metallisches Grün. Ich hatte einen Kieferkrampf (‚Masseterspasmus') und ich zitterte. Es erinnerte mich an Ecstasy, nur gab es hier keine Stimulation. Ich hörte Musik vor einer Feuerstelle in einem abgedunkelten Raum. Ich sah farbige, unstrukturierte Muster. Nach sieben Stunden fiel ich in einen leichten Schlaf, und am nächsten Tag ging es mir gut."

**Pharmakologie:** Vermutlich ähnlich dem Psilocin.

**Allgemeines:**

Diese Substanz ist chemisch dem Psilocin sehr ähnlich, da es ein homologes Derivat davon ist. Daher ist 4-HO-MIPT auch oral aktiv. Zur Stabilisierung und um eine längere Haltbarkeit zu gewährleisten, sollte 4-HO-MIPT zum entsprechenden Phosphat-, Acetat- oder Sulfat-Salz umgesetzt werden.

**Synthese: [60, 114] Schema 30: 1→2→3→4→5**

*Synthese-Strategie:*

Durch eine Variante der LEIMGRUBER-Synthese wird aus 2-Nitro-6-hydroxybenzaldehyd (**1**) das 4-Acetoxyindol (**3**) zugänglich. Durch weitere Umsetzung mit Oxalylchlorid und Behandlung mit Methylisopropylamin-Lösung erhält man nach Reduktion mit $LiAlH_4$ schliesslich 4-Hydroxy-*N*-methyl-*N*-isopropyltryptamin (4-HO-MIPT, **5**).

Zu einer Lösung von 0,7g (12mmol) KOH in 10mL EtOH bei -10°C wird unter Rühren während 20min eine Lösung von 1.0g (6mmol) 2-Nitro-6-hydroxybenzaldehyd (**1**) und 0,4g (7mmol) Nitromethan in Ethanol zugegeben. Nach Ansäuren mit kalter HCl wird Wasser zugegeben und anschliessend mit $Et_2O$ extrahiert. Nach dem Trocknen über $Na_2SO_4$ und Einengen am Rotationsverdampfer unter Vacuum erhält man einen gelben Rückstand als Öl. Dieser Rückstand wird während 15min in 3mL Essigsäureanhydrid und 2g Natriumacetat erwärmt. Nach Zugabe von 20mL Wasser wird der Niederschlag abfiltriert. Nach weiterer Zugabe von Wasser kristallisiert etwa 1,3g (5mmol, 80%) 2-β-Dinitro-6-acetoxystyren (**2**) aus, welches noch aus EtOH umkristallisiert werden kann.

Eine Mischung von 0.5g (2mmol) Styren **2**, 2g (35mmol) Eisenfeilspäne, 4mL EtOH und 4mL Eisessig wird bis zur starken $H_2$-Entwicklung erwärmt und noch 10min länger. Danach wird filtriert, der Niederschlag mit wenig warmen EtOH gewaschen und in wenig Wasser aufgenommen, mit $Na_2CO_3$ basisch gestellt und dreimal mit $Et_2O$ extrahiert. Die vereinigten org. Phasen werden über $Na_2SO_4$ getrocknet und am Rotationsverdampfer unter Vacuum eingeengt. Man erhält 0,1g (0.6mmol, 30%) 4-Acetoxyindol (**3**). Dieser kann bei Bedarf noch aus Petrolether umkristallisiert werden.

4-Acetoxyindol (**3**) kann auch aus 4-Hydroxyindol (**8**) erhalten werden: Zu einer Lösung von 5,0g (38mmol) 4-Hydroxyindol (**8**) in 20mL Pyridin wird 10mL Essigsäureanhydrid gegeben. Die Reaktionsmischung wird während 10min auf dem Wasserbad erhitzt. Danach wird sie auf Eis gegossen und ein

Überschuss an $NaHCO_3$ dazugegeben. Nach 0.5h Rühren wird das Produkt mit EtOAc extrahiert, mit Sole gewaschen und eingeengt. Der Rückstand besteht aus 6,3g (36mmol, 95%) 4-Acetoxyindol (**3**). Nach Umkristallisation aus Cyclohexan hat **3** einen mp von 98-100°C.

Eine Lösung von 0,50g (3mmol) 4-Acetoxyindol (**3**) in 5mL $Et_2O$ wird bei 0°C unter Feuchtigkeitsausschluss gerührt. Dazu gibt man 0.5mL (4mmol) Oxalylchlorid. Die Reaktionsmischung lässt man für weitere 30min rühren. Die gelben Kristalle werden abfiltriert und in 10mL wasserfreiem THF gelöst. Dazu gibt man tropfenweise soviel 40% Methylisopropylamin-Lösung in trockenem $Et_2O$, bis sich in der Reaktionsmischung der pH > 10 einstellt. Danach wird am Rotationsverdampfer unter Vacuum eingeengt und der Rückstand in 200mL $CHCl_3$ aufgenommen. Man wäscht zuerst mit 50mL 0,1N HCl und danach mit 50mL gesättigter wässriger NaCl-Lösung. Anschließend wird die org. Phase über $MgSO_4$ getrocknet, filtriert und am Rotationsverdampfer unter Vacuum eingeengt. Der Rückstand wird aus $CHCl_3$/Hexan umkristallisiert und ergibt 0,68g (2,4mmol, 80%) 4-Acetoxyindol-3-yl-*N*-isopropyl-*N*-methylglyoxylamin (**4**) mit einem mp von 211–212°C.

Zu einer gerührten Lösung von 10mL $LiAlH_4$ (1M in THF unter $N_2$) wird tropfenweise eine Lösung von 0,60g (2,6mmol) 4-Acetoxyindol-3-yl-*N*-isopropyl-*N*-methylglyoxylamin (**4**) in 10mL wasserfreiem THF zugegeben. Nach Beendigung der Zugabe wird die Reaktionsmischung während 15min rückflussiert. Nach dem Abkühlen auf 40°C wird genügend Wasser zugegeben um den Reaktionskomplex und das überschüssige Hydrid zu zerstören. Unter $N_2$ oder Argon wird dann durch Celit filtriert. Anschließend wird am Rotationsverdampfer unter Vacuum eingeengt. Den Rückstand kristallisiert man aus EtOAc/Hexan um. Daraus erhält man 0.34g (1,5mmol, 58%) 4-Hydroxy-*N*-methyl-*N*-isopropyltryptamin (4-HO-MIPT, **5**) mit einem mp von 123–124°C.
4-HO-MIPT verfärbt sich sehr schnell, wenn es nicht unter Inertgas und kühl gelagert wird.

## #8 4-Hydroxy-*N*,*N*-diisopropyltryptamin [60]

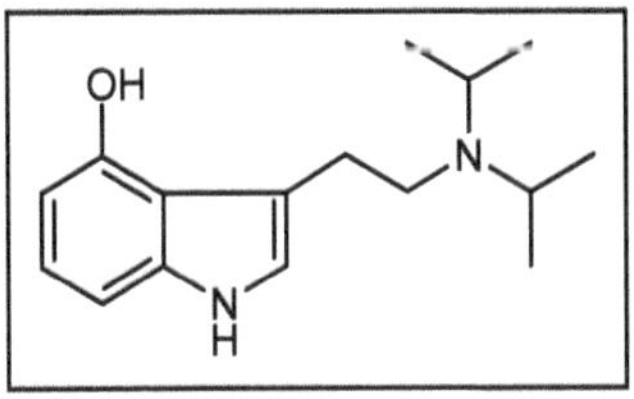

M=260.38g/mol
$C_{16}H_{24}N_2O$

**Synonyme**: 4-HO-DIPT, T-9, 3-[2-(Diisopropylamino)ethyl]-4-indolol.

**Vorkommen**: Synthetisch

**Einteilung**: Psychedelikum

**Dosis**: 15–20mg

**Dauer**: 2–3h

**Wirkung:**

• (mit 10mg [60]): „Ich fühlte es stark in meinen Beinen. Sie zitterten regelrecht. In der nächsten Stunde einige physische Wahrnehmungen, mental jedoch praktisch keine Effekte."
• (mit 15mg [60]): „Das Experiment begann so schnell, wie es wieder aufhörte. Es war ein kurzes, intensives Experiment. Ich hätte schwören können, dies schon einmal erlebt zu haben. Meine Körpertemperatur schien sich nicht richtig stabilisieren zu können. Nach drei Stunden war ich wieder genau da, wo ich angefangen hatte. Als wäre nichts geschehen."
• (mit 20mg [60]): „Schrecklich bitterer Geschmack. Nach 20 Minuten die ersten Anzeichen. Ich stellte eine zentrale Stimulation fest, was eine Muskelentspannung von Armen, Beinen und Nacken zur Folge hatte. Leichte Verwirrung und leichte Farbeffekte machten sich breit. Ich konnte die Regenbogenfarben auf allen Gegenständen sehen! Nach drei Stunden kehrte ich wieder ins ‚Normale' zurück."

**Synthese [60]: Schema 31: 1→2→3**

Zu einer Lösung von 500mg (2,85mmol) 4-Acetoxyindol (**1**) (siehe unter 4-HO-MIPT oder 4-HO-DET) in 5mL wasserfreiem Diethylether werden bei 0°C unter Argon 0,5mL Oxalylchlorid zugegeben. Das Reaktionsgemisch wird 30min bei 0°C gerührt (es fallen langsam gelbe Kristalle aus: 4-Acetoxyindolglyoxylchlorid). Anschließend wird eine 40%ige Lösung Diisopropylamin in Diethylether tropfenweise bis pH 8–9 zugetropft. Das Gemisch wird mit 100mL $CHCl_3$ verdünnt, mit 30mL 5% $NaHSO_4$-Lsg. und mit 30mL gesättigter $NaHCO_3$-Lösung gewaschen. Die org. Phase wird über $MgSO_4$ getrocknet und eingedampft. Kristallisation aus Essigester/Hexan ergibt 0,33g (35%) 4-Acetoxyindol-3-yl-*N*,*N*-diisopropylglyoxylamid (**2**), mp: 204-206°C.

Zu einer Lösung von 0,25g $LiAlH_4$ in 10mL wasserfreiem THF wird unter $N_2$ bei RT 0.25g (075mmol) 4-Acetoxyindol-3-yl-*N*,*N*-diisopropylglyoxylamid (**2**) in 10mL wasserfreiem THF zugetropft. Die Reaktion sollte stets bei Rückfluss gehalten werden. Anschließend wird weitere 15min rückflussiert, danach auf 40°C abkühlen lassen. Das überschüssige Hydrid wird mit 0,5mL Essigester und 1,5mL Wasser zerstört. Es wird abfiltriert und mit THF gewaschen. Das Filtrat und die Mutterlauge werden vereinigt und eingedampft. Der Rückstand wird im Kugelrohrofen destilliert. Das Destillat wird in 1mL MeOH gelöst und mit 1Mol-eq. HCl versetzt. Die ausgefallenen Kristalle werden abgenutscht. Umkristallisation aus MeOH/Diethylether ergibt 0,12g (44%) 4-Hydroxy-*N*,*N*-diisopropyltryptamin-Hydrochlorid (4-HO-DIPT, **3**) mit einem mp von 263°C.

## #9 4-Methoxy-*N*-methyl-*N*-isopropyltryptamin [60]

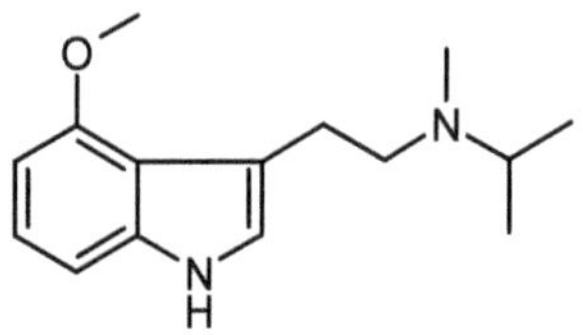


M=246.36g/mol
$C_{15}H_{22}N_2O$

**Synonyme**: 4-MeO-MIPT, 3-[2-(Isopropylmethylamino)ethyl]-4-methoxyindol

**Vorkommen**: synthetisch

**Einteilung**: ? (ist der Literatur nicht zu entnehmen)

**Dosis**: 20–30mg

**Dauer**: 4–6h

**Wirkung**:

• (mit 17mg, oral [60]) „Nach ca. 40 Minuten spürte ich die ersten Effekte. Ich befand mich in einem ‚sehr leichten' aber nicht sehr genau definierten Zustand während etwa 2 Stunden. Es war weder gut noch schlecht. Es war ein angenehmes ‚Runterkommen'. Ich war mir allerdings nicht sicher, wann ich den Normalzustand wieder erreichte."

• (mit 26mg, oral [60]): „Nach 20 Minuten spürte ich die ersten Effekte und erreichte die volle Wirkung nach einer Stunde. Innert einer halben Stunde hat sich ziemlich viel verändert. Extrem erotisch, aber überhaupt keine Bilder zur Musik, weder mit offenen noch mit geschlossenen Augen. Um nichts in der Welt wäre ich fähig gewesen, ein Fahrzeug zu lenken. Kalter Gazpacho schmeckte wunderbar, aber eine Tasse war genug, und das Croissant schien mir trocken und hart zu sein. Nach sieben Stunden war ich wieder dort, wo ich gestartet war. Schade."

**Synthese: [60, 106, 119]**

*Synthese-Strategie:*

Anhand dieses Beispiels sollen einige neuere Methoden gezeigt werden. Durch die LEIMGRUBER-Synthese wird das 4-Methoxyindol (**4**) zugänglich. Schritt **4→5** ist trivial; für die Aminoethylierung siehe unter DMT (**1→3→4**). Durch eine geeignete Methylierungsmethode und anschliessender Isopropylierung erhält man schliesslich 4-MeO-MIPT (**8**).

**Schema 32 (1/2): 1→2→3→4**

4,5g (22mmol) 2-Methoxy-6-nitrobenzylchlorid (**1**) wird in einer Lösung von 4,5mL EtOH und 1.6g KCN in 1.5mL $H_2O$ während 6h rückflussiert. Danach lässt man auf RT abkühlen und extrahiert mit $Et_2O$, wäscht mit $H_2O$, trocknet über $Na_2SO_4$ und engt unter Vacuum am Rotationsverdampfer ein. Man erhält 4,0g (21mmol, 95%) 2-Methoxy-6-nitrobenzylnitril (**2**).

4,2g (22mmol) **2** werden in 125mL konz. HCl während 6h rückflussiert, anschliessend lässt man abkühlen und nutscht ab. Der Feststoff wird in wässriger $Na_2CO_3$-Lösung gelöst. Nachdem man unter Rühren erwärmt hat, wird abfiltriert. Das Filtrat wird angesäuert und man lässt es bei 0°C während 1h stehen. Das ausgefallene Produkt wird abfiltriert. Man erhält 1,8g (9mmol, 41%) 2-Methoxy-6-nitrophenylessigsäure (**3**).

5.0g (24mmol) **3** werden in 100mL Eisessig gelöst und nach einer Hydrierung an Pd/C 10% mit anschliessender Umkristallisation aus $EtOH/H_2O$ (1:5) erhält man 3,3g (22mmol, 92%) 4-Methoxyindol (**4**).

**Schema 32 (1/2 und 2/2): 4→5**

0,742g (5,04mmol) Aziridinium-tetrafluoroborat [141] werden in Portionen bei 100°C zu 0,957g (5.03mmol) 4-Methoxyindol (**4**) gegeben. Nach 4h wird die pastige Reaktionsmischung mit 50mL $H_2O$ versetzt. Danach wird die Base durch Zugaben von 1g KOH freigesetzt und anschließend einige Male in EtOAc extrahiert. Nach Aufarbeitung mittels Säulenchromatographie (Silica-Gel, 0–25% $CH_3OH$ und 0–1% conc. aq. $NH_3$ in $CHCl_3$) erhält man 0,41g (2,2mmol, 44%) 4-Methoxytryptamin (**5**).

**Schema 32 (2/2): 5→6→7→8**

Eine Lösung von 4,0g (21mmol) 4-Methoxytryptamin (**5**) in 50mL Toluen wird unter Rühren bei RT zu einer Lösung von 5,5g $K_2CO_3$ in 50mL $H_2O$ gegeben. Dazu wird tropfweise eine Lösung von 3.0mL Benzylchlorformiat in 20mL Toluen gegeben. Nach 15h Rühren werden 200mL EtOAc in die Reaktionsmischung gegeben. Die org. Phase wird abgetrennt, über $MgSO_4$ getrocknet und unter Vacuum am Rotationsverdampfer eingeengt. Der Rückstand wird aus $Et_2O$/Hexan umkristallisiert und man erhält 3,9g (12mmol, 57%) *N*-Benzyloxycarbonyl-4-methoxytryptamin (**6**) mit einem mp von 84°C.

Eine Lösung von 0,76g (20mmol) $LiAlH_4$ in 50mL THF wird in einer $N_2$-Atmosphäre gerührt. Tropfweise wird nun eine Lösung von 2,5g (8mmol) *N*-(Benzyloxycarbonyl)-4-methoxytryptamin (**6**) in 30mL wasserfreiem THF zugegeben. Diese Reaktionsmischung lässt man anschließend während 30min rückflussieren. Nachdem die Mischung auf 40°C abgekühlt ist, zerstört man das überschüssige Hydrid mit einer 50%igen $H_2O$/THF-Lösung. Der Feststoff wird durch Filtration entfernt und mit THF gewaschen. Das Filtrat wird unter Vacuum am Rotationsverdampfer eingeengt. Der Rück-stand besteht aus unreinem 4-Methoxy-*N*-methyltryptamin (**7**) und wird in 50mL EtOH gelöst. Dazu gibt man 1,0mL Aceton und hydriert diese Mischung mit 0,5g 10% Pd/C unter einer $H_2$-Atmosphäre bei 3,5bar während 15h. Der Katalysator wird durch Filtration (Celite) entfernt und das Filtrat unter Vacuum am Rotationsverdampfer eingeengt. Der Rückstand wird aus $Et_2O$/Hexan umkristallisiert und man erhält 0,51g (2mmol, 25%) 4-Methoxy-*N*-methyl-*N*-Isopropyltryptamin (4-MeO-MIPT, **8**) mit einem mp von 80-81°C.

# #10 5-Hydroxy-*N*,*N*-dimethyltryptamin

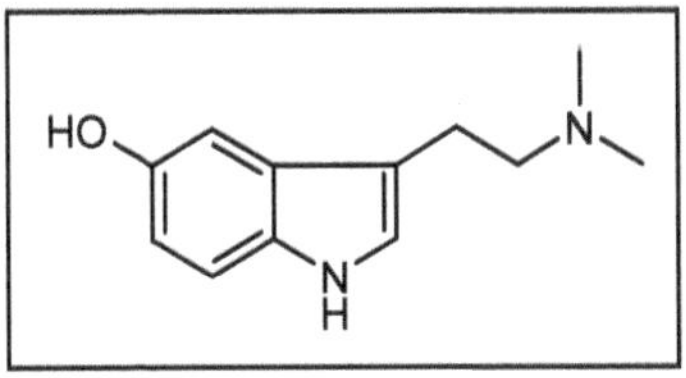

M=204.27g/mol
$C_{12}H_{16}N_2O$

**Synonyme**: Bufotenin, Mappin, *N*,*N*-Dimethylserotonin, 5-HO-DMT

**Vorkommen**: In den Pflanzen:
*Anadenanthera colubrina*
*Anadenanthera peregrina*
*Arundo donax*
*Banisteriopsis spp.*
*Mucuna pruriens*
*Phragmites australis*
u.a.

Kommt im Sekret der Gemeinen Kröte (*Bufo vulgaris L.*) vor.

**Einteilung**: Die Wirkungen sind nicht eindeutig beschrieben. Zum Teil konnten keine psychedelischen Effekte, dafür aber Veränderungen im emotionalen Bereich beobachtet werden. Weitere Versuche (Rauchen der freien Base (weniger als 10mg), orale (100mg oder mehr) oder nasale Applikation (mehr als 40mg)) zeigten, dass Bufotenin dennoch psychedelische Wirkungen entfaltet [158]. Bufoteninhaltige Präparate werden in ostasiatischen Ländern als Aphrodisiaka verwendet.

**Dosis**: siehe Einteilung.

**Dauer**: 1–2h

**Wirkung**: [55]

Über eine psychedelische Wirkung des Bufotenins wurde erstmals von FABING und HAWKINS (1956) berichtet, die es an Gefängnisinsassen erprobt haben. Weitere Forschungen am Menschen wurden anschließend betrieben. Die Substanz wurde in teilweise höchst unethischen Studien getestet. Man

injizierte sie den Insassen einer geschlossenen psychiatrischen Anstalt gegen ihren Willen bzw. ohne ihre Einwilligung. Visionen stellten sich bei diesem Setting nicht ein. Daraus zog man den Schluss, dass Bufotenin keine visionäre Droge sei, sondern lediglich toxische Auswirkungen hätte.
Im Jahre 2001 publizierte JONATHAN OTT seine Untersuchungen zu Bufotenin, worin zu entsprechenden Dosierungen bei verschiedenen Applikationsarten eindeutig psychedelische Effekte manifestiert wurden [158].

**Kombinationen**:

- Das Sekret der *Bufo marinus* enthält unter anderem Dopamin, *N*-Methyldopamin, Adrenalin, Noradrenalin, Serotonin, *N*-Methylserotonin, Bufotenin, Bufotenidin, Dehydrobufotenin und glykosidartige Krötengifte.

Die kardiotoxischen (herztoxischen) Substanzen Bufotoxin, Bufogenin oder Bufadienolid werden beim Rauchen des getrockneten Sekretes wahrscheinlich zerstört. Es sind gesundheitliche Zwischenfälle bei oraler Einnahme bekannt.

**Pharmakologie:**

Die pharmakologischen Aspekte des Bufotenins sind nur spärlich erforscht. Es ist anzunehmen, dass bei genügend hoher Dosierung die im Hirn angelangten Mengen Bufotenin mit diversen Serotonin-Rezeptor-Subtypen interagieren (und eine agonistische 5-$HT_{2A}$-Rezeptor-Interaktion für die psychedelischen Effekte teilweise verantwortlich ist). Bufotenin konnte mehrfach im menschlichen Urin nachgewiesen werden und ist folglich eine im Humanmetabolismus gebildete Substanz. Interessanterweise liegen die gefundenen Mengen in mental Kranken (gefunden bei Schizophrenen und Autisten) deutlich höher als bei asymptomatischen Individuen [159].

**Synthese: [60, 77]**

*Synthese-Strategie:*

2,5-Dihydroxyphenylalanin (**1**) wird mit Kaliumhexacyanoferrat(III) zu 5-Hydroxyindol (**2**) oxidiert. Umsetzung von **2** mit Benzylchlorid liefert das geschützte 5-Benzyloxyindol (**3**). Dieses wird mit Oxalylchlorid und Dimethylamin versetzt, um 5-Benzyloxy-*N*,*N*-dimethyl-3-indolglyoxylamid (**4**) zu erhalten. Reduktion mit $LiAlH_4$ ergibt 5-Benzyloxy-*N*,*N*-dimethyltryptamin (**5**) und anschliessendes Hydrieren liefert 5-Hydroxy-*N*,*N*-dimethyltryptamin (Bufotenin, **6**).

**Schema 33: 1→2→3→4→5→6**

Zu einer Lösung von 4,3g (0,02mol) 2,5-Dihydroxyphenylalanin (**1**) und 2g (0,02mol) $NaHCO_3$ in 150mL $H_2O$ werden während 10min unter Rühren eine Lösung von 13g (0,04mol) Kaliumhexacyanoferrat(III) und 3g (0,04mol) $NaHCO_3$ in 200mL $H_2O$ zugegeben. Die dunkle Lösung verfärbt sich nach hell gelb. Extraktion mit dreimal 200mL $Et_2O$, trocknen über $Na_2SO_4$ und Einengen am Rotationsverdampfer ergibt 2,3g (17mmol, 86%) 5-Hydroxyindol (**2**).

Zu einer gerührten Lösung von 0,67g (5mmol) 5-Hydroxyindol (**2**) in 10mL trockenem MeOH wird eine Lösung von 0,30g (5,5mmol) NaOMe in MeOH und 0,70g (5,5mmol) Benzylchlorid zugegeben. Die Mischung wird für 0,5h auf dem Wasserdampfbad erhitzt, und das Lösungsmittel danach vollständig am Rotationsverdampfer unter Vacuum entfernt. Der Rückstand wird in $H_2O$ und $CH_2Cl_2$ suspendiert. Die org. Phase wird getrennt und die wässrige Phase mit $CH_2Cl_2$ extrahiert. Anschließend werden die org. Phasen vereinigt, am Rotationsverdampfer unter Vacuum eingeengt und der Rückstand destilliert, wobei eine farblose Fraktion (170–190°C), die spontan kristallisiert, erhalten wird. Es handelt sich dabei um 0,90g (4mmol ,80%) 5-Benzyloxyindol (**3**) mit einem mp von 81–86°C. Umkristallisation aus Toluen/Hexan liefert das Produkt mit einem mp von 94–96°C.

Einer kühlen (0°C), gerührten Lösung von 1,0g (4,5mmol) 5-Benzyloxyindol (**3**) in 20mL $Et_2O$ werden 0,6g (4,7mmol) Oxalylchlorid in 10mL $Et_2O$ tropfweise, während 0,5h zugegeben. Nach weiteren 0,5h Rühren wird der Feststoff abgenutscht und mit wenig $Et_2O$ gewaschen. Dieser Feststoff wird nun in kleinen Portionen zu 1,2mL einer 33% wässrigen Dimethylamin-Lösung gegeben. Anschließend wird mit etwas saurem $H_2O$ verdünnt und der daraus resultierende Feststoff wird abfiltriert, mit $H_2O$ und $Et_2O$ gewaschen und luftgetrocknet. Man erhält 1,18g (3,7mmol, 82%) 5-Benzyloxy-*N*,*N*-dimethyl-3-indolglyoxylamid (**4**) mit einem mp von 185–187°C.

Zu einer gut gerührten Suspension von 1,0g (26mmol) $LiAlH_4$ in 40mL $Et_2O$ wird eine Lösung von 1,0g (3mmol) 5-Benzyloxy-*N*,*N*-dimethyl-3-indolglyoxylamid (**4**) in 15mL THF zugeführt. Danach wird die Mischung während 6h rückflussiert. Man lässt auf RT abkühlen und zerstört vorsichtig das überschüssige Hydrid mit $H_2O$. Nach der Wasserstoffentwicklung wird mit konzentrierter $NH_4OH$-Lösung basisch gestellt. Der Feststoff wird abfiltriert und der Filterkuchen mit THF gewaschen. Die Filtrate und Waschphasen werden kombiniert unter Vacuum am Rotationsverdampfer eingeengt. Daraus erhält man einen klaren Rückstand. Dieser wird in $Et_2O$ gelöst und mit einer Oxalsäurelösung in $Et_2O$ versetzt. Die gebildeten Kristalle werden abfiltriert, mit $Et_2O$ gewaschen und luftgetrocknet. Daraus erhält man 1,0g (2.6mmol, 85%) 5-Benzyloxy-*N*,*N*-dimethyltryptamin (**5**)-oxalat mit einem mp von 178–180°C (aus MeOH). Das Hydrochlorid hat einen mp von 162–163°C.

Die Benzylgruppe wird entfernt durch Hydrierung einer Lösung von 0,8g (2mmol) 5-Benzyloxy-*N*,*N*-dimethyltryptamin (**5**) -oxalat in 5mL MeOH, welches 0,1g 10% Pd/C enthält. Diese Mischung wird während 6h mit $H_2$ (3 bar) geschüttelt. Nach einer Filtration wird das Lösungsmittel unter Vacuum am Rotationsverdampfer entfernt. Der Rückstand wird in trockenem $Et_2O$ aufgenommen und mit einer Oxalsäure/$Et_2O$ Lösung angesäuert. Nach Filtration, $Et_2O$-Waschung und Lufttrocknung erhält man 0,53g (1,8mmol, 87%) 5-Hydroxy-*N*,*N*-dimethyltryptamin (Bufotenin, **6**) mono-oxalat als rosafarbene Nadeln mit einem mp von 93–94°C.

## #11 5-Methoxy-*N*,*N*-dimethyltryptamin [60]

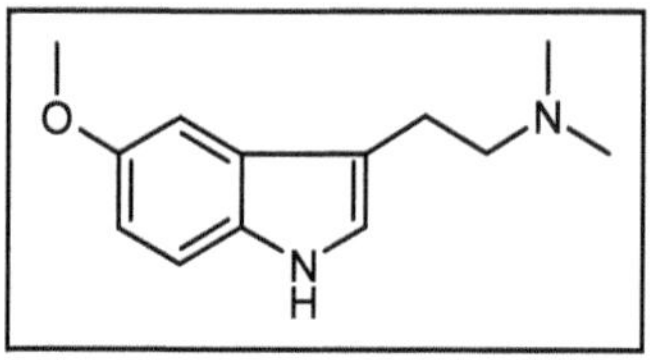


M=218.30g/mol
$C_{13}H_{18}N_2O$

**Synonyme**: 5-MeO-DMT, *O*-Methyl-bufotenin (OMB), *N*,*N*,*O*-Trimethylserotonin (*N*,*N*,*O*-TMS), 5-Methoxy-3-[2-(dimethylamino)ethyl]-indol.

**Vorkommen**: In den Pflanzen:
*Dictyoloma incanescens*
*Anadenanthera peregrina*
*Virola calophylla*
u.a.

Der in Arizona beheimatete Frosch *Bufo alvarius* bildet in seinem Sekret hohe Konzentrationen an 5-MeO-DMT (bis zu 15% der Trockenmasse). Dieses Sekret kann zwar „gemolken", kristallisiert und geraucht werden, aber nicht – wie immer wieder behauptet – direkt vom Krötenrücken abgeleckt werden.

**Einteilung**: Psychedelikum und Entheogen

**Dosis**: 6–20mg geraucht
2 3mg i.v.
(oral inaktiv ohne MAO-Hemmer.)

**Dauer**: 10–20min, geraucht
1–2h, i.v.

**Wirkung**:

Geraucht bzw. verdampft und inhaliert tritt die Wirkung blitzartig ein und ist äußerst stark. Nach bereits 30–60 Sekunden ist die ganze Wirkung da. Oft wird eine Trennung von Körper und Geist erlebt. Während des Rausches können Visionen, Farbstrudel, Erleuchtungszustände und Zeitreisen auftreten. Ähnlich wie beim DMT-Rausch befindet sich der Konsument nach der Hauptwirkung, die nach 10–20 Minuten allmählich verfliegt, noch während rund einer Stunde in einem entspannten Metazustand, der Gelegenheit bietet, das Erlebte zu verarbeiten.

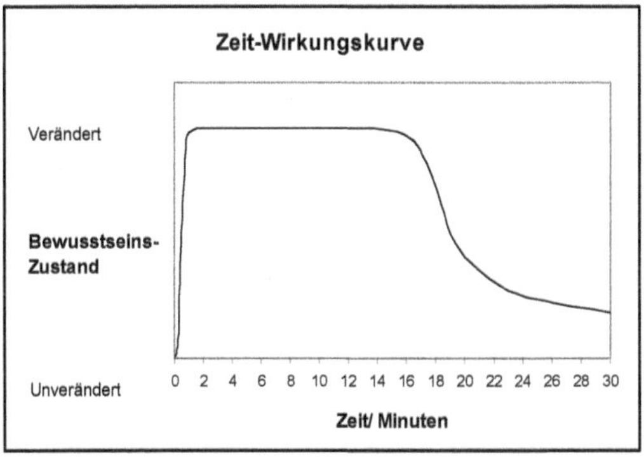


Abb.: Qualitative Beziehung zwischen der Zeit und dem Bewusstseinszustand nach dem Rauchen von 5-MeO-DMT.

• (mit 11mg, geraucht [126]) Umgebung: Zu Hause. „Es dauerte vielleicht 30 Sekunden, bis ich berauscht war. Mein Herz begann schneller zu schlagen. Mein Blutfluss wurde mir wahrhaftig bewusst. Ich spürte jede einzelne Ader. Der Rausch war aber nicht so heftig. Es war ein wellenartiges Kommen und Gehen der Gefühle. Es war eine gewisse optische Veränderung wahrzunehmen. Verglichen mit DMT fuhr das 5-MeO-DMT langsamer ein, und der Rausch war stabiler. Es machte den Anschein, dass farbigere Halluzinationen vorhanden waren. Der eigentliche Rausch dauerte 10–15 Minuten, die darauffolgenden 30–40 Minuten war ich immer noch gut berauscht. Ich lag auf meinem Kanapee und betrachtete ein sehr farbiges Bild. Super Sicht, sehr fein, sehr schön. Ich dachte über die Liebe nach, doch manchmal war ich beim Denken ein bisschen niedergeschlagen. Mal sehen, wie 16mg wirken."

• (mit 16mg, geraucht [126]) Umgebung: Zu Hause. „Zum Voraus muss ich sagen: Das während des Rausches Erlebte ist schwierig zu erklären. Wenn man unmittelbar nach dem Rausch zurückschaut, kann man irgendwie nur sagen: Wow, das war eine Welt! Der Geschmack war schrecklich, ich musste mich fast übergeben. Und dann riss es mich vom Boden. Aber gewaltig! Während fünf Minuten wusste ich nicht, wohin ich mich stellen oder setzen sollte. Ich war verwirrt. Optische Veränderungen, aber viel aggressiver als mit 11mg. Auf einmal kam ein sehr prägnanter, gelber Rhombus auf mich zu, stoppte und verschwand. Dann verschwand auch der Wirrwarr im Kopf. Während der nächsten zehn Minuten saß ich da und überlegte und hörte den ‚kosmischen Stimmen' zu, die in meinem Kopf umherhallten. Mitunter traten auch andere starke Halluzinationen auf. Nach insgesamt 15 Minuten hielt eine ruhigere Phase Einzug. Ich war während der folgenden Stunde noch ziemlich stoned. Dazu hörte ich Musik, was ziemlich angenehm war. Ich konnte jeden Ton genau feststellen. Später war ich noch etwas verwirrt, aber ich bin mit dem All gut verblieben."

• (mit 20mg, geraucht [126]) Umgebung: Zu Hause. „Der Geschmack löste eine kleine Übelkeit aus. Ich musste mich jedoch nicht übergeben. Es stieg an, aber ich war entspannter als mit 16mg. Keinerlei Stress, nur eine leichte körperliche Anregung. Es waren optische Veränderungen vorhanden, nicht sehr betont, aber ich war komplett umhüllt. Es war ziemlich farbig. Die Lichtreflexe und auch der Boden sahen sehr schön aus. Auch waren die Auren sichtbar. Ein Teil des Universums ist in mein Bewusstsein getreten, eine Art Zuneigung des Kosmos. Ich konnte nicht wirklich denken, doch mein Hirn war fähig, eine Menge Empfindungen entgegenzunehmen, sehr an das Gesehene gebunden. Nach 20 Minuten stand ich auf und schaltete die Musik ein. Ich ging in einen völlig euphorischen Zustand über, den Göttern dafür dankend, was sie mir diesen Abend zu verstehen gaben. Exzellent."

• (mit 20mg, geraucht [126]) Umgebung: Zu Hause. „Die Wirkung setzte unmittelbar nach dem Rauchen ein. Dann begann sich alles um mich herum zu bewegen. Auf einmal fühlte ich mich, wie wenn ich von meinem Körper und Verstand entbunden wäre. Ich wusste nicht mehr, wer mein Dasein steuerte. Ich fühlte mich sehr schwer und entspannt. Zu Beginn fühlte ich mich etwas unwohl, denn der Effekt war sehr heftig. Die Wirkung von 5-MeO-DMT veränderte komplett mein Verhalten. Ich glaubte, etwas anderes zu sein … Hie und da eine Deformation des Visuellen. Der Spiegel sah aus wie ein Park mit Attraktionen. Es verstrichen rund 20 Minuten, bis der Rausch abnahm, und erst nach 30 Minuten hatte ich wieder die Kontrolle. Dann verflog die Wirkung kontinuierlich."

• (mit 25mg, geraucht [126]) Umgebung: Zu Hause. „Das lässt die β-Phenylalkylamine hinter sich. Wow. Noch nie so etwas gesehen. Der amazonische Verstand hat uns heimgesucht. Etwas schwarz, aber lustig und ekstatisch, während 30 Minuten. Ich hatte noch nie solche mentalen Wahrnehmungen. Unbeschreibliche Bilder und Gedanken. Das gesamte Universum und der magische Kosmos in meinem Kopf. Unglaublich gut. Ich war mit einem Freund zusammen. Es war sehr lustig. Ich habe das Gefühl, je kleiner die Dosis ist, desto stressiger verläuft der Rausch. Komplett von der reellen Welt abgeschnitten. Es war ein großartiger Unterricht über spirituelle Erfahrungen in der Welt der Halluzinogene. Ich blieb sitzen, aber ich war nicht so träge wie mit einer hohen Dosis MDA, ich war fit, obwohl ich den Körper nicht mehr richtig wahrnehmen konnte. Nach den 30 Minuten war ich für rund anderthalb Stunden noch ziemlich berauscht, und wir diskutierten über viele Sachen."

• (mit 10mg + 20–30mg, geraucht [126]) Umgebung: Zu Hause. „Zuerst rauchte ich 10mg. Es war sanft, amüsant, ekstatisch, aber fast keine optische Veränderungen, nur eine gute Wahrnehmung. Wir lachten über Amazonier, die aufgrund des gerauchten 5-MeO-DMT herumspringen und deshalb in Bäume laufen würden. Dann wollten wir sehen, was das 5-MeO-DMT wirklich bieten kann. Ich nahm meine Pfeife und stopfte sie mit vom Auge abgeschätzt 20–30mg. Vielleicht hätte ich dies besser nicht getan. Kurz nach dem Rauchen wurde ich blass, und es begann immer heftiger zu werden, so dass ich nicht mehr wusste, wo ich mich hinsetzen sollte. Ich rannte in meinem Zimmer herum und sagte mir ‚Scheiße, das hätte ich nicht tun sollen.' Ich sagte dem anwesenden Freund, er solle dicht bei mir bleiben. Mir war ziemlich übel. Dann legte ich mich auf den Boden, was mir gut tat. Ziemlich viele optische Spielereien. Viele sehr lange Kristalle, die sich aber nicht stark bewegten, waren da. Das ganze Appartement hatte eine sehr ausgeprägte farbige Dimension angenommen. Ich war noch nie so heftig berauscht. Doch ich finde, dass der Trip eher auf einer mentalen Ebene abläuft. Beim Schließen der Augen trat ich in eine andere Welt ein, eine Welt, komplett obskur und nicht greifbar. Es war nicht an einem Ort, sondern überall, es war eine Art Kraft, die vom Universum her kam und in mein Hirn floss. Zeitweise wusste ich nicht mehr, ob ich meine Augen geschlossen oder offen hielt. Ich fühlte meinen Körper nicht mehr, manchmal hatte ich enorm lange Beine. Das Ganze dauerte fast eine Stunde, dann fingen wir an zu diskutieren, aber ich weiß nicht mehr worüber. Später gingen wir nach draußen, und da waren die Straßenlampen immer noch mit einem psychedelischen Schimmer behaftet."

**Kombinationen**:

- Mit Harmalin. Manchmal werden Pflanzen mit Ayahuasca kombiniert, die neben DMT auch noch 5-MeO-DMT enthalten.

**Synthese: [60] Schema 34: 3→4→5**

*Synthese-Strategie:*

Elektrophile Acylierung von 5-Methoxyindol (**3**) mit Oxalylchlorid liefert nach weiterer Behandlung mit Dimethylamin 5-Methoxy-*N*,*N*-dimethylindol-3-yl-glyoxylamid (**4**). Dieses wird nun mit $LiAlH_4$ zum 5-Methoxydimethyltryptamin (**5**) reduziert.

Zu einer gekühlten und gut gerührten Lösung von 16g (0,11mol) 5-Methoxy-Indol (**3**) in 200mL trockenem $Et_2O$, werden tropfenweise 25g (0,20mol) Oxalylchlorid zugegeben. Anschliessend lässt man 10min weiter rühren und filtriert dann den roten Feststoff, wäscht ihn mit $Et_2O$ und gibt ihn wieder als Suspension in 200mL frischen, trockenen $Et_2O$ in den Reaktionsbehälter. Dazu werden 8,5g (0,20mol) Dimethylamin in 25mL trockenem $Et_2O$ gegeben. Nach zusätzlichen 0,5h Rühren wird abfiltriert und mit $Et_2O$ gewaschen. Der Filterkuchen wird in $H_2O$ suspendiert, filtriert und abwechselnd mit $H_2O$ und $Et_2O$ gewaschen. Umkristallisation aus THF/$Et_2O$ ergibt 20g (0,08mol, 73%) 5-Methoxy-*N*,*N*-dimethylindol-3-yl-glyoxylamid (**4**) als feine weiße Kristalle mit einem mp von 223–223.5 °C.

Zu einer gut gerührten Suspension von 11,7g (0,31mol) $LiAlH_4$ in 350mL trockenem $Et_2O$ wird in kleinen Portionen eine Suspension von 18,5g 5-Methoxy-*N*,*N*-dimethylindol-3-yl-glyoxylamid (**4**) in 200mL heißem Benzen zugegeben. Nach 1,5h Rückflussieren wird die Mischung in einem Eisbad gekühlt. Das überschüssige Hydrid wird vorsichtig mit wenig $H_2O$ zerstört. Die anorganischen Festteilchen werden abfiltriert und mit $Et_2O$ gewaschen. Das Filtrat wird über $MgSO_4$ getrocknet und die Lösungsmittel am Vacuum abgezogen. Der Rückstand wird kugelrohrdestilliert und ergibt eine farblose Fraktion bei 160–170°C (0,6mm/Hg), welche beim Abkühlen auskristallisiert. Man erhält 12,8g (0,06mol, 73%) 5-Methoxy-*N*,*N*-dimethyltryptamin (5-MeO-DMT, **5**) mit einem mp (aus Hexan) von 69–70°C. Das Hydrochlorid besitzt einen mp (aus EtOH/$Et_2O$) von 145–146°C.

# #12 5-Methoxy-*N*,*N*-diisopropyltryptamin [60]

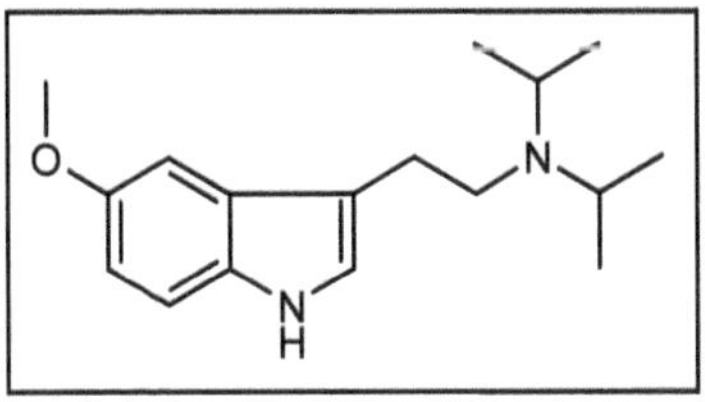

M= 274.41g/mol
$C_{17}H_{26}N_2O$

**Synonyme**: 5-MeO-DIPT, 3-[2-(Diisopropylamino)ethyl]-5-methoxyindol, *N*,*N*-Diisopropyl-5-methoxytryptamin

**Vorkommen**: synthetisch

**Einteilung**: Psychedelikum? Aphrodisiakum?

**Dosis**: 6–12mg

**Dauer**: 4–8h

**Wirkung**:

Obwohl nicht alle Berichte ein positives Erlebnis zeigen, ist diese Verbindung interessant. Es wird erzählt, 5-MeO-DIPT sei ein außerordentlich starkes Aphrodisiakum.

• (mit 7mg [60]) „Nach einer Stunde war ich in einem wunderbaren, sexy Zustand. Alles war mit Erotik behaftet. Sex war überwältigend, und nach drei Stunden war ich vollständig bereit für die Außenwelt, für die Öffentlichkeit. Als kurzzeitig wirksames Aphrodisiakum lässt es 2C-B weit hinter sich.“

• (mit 12mg [60]) „Meine Erfahrung mit der Wirkung dieses Materials war anders als mit bisher versuchten Substanzen – es fuhr schneller ein, aber weniger intensiv. Ich genoss die Art, wie es anstieg und ausklang. Nach fast einer Stunde ließ die Wirkung nach, dann rauchte ich ein wenig Marihuana, und ich war wieder dort, wo ich vorher war. Ich könnte dies in Anwesenheit meiner Kinder tun, und sie würden merken, dass es mir gut geht, aber ich bezweifle, dass sie realisieren würden, was genau ich mache. Ich mochte es, und ich kann mir vorstellen, dass ein öffentlicher Anlass ein ziemliches Abenteuer wäre. Kein Kater, exzellenter Schlaf.“

**Synthese: [60] Schema 35: 1→2→3→4**

Zu einer gut gerührten Lösung von 10g (68mmol) 5-Methoxyindol (**1**) (Herstellung siehe unter 5-MeO-DMT bzw. [75]) in 150mL wasserfreiem Diethylether werden während 30min 11g Oxalylchlorid in 150mL wasserfreiem Diethylether zugetropft. Dann wird noch während 15min weiter gerührt, wobei das 5-Methoxyindol-3-yl-glyoxylchlorid als tomatenroter Feststoff anfällt. Dieses Intermediat wird abfiltriert und dann direkt in der folgenden Reaktion eingesetzt. Es wird portionenweise als Feststoff zu 40mL stark gerührter Ammoniak-Lösung zugegeben. Dann werden nach weiteren 15min 200mL 1N HCl zugegeben, und die klumpigen Stücke werden mechanisch zerrieben, bis ein feines Granulat vorliegt. Dieses wird abfiltriert und mit Wasser gespült. Das rohe Produkt wiegt 8.2g (55%) und kann aus EtOH umkristallisiert werden. Man erhält so 5-Methoxy-3-indolylglyoxylamid (**2**) als weiße Kristalle mit einem mp von 245–247°C.

Zu einer gut gerührten warmen Suspension von 6g $LiAlH_4$ in 100mL wasserfreiem Dioxan wird langsam eine warme Lösung von 3,2g (14.7mmol) 5-Methoxy-3-indolylglyoxylamid (**2**) in 100mL wasserfreiem Dioxan zugetropft. Das Reaktionsgemisch wird dann noch während 6h rückflussiert, dann abgekühlt und anschließend mit feuchtem Dioxan und zuletzt mit 10mL 5% NaOH zersetzt. Es wird abfiltriert, der Feststoff wird noch mehrere Male mit siedendem Dioxan extrahiert. Die Extrakte und die Mutterlauge werden über festem KOH getrocknet und anschließend eingeengt. Den Rückstand löst man in 80mL warmem Benzen und entfärbt die Lösung mit Aktivkohle. Dann wird abfiltriert, und das Filtrat engt man ein. Den Rückstand kristallisiert man aus EtOH oder $CHCl_3$ um, woraus man ungefähr 1,1g (30%) 5-Methoxytryptamin (**3**) als Feststoff mit einem mp von 121–122°C erhält.

Zu einer Lösung von 3g (15,7mmol) 5-Methoxytryptamin (**3**) in 20mL Sulfolan (Tetramethylensulfon) werden 8,2g Diisopropylamin und 10,7g 2-Iodpropan zugegeben. Das Zweiphasengemisch wird bei 100°C erwärmt, wobei regelmäßig geschüttelt wird. Nach drei Stunden wird das Reaktionsgemisch auf RT abgekühlt und während 16h stark gerührt. Danach wird eingeengt und der Rückstand in 100mL Wasser gelöst. Die Lösung wird mit 10mL 5% NaOH versetzt. Die trübe Suspension wird dreimal mit 40mL Hexan extrahiert. Die organischen Phasen werden eingeengt. Den Rückstand (ca. 1g, nahezu farbloses Öl) destilliert man mittels Kugelrohr-Destillationsapparatur. Bei 100°C (0.01mm/Hg) destilliert eine kleine Menge Sulfolan, und bei 140–150°C das Produkt (0.8g). Dieses wird in 3,5mL IPA gelöst und mit konz. HCl neutralisiert. Durch Zugabe von wenigen Tropfen wasserfreiem $Et_2O$ kristallisiert das Produkt aus. Es wird abfiltriert, mit IPA/ $Et_2O$ 4:1 gespült und anschließend getrocknet. Daraus erhält man 0,85g (2,7mmol,

17%) *N,N*-Diisopropyl-5-methoxytryptamin-Hydrochlorid (**4**, 5-MeO-DIPT) als weiße Kristalle, mp 181–182°C.

## #13 3,4-Dihydro-7-methoxy-1-methyl-β-carbolin [55, 56, 60]

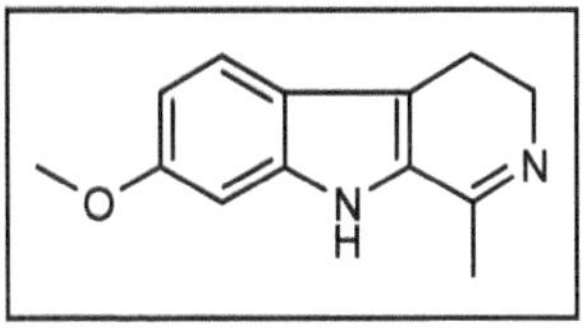

M=214.27g/mol
$C_{13}H_{14}N_2O$

**Synonyme**: Harmalin, Harmidin, Harmadin*, 3,4-Dihydroharmin, Harmalol-methylether, 4,9-Dihydro-7-methoxy-1-methyl-3*H*-pyrido[3,4-*b*]-indol, 7-Methoxyharmalan, *O*-Methylharmalol

* Berichten zufolge isolierte man ein Alkaloid aus *Peganum harmala,* das dem Harmalin chemisch sehr ähnlich war. Nur war der beobachtete Schmelzpunkt ca. 18°C zu hoch. Man dachte, es handle sich um ein Isomer von Harmalin, und gab ihm den Namen Harmadin. Später bestimmte man den Schmelzpunkt von Harmadin auf 241–243°C und den von Harmalin auf 242–244°C. Daher braucht man heute die Bezeichnung Harmadin als Synonym für Harmalin [60].

**Vorkommen**: Ist in Pflanzen weit verbreitet, vor allem in:
*Banisteriopsis caapi*
*Peganum harmala* (Steppenraute), Samen: 2–6%
*Passiflora incarnata* (Passionsblume)
u.a.

**Einteilung**: Psychedelikum, „phantasieverstärkende Droge“

**Dosis**: 150–300mg, oral

**Dauer**: 5–8h

**Wirkung**:

Harmalin gilt als Psychedelikum und wirkt zentral stimulierend. Die psychedelische Wirkung ist jedoch umstritten und wird daher in der Literatur unterschiedlich dokumentiert. Die visuellen Effekte werden nahezu nur in absoluter Dunkelheit wahrgenommen.

• (mit 175mg, oral [60]): „Nach etwa einer Stunde begann sich mein Körper zu entspannen, und ich fühlte mich etwas ungeschickt. Nach zwei Stunden war das Maximum vorbei und nach weiteren zwei Stunden war die Wirkung vorbei. Auf dem Maximum waren drei Veränderungen augenfällig. Da waren klare Spuren – wenn ein helles Objekt angeschaut wurde und man dann die Augen wegbewegte, so verschwand das Bild aus dem Blickfeld, und zwar in die der Blickrichtung entgegengesetzte Richtung. In der Akustik schienen die hohen Frequenzen abgeschwächt und die tieferen Frequenzen verstärkt zu werden. Und bei Berührungen hatte ich kein Gefühl. Ich hatte keinen Appetit. Das wenige, was ich aß, schmeckte mir nicht unbedingt gut.“
• (mit 120mg + 110mg, oral [117]): „Dem Entschluss, Harmalin einzunehmen und zu sehen, was es mit Yagé auf sich hatte, folgte eine Zeit der Vorbereitung, in der ich eine strikte Diät einhielt, um nicht mehr als nötig mit den unangenehmen Folgen des Yagé-Gebrauchs konfrontiert zu werden.
Ich nahm an einem Abend vorerst 120mg Harmalin oral und auf nüchternen Magen ein. Da nach einer halben Stunde noch keine wesentlichen Veränderungen auftraten, erhöhte ich die Dosis auf total 230mg und wartete auf die ersten Zeichen des Rausches. Später lief ich im Zimmer umher und hatte das Gefühl, mich auf einem Schiff zu befinden, das leicht von der See geschüttelt wurde. Die Proportionen des Zimmers schienen mir seltsam verändert und ich bekundete einige Mühe, zum nahegelegenen Balkon zu gelangen. Seit der Einnahme der ersten Dosis waren etwa rund 40 Minuten vergangen. Obwohl ich die Bäume und Häuser schon oft betrachtet hatte, hatte sich an diesem Bild doch etwas verändert. Jeder Gegenstand, den ich fixierte, war plötzlich von einer durchsichtigen Aura umgeben, die sich, wenn auch farblos, immer leicht bewegte, als wäre sie aus heißer Luft. Ich realisierte plötzlich, woher ich das Gefühl kannte, das sich urplötzlich in meinem Kopf breitgemacht hatte: Es war ein typischer Alkoholrausch. Unfähig, auch nur einen klaren Gedanken zu fassen, begab ich mich zurück in die Wohnung, die nicht mehr dieselbe war.
Die Aura war überall, und langsam fiel es mir immer schwerer mich zu bewegen. In dem Maße, wie sich das berauschende Gefühl in meinem Kopf verstärkte, wuchs mein Unbehagen im Magen, und ich begab mich auf die Toilette, um mich zu übergeben. Ich beschloss daraufhin, mich auf das Bett zu legen und mich für den weiteren Verlauf des Experimentes nicht mehr von der Stelle zu rühren. Diese Maßnahme beruhigte meinen Magen.

Ich starrte an die Holzdecke und glaubte meinen Augen nicht zu trauen, als ich plötzlich Rauchschwaden bemerkte, die aus dem Holz zu treten schienen und sich bei jedem Luftzug langsam kräuselten. Die ganze Holzdecke war in ein blasses Grau gehüllt und waberte still hin und her. Ich erhob meine Arme und bewegte sie vorwärts und wieder zurück. Was ich jetzt sah, übertraf meine kühnsten Erwartungen. Es schien, als hätten meine Augen eine grössere Auflösung; an Stelle von zwei Armen sah ich nämlich vier. Und wieder war es diese Aura, die ich schon vorhin bemerkt hatte. Die Aura meiner Arme schien sich immer einige Zentimeter hinter meinen richtigen Armen zu bewegen, so als wäre sie an einem losen Gummiband befestigt und würde durch den Zug meiner Arme sanft nachgezogen. Dieser Effekt war so real, dass ich aus dem Staunen nicht mehr herauskam. Ich bemerkte, dass nicht nur die optische Wahrnehmung, sondern auch die akustische sehr sensibilisiert wurde. Obwohl ich wusste, dass die Musik etwa sieben Meter vor mir aus dem Radio kam, hörte ich sie hinter mir. Sie schien nur aus einer Ecke meines Zimmers zu ertönen und veränderte sich ständig. Musikstücke, die ich schon oft gehört hatte, schienen viel schneller gespielt zu werden als normal. Ich hatte irgendwie das Gefühl, immer einen Schritt hinter der Musik zu sein, etwa so wie man Schriftzüge sieht, die so schnell am Auge vorbeischießen, dass man sie nicht genau lesen kann. Allmählich machten sich auch einige körperliche Symptome bemerkbar. Ich fing an zu frösteln und zu zittern, machte mir aber diesbezüglich keine Sorgen. Ich hatte den Puls während der ganzen Zeit kontrolliert und keinen relevanten Anstieg der Pulsfrequenz festgestellt. Der Zustand in meinem Kopf hatte sich gebessert, und ich konnte meine Augen ohne Probleme schliessen.

Einige Sekunden später hatte ich plötzlich das Gefühl, in die Luft gehoben zu werden, und fing an, mich um einen Punkt, der in der Nähe meiner Füße lag, zu drehen. Ich schwebte und drehte mich in der Luft, als läge ich auf einem Plattenteller. Es war nicht die Umgebung, die sich drehte, sondern ich. Da ich rechtsherum drehte, versuchte ich die Richtung zu ändern, was dazu führte, dass ich plötzlich zu drehen aufhörte. Es gelang mir, den Drehprozess wieder in Bewegung zu setzen, aber ich wusste nicht mehr, in welche Richtung ich mich drehte. Ich drehte mich einfach und beendete das Spielchen, indem ich die Augen wieder öffnete. Ich hatte die ganze Zeit gewusst, dass ich einer Täuschung erlegen war. Deshalb war ich auch nicht verwundert, als ich mich in einer vertrauten Umgebung wiederfand. Die optischen Halluzinationen, die mich später erwarteten, waren sehr beeindruckend. Ich hatte das Gefühl, mit Lichtgeschwindigkeit durchs All zu rasen.

Die erste Phase dieser Halluzinationen war rein grün: Grüne Augen und mexikanische Symbole von grosser Brillanz flogen an mir vorbei oder machten vor meinen Augen halt und transformierten sich in unförmige Klumpen, die plötzlich aus meinem Blickfeld huschten.

Die zweite Phase war blau und von den gleichen Symbolen bestimmt – und sobald ich beide Farben einzeln gesehen hatte, traten sie gemeinsam auf und zeigten mir grüne geometrische Figuren mit einer bläulichen Aura, die an mir vorbei aus meinem Blickfeld flogen – oder ich an ihnen. Auffallend waren die Verbindungen meines bildlichen Vorstellungsvermögens mit meinem Denken. Ich brauchte nur einen Gedanken zu fassen und schon wurde er vor meinem geistigen Auge projiziert. Irgendwann nach etwa vier Stunden übermannte mich eine wohlige Wärme und ich schlief ein, um am nächsten Morgen ohne irgendwelche Nachwirkungen zu erwachen. "

• (mit 400mg, oral) [60]: „Das war Fluka-Material mit einem furchtbaren Geschmack. Ich fühlte mich absolut unbeweglich und hatte Bauchschmerzen. Mit geschlossenen Augen sah ich Frauen aus Urvölkern, organische Farben und Formen und einen schwarzen Panther! Ich wollte noch DMT zu mir nehmen, aber wegen der Übelkeit tat ich es nicht."

**Kombinationen**:

Mit **DMT**:

• (150mg Harmalin, oral; 35mg DMT [20min], geraucht]) [60]: Erste Effekte zeigten sich nach 70 Minuten. Charakteristische Gefühle tauchten auf, die Unfähigkeit, Gedanken zu fokussieren. Nach zwei Stunden zeigten sich farbige Muster mit geschlossenen Augen. Die Bilder flitzten so schnell durch das Bewusstsein, dass sie weder richtig wahrgenommen, noch analysiert werden konnten. … Interessanterweise war ich unfähig, Bilder nach Wunsch zu visualisieren. Ich konnte zwar aussprechen, ich will einen Wald, ein Pferd oder einen Baum sehen, aber ich konnte keines dieser Bilder hervorbringen. Die schnelle Flut der Gedanken war erschöpfend. Ich empfand einen starken Wunsch, alle ‚Stimulanzien' auszuschalten: Musik, TV usw. Nach insgesamt drei Stunden begann sich der Effekt abzuschwächen und nach fünf Stunden war er ganz verschwunden. Die Potenz dieser 35mg DMT lässt vermuten, dass die 150mg Harmalin-Dosis einen hocheffektiven MAO-Hemmer darstellt."

Mit **5-MeO-DMT**:

• (70mg Harmalin, oral; 10mg 5-MeO-DMT [oral; gleichzeitig]) [60]: „Nach ca. 18 Minuten spürte ich einen Druck rund um die Augen herum. Beim Herumgehen hatte ich das Gefühl zu schweben. Das Maximum der Wirkung war nach anderthalb Stunden erreicht. Starker Rausch, aber keine visuellen Effekte, keine veränderte Stimmungslage, nicht intellektuell, weder gut noch schlecht. Ich weiß nicht genau, warum ich berauscht bin, aber ich bin es. Es war mir ein wenig schlecht. Nach zwei Stunden kam ich wieder runter. Nach insgesamt drei Stunden erfolgte ein totaler Wechsel, das Harmalin begann zu wirken. Über mehrere Stunden nahm die Intensität zu, mir war auch ziemlich schlecht. Es war äquivalent mit ca. 300mg reinem Harmalin, aber ohne dieses physiologische Grundrauschen. Nach 12 Stunden hatte ich einen kurzen traumreichen Schlaf."

Mit **TMPEA** (2,4,5-Trimethoxyphenethylamin)

- (150mg Harmalin, oral; 200mg TMPEA [20min]) [60]: „Keine Effekte, die nicht auch mit Harmalin alleine erklärt werden könnten."

Mit **Mescalin**:

- (100mg Harmalin, oral; 60mg Mescalin [oral, nach 20 Minuten]) [60]: „Eine erstaunliche Erfahrung: die Einsicht von TMA und die Entspannung von MDMA."

**Ayahuasca / Yagé** (= Gemisch aus *Banisteriopsis*-Rinde (Harmalin, Harmin) und *Psychotria viridis*-Blättern (DMT))
- (erste Arbeit über Yagé, 1858, VILLAVICENICO) [118]: „Jedesmal empfand ich Schwindel; manchmal machte ich eine Luftreise, während welcher ich mich erinnerte, die bezauberndsten Ausblicke gehabt zu haben, große Städte, hohe Türme, prachtvolle Parks und andere herrliche Objekte. Machmal habe ich mir auch eingebildet, ich befände mich allein in einem Walde, von wilden Tieren angefallen, gegen die ich mich verteidigte."

**Pharmakologie:**

Die genaue pharmakologische Wirkung von Harmalin ist nicht geklärt. Einerseits wirkt es als Hemmer der Monoaminoxidase-A (MAO-A) und Acetylcholinesterase, andererseits vermag es Dopamin freizusetzen. Es ist auch denkbar, dass bei höheren Dosierungen diverse Rezeptorsysteme massgebend involviert sind. Harmalin und Harmin zeigten zumindest auf den geprüften Serotonin 5-$HT_{2C}$- und 5-$HT_{1D}$-Rezeptoren keine nennenswerten Affinitäten [159]. Harmalin und Harmin sind beide reversible MAO-A Hemmer.

LOUIS LEWIN stellte 1927 fest, dass die Verabreichung von Harmin und Harmalin vor allem bei Parkinsonkranken einen wesentlichen Einfluss auf deren Wohlbefinden hatte [116]. Parkinson tritt häufig bei Männern zwischen dem fünften und sechsten Lebensjahrzehnt auf. Als Krankheitsmerkmale fallen auf: starke Verlangsamung der Willkür- und Ausdrucksbewegungen, eine gebeugte Haltung, leise und monotone Sprache, Depressionen, Apathie und Verminderung des Antriebs. Diese Symptome sind auf einen Dopaminmangel in wichtigen Teilen des Gehirns zurückzuführen. Da Harman-Alkaloide Monoaminoxidase-Inhibitoren (MAOI) sind, hemmen sie das Enzym Monoaminoxidase (MAO) und verhindern so, dass es Dopamin und andere Neurotransmitter abbauen kann. Durch die Harmin- und Harmalin-

bedingte Erhöhung des Dopamins konnten Linderungen des Parkinson-Syndroms festgestellt werden.
Früher wurden natürliche MAOI wie Harmin als Antidepressiva verwendet. Die Anwendung von Harman-Alkaloiden ist aber nicht unproblematisch! Vor der Aufnahme einer solchen Substanz muss eine strenge Diät eingehalten werden. Auf prinzipiell alles, was gebraut, gegärt oder fermentiert wurde, muss verzichtet werden. Alle Nahrungsmittel, die Tryptamin enthalten, müssen vermieden werden, sonst kann es zu heftigsten körperlichen Reaktionen kommen. Siehe dazu Kapitel 2.2. Obschon Harmin und Harmalin *reversible* MAO-A-Hemmer sind, ist auch hier ein vorsichtiger Umgang angebracht.

**Geschichte und Allgemeines:**

*Harmin [22, 56, 142]:*

Auch bekannt unter den Namen Banisterin, Telepathin, Yagein und Leucoharmin ist das 3,4-Didehydroharmalin, das sogenannte Harmin. Es kommt in vielen Pflanzen als Begleitsubstanz von Harmalin vor. Bereits geringe Dosen von Harmin wirken auf den Menschen euphorisierend. Grössere Dosen können LSD-artige Rauschzustände hervorrufen.
Südamerikanische Indianerstämme verwenden Lianen der Gattung *Banisteriopsis* zur Bereitung von Zaubertränken (Yagé). Aus den Samen der in den Balkanländern bis Tibet heimischen *Peganum harmala* (Steppenraute) isolierte man Harmin, Harmalin und Harmalol.

*Hydro-β-Carboline [22]:*

*Apocynaceae* und andere Pflanzen enthalten verschiedene Hydro-β-Carboline. Wichtige Strukturtypen sind Eburnamin-Alkaloide und Yohimban-Alkaloide (siehe unter Yohimbin).

*Harman-Alkaloide / β-Carboline [22, 56]:*

Als **Harmane** werden Alkaloide aus der *Passiflora incarnata* (Passionsblume) und aus weiteren Pflanzenarten bezeichnet. Harman selbst wird auch als Passiflorin, Aribin oder Loturin bezeichnet und ist die Basisverbindung der Substanzklasse von **Pyridoindolen** (1-demethyliertes Harman).

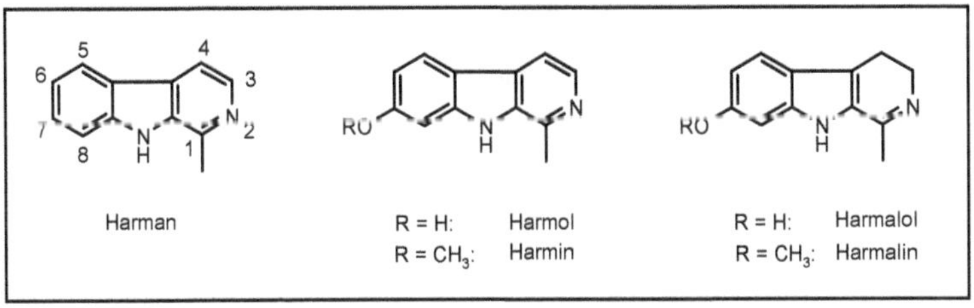


Abb. 1: Einige wichtige β-Carboline mit Harmin-Struktur und deren Numerierung

Weitere β-Carbolin-Alkaloide wurden aus den in Ostasien heimischen *Picrasma*-Arten isoliert.

Abb. 2: Weitere β-Carboline

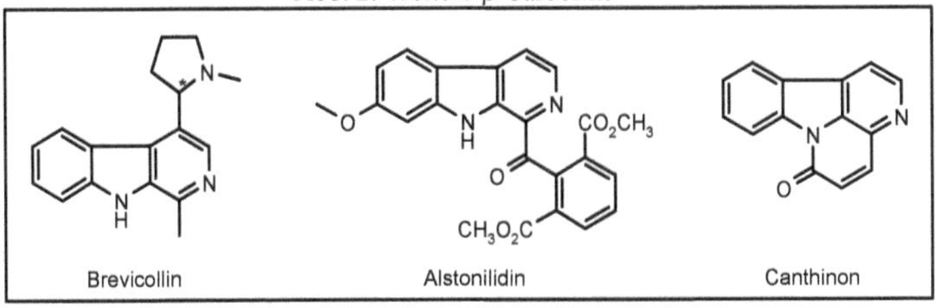


*Ayahuasca / Yagé [55, 115]:*

Die Verwendung von Ayahuasca oder Yagé hat bei südamerikanischen Indianerstämmen eine lange Tradition. Ayahuasca heißt wörtlich übersetzt „Ranke der Seele" oder Geisterliane. Es existieren viele verschiedene Namen und viele verschiedene Arten von Ayahuasca. Allerdings werden bei der Zubereitung immer wieder dieselben Pflanzenarten verwendet und damit auch dieselben Alkaloide extrahiert. Normalerweise wird die Rinde vom frisch geernteten Stammstück des *Banisteriopsis caapi* abgeschabt. Anschliessend wird sie dann mehrere Stunden gekocht und solange eingedickt, bis der Absud die für die Wirkung gewünschte Konzentration erreicht hat.
Oft werden auch noch Ayahuasca-Zusätze wie DMT-haltige Blätter der *Psychotria viridis*, Mescalin, Mutterkornalkaloide, Morphine, Koffein, Tropanalkaloide etc. verwendet.

Bis heute ist keine Droge bekannt, die den Magen so schnell passiert wie Yagé. Die Wirkungen treten entsprechend schnell auf, der Rausch stellt sich schon fünf Minuten nach Einnahme ein. Danach folgen Übelkeit und Erbrechen. Aus diesem Grund, und um gefährliche Amine zu vermeiden, wird in manchen Stämmen vor dem Rauschfest eine bis zu zweiwöchige Diät eingehalten. Trinken und Erbrechen wechseln sich dann ständig ab; eine körperlich sicherlich unangenehme Erfahrung. Es konnten auch Symptome wie Zittern oder Ohrensausen beobachtet werden. Unerfahrene Testpersonen litten nach der Einnahme auch an Magenkrämpfen oder Durchfall. Bis heute ist kein Todesfall bekannt, der auf den Genuss von Yagé oder Ayahuasca zurückzuführen ist.

**Synthese: [60, 108, 109] Schema 36: 1→2→3→4→5→6**

Eine Lösung von 7,00g (41,6mmol) 4-Methoxy-2-nitroanilin (**1**) in 50mL $H_2O$ und 25mL Dioxan wird solange erhitzt, bis eine homogene Lösung beobachtet wird. Zu dieser Lösung werden tropfweise 23mL 48% HBr zugegeben. Danach wird die Mischung auf 0°C gekühlt, und man tropft eine wässrige Lösung von 2,87g (41,6mmol) Natriumnitrit während 30min zu. Die Reaktion lässt man während 36h bei RT rühren.

Man extrahiert danach dreimal mit 75mL Dichlormethan und trocknet die vereinigten org. Phasen über $Na_2SO_4$. Anschliessend wird am Rotationsverdampfer unter Vacuum eingeengt und man erhält dadurch ein rotes Öl. Reinigung mittels Säulenchromatographie auf Silicagel (4:1 Hexan/EtOAc) ergibt 8,85g 4-Brom-3-nitroanisol (**2**, 91,7%) als rot-oranges Öl.

Eine Lösung von 2,32g (10.0mmol) 2-Brom-5-methoxynitrobenzen (= 4-Brom-3-nitroanisol, **2**) und 3,49g (11,0mmol) Vinyltri-n-butylzinn in 75mL Toluen wird mit 288mg (0,50mmol) bis(dibenzylidenaceton)-Palladium(0) und 525mg (2,00mmol) Triphenylphosphin während 24h zur Reaktion gebracht (nähere Beschreibung zum Reaktionsablauf siehe [109]). Extraktion und Chromatographie (Hexan-EtOAc, 9:1) ergibt 1,72g (9.60mmol) 2-Ethenyl-5-methoxynitrobenzen (**3**, 96%) als gelbliches Öl.

Eine Lösung von 358mg (2,00mmol) 2-Ethenyl-5-methoxynitrobenzen (**3**), 26mg (0,12mmol) $Pd(OAc)_2$ und 124mg (0,48mmol) $PPh_3$ in 4mL MeCN wird während 21h unter einer CO-Atmosphäre (4 atm) zur Reaktion gebracht (nähere Beschreibung zum Reaktionsablauf siehe [109]). Extraktion und Chromatographie (Hexan-EtOAc, 9:1) ergibt 116mg (0,79mmol) 6-Methoxy-indol (**4**, 40%) als feine gelbe Kristalle.

0,742g (5,04mmol) Aziridinium-tetrafluoroborat [141] werden in Portionen bei 100°C zu 0,957g (5.03mmol) 6-Methoxyindol (**4**) gegeben. Nach 4h wird die pastige Reaktionsmischung mit 50mL $H_2O$ versetzt. Danach wird die Base durch Zugabe von 1g KOH freigesetzt und anschliessend einige Male mit EtOAc extrahiert. Nach Aufarbeitung mittels Säulenchromatographie (Silica-Gel, 0–25% $CH_3OH$ und 0–1% conc. aq. $NH_3$ in $CHCl_3$) erhält man 0,41g (2,2mmol, 44%) 6-Methoxytryptamin (**5**).

Zu einer Lösung von 0,033g (0,2mmol) 6-Methoxytryptamin (**5**) in 3,5mL 0,1N HCl werden 0,011g (0.2mmol) Glycolaldehyd gegeben. Diese Mischung wird während 1,5h auf dem Wasserdampfbad erhitzt. Die Lösung wird anschließend mit 10mL 0,5N NaOH basisch gestellt und an einem Extraktor kontinuierlich extrahiert. Die vereinigten $Et_2O$-Extrakte werden über festem KOH getrocknet und unter Vacuum am Rotationsverdampfer eingeengt. Der Rückstand, ein Öl, kristallisiert zu einem Feststoff mit einem mp. von 170–175°C. Vermutlich handelt es sich dabei um ein Hydrat von 1-Hydroxymethyl-7-methoxy-1,2,3,4-tetrahydro-ß-carbolin. Dieses wird mit 2,5mL 90% $H_3PO_4$ versetzt und während 2h auf dem Wasserdampfbad erhitzt. Nach Verdünnung mit $H_2O$ wird mit wässriger NaOH basisch gestellt und mit $Et_2O$ extrahiert. Die vereinigten Extrakte werden unter Vacuum am Rotationsverdampfer eingeengt. Der Rückstand wird destilliert, und man erhält eine Fraktion (bp 120–140°C bei 0,001mm/Hg) von 0,027g (0,14mmol) Harmalin (**6**, 72%).

## #14 Ibogain [22, 55, 56, 60, 142]

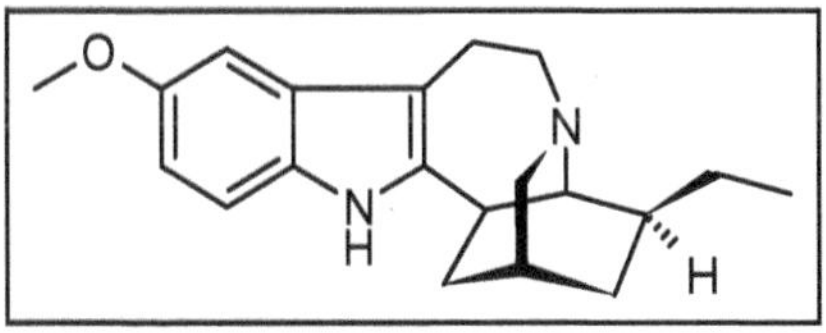


M=310.44g/mol
$C_{20}H_{26}N_2O$

**Synonyme**: Ibogaina, 12-Methoxyibogamin, Endabuse (Hydrochlorid), NIH 10567, Bogadin

**Vorkommen**: Kommt in verschiedenen *Tabernanthe*-Arten vor:
*Tabernanthe iboga (Apocynaceae)*
*Tabernanthe orientalis (Ervatamina orientalis)*
*Tabernanthe pubescens*
*Tabernaemontana*
u. a.

**Einteilung**: Psychedelikum, Aphrodisiakum

**Dosis**: 200–1000mg, oral

**Dauer**: ca. 5–10h

**Wirkung**:

Tiefe Dosierungen (1–2mg/kg Körpergewicht) wirken leicht stimulierend. Ibogain weist jedoch in höheren Dosierungen (4mg/kg oder mehr) eine äußerst starke psychedelische Wirkung auf. Diese wird von einer visuellen Phase begleitet (*visuals, imagery* und *fantasy*; Definition siehe Eintrag Psychedelika im Kapitel 1.1) und traumartige Sequenzen können auftreten. Nach wenigen Stunden beginnt die introspektive Phase. Ibogain ist auch als Aphrodisiakum im Gebrauch. Die Wirkungen des Ibogain-haltigen Pflanzenmaterials Tabernanthe Iboga (siehe Eintrag Geschichte und Allgemeines) unterscheiden sich aufgrund weiterer aktiver Inhaltsstoffe von denen des reinen Ibogains (Dauer, Wirkcharakter und Nebenwirkungen).

• (200mg, oral [60]): „Die unangenehmsten Symptome des Rausches waren die Ängstlichkeit, die starke Besorgnis und die unvertraute Stimmung, die mit visuellen und Körperhalluzinationen zusammenhängt. Die optischen Halluzinationen stellten sich nur im Dunkeln ein und bestanden aus blauen Scheiben, welche die Wände hinauf- und hinuntertanzten. Empfindungsstörungen in den Extremitäten, ein Gefühl der körperlichen Leichtigkeit und akustische Überschärfe kamen als Empfindungen dazu. Vegetative Symptome wie Mundtrockenheit, verstärktes Schwitzen, Pupillenvergrößerung, erhöhter Puls und ein extrapyramidales Syndrom (feinschlägiger Tremor, Unsicherheit gerichteter Bewegung [Ataxie], sowie verstärkte Reflexe) wurden beobachtet. Zwei Stunden nach der Einnahme der Droge war die maximale Wirkung erreicht, danach ging die Wirkung in Stufen zurück und ließ völlige Schlaflosigkeit als Residualphänomen zurück. Es traten keine unangenehmen Nachwirkungen wie Erschöpfung oder Depression auf."

**Pharmakologie [22, 55, 56, 160]:**

Die Pharmakologie von Ibogain ist nicht vollends geklärt. Vermutet werden kann ein multipler Wirkmechanismus, bei welchem dosisabhängig verschiedene Rezeptorsysteme involviert sein können. An den Serotonin 5-$HT_{1A}$-, 5-$HT_{2A}$-, 5-$HT_{2C}$-, 5-$HT_3$- sowie Dopamin-$D_1$- und $D_2$-Rezeptoren konnten keine nennenswerten Affinitäten festgestellt werden [160]. Grosse pharmakologische Bedeutung kommt vermutlich dem Hauptmetaboliten

Noribogain (12-Hydroxyibogamin) zu (gebildet durch Interaktion mit humanem CYP2D6); dieser Metabolit erwies sich als Serotonin-Wiederaufnahmehemmer und zeigte eine Interaktion mit κ- und μ-Opioid-Rezeptoren. Neurotoxische Effekte wurden in Tierstudien beobachtet, allerdings in Dosierungen höher als die für Rauschzwecke erforderlichen Mengen, und zudem müsste die Übertragbarkeit der Studien am Tier auf den Menschen geprüft werden.

Ibogain hemmt das Enzym Cholinesterase. Die Signalübertragung an den Synapsen wird also gestört. Als Nebenwirkungen treten Übelkeit, Erbrechen und Ataxie auf. Vorsicht ist – wie bei allen Wirkstoffen – angebracht bei gleichzeitiger Einnahme von anderen Substanzen/Medikamenten; Wechselwirkungen sind sehr wahrscheinlich. Kardiovaskuläre Komplikationen sind möglich, daher ist besondere Vorsicht bei vorbelasteten Personen angebracht.

Neuropharmakologische Forschungen haben gezeigt, dass sich mit Ibogain das Suchtverhalten von Heroin/Cocain-Abhängigen verändern und positiv beeinflussen lässt. In Studien mit Affen wurde gezeigt, dass Ibogain die Entzugssymptome im Rahmen einer Opiatsucht mindert (was sich möglicherweise mit der neuronalen Wechselwirkung des Hauptmetaboliten Noribogain mit den Opioid-Rezeptoren erklären lässt). Später wurden Studien mit Menschen getätigt, um zu prüfen, ob Ibogain das Suchtverhalten Opiat-, Alkohol-, Cocain- und Methamphetaminabhängiger lindern kann. Heute wird Ibogain (in tiefen Dosierungen) in verschiedenen Behandlungskliniken zwecks Entzugstherapie eingesetzt.

*Ibogamin:*

Ibogamin, das demethoxylierte Ibogain, wirkt schwach cytotoxisch, antibakteriell und blutdrucksenkend.

**Geschichte und Allgemeines [22, 56, 142]:**

Ibogain ist ein Naturstoff, welcher in diversen Pflanzen gefunden wurde, hauptsächlich in *Tabernanthe Iboga*, einem in tropischen Wäldern Afrikas heimischem Strauch. Zubereitungen mit Ibogain-haltigem Pflanzenmaterial werden heute von Angehörigen der Bwiti (westzentralafrikanische Religionsgemeinschaft) medizinisch und rituell verwendet. Es ist unklar, seit wann genau Iboga eingesetzt wird. Der Ursprung liegt bei Verwendungen in Naturreligionen. Die gelbliche Wurzel von Iboga wirkt berauschend und erregend und kann stark veränderte Bewusstseinszustände hervorrufen. Ibogain, Ibogamin und Tabernanthin besitzen dabei die größte berauschende und erregende Wirksamkeit.

Als Iboga-Alkaloide werden Alkaloide aus *Tabernanthe iboga (Apocynaceae)* bezeichnet. Es sind rund ein Dutzend Alkaloide mit einem heterocyclischen Skelett, das von Indolo[2,3-*d*]azepin abstammt, aus der Wurzel extrahiert worden. Heyneanin und Heyneatin besitzen cytotoxische Aktivität. In den Samen kommen unter anderem auch die Alkaloide Catharanthin und Coronaridin vor, die diuretische und analgetische Eigenschaften besitzen.

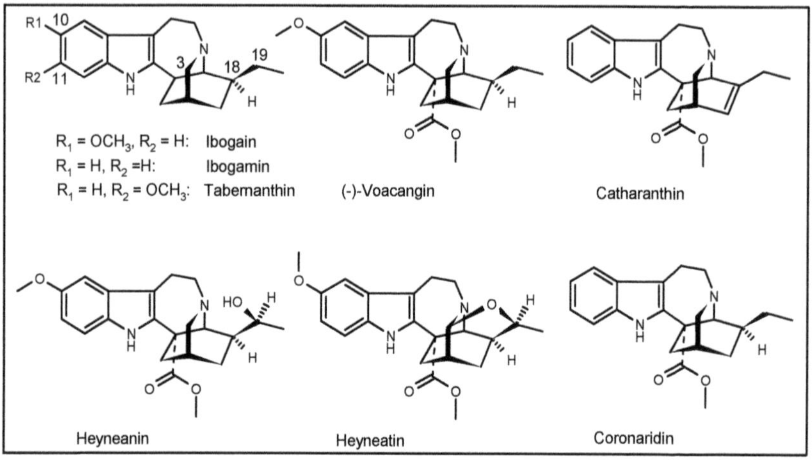


Abb. 1: Iboga-Alkaloide

**Synthese: [wie 145] Schema 37: 1→2→3→4→5→6→7→8→9→10→11→12→13→14→15**

1967 publizierte SALLY die Totalsynthese von Ibogamin [145]. Die letzte Stufe besteht aus einer FISCHER-Indolisierung mit Phenylhydrazin. Setzt man nun dort statt Phenylhyrazin p-Methoxyphenylhydrazin ein, so erhält man statt Ibogamin Ibogain.

*Synthese-Strategie:*

Die synthetischen Details können der Literatur entnommen werden [145]; es soll hier nur kurz die Strategie erklärt werden. p-Benzochinon (**1**) reagiert mit *trans*-1,3-Hexadien (**2**) in einer DIELS-ALDER-Reaktion zum stereochemisch labilen Addukt **3**. Dieses lässt sich über das Monoketal **4** zum *anti*-Oxim **5** derivatisieren. Die BECKMANN-Umlagerung ergibt das *cis*-Lactam-Ketal **6**. Epoxidierung mit Peroxybenzoesäure an der zugänglicheren (konvexen) Unterseite der Doppelbindung von **6** liefert das Oxiran **7**. Reduktion von **7** führt zu einer Ringöffnung, d.h. zum Hydroxylactam **8**. Behandlung mit PCC und anschliessende WITTIG-Reaktion führt über **9** zu einer exocyclischen Doppelbindung in **10**. Via *Anti*-MARKOVNIKOV (Hydroborierung und Oxidierung) kommt man zum Hydroxymethyl-Lactam **11**. Dieses wird danach durch ein komplexes Hydrid zum Aminoalkohol **12** reduziert. Carbobenzoxylierung der Amino- und Tosylierung der Hydroxy-Funktion führen zur geschützten Vorstufe **13**. Nach Abspaltung der Ketal- und Carbobenzoxy-Schutzgruppe mit HBr in Eisessig gelangt man über das nicht isolierte Brommethylamin **14** zum tricyclischen Aminoketon **15**. Dieses kann schliesslich in einer FISCHER-Indol-Reaktion mit p-Methoxyphenylhydrazin (**15a**) zu Ibogain (**16**) umgesetzt werden.

## #15 Lysergsäurediethylamid

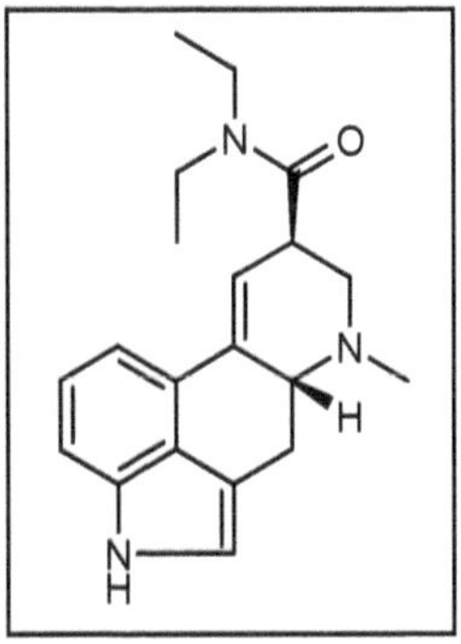


M=323.44g/mol
$C_{20}H_{25}N_3O$

**Synonyme**: LSD, Acid, Trip, Filz, LSD-25, Lysergid, D-Lysergsäurediethylamid, Meth-LAD, Delysid, *N,N*-Diethyl-D-lysergamid, *N,N*-Diethyl-9,10-didehydro-6-methylergolin-8β-carboxamid u.a.
In Amerika ist LSD auch unter folgenden Namen bekannt: Blotter Acid, 25, Blue dots, The Beast, Sid, Barrels, Tabs, Blotter, L, Liquid, Liquid A, Lucy in the Sky with Diamonds, Microdots, Mind detergent, Ticket, Orange cubes, Orange micro, Owsley, Hits, Paper acid, Sacrament, Sandoz, Sunshine, Twenty-five, Wedding Bells u.a.

**Vorkommen**: partialsynthetisch (die Teilstruktur Lysergsäure ist in diversen Pflanzen zu finden, s. unter Allgemeines)

**Einteilung**: Psychedelikum und Entheogen

**Dosis**: 50–200µg (= 0.05–0.2mg). Dosen im Bereich von 250–500µg erzeugen ein äußerst intensives psychedelisches Erlebnis.

**Dauer**: 8–12h

**Wirkung**:

*Allgemeines Wirkbild:*

Etwa 20–60 Minuten nach der Einnahme von LSD werden die ersten Wirkungen spürbar. Wie stark sich die Effekte von LSD ausbreiten, hängt ausgeprägt von der Dosis ab. Manchmal äußert sich das Empfinden bei tiefen Dosierungen wie folgt: mulmiges Gefühl in der Magengegend, ein leichtes Schauern, Kribbeln in den Armen und Beinen, unbestimmtes körperliches Unbehagen. Leicht gesteigerte Wahrnehmung der Umgebung und der Mitmenschen wird oft beobachtet. Empfindliche/empfängliche Personen vermögen bereits mit 20–30µg erste Effekte zu spüren, während andere deutlich höhere Dosierungen benötigen (diverse Ursachen, z.B. die persönliche Suszeptibilität, ausgeprägter Metabolismus, momentane Verfassung, psychische Blockaden etc.). Bei intensiver wirkenden Mengen LSD können beobachtet werden: Veränderung der visuellen, taktilen, auditiven, Geruchs- und Geschmackswahrnehmung. Veränderung des Raum-Zeit-Empfindens, lebhafte Farbbilder, geometrische Pseudohalluzinationen, intensivierte Farben, Nachbilder, Halofarben um Objekte herum, Vergrösserung und Verkleinerung des Umfeldes und des eigenen Körpers, geometrische Leuchtbilder, Farbverschmelzen, Verzerrung des visuellen Sichtfeldes, Schmelzen von Gegenständen. Bei höheren Dosierungen erfolgt oft eine Auflösung des „Ich“ und eine Entbindung vom eigenen Körper. Das völlige Loslösen von Ego und Körper gilt als ausserordentlich intensives Erlebnis und ist als existenzielle Erfahrung häufig von Sterbeängsten begleitet. Des weiteren kann der Konsument nichtverbales Kommunizieren, Verschmelzen mit der Umwelt, Philosophieren und vielfaches Bewusstsein erfahren. Synästhesien können auftreten, so dass beispielsweise Töne gesehen und Gerüche gehört werden. Manchmal wird auch eine Steigerung der körperlichen Aktivität bemerkt. Übelkeit kann ebenfalls eine Begleiterscheinung sein. Das Maximum der Wirkung ist nach 2–5 Stunden erreicht. Nach dem Maximum folgt eine gleichmäßige Abnahme, bis schliesslich nach 8–12 Stunden der Rausch gänzlich verflogen ist.

LSD ist eine der psychedelischen Substanzen, die am tiefsten in die Persönlichkeitsstruktur eingreifen. Die Eigenschaft, sich mit LSD völlig des Körpers und Egos zu entbinden, bringt einige Instabilitäten des Rauschverlaufs mit sich. Während der LSD-Wirkung können insbesondere bei intensiver wirkenden Dosierungen kleinste Situationsänderungen, sei es in der Umgebung oder im Kopf, eine enorme Gefühlsschwankung bewirken. Daher ist der Verlauf eines LSD-Trips sehr stark vom Set/Setting abhängig. Ein Experimentator verglich die LSD-Reise mit einer Achterbahn, bei der man nicht weiß, wann und ob sie aus der Bahn gerät. Im Gegensatz zu vielen anderen psychedelischen Wirkstoffen zeigt LSD eine ausgeprägte Dosis-Wirkungsbeziehung (doppelte Menge bedeutet weit mehr als doppelte Intensität)! Zu den weiteren Vorsichtsmaßnahmen siehe unter „Allgemeines“ sowie Pharmakologie.

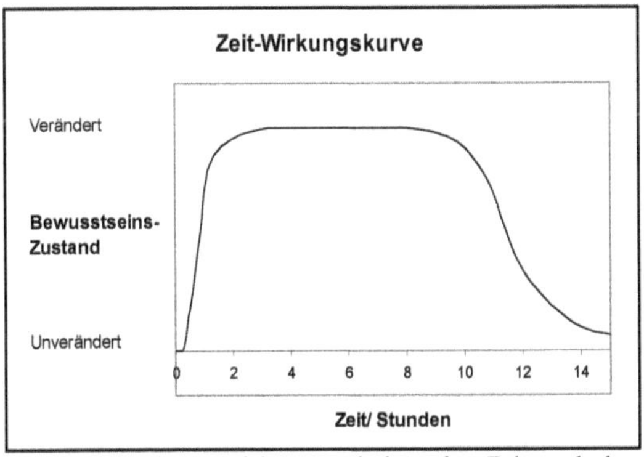


Abb.: Qualitative Beziehung zwischen der Zeit und dem Bewusstseinszustand nach der Einnahme von LSD.

**Kombinationen**:

• Mit MDMA: Diese Kombination wird als Candyflipping oder Candyflip bezeichnet [124]. Konsumenten sagen, es sei vor allem für soziale Situationen geeignet, der Rausch verlaufe sozialer und euphorischer.

(Mit unbekannter Menge LSD, später eine unbekannte Menge MDMA [126]) Umgebung: Outdoor-Party. „... Jetzt begann ich die Wirkung des Acids zu spüren. Alles nahm ein psychedelisches Leuchten an. Ich sah von Zeit zu Zeit die Objekte mit nachschweifenden Bildern. Später entschied ich, mein Ecstasy einzunehmen, da ich definitiv das LSD spürte. Ich löste die Kapsel in Wasser, und nach der Einnahme setzte ich mich hin, um den Anstieg abzuwarten. Ich hatte nicht lange zu warten. Nach bereits fünfzehn Minuten begann ich mich anders zu fühlen. Es schien, als ob mein Trip an Intensität zugelegt hatte, und dazu kam ein Gefühl von Energie und Euphorie. Dann ging ich tanzen. Zu diesem Zeitpunkt fühlte ich fast nur die Wirkung des Acids, aber das MDMA wurde immer stärker und stärker, je mehr ich tanzte. Ich fühlte mich absolut großartig. Normalerweise fühle ich mich zuerst etwas angespannt, als ob eine Art Membran vorhanden wäre, die ich zuerst durchbrechen muss, bevor ich richtig hineingehen kann. Doch dieses Mal war dies nicht vorhanden. Ich fühlte mich total zu Hause und entspannt. Ich war energetisch geladen, und das Tanzen war das Beste, wofür ich die Energie ausgeben konnte. Meine Bewegungen waren flüssig und fließend. Sie schienen instinktiv abzulaufen, so als ob ich überhaupt nicht daran denken müsste. Mit geschlossenen Augen sah ich vibrierende Gebilde aus Farben, und ich war von Licht umgeben. Doch ich fühlte mich mit offenen Augen angenehmer, denn so konnte ich die Menschen um mich herum sehen. Wenn ich jemanden betrachtete, so glaubte ich zu wissen, wie sich diejenige Person fühlte, so als ob ich mit ihr in einem Kopf stecken würde. Es war großartig. Nach einer Weile ging ich dann ausruhen und etwas trinken. Jetzt war ich wirklich heftig drauf. Das Ecstasy änderte den LSD-Trip qualitativ und quantitativ auf eine höhere Ebene, als ich es erwartet hatte. Ich setzte mich zu einer Gruppe, mit der ich zuvor einmal gesprochen hatte. Darüber war ich glücklich. Wir verglichen unsere Zustände. Ich mochte es wirklich, mit den anderen zu reden. Ich fühlte eine Art unmittelbare Verbindung zu allen. Das Mädchen, das ich zuvor getroffen hatte, bot mir eine Rückenmassage an, was ich sehr gerne annahm. Ich saß vor ihr, und sie massierte mir den Nacken, die Schultern und den Rücken. Es fühlte sich unglaublich an. Ich erfuhr intensive Synästhesien, denn die Berührungen auf meiner Haut wurden in farbige Sprühnebel umgesetzt. Sie massierte während zehn bis fünfzehn Minuten, bis jemand anderes an der Reihe war. Eines der grössten Ereignisse dieses Abends! Ich bemerkte, dass die Candyflip-Optik sich von der des LSD unterschied. Acid-induzierte Optik scheint ins Unendliche zu verlaufen, doch meine Optik war durch diese Kombination scharfkantig und vibrierend. Alles erschien mit Emotionen und einer Meinung geladen. Der am Himmel hängende Vollmond war mit einem farbigen Schimmer gekräuselt, der spektakulär in alle Richtungen herumwirbelte. Es fühlte sich so gut wie noch nie an. Meine Freundin tauchte auf, und ich fragte sie, wie es ihr ginge. Sie war fast sprachlos, mit einem großen Lächeln sagte sie, „Großartig, wunderbar, ich genieße es in vollen Zügen.“ Ich empfing eine Menge Energie von ihr, was meine Laune noch besser machte. Ich hatte ein großes Lächeln auf meinem Gesicht. Ich hatte das Gefühl, dass vor lauter Grinsen nächstens mein Gesicht zersplittern würde. Dann ging ich wieder tanzen, und es war einfach wieder unbeschreiblich. Früher mochte ich LSD am besten zum Tanzen, doch ich glaube, diese Kombination ist besser. Jede Bewegung, die ich machte, schien richtig zu sein, und ich beschickte die Menschen um mich herum mit Energie. Jeder, den ich betrachtete, lächelte, und ich erwiderte dieses Lächeln. Später setzte ich mich wieder zu meinen neu gefundenen Freunden. Das Ausruhen und Diskutieren bereitete mir fast gleich viel Spaß wie das Tanzen. Beim Diskutieren fiel mir auf, dass ich unvoreingenommen war, ich überlegte mir auch nie, was und wie ich etwas sagen sollte. Ich machte mir keine Gedanken, was die anderen über mich denken. Etwa sechs Stunden nach der Einnahme des MDMA gingen wir nach Hause. Nach etwa vier Stunden Schlaf fühlte ich mich etwas niedergeschlagen, aber es war nicht so schlimm. Es war ein unglaublicher Rausch. Die Synergie zwischen den beiden Substanzen ist einfach erstaunlich. Die Effekte sind faszinierend und komplex. Ich mag MDMA besser in dieser Kombination, speziell an diesen Parties. Ich werde diese Kombination definitiv wieder ausprobieren."

**Pharmakologie:**

Der Wirkmechanismus von LSD ist noch nicht vollständig aufgeklärt. LSD zeigt zu vielen Rezeptoren Affinitäten (fast allen Serotonin-Rezeptor-, allen Dopamin-Rezeptor- und Adrenozeptor-Subtypen, und weiteren [160]), welche von pharmakologischer Bedeutung sein könnten. Besondere Bedeutung bei psychedelisch wirksamen Mengen LSD kommt sehr wahrscheinlich den Serotonin 5-$HT_{1A}$-, 5-$HT_{2A}$-, 5-$HT_{2C}$-Rezeptoren zu. Viele 5-$HT_{2A}$-Rezeptor-Agonisten sind psychedelisch wirksam (alle psychedelischen Phenethylamine weisen eine agonistische Aktivität an diesem Subtyp auf), und so wird zumindest teilweise die starke partiell agonistische 5-$HT_{2A}$-Aktivität von LSD für die einzigartigen Wirkungen verantwortlich gemacht.

Akute Toxizität von LSD: Es wurde bisher kein Todesfall dokumentiert, dessen Ursache direkt auf LSD zurückzuführen ist (falls es Todesfälle gab, so war es Suizid oder ein Unfall). Der aus Tierexperimenten hervorgehende LD-50 variiert über einen großen Bereich. Der LD-50 für den Menschen wird auf 150–200µg/kg geschätzt (das ergibt für einen 80kg schweren Menschen ca. 15mg oder 15000µg, was mehreren Dutzend LSD-Dosierungen entspricht!). Daher hat LSD eine große therapeutische Breite.

Falls der LSD-Konsument in negative Gedankenloops gerät, wenn ihm etwas geschieht, das ihm nicht gefällt, oder wenn er das Ende des Rausches herbeisehnt, bevor dieser zu Ende ist, kann der Berauschte in einen unangenehmen, angstvollen Zustand gelangen („Horrortrip"). Physische Aktivität (Tanzen, Herumgehen) oder sich auf allen Vieren am Boden bewegen („grounding") kann Linderung verschaffen. Wirksam ist die Einnahme von 10–20mg Diazepam (Valium®). In medizinisch-psychiatrischen Notfällen kann Chlorpromazin (ca. 0,7mg/kg KG) zur Kupierung eines Horrortrips intramuskulär gespritzt werden.

Enantioselektivität [19]: Die Lysergsäure (und damit auch LSD) besitzt zwei chirale Zentren, in C-5 und C-8. Dadurch sind vier stereoisomere Formen möglich. Sie bilden zwei Enantiomerenpaare. Dabei gehört die (5*R*, 8*R*)- sowie die spiegelbildliche (5*S*, 8*S*)-konfigurierte Verbindung in die Lysergsäurereihe, und das Enantiomerenpaar (5*R*, 8*S*)- sowie (5*S*, 8*R*)-Konfiguration zur Isolysergsäurereihe. Die Konfiguration an C-5 entscheidet über die psychedelische Potenz. Das (5*S*, 8*S*)-Enantiomer und das (5*S*, 8*R*)-Iso-LSD sind unwirksam. Das (5*R*, 8*R*)-LSD hat die höchste Wirkstärke, (5*R*, 8*S*)-iso-LSD soll zumindest eine schwache Wirkung aufweisen.

**Geschichte, Botanik und Allgemeines:**

Lysergsäurediethylamid (LSD) wurde erstmals 1938 von dem Schweizer Chemiker Albert Hofmann in einem Labor der *Sandoz* hergestellt [127]. Sein Ziel war, die aus dem Mutterkorn (s. unten) gewonnene Lysergsäure zu verschiedenen pharmakologisch wirksamen Derivaten umzusetzen. Von LSD erwartete Hofmann eine die Atmung anregende Wirkung. Fünf Jahre später nahm er die Arbeiten mit LSD wieder auf. Als er am 16. April 1943 gerade damit beschäftigt war, LSD-Tartrat umzukristallisieren, wurde ihm kurz darauf unwohl. Er schrieb später:

> … wurde ich plötzlich merkwürdig berauscht. Die Außenwelt verwandelte sich wie in einem Traum. Die Gegenstände erschienen immer reliefartiger, sie nahmen ungewöhnliche Ausmaße an; und die Farben wurden leuchtender. Sogar die Selbstwahrnehmung und das Zeitgefühl waren verändert. Blieben die Augen geschlossen, so kam ein ununterbrochener Strom fantastischer Bilder von außerordentlicher Plastizität und Lebendigkeit über mich, die von einem intensiven, kaleidoskopartigen Farbenspiel begleitet waren. Nach zwei Stunden etwa verschwand die nicht unangenehme Berauschtheit, welche ich erlebt hatte, während ich bei vollem Bewusstsein war.

Er war also der erste Mensch, der einen LSD-Trip erlebte. Anschließend wurde ihm klar, dass ihm beim Umkristallisieren wohl ein Tropfen der LSD-Lösung auf die Haut gelangt war und eine kleine, offenbar ausreichende Menge LSD durch die Haut resorbiert wurde. Er konnte dies zunächst fast nicht glauben, da zu dieser Zeit die stärkste psychedelische Verbindung Mescalin war. Mescalin erfordert eine Dosis von mindestens 150–200mg, um ein Rauscherlebnis zu erlangen. Die Vorstellung, eine Substanz entwickelt zu haben, deren durch die Haut aufgenommene Menge bereits einen Rausch bewirken kann, war überwältigend. Drei Tage später entschloss er sich, den Rausch zu wiederholen. Um die benötigte Dosis zu ermitteln, schätzte er einen Bruchteil der Mescalin-Dosis ab. Die eingenommene Dosis führte, wie sich kurz nach der Einnahme herausstellte, zu einer klaren Überdosierung. Seinen zweiten LSD-Trip beschrieb er unter anderem wie folgt:

> … Ich bat meinen Laborassistenten, mich heimzubegleiten, weil ich glaubte, ich würde mich im selben Zustand befinden wie am vergangenen Freitag. Während wir noch mit dem Rad nach Hause fuhren, wurde deutlich, dass die Symptome ausgeprägter auftraten als beim erstenmal. Ich hatte große Schwierigkeiten, zusammenhängend zu reden, mein Gesichtsfeld schwebte vor meinen Augen und die Gegenstände erschienen verzerrt wie Bilder in einem Hohlspiegel. Ich hatte das Gefühl der Unfähigkeit, mich von der Stelle zu bewegen, obwohl mein Assistent mir später erzählte, wir wären recht stramm geradelt …

Die Situation zu Hause schrieb er dann wie folgt nieder:

> … Ich verlor jede Zeitkontrolle; Zeit und Raum gerieten immer mehr durcheinander, und ich wurde von der Angst übermannt, verrückt zu werden. Das Schlimmste daran war, dass ich meinen Zustand deutlich wahrnahm, doch unfähig war, dem Einhalt zu gebieten. Gelegentlich fühlte ich mich, als befände ich mich außerhalb meines Körpers. Ich glaubte, ich wäre gestorben. Mein „Ich" hing irgendwo im Raum in der Schwebe und ich sah meinen Leib tot auf dem Sofa liegen. Ich beobachtete und registrierte deutlich, wie sich mein „alter ego" klagend im Raum umherbewegte …

Der 19. April gilt heute als Jahrestag und wird unter LSD-Anhängern als Fahrradtag (*Bicycle Day*) gefeiert, da HOFMANN an diesem Tag zu Beginn des LSD-Trips mit dem Fahrrad unterwegs war. In den mehr als zwanzig darauffolgenden Jahren wurde LSD aufgrund seiner einzigartigen Wirkungen auf das Bewusstsein für Forschungen verwendet (Handelsname: Delysid, von der Firma *Sandoz*), es blieb der Öffentlichkeit unbekannt. LSD wurde im Rahmen der experimentellen Psychiatrie zur Erzeugung von Modellpsychosen und für andere therapeutische Zwecke verwendet, wobei damals unklar war, inwieweit LSD suchtgefährdend oder sonst schädlich ist. In den 1950er bis 1970er Jahren bediente sich auch der amerikanische CIA der Wirkungen von LSD und testete LSD an verschiedensten Personen, wobei lange nicht alle Versuchspersonen über die Verabreichung informiert wurden. Die teils höchst unethischen Versuche hatten u.a. zum Ziel, im Rahmen des geheimen Forschungsprogramms MKULTRA Substanzen zu finden, welche Bewusstseinskontrolle und Willenlosigkeit (beispielsweise zum Verhör von Kriegsgefangenen oder Spionen) erzeugen, was jedoch scheiterte. 1954 gelang KORNFELD et al. die Totalsynthese der Lysergsäure in einer 15-stufigen Reaktionsfolge (s. unter Synthese). Erst in den 1960er Jahren, besonders durch die Experimente des legendären Amerikaners TIMOTHY LEARY, wurde LSD als Rauschmittel bekannt, und bald wurde es dem Betäubungsmittelgesetz unterstellt. LEARY und seine Freunde gaben in breiter Öffentlichkeit bekannt, mit LSD könne man intensive spirituelle Erfahrungen erlangen. Was sie damit bewirkten, war kaum vorstellbar, denn die westliche Kultur mit ihrer Musik und Kunst, aber auch politische Ansichten wurden beachtlich beeinflusst, wie sich später zeigte.

Durch die Illegalisierung von LSD wurden größtenteils auch die Grundlagen und Möglichkeiten der medizinischen Erforschung zerstört. Erfreulicherweise scheint – wenn auch langsam – ein Wandel vonstatten zu gehen, so dass nach über 30 Jahren wieder eine offizielle Studie mit LSD an Menschen getätigt wird. In der Schweiz läuft gegenwärtig (2011) eine von der *Multidisclipinary Association for Psychedelic Studies* (MAPS) gesponserte Studie zur Verwendung von LSD als Hilfsmittel bei terminalen Krebspatienten [161]. Es soll den Patienten die Angst vor den Schmerzen und dem Tod nehmen, und die ersten Resultate sind vielversprechend [161] [162].

*Botanik (Mutterkorn, Lysergsäure):* [22, 55]

Als Mutterkorn bezeichnet man einen Fadenpilz, der besonders auf dem Roggen schmarotzt. Der Fadenpilz (*Claviceps purpurea*) kommt in diversen Formen vor. Auf dem Roggen sprießt er als dunkelbraunes, gebogenes, zapfenförmiges Gebilde von 1–3cm Länge. Die Bezeichnung Mutterkorn entstand aufgrund der jahrhundertelangen Anwendung der getrockneten Sklerotien: Sie wurden wegen ihren wehenfördernden und gefässverengenden Eigenschaften in der Geburtshilfe eingesetzt.
Zu hohe Dosen des Mutterkorns hemmen den Blutkreislauf derart stark, dass Gliedmaßen wie Zehen und Finger absterben. Der aus dem Mittelalter bekannte Ergotismus (altfranzösisch *argot* = Hanensporn; auch bekannt als Kribbelkrankheit oder Antonius-Feuer) war die Folge der Einnahme von mutterkornhaltigem Mehl oder Brot. Mutterkorn-Vergiftungen traten infolge der unterlassenen Reinigung des Getreides vor allem in Mittel- und Osteuropa epidemieartig auf. Dem Befall konnte und kann durch bessere Reinigung und den Einsatz von Fungiziden entgegengewirkt werden.

Das Mutterkorn enthält mehr als 30 Alkaloide, die das tetracyclische Ergolin als Grundstruktur tragen. Man unterteilt sie in die Clavine und Lysergsäureamide:

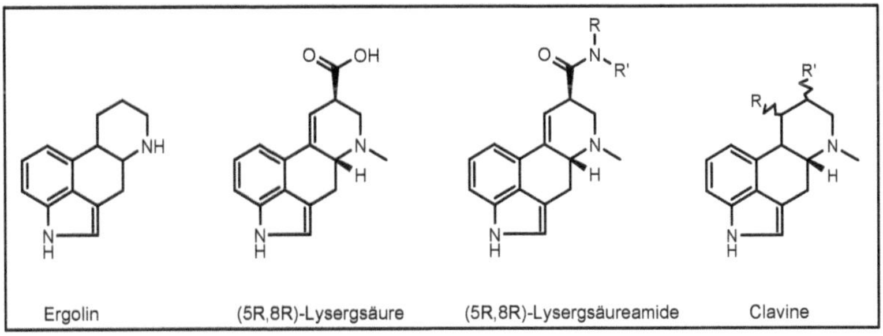


Das Hauptalkaloid des Mutterkorns ist das (-)-Ergotamin. Es ist zu 1-2g/kg Mutterkorn enthalten. Daraus kann die pharmakologisch interessante Lysergsäure gewonnen werden (s. Synthese). Ergotamin ist ein cyclisches Tripeptid, welches in (+)-Lysergsäure, L-(-)-Phenylalanin, L-(-)-Prolin und L-(-)-α-Hydroxyalanin gespalten werden kann.

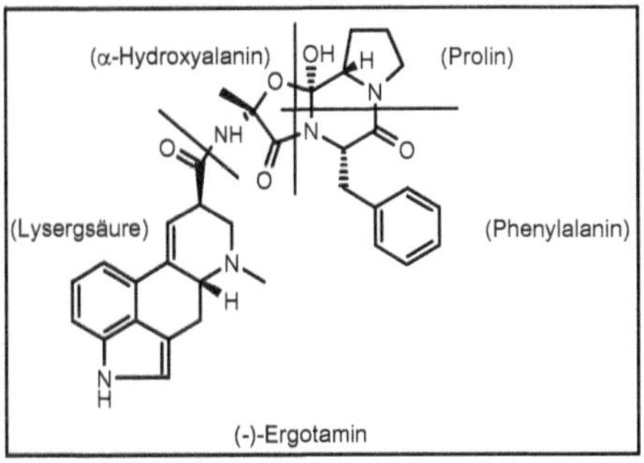


Heute werden diverse Schlauchpilze kultiviert (unter strenger behördlicher Kontrolle!), mit dem Ziel, die komplizierten und sonst aufwendig herzustellenden Wirkstoffe direkt zu erhalten. Diese werden anschließend chemisch modifiziert und können so beispielsweise zur Migränelinderung, zur Gefässverengung oder auch als Sympathikolytika (Alpha-Rezeptoren-Blocker, v.a. 9,10-Dihydro-Derivate) verwendet werden. Die Lysergsäure ist nicht nur in Schlauchpilzen zu finden. Sie ist beispielsweise auch in Windengewächsen (*Convolvulus tricolor*) enthalten.

*Allgemeines:*

LSD wird oft auch als LSD-25 bezeichnet. Die Nummer 25 wird oft mit den merkwürdigsten Geschichten in Verbindung gebracht. So wird gelegentlich erzählt, es sei die 25ste Form des LSD, die ALBERT HOFMANN versuchte, oder es sei sein 25ster Versuch gewesen, LSD herzustellen. Die Namensgebung rührt jedoch daher, dass HOFMANN systematisch die Lysergsäure chemisch derivatisiert hat. 25 bedeutet, dass LSD die 25. Substanz war, die er aus der Lysergsäure herstellte.
Ein weiterer Mythos im Zusammenhang mit LSD ist das so oft erwähnte Strychnin. Strychnin ist ein Indolalkaloid. Es kommt unter anderem in der Brechnuss (*Strychnos nux vomica*) vor. Strychnin besitzt eine außerordentlich stark erregende Wirkung auf das Zentralnervensystem (ZNS), was bei einer Überdosierung zum Tod durch Atemlähmung führen kann (LD-50 Ratte i.v. 0.96mg/kg). In geringen Dosen (1–5mg) wirkt Strychnin anregend bis euphorisierend, die Sinneswahrnehmungen werden gesteigert und das Atemzentrum wird angeregt. Es wird oft erzählt, manche LSD-Trips (vor allem Filze) seien mit Strychnin gestreckt. Dies fühle man an den krampfartigen Symptomen und am Tag danach. Obschon Strychnin eine gewisse Anregung und eine Steigerung der Sinneswahrnehmung mit sich bringt, wurde in analysierten Trips nie Strychnin gefunden. Strychnin ist auch kein Nebenprodukt bei der Herstellung von LSD (was beim Formelvergleich auch für den Laien leicht erkenntlich sein sollte!). LSD mit Strychnin zu strecken wäre sinnlos, es ist aber trotzdem nicht auszuschließen, dass jemand anstelle von LSD Strychnin auf Filze aufträgt. Die manchmal antreibende Eigenschaft von LSD-Trips ist eine Wirkung von LSD selbst und nicht eine Folge von Verunreinigungen oder Zersetzungsprodukten.

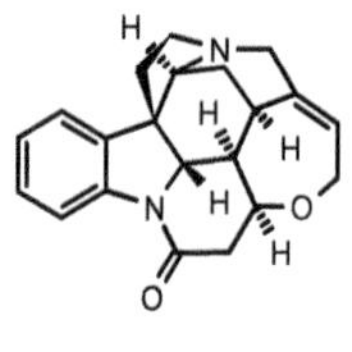

(-)-Strychnin

Es gibt andere Substanzen, die ebenfalls genug potent wären, um auf Filzpapierchen aufgetragen zu werden. Gelegentlich wird beispielsweise DOB (siehe dort; aber auch DOC oder DOI, sowie FLY- oder DFLY-Substanzen wie DOB-DFLY resp. das zu Todesfällen führende Bromo-Dragonfly, s. [157] [163]) als LSD angeboten. Aber auch gewisse Tryptamin-Derivate bewirken im Bereich von 2–5mg einen Rausch (siehe auch [60]). Es gibt Lysergsäure-Abkömmlinge, die ebenfalls die Potenz von LSD erreichen, so das ETH-LAD, das AL-LAD und das PRO-LAD. Diese sind von A. SHULGIN hergestellte Substanzen [60]. Seine Tests zeigten, dass sie eine LSD-ähnliche Wirkung aufweisen, sich aber dennoch unterscheiden. Interessanterweise wird für einen Rausch mit ETH-LAD eine noch geringere Dosierung als mit LSD benötigt (40–150µg). Damit ist ETH-LAD das zur Zeit potenteste Tryptamin und die potenteste Substanz überhaupt (was aber nicht unbedingt mit einer heftigeren Rauschwirkung gleichzusetzen ist).

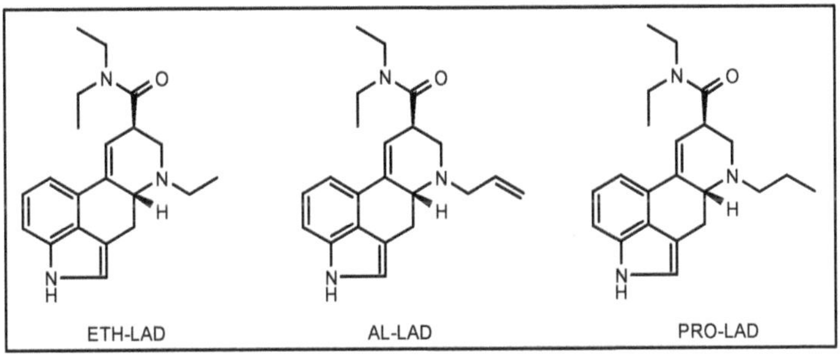


Die LSD-analogen Verbindungen ETH-LAD, AL-LAD und PRO-LAD. Das lange als potentestes Psychedelikum geltende LSD wurde in seiner Potenz bezüglich Human-Dosierung von dem Analog ETH-LAD noch übertroffen.

Ein Problem bei LSD-Filzen (oder auch Tabletten etc.) ist die Dosierung. Der Konsument kann in keiner Weise bestimmen, welche Menge LSD sich auf den Papierchen befindet. Dies wird dadurch erschwert, dass der Gehalt beim längeren Lagern abnimmt. Grund dafür ist die Instabilität des LSD. Das LSD-Molekül reagiert auf äußere Einflüsse wie Licht (UV), Sauerstoff, Wärme oder auf den pH-Wert seiner Umgebung äußerst labil. Nur als Feststoff oder in einer wässrigen Lösung, unter Ausschluss von Sauerstoff, Chlor und im Dunkeln (z.B. Gefrierschrank) lässt sich LSD gut lagern. Selbst beim Auflösen von LSD in Hahnenwasser kann LSD durch Spuren von Chlor im Wasser zerstört werden, so dass für Lösungszubereitungen mindestens destillatgleiches sowie chlorfreies Wasser verwendet werden muss. Die Hersteller haben eine Technik enwickelt, die dem Problem der Zersetzung durch Sauerstoff etwas entgegenwirken soll. Nach dem Aufsprühen des LSD wird manchmal noch eine luftundurchlässige Schutzschicht aufgetragen, so dass das LSD quasi konserviert ist. Wie oft dies praktiziert wird, ist allerdings nicht klar.

Beim Experimentieren mit LSD ist es wichtig, mit einer tiefen Dosierung (einer Teilmenge einer erworbenen LSD-Dosierung, z.B. Filz etc.) zu starten und geduldig mit dem Wirkeintritt zu sein, bevor leichtsinnig gleich eine unbekannte hohe Menge LSD eingenommen wird. Doppelte Menge kommt insbesondere bei LSD *nicht* einer doppelt intensiven Wirkung gleich, die Wirkung kann sich massiv und andersartig steigern!

LSD bildet relativ schnell eine Toleranz. Nach wenigen Tagen kontinuierlicher LSD-Einnahme muss die Dosis bereits enorm erhöht werden, um noch einen psychoaktiven Effekt zu erzielen. Im Gegensatz dazu wird nach einer längeren Pause oft mit weniger LSD bereits eine starke Wirkung erlangt. LSD birgt kein physisches Abhängigkeitspotenzial. Die Gefahr einer psychischen Abhängigkeit wird als gering eingestuft. Manchmal wirkt LSD selbstlimitierend; der Konsument macht dabei in immer größeren Zeitabständen LSD-Reisen. Die Gefahren von LSD sind vielmehr auf der psychischen Ebene zu finden, und daher ist insbesondere bei nicht-medizinischem Gebrauch Vorsicht geboten: LSD kann latente Psychosen zum Vorschein bringen. Depressionen können verschlimmert werden (wie durch andere psychoaktive Substanzen auch). LSD kann zu unsinnigem Verhalten führen. Bei übermäßig großen Dosierungen – was von Person zu Person eine sehr unterschiedliche Menge bedeuten kann – kann Angst Einzug halten. In seltenen Fällen kann jemand bei für ihn unerträglicher Dosierung so stark durch den Trip (die vielen Sinneseinflüsse) überfordert sein und damit nicht mehr klarkommen, dass beim Ausfahren der eigentlichen Wirkung ein bleibender psychischer Schaden zurückbleibt (wird oft als „Hängenbleiben“ bezeichnet). Der Betroffene kommt dann auch ohne den Einfluss von LSD nicht mehr mit den Sinneseindrücken klar.

Das Phänomen Flashback wird nicht etwa, wie manchmal erzählt wird, durch irgendwelche Ablagerungen von psychoaktiven Substanzen im Körper ausgelöst. Es gibt eine Theorie, die besagt, jedermann leide unter Flashback-Effekten, mit oder ohne LSD [85]. Irgendein intensives emotionales Erlebnis (z.B. wenn eine nahestehende Person stirbt) kann später, nach Wochen oder nach Monaten, wieder zum Vorschein kommen, und man ist in dem Moment ähnlich gestimmt wie beim Erlebnis selbst. Der LSD-Rausch gilt als sehr intensives emotionales Erlebnis, so dass es nicht erstaunt, dass auch nach einem LSD-Rausch ein Flashback auftreten kann. Auslöser kann wie bei einem normalen Flashback etwas sein, das einen bewusst oder oft unbewusst daran erinnert. Die Sinneseindrücke während eines LSD-Trips sind oft dermaßen intensiv und vielfältig, dass nicht alle verarbeitet werden können. Wird man nun durch eine gewisse Situation, sei es auf emotionaler, auf akustischer oder auf optischer Ebene, an ein noch unverarbeitetes Erlebnis erinnert, so kann ein Flashback die Folge sein. Manche berichten, der Konsum von THC (Haschisch, Marihuana) bewirke ein Flashback. Dies kann durchaus möglich sein, da auch durch die Wirkung des THC die Sensorik geöffnet wird.

In dem Zusammenhang soll auch noch auf das Phänomen *Hallucinogen Persisting Perception Disorder* (HPPD; deutsch: fortbestehende Wahrnehmungsstörung nach Halluzinogengebrauch) hingewiesen werden. Es wurde in seltenen Fällen nach dem Gebrauch von psychedelisch wirksamen Substanzen wie LSD (aber auch anderen) beobachtet, dass lange nach der Wirkung des Psychedelikums unaufhörlich und immer wiederkehrend Pseudohalluzinationen auftreten können, welche je nach Schweregrad das Leben maßgeblich einschränken können. Im Unterschied zu den gelegentlich auftretenden Flashbacks ist HPPD dauerhaft.

> „Acid is not for every brain … only the healthy, happy, wholesome, handsome, hopeful, humorous, high-velocity should seek these experiences. The elitism is totally self-determined. Unless you are self-confident, self-directed, self-selected, please abstain.“
>
> *Timothy Leary*, Ph. D.

**Synthese:**

Die Totalsynthese der Lysergsäure nach C. KORNFELD et al. [73] erfordert einen grossen Aufwand (Reaktionsschema 38). Sie ist ziemlich kompliziert und wurde daher durch einfachere Synthesen ersetzt. Beispielsweise publizierten W. OPPOLZER et al. [76] die Totalsynthese von Lysergsäure via intramolekulare Imino-DIELS-ALDER-Reaktion (Reaktionsschema 39). Einfacher zugänglich ist die Lysergsäure durch Isolation aus Ergotpeptid-Alkaloiden (basische Hydrolyse), oder aus der Paspalsäure (6-Methyl-8-ergolen-8-carbonsäure, aus der saprophytischen Kultivierung von geeigneten Ergot-Sorten in Fermentern), die isomerisiert werden kann. Das aus dem Mutterkorn gewonnene Ergotamin kann mit geringem Aufwand in die Lysergsäure konvertiert werden.
Die Lysergsäure kann anschliessend zum Lysergsäurediethylamid umgesetzt werden. Dazu stehen verschiedene Methoden zur Verfügung (z.B. [75, 60]).
Beim Arbeiten mit aktiven Lysergsäure-Derivaten ist äußerste Vorsicht geboten; der Hautkontakt sollte vermieden werden, da bereits geringste Mengen, die durch die Haut aufgenommen werden, psychoaktive Effekte bewirken können! Um einer Zersetzung möglichst entgegenzuwirken, arbeitet man am besten in einer Dunkelkammer mit rotem Licht.

*Synthese-Strategie:*
Ergotamin-tartrat (**1**) wird basisch hydrolysiert. Anschließend wird die darin enthaltene Lysergsäure (**2**) isoliert. Diese wird in Chloroform mit Diethylamin versetzt und anschließend mit $POCl_3$ umgesetzt. Darauffolgende Aufarbeitung und Umsetzung mit d-Weinsäure liefert LSD-Tartrat (**3**).

**Schema 40: 1→2→3 [60]**

Eine Lösung von 6,7g KOH in 100mL Wasser wird unter $N_2$ oder Argon unter Umrühren auf 75°C erwärmt, danach gibt man 10g (7,6mmol, $(C_{33}H_{35}N_5O_5)_2{\cdot}C_4H_6O_6$) Ergotamin-Tartrat (**1**) zu. Die Lösung verfärbt sich gelb und das Ergotamin löst sich innerhalb 1h. Es wird noch weitere 3h gerührt. Danach wird auf 10°C abgekühlt, und man stellt die Lösung mit 2,5N $H_2SO_4$ tropfweise auf pH 3. Zuerst entstehen weiße Feststoffe; es werden ungefähr 60mL Schwefelsäure benötigt. Die Lösung wird über Nacht im Kühlschrank stehen gelassen. Nun wird der Feststoff abfiltriert, und der Filterkuchen wird mit 10mL $Et_2O$ gespült. Der trockene Feststoff wird in ein Becherglas gegeben und in 50mL 15% $NH_3$ in wasserfreiem EtOH suspendiert und für 1h gerührt. Anschließend wird die Lösung abdekantiert und die Extraktion wird noch einmal wiederholt. Die dekantierte Lösung und der zweite Extrakt werden vereinigt und filtriert, um die unerwünschten Feststoffe zu entfernen. Das klare Filtrat wird am Vakuum eingeengt. Den Rückstand löst man in 50mL 1% wässriger $NH_3$, und diese Lösung wird wie zuvor mit 2.5N $H_2SO_4$ tropfweise auf pH 3 angesäuert. Den entstandenen Niederschlag filtriert man ab, und den Filterkuchen spült man mit $Et_2O$, bis er farblos ist. Danach wird der Feststoff am Vakuum bis zur Gewichtkonstanz getrocknet. So erhält man 3,5g d-Lysergsäure-Hydrat (**2**), das man im Dunklen und in einem gut verschlossenen Behälter lagern sollte.

Eine Suspension von 3,15g d-Lysergsäure-Hydrat (**2**) und 7,1g Diethylamin in 150mL Chloroform werden unter Rühren zum Rückfluss erwärmt. Danach wird die Heizquelle entfernt, und man gibt 3,4g $POCl_3$ während einer Zeitspanne von etwa 2min zu, so dass das Reaktionsgemisch ständig siedet. Danach wird das Gemisch noch für weitere 5min rückflussiert, wobei alles in Lösung geht. Danach wird auf RT abgekühlt und die Reaktionslösung wird auf 200mL 1N $NH_4OH$ gegossen. Die Phasen werden geschüttelt und separiert. Die organische Phase wird über $MgSO_4$ getrocknet und eingeengt. Den Rückstand chromatographiert man über Alox durch Elution mit 3:1 Benzen/Chloroform. Die erhaltene Fraktion wird am Vakuum eingeengt und anschliessend am Hochvakuum getrocknet. Die freie Base kann aus Benzen umkristallisiert werden, woraus man weiße Kristalle mit einem mp von 87–92°C erhält. (IR, in $cm^{-1}$: 750, 776, 850, 937, 996, Carbonyl-Gruppe: 1631.

MS: starkes Signal bei Masse 323, Fragmente: 181, 196, 207, 221). Die freie Base wird in warmem, wasserfreiem MeOH gelöst (4mL pro g freie Base LSD). Danach wird wasserfreie d-Weinsäure (0,232g pro g LSD-Base) zugegeben, und die warme, klare Lösung wird tropfweise mit $Et_2O$ versetzt, bis die Trübung auch nach längerem Rühren nicht mehr verschwindet. Diese Trübung wird zu einer kristallinen Masse (Animpfen bewirkt schnellere Kristallisation). Die Suspension wird über Nacht im Kühlschrank stehen gelassen. Lichteinfluss sollte während den ganzen Prozessen vermieden werden (am besten arbeitet man in einer Dunkelkammer und verwendet schwaches rotes Licht). Das Produkt wird abfiltriert, mit wenig kaltem MeOH, dann mit einem kalten 1:1-Gemisch $MeOH/Et_2O$ gespült, und anschliessend getrocknet. Man erhält 3,11g (66%) Lysergsäurediethylamid-Tartrat (LSD, **3**) mit zwei Molekülen MeOH als „Kristallwasser" mit einem mp von rund 200°C (Zersetzung). Die wiederholte Umkristallisation aus MeOH ergibt **3** mit einer progressiven Unlöslichkeit, und wahrscheinlich nur virtuell unlöslich, da die Reinheit steigt. Das absolut reine Salz, wenn es trocken ist und im Dunkeln geschüttelt wird, emittiert kleine Lichtblitze (statische Ladung/ Entladung). Aus isomerisiertem LSD kann über Racemisierung und anschließende Trennung (erneute Kristallisation) nochmals LSD gewonnen werden.

## #16 (+)-Yohimbin [22, 55, 56, 60, 142]

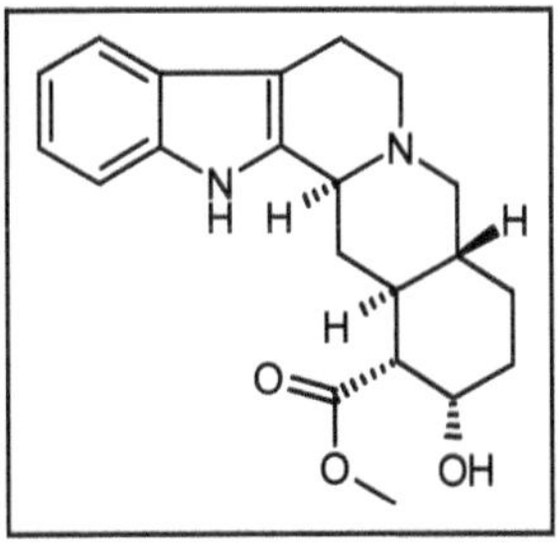


M=354.45g/mol
$C_{21}H_{26}N_2O_3$

**Synonyme**: Aphrodin, Quebrachin, Corynin, (16α,17α)-17-Hydroxy-yohimban-16-carbonsäuremethylester, Hydroergotocin, Johimbin, Corymbin, Quebrachina, Yohimbenin, Yohimbina, Yohimbinum, Yohimvetol

*Für das Hydrochlorid verwendete Namen [142]:*

Aphrodyne, Yacon, Yohimex, Yohydrol

*Synonyme für α-Yohimbin [56]:*

Rauwolscin, Corynanthidin, Isoyohimbin, Mesoyohimbin, 16β,17α,20α,17α-Hydroxy-20α-yohimban-16β-carbonsäuremethylester

*Weitere isolierte Stereoisomere [56]:*

| | |
|---|---|
| allo-Yohimbin: | Dihydroyohimbin,16β,17α,20α |
| 3-epi-α-Yohimbin: | Isorauhimbin |
| β-Yohimbin: | Amsonin |

**Vorkommen**: (+)-Yohimbin natürlich vorkommend in:
*Corynanthe yohimbe* (Rubiaceae) (Yohimbe-Baum)
*Rauwolfia serpentina* (Apocynaceae) (Schlangenwurz)
*Rauwolfia macrophylla*
*Alstonia angustifolia*
u. a.

**Einteilung**: Aphrodisiakum (schwaches Psychedelikum [144])

**Dosis**:

| | |
|---|---|
| Psychoaktive Zwecke: | 15–25mg, oral. |
| Bei erektiler Dysfunktion: | 3 · 5–10mg / Tag; während 2–3 Wochen. |

**Dauer**: 2–4h

**Wirkung**:

Die Wirkungen von Yohimbin werden unterschiedlich beschrieben und unterscheiden sich von denen des yohimbinhaltigen Pflanzenmaterials (siehe unter Allgemeines). Wird eine höhere Dosis eingenommen, so kann die erotisierende Komponente von allgemeinem Unwohlsein überschattet sein.
Die Wirkung setzt 20–30 Minuten nach Einnahme ein. Ein warmes Wohlbefinden und sexuelle Stimulierung kann erfolgen. Eine veränderte Wahrnehmung ist vorhanden, die nach 2–4 Stunden wieder gänzlich verschwindet. Bei hohen Dosierungen sollen starke unangenehme Nebenwirkungen auftreten. Die psychedelischen Effekte sind nicht eindeutig erwiesen, und das yohimbinhaltige Pflanzenmaterial wirkt aufgrund weiterer Inhaltsstoffe andersartig als reines Yohimbin.

Aus [55]: „Die erste Wirkung besteht in einer lethargieähnlichen Gliederschwäche und unbestimmter Unruhe, ähnlich den Anfangswirkungen des LSD. Kalte und warme Schauer laufen den Rücken auf und ab, begleitet von einem leichten Schwindelgefühl und Übelkeit. Danach kommt es zu einem entspannten, etwas rauschähnlichen Gefühl in Kopf und Körper, das mit leichten auditiven und/oder visuellen Halluzinationen einhergeht. Daraufhin erreicht es die Spinalganglien, was die Erektion bewirkt. Diese Wirkung hält zwei bis vier Stunden an."

**Kombinationen [144]**:

Besitzt toxische Wirkung (Verminderung des Blutdrucks) in Kombination mit Alkohol!

**Pharmakologie [142] [160]:**

Yohimbin zeigt aufgrund der Affinitäten zu zahlreichen Rezeptoren ein unselektives Bindungsprofil (potenter Antagonist an $\alpha_2$ Adrenozeptoren, mässige Affinität zu $\alpha_1$-, 5-$HT_{1A}$-, 5-$HT_{1B}$-, 5-$HT_{1D}$-, 5-$HT_{1F}$-, 5-$HT_{2B}$- und $D_2$-Rezeptoren, sowie schwache Affinität zu 5-$HT_{1E}$-, 5-$HT_{2A}$-, 5-$HT_{5A}$-, 5-$HT_7$- und $D_3$-Rezeptoren) [160]. Massgebend für die aphrodisierende Wirkung resp. erektile Dysfunktion (Erektionsstörung) soll die antagonistische Wirkung an $\alpha_2$-Adrenozeptoren sein (Blutgefäße im männlichen Geschlechtsorgan sowie ZNS).

Yohimbin kann zu einer Erhöhung der motorischen Aktivität, des Herzschlages und des Blutdrucks führen. Nervosität, Kopfschmerzen, Zittern, Reizbarkeit und Schwindelgefühle können auftreten [144].

Die lokalanästhetische Wirkung von Yohimbin (Quebrachin) ist doppelt so hoch wie die des Cocains.

Medizinisch wird Yohimbin in Form des leichter löslichen Hydrochlorids als Sympathikolytikum, $\alpha_2$-Adrenozeptorenblocker, Antihypertonikum und als Aphrodisiakum (auch in der Veterinärmedizin) resp. zur Behandlung erektiler Dysfunktion verwendet.
Überdosierungen sind anscheinend nicht besonders gefährlich (wie immer, starke interpersonelle Unterschiede sind möglich!). Es ist ein Fall bekannt, bei dem 1,8g eingenommen wurden. Dabei trat starker Priapismus (anhaltende, schmerzhafte Erektion ohne geschlechtliche Erregung) auf. Der Betroffene konnte jedoch noch gleichentags aus dem Krankenhaus entlassen werden. Yohimbin in Form des Hydrochlorids ist heute ein verschreibungspflichtiges Medikament.

**Geschichte und Allgemeines [22, 55, 56, 142]:**

Yohimbin wurde in diversen Pflanzen nachgewiesen. Als Hauptvertreter steht der westafrikanische Yohimbe-Baum *Pausinystalia Yohimbe*, aber auch in der indischen Schlangenwurzel (*Rauwolfia serpentina*) kommt es vor. Das Pflanzenmaterial des Yohimbe (Wurzel, Blätter und Rinde) soll eine aphrodisierende Wirkung auf beiderlei Geschlecht aufweisen. Anzumerken ist, dass das Pflanzenmaterial eine weitaus stärkere Wirkung auf das Bewusstsein ausübt als reines Yohimbin, dies aufgrund vieler weiterer Wirkstoffe. Es wird beschrieben, dass bei tiefen Mengen der Pflanze erst nach regelmäßiger Einnahme über einige Tage das sexuelle Verhalten angeregt wird und bei einmaliger Einnahme erst hohe Mengen wirken (jedoch auch mit mehr Nebenwirkungen).

*Yohimban-Alkaloide:*

Die als allo- und α-Yohimbin bezeichneten Stereoisomere gelten zusammen mit (+)-Yohimbin als Stammverbindungen der Yohimban-Alkaloide. Als Yohimban-Gerüst wird das an den C-Atomen 16 und 17 defunktionalisierte Yohimbin bezeichnet.

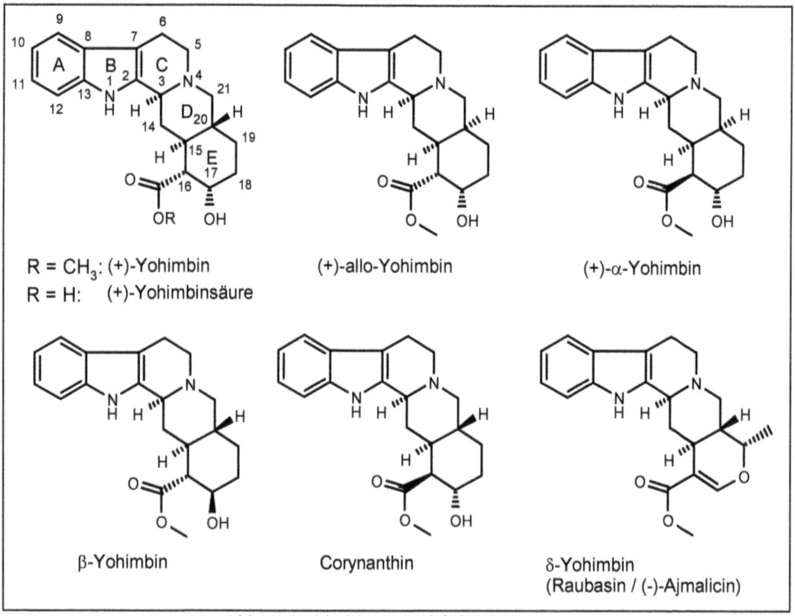


Abb. 1: Yohimbin und wichtige Isomere

Daneben sind β-Yohimbin und Corynanthin auch noch natürlich vorkommende Stereoisomere. Das Heteroyohimban δ-Yohimbin wirkt antihypertensiv und sedativ.

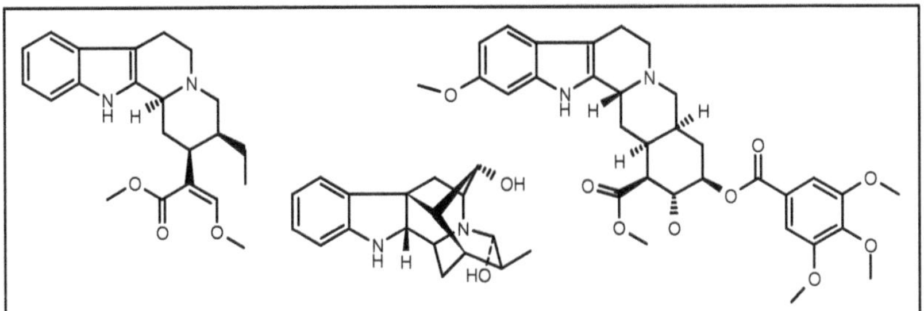

(-)-Corynantheidin (+)-Ajmalin (Rauwolfin) (-)-Reserpin

Abb. 2: Weitere Yohimban-Alkaloide

(-)-Corynantheidin ist ein „seco“-Yohimban und stellt nur eines unter vielen Strukturformen der Yohimban-Alkaloide dar.
(+)-Ajmalin wird bei bestimmten Formen von Herzarhythmie eingesetzt.
Die in dem Strauch *Rauwolfia serpentina* enthaltenen Alkaloide werden in Indien seit langem zur Blutdrucksenkung und zur Beruhigung verwendet.

*Aspidosperma-Alkaloide [56]:*

Bei diesen den Yohimban-Alkaloiden verwandten Alkaloiden handelt es sich um Substanzen, die vorwiegend aus dem *Quebracho-blanco* (weißer Quebracho) isoliert worden sind. Dieser Baum mit gelben Blüten ist in Argentinien beheimatet. Die getrocknete Rinde enthält ca. 0,3–1,4% Alkaloide. Yohimbin gilt als Hauptalkaloid dieser Aspidosperma-Alkaloide.

Sie haben ihre Verwendung als Linderungsmittel bei Dyspnoe (Atemnot, Kurzatmigkeit) und Bronchialasthma gefunden. Sie werden auch als fiebersenkendes Mittel, Bittermittel und Analeptikum verabreicht.

Aspidospermidin stimuliert die Atemtätigkeit und wirkt in hohen Dosen emetisch (Brechreiz erregend).

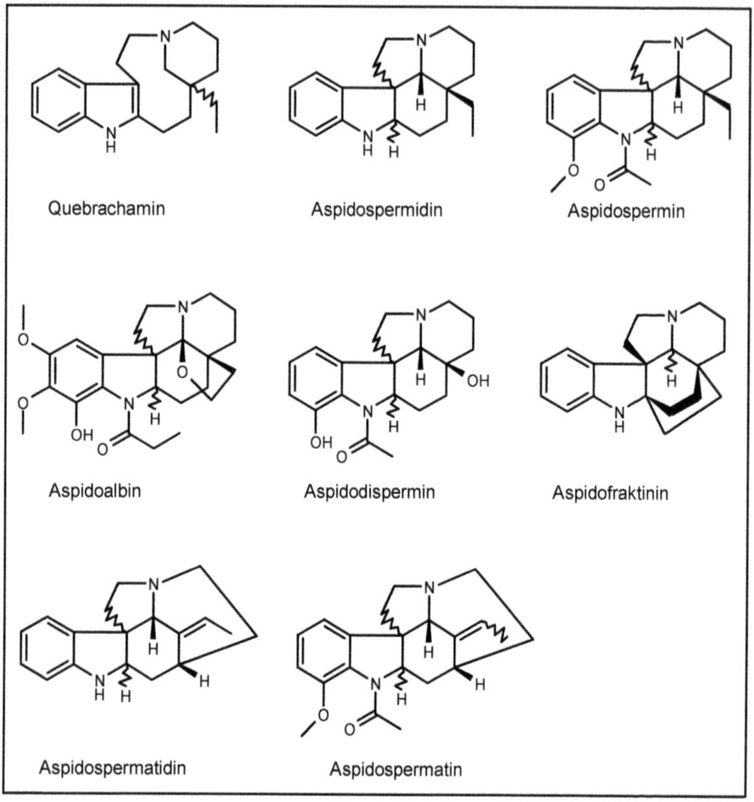


Abb. 3: Einige Aspidosperma-Alkaloide

*Rauwolfia-Alkaloide [56]:*

Rauwolfia-Alkaloide sind strukturverwandt mit Yohimbin. Es handelt sich dabei um eine Sammelbezeichnung der Alkaloide aus der Rauwolfia-Wurzel.

Die nach dem deutschen Arzt und Botaniker *Leonhard Rauwolf* benannte Rauwolfia-Wurzel *(Rauwolfia serpentina, Apocynaceae)* wurde bereits vor Jahrhunderten in getrockneter und gemahlener Form oder später als Extrakt in Indien als Heilmittel gegen Fieber, Schlangenbisse und Bluthochdruck verwendet. Die Wirkung beruht hauptsächlich auf (-)-Reserpin ( Abb. 2).

Ebenfalls therapeutisch verwendet werden Ajmalin, Serpentin, Yohimbin, Deserpidin, Ajmalicin, Sarpagin und Rescinnamin. Weitere Rauwolfia-Alkaloide sind Reserpinsäure, Raucaffricin, Raufloridin, Sandwicolidin und Sandwicolin.

Gemeinsam ist ihnen eine peripher gefäßerweiternde Wirkung, eine Stimulierung der Serotonin-Sekretion und ein sedierender Effekt gegeben. Einzelne Rauwolfia-Alkaloide oder Extrakte finden daher Verwendung als Antihypertonika. Die Therapie ist jedoch oft von unerwünschten Nebenwirkungen wie Depressionen, Kopf- und Muskelschmerzen begleitet. Viele Präparate enthalten zusätzlich häufig noch Convallaria-Glykoside, Crataegus-Extrakte, Rutin sowie Barbitursäure-Präparate und andere Beruhigungsmittel.

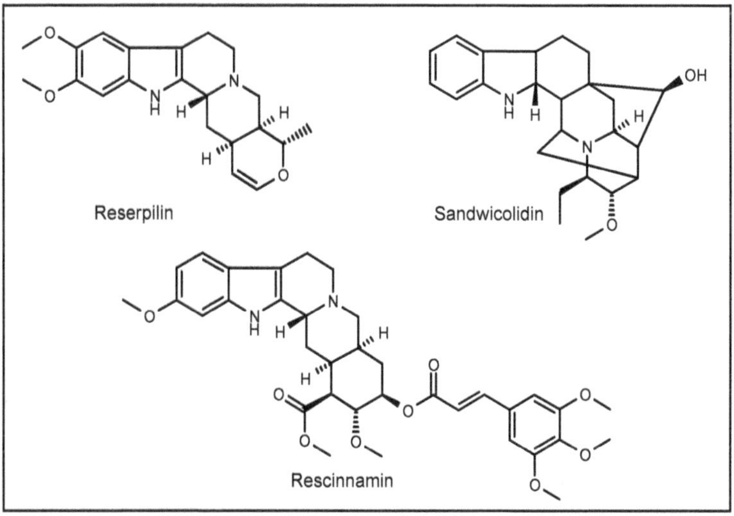


Abb. 4: Rauwolfia-Alkaloide

An dieser Stelle soll auch noch auf das dem Yohimbin strukturell ähnelnde Molekül Mitragynin hingewiesen werden [164]. Mitragynin wird als Hauptwirkstoff des Kratom (*Mitragyna speciosa*), eine aus Malesien (u.A. Malaysia, Philippinen, Indonesien, Thailand) stammende psychoaktive Pflanze, verantwortlich gemacht. Die Blätter des 10–25 Meter hohen Roten Sentolbaums werden gekaut, in getrockneter Form geraucht oder als Tee konsumiert. Geringere Mengen wirken stimulierend (adrenerge Effekte, ähnlich den Effekten von manchen Yohimbe-Alkaloiden), während höhere Mengen eine dämpfende, entspannende Wirkung erzeugen. Ein weiterer

Inhaltsstoff ist 7-Hydroxymitragynin, welches als Opioid-Rezeptor-Agonist eine schmerzlindernde Wirkung aufweist. Die Interaktion von Mitragynin, 7-Hydroxymitragynin oder Metaboliten und anderen Inhaltsstoffen (auch durch Fermentierungsprozesse) mit Opioidrezeptoren dürfte auch für die zentraldämpfende und entspannende Wirkung von Kratom verantwortlich sein. Kratom wurde als billiges Opiatsubstitut verwendet (zur Entbindung einer Opiumsucht). Kratom findet zunehmend auch Beliebtheit in westlichen Kulturen, und es wurde bereits mancherorts illegalisiert.

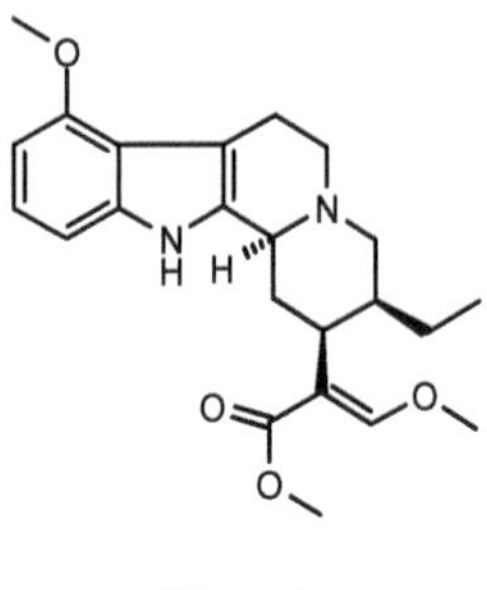


Mitragynin

Ein weiteres populär gewordenes Kraut ist *Salvia divinorum*, auch bekannt als Azteken- oder Wahrsagesalbei. Diese psychoaktive Salbei ist ursprünglich in Mexiko beheimatet, wird jedoch aufgrund ihrer Wirkung und Popularität heute rund um den Globus kultiviert. Beim aktiven Inhaltsstoff handelt es sich um Salvinorin A, eines von verschiedenen identifizierten Diterpenen. Salvinorin A weist im Vergleich zu vielen anderen Wirkstoffen keinen basischen Stickstoff in der Struktur auf (so z.B. auch THC). Salvinorin A weist zwar *keine* Tryptamin- oder Phenethylaminstruktur auf, trotzdem gilt es bezüglich der Dosierung (und je nach Dosis auch bezüglich der Wirkung) als äußerst potente psychedelische Substanz. Bei Umgehung des Verdauungstraktes (Rauchen, oder Kauen/Resorption über Mundschleimhaut des Pflanzenmaterials oder der Reinsubstanz) liegt die Schwellendosis von Salvinorin A bei nur 200µg. Beim sofortigen Verschlucken des Pflanzenmaterials oder auch von reinem Salvinorin A entfaltet sich aufgrund des vorzeitigen Abbaus des Wirkstoffes keine Wirkung [170]. Beim traditionellen Konsum wird das Pflanzenmaterial vorgängig intensiv gekaut, bevor es heruntergeschluckt wird.
Während tiefe Dosierungen entspannend wirken, können höhere Mengen äusserst intensive Effekte vermitteln [170]. Salvinorin A gilt als dissoziatives Halluzinogen. Es können intensive Visionen, Träume, astrale Reisen, Verschmelzungen der Dimensionen, überlappende Realitäten, Körperverlust etc. auftreten (gewisse Ähnlichkeiten zu Ketamin und DMT). Es bedarf einer

guten Vorbereitung und der Anwesenheit einer nüchternen Person, und – wie bei allen psychedelischen Wirksubstanzen – ist der mentale Zustand / die mentale Gesundheit ein ernstzunehmender Faktor.
Das Prüfen von Salvinorin A auf 50 Targets (Rezeptoren, Transporter, Ionenkanäle) zeigte, dass es ein selektiver κ-opioid-Rezeptor-Agonist ist [171]. Diese Erkenntnisse machen den κ-opioid-Rezeptor als Target zur Entwicklung neuer Wirkstoffe interessant; möglicherweise könnten mit selektiven Antagonisten dieses Rezeptor-Subtyps mentalen Krankheiten entgegengewirkt werden. Zu vermerken ist, dass sich Salvinorin A deutlich von vielen psychedelischen Wirkstoffen (Phenethylamine, Tryptamine) unterscheidet, denn diesen liegt meistens eine agonistische Interaktion mit dem Serotonin 5-$HT_{2A}$-Rezeptor-Subtyp als Wirkprinzip zugrunde. Dieses sehr potente Molekül wurde chemisch modifiziert und es wurden weitere sehr potente κ-opioid-Rezeptor-Agonisten gefunden. Die Pflanze *Salvia Divinorum* wurde bereits mancherorts ins Betäubungsmittelgesetz aufgenommen; es darf die Frage aufgeworfen werden, wann erstmals Pflanzenmaterial mit synthetischen Salvinorinen in den Umlauf gebracht werden wird (siehe Phänomen „Spice"-Produkte!), obschon die Synthese ziemlich aufwendig ist.

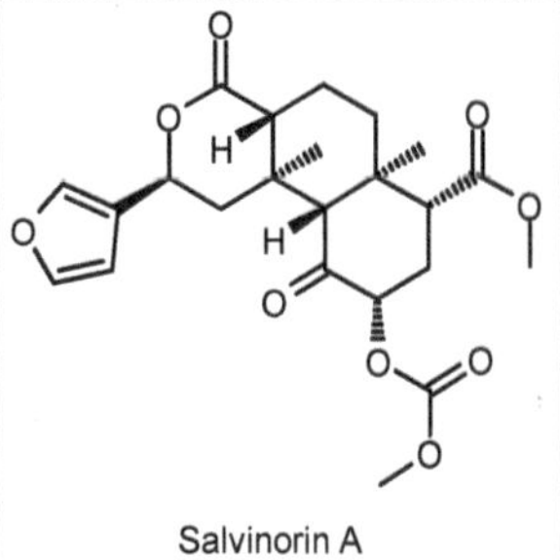

Salvinorin A

**Synthese [146]: Schema 41: 1→2→3→4→5→6→7→8→9→10→ 11→12→13→14**

Die erste Totalsynthese von Yohimbin nach VAN TAMELEN et al. (J. Am. Chem. Soc. **1958**, 80, 5006) verfolgte eine ähnliche Strategie. Neuere Methoden der asymmetrischen Synthese machen jedoch die enantiomerenreine Form des Yohimbins zugänglich. J. AUBÉ et al. [146] gelang die Totalsynthese von (+)-Yohimbin, auf die nun kurz eingegangen wird.

*Synthese-Strategie:*

Aufgrund der aufwendigen Synthese soll hier lediglich die Strategie einer in der Literatur beschriebenen Methode beschrieben werden [146]. Zugriff auf das enantiomerenreine **3** erhält man durch eine asymmetrische DIELS-ALDER Reaktion von 1,3-Butadien (**1**) mit **2** (dieses basiert auf (+)-Menthol, um das chirale Dienophil zu generieren). Das entstandene Cycloaddukt wird zum entsprechenden Diol **4** reduziert. Dieses wird danach in das bicyclische Keton **5** überführt. Behandlung mit Osmiumtetroxid und anschliessende Acetylierung liefert das *syn*-acetylierte bicyclische Keton **6**. Aus der Kondensation von **6** mit Tryptamin und einer Epoxidierung entsteht das Oxaziridin **7**, welches unter Lichteinfluss zum Lactam **8** umlagert. Selektive Esterifikation mit Pivaloylchlorid an der äquatorialen Hydroxygruppe bringt schliesslich **9** hervor. Die Elimination der freien Hydroxygruppe von **9** ist nicht trivial, jedoch mit MARTIN'S-Sulfuran-Reagenz zu **10** durchführbar. Eine BISCHLER-NAPIERALSKI-Cyclisierung endet mit der gewünschten Stereochemie. Durch Verseifung und Oxidation entsteht das Enon **11**. Mit einem Überschuss an LDA und dem Einsatz von MANDER'S-Reagenz kommt man zum *N*-acylierten **12**, welches nach Hydrierung Yohimbinon (**13**) liefert. Dieses kann nun mit L-Selectride zu (+)-Yohimbin (**14**) reduziert werden.

# 5. $\Delta^9$-THC

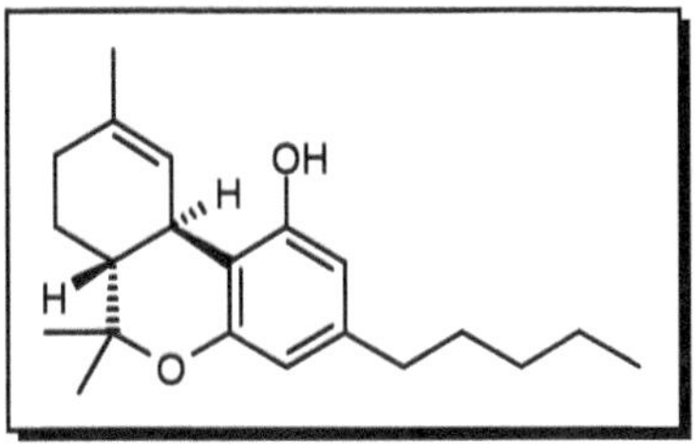


M= 314.47g/mol
$C_{21}H_{30}O_2$

*Einleitung*:

THC ($\Delta^9$-Tetrahydrocannabinol) gehört zur Stoffklasse der Cannabinoide. Unter den Cannabinoiden versteht man Phytocannabinoide (= in signifikanten Mengen natürlich vorkommende Stoffe in der Cannabispflanze) sowie synthetische Abkömmlinge, die deren Wirkungen nachahmen oder ähnliche chemische Struktur aufweisen. Gemeinsame Grundstruktur der natürlichen Cannabinoide ist das Cannabinol-Skelett (Abb. 3). Sie enthalten keinen Stickstoff und gehören somit nicht zu den Alkaloiden. THC gilt als Hauptwirkstoff des psychoaktiven Cannabis (Hanf). Cannabis ist rund um den Globus beliebt und gilt als die weltweit am häufigsten konsumierte illegalisierte Droge. Die Einführung von THC als Medikament hält Einzug und die Legalisierung von Cannabis wird vielerorts diskutiert.

**Synonyme**: Delta-9-Tetrahydrocannabinol, $\Delta^1$-THC, 6a,7,8,10a-Tetrahydro-6,6,9-trimethyl-3-pentyl-6*H*-dibenzo[b,d]pyran-1-ol, $\Delta^1$-3,4-*trans*-Tetrahydrocannabinol, (-)-$\Delta^1$-Tetrahydrocannabinol, (-)-*trans*-THC, (-)-3*R*,4*R*-$\Delta^1$-THC, (6a*R*)-6,6,9-Trimethyl-3-pentyl-(6a*R*,10a*R*)-6,7,8,10a-tetrahydro-6*H*-benzo-[c]chromen-1-ol, 6,6,9-Trimethyl-3-pentyl-6a,7,8,10a-tetrahydro-6*H*-benzo[c]chromen-1-ol, Marinol, Dronabinol.

Für die Naturprodukte des THC-haltigen Hanfs werden unterschiedliche Synonyme verwendet. Die weiblichen Blütenspitzen bezeichnet man üblicherweise mit Marihuana, Marijuana, Kif, Dagga, Gras usw.
Die aus der Pflanze gewonnenen harzhaltigen Produkte werden üblicherweise als Haschisch, Hashish, Charas, Shit oder Piece bezeichnet.

**Vorkommen**: Die Cannabispflanze (*Cannabis sativa L.*) als Stammpflanze aller Cannabisprodukte gehört wie der Hopfen zur Familie der Hanfgewächse (Cannabinaceae). Die traditionelle botanische Unterscheidung der drei Hanf-Arten *Cannabis sativa L.*, *Cannabis indica LAM.* und *Cannabis ruderalis J.* wird verlassen und neuerdings wird die Ansicht vertreten, es handle sich im Grunde nur um eine Art.

**Einteilung**: Sedativum, bei höheren Dosierungen Psychedelikum.

**Dosis**: Eine Zigarette aus 1g getrocknetem Pflanzenmaterial enthält etwa 10–30mg THC. Aus dem Rauch der Marihuanazigarette sind tatsächlich nur etwa 20–40% bioverfügbar. Durch Inhalation gelangen somit nur wenige mg THC in den Blutkreislauf. Oral werden Dosen von 10–25mg THC eingenommen, was etwa 0,5–1,5g getrockneten Cannabisblüten entspricht. Damit Cannabis-Produkte oral wirksamer sind, werden sie oft mittels erhöhter Temperatur behandelt, so z.B. durch Kochen in Milch oder Braten in Öl oder auch durch Einbacken in Lebensmittel (dabei erfolgt die Decarboxylierung von inaktiver THC-Säure zu THC). Es existiert zudem eine Neuentwicklung, die es erlaubt, THC wasserlöslich zu machen (HulaSolution), wodurch die notwendigen einzunehmenden Mengen deutlich gesenkt werden (siehe folgende Seiten).

**Dauer**: geraucht 3–6h, oral 8–24h

**Wirkung**:

*Allgemeines Wirkbild:*

Für die psychoaktive Wirkung von Cannabis-Produkten ist vor allem $\Delta^9$-THC verantwortlich, doch auch andere Pflanzeninhaltsstoffe dürften zur Gesamtwirkung beitragen. Das Wirkbild ist stark von der Dosis (THC-Potenz), der entsprechenden Applikationsart, der Umgebung, in der die Droge konsumiert wird, der psychischen Verfassung sowie von der Gewöhnung des Konsumenten abhängig.
Wird THC-haltiges Pflanzenmaterial geraucht, so erfolgt der Wirkungseintritt innerhalb der ersten Minuten. Zu Beginn werden die Umgebung und das Dasein als geschmeidiger und wohlig empfunden. Darauf kann intensive Euphorie erfolgen. Manche gehen in einen sehr humorvollen Zustand über, in dem sie viel lachen. Andere genießen die beruhigende Eigenschaft und lassen einen entspannten Zustand Einzug halten. Eine milde Sedation tritt bei Konzentrationen von 50µg/kg Körpergewicht (geraucht) ein. Beim Erhöhen

der Dosis geht der Rausch in Euphorie über. Bei sehr hohen Konzentrationen können Verwirrungen und Pseudohalluzinationen akustischer und optischer Art auftreten (vor allem bei unerfahrenen Konsumenten). Der Rausch klingt dann nach 3–6 Stunden angenehm ohne grosse Nachwehen aus. Deutlich unterscheiden sich die Wirkungen bei starken Cannabisrauchern; durch den täglichen mehrmaligen Konsum flachen die euphorischen Wirkungen ab und es tritt vor allem eine beruhigende Wirkung ein (zu den Langzeit-Nebenwirkungen siehe Pharmakologie).

*THC und sinnliche Wahrnehmung [130]:*

Die Farbwahrnehmung kann intensiviert werden, die Farben werden im Allgemeinen kräftiger und deutlicher empfunden. Bei hohen Dosen werden gelegentlich Bilder von Objekten oder Abläufen in Muster umgesetzt.
Die akustische Wahrnehmung wird meist subjektiv als schärfer empfunden: Es werden Geräusche wahrgenommen, die normalerweise nicht bemerkt werden oder sonst nach kurzer Zeit der Gewöhnung anheimfallen. Die emotionale Wirkung der Musik auf Menschen wird meist verstärkt.
Auch der Geschmackssinn wird insgesamt intensiviert, was häufig zu einem Verlangen nach Nahrung führt (appetitstimulierend).

Das subjektive Zeitempfinden verändert sich unter Cannabis-Einfluss stark. Nach einer Verabreichung von THC schätzten Versuchspersonen eine Zeitspanne von 5 Minuten auf 10 Minuten ± 2 Minuten. Die Zeit scheint unter Cannabis-Einwirkung erheblich langsamer zu vergehen, eine vorgegebene Zeit wird als bemerkenswert länger eingeschätzt.

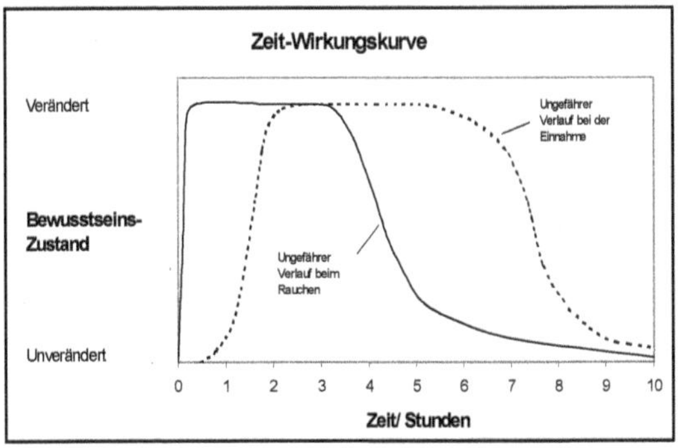


Abb. 1: Qualitative Beziehung zwischen der Zeit und dem Bewusstseinszustand nach der Einnahme bzw. beim Rauchen von THC.

**Allgemeines:**

*Nomenklatur:*

Anstelle der Bezeichnung Delta-9-Tetrahydrocannabinol ($\Delta^9$-THC) findet man auch Delta-1-Tetrahydrocannabinol ($\Delta^1$-THC). Das hängt von der verwendeten Art der Durchnummerierung der Kohlenstoffatome im Cannabinoid-Molekül ab. Heute hat sich weitgehend die Dibenzopyran-Nomenklatur ($\Delta^9$-THC) gegenüber dem Monoterpensystem ($\Delta^1$-THC) durchgesetzt. Die Nummer des Delta ($\Delta^x$) bezeichnet die Stellung der Doppelbindung im Molekül und hängt demnach von der verwendeten Nomenklatur ab.

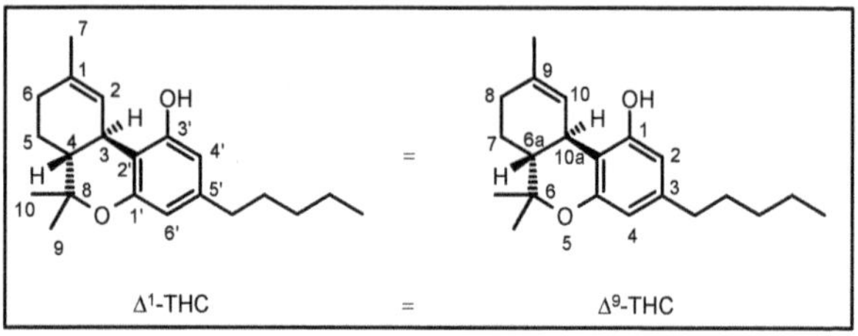


Abb. 2: Links die früher verwendete und rechts die heute gebräuchliche Ringbezifferung der Cannabinoid-Moleküle, gezeigt am THC.

*Weitere Cannabinoide:*

Das Harz der Blüten der weiblichen Hanfpflanze enthält die höchste Konzentration an verschiedenen Cannabinoiden. Marihuana bzw. Haschisch enthalten mehr als 400 verschiedene Verbindungen. Rund 60 besitzen ein Cannabinol-Grundskelett und werden daher den Cannabinoiden zugeordnet. Die wichtigsten in der Pflanze vorliegenden Cannabinoide sind $\Delta^9$-THC, CBD (Cannabidiol), welches antibiotisch wirkt, CBN (Cannabinol), CBC (Cannabichromen) und CBG (Cannabigerol). Für die psychotrope Wirkung ist vor allem $\Delta^9$-THC verantwortlich. $\Delta^8$-THC, ebenfalls in geringen Spuren in Marihuana enthalten, besitzt etwa drei Viertel der psychoaktiven Potenz des $\Delta^9$-THC.

Einige Hanfkulturen im indischen, nigerianischen und südafrikanischen Raum weisen anstelle von $\Delta^9$-THC einen hohen Gehalt an Delta-9-Tetrahydrocannabivarin ($\Delta^9$-THCV) auf. $\Delta^9$-THCV gehört zum $\Delta^9$-THC-Typ, weist jedoch anstelle des Pentylrests an C(3) einen Propylrest auf. C(3)-Propylanaloge werden als Cannabivarine bezeichnet. Als Antagonist des $CB_1$- (und $CB_2$-) Rezeptors schwächt es die psychoaktive Wirkung von THC ab.

Die übrigen in der Pflanze enthaltenen Cannabinoide zeigen keine oder nur eine sehr geringe psychotrope Wirkung. Cannabidiol wirkt sogar den psychotropen Effekten von THC entgegen [8], wobei Cannabidiol die Wirkung von THC auch positiv modulieren kann [165].
In der Pflanze liegen bis zu 95 Prozent des THCs in der Form der pharmakologisch unwirksamen Carbonsäure (THCA) vor. Nur die entsprechenden Phenole, welche durch eine Decarboxylierung (durch Erhitzen via Rauchen oder Kochen, Braten, Backen von Cannabis-Produkten) von z.B. (-)-Δ$^9$-Tetrahydrocannabinol-2-carbonsäure (THCA-A) zugänglich sind, entfalten die Rauschwirkung.

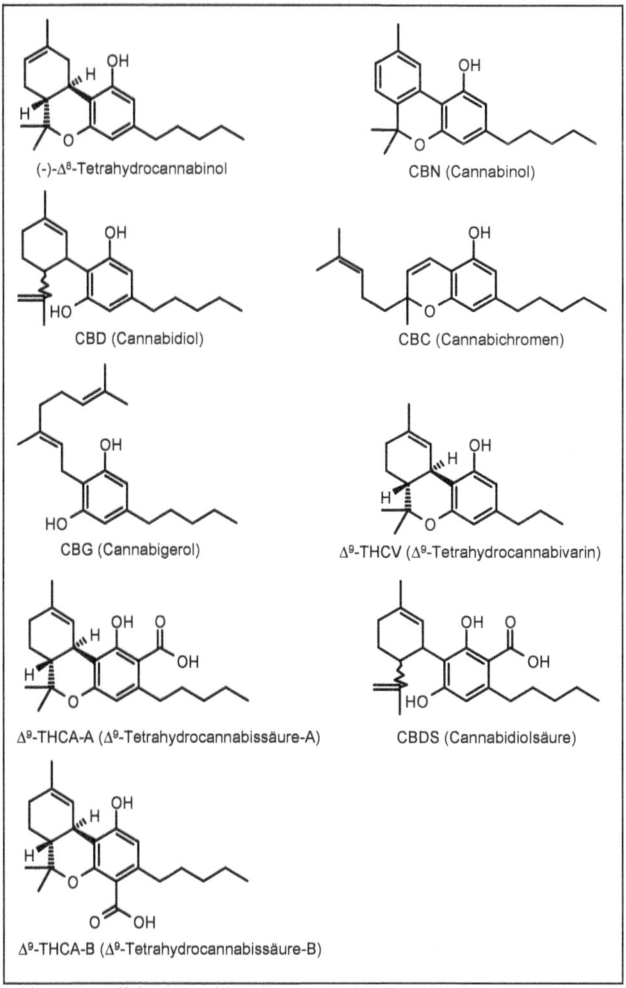


Abb. 3: Natürliche Cannabinoide

*Einige Verarbeitungsformen des Hanfs [22, 55, 130]:*

Acapulco-Gold und Kenia-Gras, zwei in Amerika bzw. Zentralafrika zubereitete Marihuanasorten, stellen fermentierte, tabakartige Gemische der getrockneten Blätter und Blüten mit einem Gehalt von 0.5–2% THC dar. Daneben gibt es gehaltvollere Sorten wie *Sinsemilla* (bis 14%) oder *Thai-Sticks* (bis 11%).
Das getrocknete und gepresste harzige Sekret aus den Drüsenschuppen weiblicher Cannabis-Blütenstände ist als Haschisch bekannt und enthält bis 22% THC. Ein Experte erkennt Herkunft und Wirkstoffgehalt oft an der Farbe. So gibt es u.a. Sorten wie „roter Libanese", „grüner Türke" und gehaltvollere Qualitäten wie „dunkelbrauner Pakistani" oder „schwarzer Afghan". Bei Oxidation von THC an der Luft entstehen nebst CBN auch noch weitere inaktive, vorwiegend braune bis schwarze Verbindungen, vermutlich Polymere. An der lebenden Pflanze lassen sich in den Drüsen Farbveränderungen des Harzes von durchscheinend über honigfarben zu bräunlich ausmachen.
Haschisch lässt sich auch zu Plätzchen verbacken und beliebig Getränken und Speisen beimischen.
Das Haschisch-Öl, gewonnen durch Extraktion von Blüten und anderem Pflanzenmaterial, enthält bis zu 65 Prozent THC.

*Historische Aspekte [90]:*

Cannabis hat sich als Rauschdroge im asiatischen, indischen, orientalischen und afrikanischen Raum seit Jahrhunderten etabliert und gilt als Bestandteil des religiösen und rituellen Brauchtums.

- **Ca. 2700 v. Chr.:** Im Kräuterbuch des chin. Kaisers Shen-Nung wird Cannabis als Heilmittel gegen Verstopfung, Rheuma und Malaria erwähnt.
- **Ca. 800 v. Chr.:** Die Skythen, ein asiatisches Reitervolk, beschreiben die Anwendung von Cannabis als Rauschdroge (Rauch).
- **Ca. 500 v. Chr.:** Einzug der Droge in die arabische Welt.
- **Ca. 800 n. Chr.:** Erstes Auftauchen in Europa.
- **Mittelalter:** Christliche Religionen propagieren Wein als „heiliges Rauschgift" (Messrituale). Cannabis wird hingegen verachtet und der Unterwelt zugeordnet.
- **18. Jahrhundert:** Popularisierung von Cannabis in Europa durch die Soldaten Napoleons, welche die Droge aus Ägypten-Feldzügen mitgebracht hatten.
- **1920er Jahre, Europa:** Verdrängung von Cannabis durch Opiate und andere psychotrope Stoffe.

- **1937, USA:** Durch das Erheben einer Cannabis-Erwerbssteuer *(Marihuana Tax Act)* wurde versucht, den Cannabis-Missbrauch einzudämmen.
- **1961:** Anbau, Handel und Konsum von Cannabis werden weltweit durch Gesetze der UNO *(Single Convention on Narcotic Drugs)* unter Verbot gestellt.
- **1964:** Die chemische Struktur des Hauptwirkstoffs THC wird aufgeschlüsselt.
- **Ende 1960er Jahre, Europa:** Studentenrevolution etc., Beginn der Cannabis-Ära.
- **1990er Jahre**: Trotz heftigen Debatten nimmt der landwirtschaftliche Anbau von Hanf zu. Der industrielle Nutzen (Öl, Fasern, Tierfutter) wird wieder erkannt. Entwicklung von Medikamenten mit THC als Inhaltsstoff.
- **2000er Jahre**: Diverse Humanstudien werden unternommen, um die positiven Eigenschaften von THC medizinisch nutzen zu können. THC ist in manchen Ländern unter Marktformen wie Dronabinol (Marinol) oder Sativex zur Behandlung diverser Krankheitssymptome zugelassen.

**Pharmakologie: [43, 129, 133]**

Grundsätzlich ist zu beachten, dass die Interpretation und Übertragbarkeit von Tierstudien zur Wirkung von THC und Cannabis auf den Menschen schwierig ist. Zudem hängen die Resultate von Studien an Tier (speziesabhängig!) und Mensch von den applizierten Mengen und der Häufigkeit ab. Auch kommt erschwerend hinzu, dass THC ein Einzelwirkstoff ist, das THC-haltige Cannabis jedoch noch hunderte weitere Inhaltsstoffe mit variierendem Gehalt birgt und die Anwendungsart (Rauchen oder orale Einnahme) einen entscheidenden Faktor vor allem für die physischen Nebenwirkungen darstellt.
In den 1980er Jahren wurde bekannt, dass THC und andere Cannabinoide ihre Wirkung an einer eigenständigen Klasse von Rezeptoren ausüben. Bis heute sind zwei Subtypen des betroffenen Rezeptors bekannt: der Cannabinoid-$CB_1$-Rezeptor ist vor allem im Gehirn lokalisiert. Der andere Cannabinoid-$CB_2$-Rezeptor wurde auf Immunzellen der Milz entdeckt. THC ist ein partieller Agonist der beiden Cannabinoid-Rezeptoren. Es wird heute stark davon ausgegangen, dass die Aktivierung des $CB_1$-Rezeptors primär für die psychoaktiven Effekte von THC verantwortlich ist. THC inhibiert indirekt das Enzym Adenylatcyclase, indem es spezifisch an einem Rezeptor andockt und so eine Reaktionskette in Gang setzt, was letztendlich zur Hemmung des Enzyms führt. An der THC-Wirkung sind weder GABA-Rezeptoren noch Veränderungen in der Dopaminausschüttung beteiligt [43].

Als natürlicher Agonist des Cannabinoidrezeptors wurde 1992 Anandamid (*N*-Arachidonylethanolamid) entdeckt (Abb. 4). Untersuchungen mit Anandamid zeigten, dass dieses hypothermische und analgetische Effekte verursacht, wie sie vergleichbar auch durch Δ$^9$-THC entstehen. Anandamid ist je nach gemessenem pharmakologischem Effekt 4- bis 20mal schwächer wirksam als Δ$^9$-THC. Es hat zudem eine kürzere Wirkdauer, da es im Körper recht schnell durch das Enzym Amidase abgebaut wird [133]. Es wurden bis heute vier weitere Endocannabinoide entdeckt (wobei nicht alle in Säugetieren vorkommen).

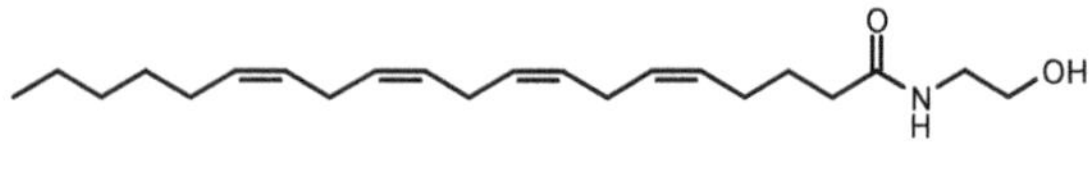

Anandamid (N-Arachidonylethanolamid)

Abb. 4

Die Cannabinoid/Anandamid-Rezeptoren findet man in großen Mengen in den Basalganglien und im Kleinhirn. Über diese Hirnbereiche werden viele Bewegungsabläufe gesteuert, auf die sich der Cannabiskonsum auswirkt. Im weiteren enthält die Hirnrinde sehr viele Cannabinoid/Anandamid-Rezeptoren, besonders im Stirnbereich. Die Bindung von THC an diese Rezeptoren vermittelt wahrscheinlich einige seiner psychoaktiven Wirkungen, darunter die Hochstimmung nach dem Konsum der Droge, die charakteristischen Veränderungen im Zeitgefühl, die Störung der Konzentrationsfähigkeit und die Herbeiführung traumähnlicher Zustände. Und schließlich ist auch der Hippocampus reich an Cannabinoid/Anandamid-Rezeptoren, was die THC-bedingten Störungen bei Gedächtnisprozessen und in der Verarbeitung sensorischer Informationen erklären kann. In den Hirnstammregionen dagegen werden Cannabinoide nicht gebunden, weshalb THC auch keinen Einfluss auf körperliche Grundfunktionen wie etwa die Atmung hat. Gerade dieser Mangel an Rezeptoren mag ein Grund dafür sein, dass THC so gut wie niemals tödlich wirkt. Ausserhalb des Gehirns kommen Cannabinoid-Rezeptoren nur in den Teilen des Immunsystems vor, wo B-Lymphocyten gehäuft auftreten, wie etwa in der Milz.

Als Hauptmetabolit von THC fällt 11-Hydroxy-THC an, welcher vermutlich ebenfalls zu den analgetischen und psychoaktiven Wirkungen beiträgt. Dieser Metabolit wird weiter zu 11-Nor-9-carboxyTHC (THC-COOH) verstoffwechselt. Es wurden zwar Dutzende Metaboliten im Menschen festgestellt, doch die beiden zuvor erwähnten Metaboliten dominieren und eignen sich daher zum Nachweisen in Blut, Urin, Haar, Speichel oder Schweiß (mittels Immunoassay oder chromatografischen Methoden). Durch geeignete Analysen kann der Freizeit-THC-Konsum sowie das Konsummuster (Regelmäßigkeit aufgrund der Metabolitenverteilung) von der medizinischen Anwendung unterschieden werden.

*Mögliche Nebenwirkungen des Freizeitkonsums [22] [166]:*

Bei den Nebenwirkungen musss man zwischen akuten Effekten und Langzeiteffekten unterscheiden. THC zeigt zudem ein anderes Gesamtprofil auf biologische Prozesse als Cannabis. Höhere Cannabis-Dosen können akut eine Schwächung der Muskulatur, Hemmung der Speichelsekretion, Erweiterung der Bronchien, Reizung im Hals, Übelkeit und Erbrechen verursachen. Es kann zu einer Verminderung der Gedächtnisleistung, des Reaktionsvermögens, des Zeitgefühls und des Orientierungsvermögens (räumliche Verzerrungen beim Sehen und Verzögerung der Hell-Dunkel-Adaption) kommen. Personen mit psychischen Problemen (derer sie sich möglicherweise nicht bewusst sind) oder Personen mit der Veranlagung zu psychotischen Störungen unterliegen einem höheren Risiko, akute Nebenwirkungen wie Angst zu erfahren.
Beim Langzeitkonsum können sich physische und psychische Nebenwirkungen bemerkbar machen. Physische Schädigungen sind abhängig von der Konsumform und vor allem die Folge des Rauchens, wodurch krebserregende Schadstoffe in den Organismus gelangen (Cannabis oder Haschisch wird meistens dem Tabak einer Zigarette beigemischt und in Form einer selbstgedrehten Zigarette [Joint] geraucht. Siehe weiterführende Literatur zum Thema Zigarettenrauchen). Zur Abklärung der Langzeitfolgen auf die Psyche wurden viele Studien getätigt; deren Interpretation ist kompliziert und wird heftig debattiert, belegt und widerlegt [166]. Manchen Studien zufolge können sich Psychosen bei Cannabiskonsumenten rascher entwickeln. Die Interpretation solcher Studien bedarf einer vorsichtigen Analyse der Daten und ist nicht abschließend geklärt. Es ist ratsam, bei Anzeichen psychischer Instabilität (Selbsterkennung oder Hinweise von Drittpersonen) von einem Cannabiskonsum abzusehen (Grundregel beim Konsum jeglicher psychoaktiver Substanzen). Es kann sich beim Langzeitkonsum ein Amotivationssyndrom einstellen.

**Therapeutisches Potenzial (Cannabis, Cannabinoide): [43] [166]**

Synthetisch hergestelltes THC ist auf dem pharmazeutischen Markt unter dem Namen Dronabinol im Handel. Es ist gegenwärtig in manchen Ländern zur Behandlung von Appetitlosigkeit bei AIDS-Patienten sowie Übelkeit und Erbrechen bei Chemotherapie zugelassen. Der Mundspray Sativex enthält THC und Cannabidiol; er ist zur Linderung der Beschwerden von Patienten mit multipler Sklerose zugelassen. Weitere Studien sind im Gange und denkbare Anwendungsgebiete sind die Behandlung von erhöhtem Augeninnendruck, Posttraumatischen Belastungsstörungen oder Tourette-Syndrom.

*Antiglaucom-Effekt:*

Inhaliert, parenteral und oral appliziert senkt THC deutlich den pathologisch erhöhten Augeninnendruck, wie dies beim grünen Star der Fall ist. Ein wasserlösliches Cannabis-Protein weist eine Wirkungsdauer von 15 Stunden bei einer Drucksenkung von 85 Prozent auf.

*Antiemetischer Effekt:*

Marinol oder Dronabinol (= Synthetisches $\Delta^9$-THC) sowie andere THC-Derivate werden erfolgreich zur Senkung der Nebenwirkungen (starke Übelkeit und Erbrechen) von Krebs-Therapeutika eingesetzt. Gewisse Patienten meinen jedoch, das gerauchte Marihuana besitze eine viel bessere pharmakologische Eigenschaft. Dafür verantwortlich könnten andere Inhaltsstoffe des Marihuana sein, welche u. U. einen synergistischen Effekt mit $\Delta^9$-THC besitzen oder selber eine zusätzliche Wirkung entfalten, denn nebst den Cannabinoiden sind auch noch Aminosäuren, Aminozucker, das Pyridin-Alkaloid Trigonellin, das Phenethylamin Hordenin und bicyclische Spermidin-Lactame im indischen Hanf *Cannabis sativa var. Indica* enthalten. Zudem besteht beim Rauchen eine viel raschere Aufnahme und Wirkung als über den oralen Weg. Tabakfreie Vaporisierungstechniken wären eine denkbare Alternative.

*Analgetischer Effekt:*

Bis zu 10mal stärker schmerzhemmend wirksam als Morphin sind die THC-Abkömmlinge Levonantradol und Desacetyllevonantradol (Abb. 5). Sie sind im Vergleich mit Morphin nicht atemdepressiv, nicht physisch abhängig machend, oral und länger wirksam. Die Wirkung erfolgt wahrscheinlich nicht über Opiatrezeptoren, da keine Antagonisierung durch Naloxon beobachtet wird. Naloxon löst bei Opiat-Abhängigen ein Entzugssyndrom aus, was zur Diagnostik solcher Abhängigkeiten verwendet wird.

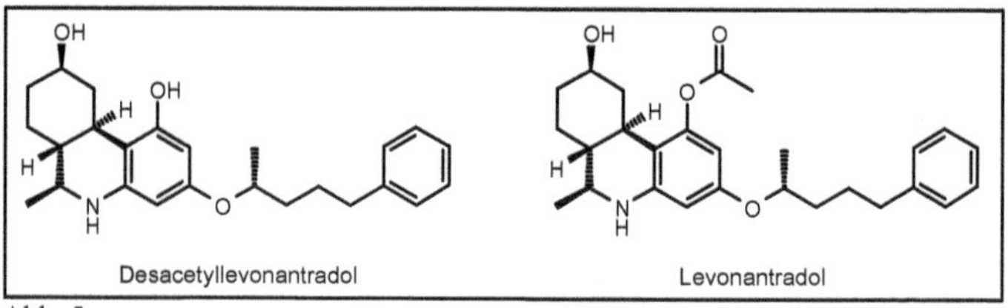


Abb. 5

*Appetitstimulierender Effekt:*

THC wird bei Aids- und Krebspatienten zur Gewichtssteigerung eingesetzt. Der appetitanregende Effekt konnte bereits in Dosierungen von 5mg $\Delta^9$-THC pro Tag nachgewiesen werden [133]. Cannabis hellt zudem die Stimmung auf und wirkt Durchfällen entgegen. Diese Effekte können sich positiv auf das Immunsystem auswirken.

*Optimierung der Bioverfügbarkeit von THC:*

Von Interesse zur Optimierung pharmazeutischer Produkte dürfte auch die Neuentwicklung von sogenannt wasserlöslichem THC sein: Der Chemiker PETER RAUSCH hat eine Möglichkeit entwickelt, das völlig wasserunlösliche THC in eine lösliche Form zu bringen [167] [168]. Durch die geringe Löslichkeit besteht eine tiefe orale Bioverfügbarkeit, und ein Grossteil des im oral eingenommenen Cannabisprodukts vorhandenen THC wird vom Körper nicht aufgenommen. Das unter dem Namen HulaSolution vermarktete Solubilisierungsagens vermag nun die Bioverfügbarkeit gemäss Angaben von rund 20 auf nahezu 100 Prozent zu erhöhen. Eine bessere Bioverfügbarkeit kann nicht nur die Kosten THC-haltiger Präparate senken, auch kann sich die Pharmakokinetik ändern (raschere Resorption). So könnte beispielsweise der langsam einsetzenden Wirkung von Dronabinol entgegengewirkt werden.

**Enantioselektivität:**

Obwohl diese in mancher Literatur unterschlagen wird, haben die Stereoisomere des $\Delta^9$-THC (Abb. 6) eine unterschiedliche Wirkung.

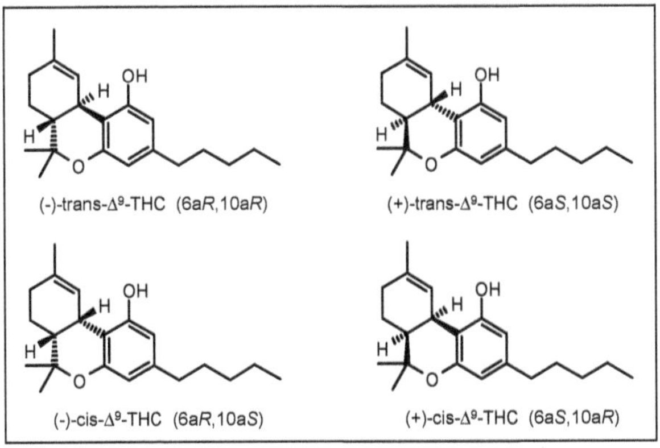


Abb. 6: Die vier stereoisomeren Formen von $\Delta^9$-THC. Die jeweils auf gleicher Höhe gezeichneten Strukturen sind Enantiomere, gegenüber der anderen Höhe sind sie Diastereomere.

Das für den Rausch verantwortliche Stereoisomer ist (-)-trans-$\Delta^9$-THC. Sein Enantiomer (+)-trans-$\Delta^9$-THC zeigt im Ringtest (Mäuse) keine psychotrope Aktivität bis 50mg/kg [129]. Die beiden cisoiden Stereoisomere (-)-cis-$\Delta^9$-THC und (+)-cis-$\Delta^9$-THC erzeugen ebenfalls keine psychotropen Effekte.

**Synthetische Cannabinoid-Derivate:**

Es wurde und wird nach synthetischen Abkömmlingen geforscht, welche zwar einige der pharmakologisch interessanten Wirkungen von THC beibehalten, jedoch die psychotropen Effekte verlieren. Dadurch erhofft man sich unter anderem Medikamente, die nicht rauscherzeugend sind und weniger zum Missbrauch animieren (siehe auch weiter oben, Levonantradol und Desacetyllevonantradol). Doch dass auch das Gegenteil eintreten kann, wurde jüngst an den sich rasant ausbreitenden Formen von Spice beobachtet – wohl eine der Folgen des Illegalisierens grundsätzlich unbedenklicher Stoffe wie Cannabis (zum Thema Aufklärung und aufrichtiger Umgang mit psychoaktivem Material sei auch auf anderweitige Literatur hingewiesen).
Als *Spice* werden Gemische verschiedener an und für sich wirkungsloser Pflanzenmaterialien bezeichnet, welche mit synthetischen psychoaktiven Cannabinoiden versetzt sind. Erstmals kam Spice (auch als K2 bekannt) in den frühen 2000er Jahren in den Umlauf und wurde als vermeintlich natürliche Kräutermischung angepriesen; erst Jahre später (2008) konnte der Zusatz von synthetischen Cannabinoiden aufgedeckt werden. Als Folge wurde Spice vielerorts verboten; doch nebst den variierenden Inhaltsstoffen – die dem Verkäufer und Käufer Straffreiheit gewähren sollen – kann auch das Trägermaterial ändern. Anstelle von Kräutermaterial wird beispielsweise in Australien auch Schokolade mit synthetischen Cannabinoiden angeboten [169]. Spice wird in Sorten wie *Silver, Gold, Diamond, Tropical Synergy, Arctic Synergy* und *Genie* angeboten. Es wird teilweise als Räucherware gehandelt, von den Konsumenten jedoch geraucht.
Als Inhaltsstoffe dienen diverse synthetische Cannabinoide [175], welche in der Fachliteratur spärlich beschrieben sind (Rezeptoraffinitäten und evtl. *in vivo* Daten) und vor allem zwecks Grundlagenforschung hergestellt wurden. So fehlen denn auch jegliche Kenntnisse zu pharmakologischen Wirkungen und Sicherheit sowie Nebenwirkungen im Menschen. Dies ist insbesondere deshalb relevant, weil es sich meist um völlig neue Strukturklassen handelt und die Schadwirkung nicht determiniert werden kann. Hier sollen nur kurz einige der synthetischen Cannabinoide präsentiert werden.

Die bekanntesten Inhaltsstoffe von Spice sind die sogenannten JWH-Produkte; das Kürzel leitet sich von Professor J. W. HUFFMAN ab, welcher viele dieser *N*-Alkylbenzoylindole als erster untersuchte [176] (und siehe „Huffman JW" in [166]). Zu diesen Substanzen zählen JWH-018, JWH-019, JWH-073 und weitere (eine breite Variation an der Grundstruktur ist möglich, s. Abb. 7). Je nach Substitution am Indol-Stickstoff, am Indol-Kern oder an der Benzoyl-Einheit werden unterschiedliche Rezeptoraffinitätsprofile (meistens Agonisten an den $CB_1$- und $CB_2$-Rezeptoren) erzielt, und auch die Endwirkung im Menschen setzt sich aufgrund variierender Molekülstruktur unterschiedlich fort.

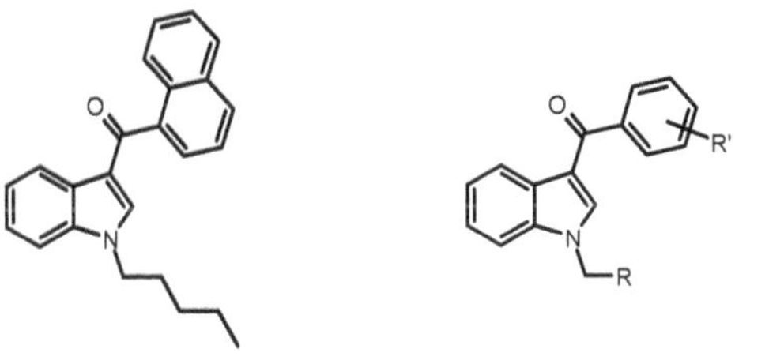


Abb. 7: JWH-Derivate (*N*-Alkylbenzoylindole).

Es sind eine Vielzahl an Strukturklassen und Wirkstoffen bekannt, welche mit den Cannabinoid-Rezeptoren interagieren [172] [173] [174]. Es scheint, als ob für die akute psychoaktive Wirkung vor allem eine agonistische Interaktion mit dem $CB_1$-Rezeptor vonnöten ist. Antagonisten dieses Rezeptors vermögen die Rauschwirkung von THC zu unterdrücken.

Das Cannabinoid-Analoge mit der Bezeichnung HU-210 ((-)-11-HO-$\Delta^8$-THC-dimethylheptyl) ist aus der Grundlagenforschung seit den 1990er Jahren bekannt. Es zeigt eine 100- bis 800mal höhere Affinität zum $CB_1$-Rezeptor als THC und wurde ebenfalls in Spice nachgewiesen.

Cannabicyclohexanol ist ein Seitenkettenanaloges von CP 47,497, beides Agonisten mit hohen Affinitäten zum $CB_1$-Rezeptor. Sie wurden in unterschiedlichen Chargen Spice nachgewiesen.

Weitere synthetische Cannabinoide sind Nabilon (zugelassen zur Steigerung des Appetits und als Antibrechmittel), Rimonabant (inverser $CB_1$-Agonist, ursprünglich als Rauchentwöhnungsmittel entwickelt, jedoch als Appetitzügler eingesetzt, wegen Nebenwirkungen vielerorts vom Markt genommen), CP-55940 (potenter $CB_1$- und $CB_2$-Agonist) und WIN 55,212-2 (potenter $CB_1$-Agonist; trägt auch JWH-Substruktur!).

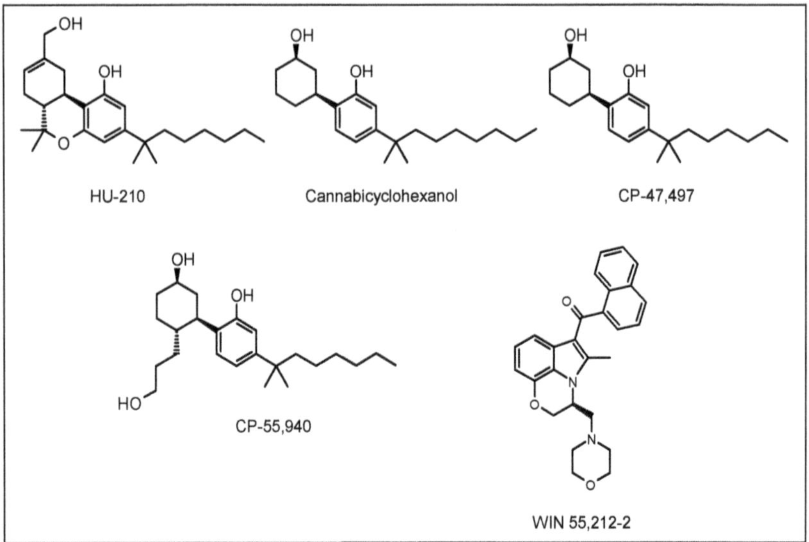


Abb. 8: Diverse synthetische Cannabinoide.

Die primäre Problematik beim Spice-Phänomen – wie auch beim Auftreten anderer alter „neuer" Wirkstoffe – ist in erster Linie darin zu sehen, dass anstelle von „Altbewährtem", relativ sicher Wirkendem (z.B. Cannabis), wo Wirkungen bis ins Gründlichste untersucht worden sind, gleich *grossflächig* neue Substanzen übers Internet an ahnungslose Konsumenten vertrieben werden. Zwischen Verkäufer und Konsument findet nahezu kein Informationsaustausch statt, und die Aufklärung zur Wirkung und Gefahren bleiben auf der Strecke, da sie oft nicht im wissenschaftlichen Rahmen untersucht wurden oder schlicht unbekannt sind. Anders als in umgangsbewussteren Subkulturen (vorsichtiges Herantasten, Informationsbeschaffung von seriösen Quellen) glaubt der Massenkonsument, ein sicheres Produkt zu kaufen (z.B. unter dem Deckmantel einer „natürlichen" Räucherware). Gesundheitliche Risiken stellen sich beim Anbieten in Form des rauchbaren Materials Spice auch durch die suggerierende Regelmässigkeit des Konsums ein (potentielles Übernehmen des Kiffer-Konsummusters).
Unlängst wurde in einem Spice-Produkt ein Chlor-Analoges von JWH-018 identifiziert. Werden solche (und auch andere) Derivate pyrolysiert (Verbrennung beim Rauchen), so können potentiell sehr gefährliche toxische Produkte

entstehen, und die gesundheitlichen Folgen sind nicht abschätzbar. Beim oralen Konsum der JWH-Produkte wird zumindest der Pyrolyseschritt umgangen; dass JWH-Produkte oral wirksam sind, gilt als erwiesen. Diese Konsumform könnte jedoch „Nur-Raucher" als Zielgruppe eliminieren, da bei diesen der Eindruck entstehen könnte, eine härtere Droge einzunehmen als beim Rauchen eines „natürlichen" Pflanzenmaterials. Oral wirkt JWH-018 im Bereich von 3–20mg, und geraucht dürfte es bereits im Bereich von 1mg deutlich aktiv sein. Über die durchaus angenehme Wirkung von JWH-018, aber auch über problematische Zusammenhänge dieser Substanzen kann man sich in weiterführender Literatur vertraut machen (z.B. [51]).

Es ist davon auszugehen, dass profitorientierte Personen auch zukünftig die wissenschaftliche Literatur nach synthetisch einfach herstellbaren Cannabinoiden durchkämmen und solche irgendwann in diversen Produktformen grossflächig anbieten werden. Man darf gespannt sein und hoffen, dass liberale Gesetzesreformen mit passenden Aufklärungsprogrammen die Legalisierung des Cannabis hervorbringen werden und dass so das *massenhafte* Auftreten synthetischer Cannabinoide zurückgedrängt werden kann.

**Synthese: [3, 131, 132] Schema 42: 1→2→3→4→5→7→8**

Es werden 5g (32,5mmol) 3,5-Dihydroxybenzoesäure (**1**) mit 42mL 10%iger Natronlauge versetzt. Dazu tropft man innert fünf Minuten 8,2g Dimethylsulfat (DMS). Danach erwärmt man noch 40 Minuten auf 100°C Ölbadtemperatur. Nach dem Abkühlen versetzt man die Reaktionslösung mit ca. 5mL Schwefelsäure konz., wobei sich ein Niederschlag bildet. Es wird abgenutscht und mit 20mL Wasser gewaschen. Man erhält 4,3g (73%) 3,5-Dimethoxybenzoesäure (**2**).

Zu einer Suspension von 6,4g (0.124mmol) $LiAlH_4$ in 600mL wasserfreiem Diethylether werden 30g (0.165mmol) 3,5-Dimethoxybenzoesäure (**2**) gelöst in 500mL wasserfreiem Diethylether hinzu gegeben. Nach 3h Rühren wird auf 0°C abgekühlt, vorsichtig mit Wasser und anschließend mit Schwefelsäure konz. versetzt, wobei sich die Lithiumsalze lösen. Die org. Phase wird am Rotavap auf ca. 600mL eingeengt und mit 2N Natronlauge gewaschen. Anschließend wird über $Na_2SO_4$ sicc. getrocknet und am Rotavap eingeengt. Man erhält 22g (82%) 3,5-Dimethoxybenzylalkohol (**3**) als weißgelblichen Wachs.

In 35mL Methylenchlorid abs. werden 3,5g (20,8mmol) 3,5-Dimethoxybenzylalkohol (**3**) vorgelegt und mit einer Kältemischung (Eis/NaCl) auf

–10°C abgekühlt. Es werden nun 5g (18,5mmol) $PBr_3$ der Reaktionslösung hinzugetropft. Nach 90min Rühren bei RT wird mit Eiswasser versetzt und mit Methylenchlorid extrahiert. Der Rückstand wird in $Et_2O$ gelöst, 2mal mit Wasser gewaschen, über $Na_2SO_4$ sicc. getrocknet und am Rotavap eingeengt bis eine leichte Trübung auftritt. Beim Abkühlen kristallisiert das Produkt aus und kann abgenutscht werden. Man erhält 3,8g (79%) 3,5-Dimethoxybenzylbromid (**4**).

Unter Argon werden 0,925g (4mmol) 3,5-Dimethoxybenzylbromid (**4**) sowie 1.5g (4mmol) CuI in 80mL trockenem Diethylether vorgelegt. Nach dem Abkühlen auf -15°C werden 5,5mL (8,8mmol) Butyllithium (BuLi) mit einer Spritze addiert. Während 4h wird bei 0°C weitergerührt. Nach dem Aufwärmen auf RT wird mit einer ges. $NH_4Cl$-Lösung zersetzt und mit 2N $Na_2CO_3$-Lösung basisch gestellt. Man extrahiert 2mal mit 150mL Diethylether, trocknet die Etherphase über $Na_2SO_4$ sicc. Nach dem Eindampfen am Rotavap wird am Hochvakuum destilliert ($10^{-4}$mbar, 100°C Kopftemperatur). Man erhält 350mg (42%) 3,5-Dimethoxy-n-amylbenzol (**5**).

Bei 0°C werden 0,5g (2.4mmol) 3,5-Dimethoxy-n-amylbenzol (**5**) in 15mL Methylenchlorid abs. vorgelegt. Innert 10min werden 0,48mL (0.5mmol) $BBr_3$ zur Reaktionslösung gegeben. Nach 3h werden 5mL Wasser hinzugetropft, wobei ein weißer Niederschlag entsteht. Es wird mit Diethylether extrahiert. Die vereinigten org. Phasen werden über $MgSO_4$ sicc. getrocknet und am Rotavap eingeengt. Nach einer Kugelrohrdestillation ($10^{-4}$mbar, 140°C Kopftemperatur) erhält man 260mg (60%) Olivetol (**7**) als ein bräunliches Öl.

In 20mL Methylenchlorid abs. werden 0,84g (4,6mmol) Olivetol (**7**) unter Ar vorgelegt. Unter Eiskühlung werden 0,25mL Bortrifluoretherat ($BF_3{\cdot}Et_2O$) zugegeben. Anschliessend wird eine Lösung von 1,0g Citral (**6**) in 10mL Methylenchlorid abs. in die Reaktionslösung getropft. Nach 1 Stunde wurde mit 2N $Na_2CO_3$ gewaschen. Die Methylenchloridphase wird am Rotavap eingeengt, woraus man ein sehr viskoses, gelbes Öl erhält. Es wird an Kieselgel (50g) mit Benzen chromatographiert. Man erhält 200mg (15%) (±)-trans-Δ$^9$-THC ((±)-trans-**8**).

**Schema 42: 9+10→8**

Diese Variante [37] besitzt den Vorteil, dass selektiv das (-)-trans-Δ$^9$-THC gebildet wird.

Ein Gemisch von 2,88g (16mmol) Olivetol (**10**), 2,45g (16.1mmol) (+)-cis/trans-p-Mentha-2,8-dien-1-ol (**9**, die absolute Konfiguration am Alkohol-

Kohlenstoffatom spielt keine Rolle) und 2g wasserfreies $MgSO_4$ in 100mL Dichlormethan wird unter Stickstoff mittels Eisbad gekühlt. Dann gibt man 1mL frisch destilliertes $BF_3 \cdot Et_2O$ zu. Das Gemisch wird während 1,5h bei 0°C gerührt, und dann gibt man 5g wasserfreies $NaHCO_3$ zu. Es wird solange gerührt, bis die Farbe verschwindet. Danach wird abfiltriert und eingeengt, woraus man etwa 5g einer gummiartigen Masse erhält. Diese wird an 300g Florisil (100-200 Mesh) mit Petrolether (30-40°C) chromatographiert. Es wird zunächst mit Petrolether eluiert, gefolgt von Gemischen von $Et_2O$/Petrolether bis zu 2:98. Die Fraktionen, welche das reine Produkt **8** enthalten, werden eingeengt. Daraus erhält man 1,44g (31%) (-)-trans-$\Delta^9$-THC (**8**). $[\alpha]_D$ -176°.

# 6. Cocain [43, 55, 90]

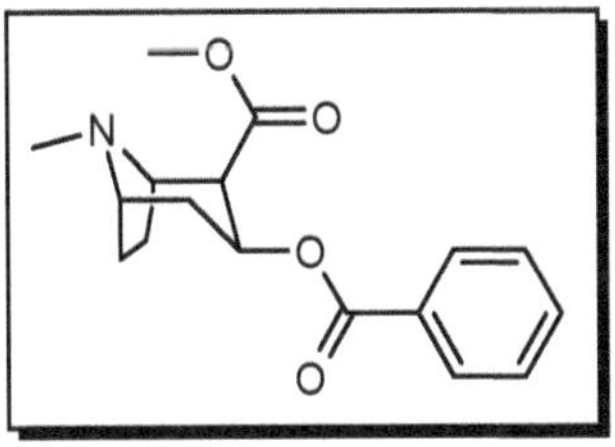

M= 303.36g/mol
$C_{17}H_{21}NO_4$

*Einleitung*:

Cocain ist ein Naturstoff, welcher in den Blättern des in Südamerika heimischen Cocastrauches *Erythroxylum coca* enthalten ist. Die psychotrope Wirkung der Cocablätter ist schon seit Jahrtausenden bekannt; zumindest zeigen dies die Bilder auf den Kalkbehältern der präkeramischen Valdiva-Kultur. Für die Inkas hat der Cocastrauch ebenfalls eine wichtige Rolle gespielt. Das Cocablatt galt als Symbol der göttlichen Kraft. Sie stärkten sich durch das Kauen von Cocablättern mit etwas Kalk oder Pflanzenasche. Dabei wird das labile Molekül Cocain größtenteils zu Ecgonin zersetzt, welches zwar anregend und leistungsfördernd, jedoch wesentlich weniger psychoaktiv und suchterzeugend wirkt als Cocain.
1750 kamen die ersten Cocasträucher aus Südamerika nach Europa. 1836 entstand die erste Schrift über die Wirkungen und Folgen des Cocagenusses: Coca wurde als Rauschdroge erkannt. Der eigentliche Wirkstoff des Coca, Cocain, wurde im Jahre 1860 von ALBERT NIEMANN isoliert. Zwei Jahre später wurde dessen Wirkung entdeckt. Kurz darauf entstanden diverse Getränke mit dem Pflanzenextrakt, so auch der Wein Vinum Marinum. Das berühmte Getränk Coca Cola entstand 1886 und enthielt ursprünglich durch Extrakte der Cocablätter auch Cocain. Bis 1906 enthielt ein Liter Coca Cola etwa 250mg Cocain. Aufgrund der zahlreichen Cocainintoxikationen wurde 1914 in den USA der Zusatz von Cocain in Getränken und rezeptfreien Medikamenten gesetzlich untersagt. Die Molekülstruktur von Cocain wurde 1898 von RICHARD WILLSTÄTTER beschrieben. Um 1900 bis zum Ersten Weltkrieg entwickelte sich eine Cocainwelle in Europa. Die Totalsynthese von Cocain gelang 1923 R. WILLSTÄTTER et al. In der Zwischenkriegszeit wurde Cocain in Künstler- und Intellektuellen-Kreisen populär. In den 1930er Jahren wurde Cocain durch das billige Amphetamin weitgehend zurückgedrängt, doch durch die gesetzlichen Verbote von Amphetamin und Methamphetamin in den 1960er Jahren nahm der Konsum von Cocain wieder zu. Seit den 1940er Jahren findet Cocain bis heute Verwendung als Dopingmittel.

Heute ist Cocain wohl die bekannteste psychoaktive Droge überhaupt. Dies nicht zuletzt wegen der Popularisierung durch die Musikszene in den 1980er Jahren. Bekannte Politiker, Sportler, Schriftsteller, Musiker, Programmierer, Künstler, Bankiers, Manager und viele andere sind diesem starken Psychostimulans verfallen.

**Synonyme**: Kokain, Koks, Schnee, C, Candy, Coca, Coke, Cola, Line, Linie, Persil, Schubi, Schönes, Schnupfschnee, Flake, Peach, (-)-Cocain, d-Cocain, Erythroxylin, Benzoylecgoninmethylester, 3β-Benzoyloxy-2β-tropancarbonsäuremethylester, 3-Benzoyloxy-8-methyl-azabicyclo[3.2.1]-octan-2-carbonsäuremethylester, Methyl-(1*R*,2*R*,3*S*,5*S*)-(benzoyloxy)-8-methyl-8-azabicyclo[3.2.1]-octan-2-carboxylat, u.a.
Als Freie Base: Crack, Freebase, Baseball, Supercoce, u.a.

**Vorkommen**: Unter anderem in den Coca-Sträuchern *Erythroxylum coca* und *Erythroxylum novogranatense*.

**Einteilung**: Psychostimulans

**Dosis**: 20–100mg pro „Linie" (nasale Applikation)

**Dauer**: Nasal: 20–30min Euphorie, 1–2h Kräftegefühl. Bei anderen Applikationen: Siehe unter Pharmakologie.

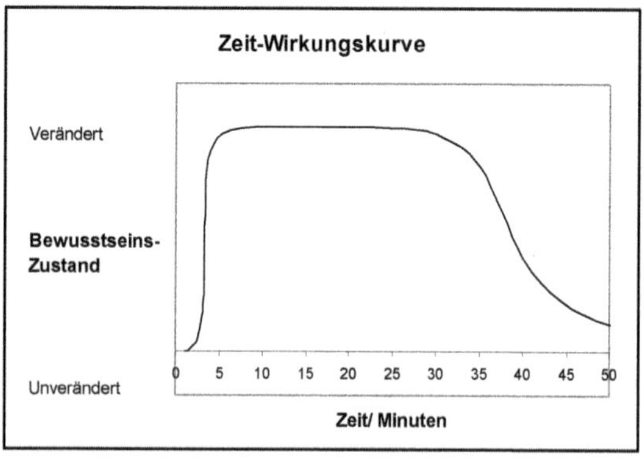


Abb.: Qualitative Beziehung zwischen der Zeit und dem Bewusstseinszustand nach der nasalen Zufuhr von Cocain.

**Wirkung**:

*Allgemeine Wirkungen:*

Cocain vermittelt subjektiv Gefühle wie Euphorie, übermäßige Konzentrationsfähigkeit, Intelligenz und Cleverness. Durch die enthemmende Wirkung wird vorübergehend die Kommunikationsbereitschaft erhöht. Die wenigsten Konsumenten lassen es bei einer Dosis, sie koksen häufig über mehrere Stunden hinweg. So wird berichtet, während der ersten paar Stunden sei man von erhöhter Kommunikation, Größenwahn, Machtgefühl und Stärke umgeben. Nach einigen Stunden jedoch werde man immer egoistischer, nur noch der „Stoff" zählt, die Freunde treten in den Hintergrund. In der Geilheit, noch etwas Koks zu erhalten, können schon einmal Freunde belästigt und bis zum Irrsinn geärgert werden. Nicht selten wird Koks bei sexuellen Akten verwendet. Die Enthemmung und die taktile Sensibilisierung erleichtern das Ausführen sexueller Wünsche. Manchmal wird aber Cocain auch als Lustkiller bezeichnet. Auf den Rausch folgen häufig psychische Erschöpftheit, verursacht durch den Gedankenstress, manchmal Angst, Depressionen und paranoide Wahnvorstellungen.

Auf den Körper wirkt Cocain wie folgt: Motorische Hyperaktivität, Anstieg der Pulsfrequenz, Gefäßverengung, Blutdruckerhöhung, Erweiterung der Pupillen und Verlagerung der Durchblutung von den inneren Organen zu den Muskeln. Appetit, Schlafbedürfnis und Müdigkeit werden weitgehend unterdrückt; nach dem Ausklingen der Wirkung treten diese Effekte umso stärker auf. Cocain ist ein ausgeprägter positiver Verhaltensverstärker. Das bedeutet, dass jemand, der die Cocainwirkung spürt, noch mehr Cocain zu sich nehmen will, und so werden andere wichtige Verlangen, z.B. etwas zu essen, vergessen.

M.S. GOLD beschreibt die Wirkungen von Cocain wie folgt [96]:

> „Die wichtigsten psychischen Funktionen, die von Cocain beeinflusst werden, sind Stimmungslage, Kognition, Triebzustände – wie Hunger, Libido und Durst – und das Bewusstsein. Es entsteht unmittelbare und intensive Euphorie, orgasmisch anmutend, die Sekunden bis gewöhnlich Minuten dauert. … Aufgrund der gehobenen Stimmungslage treten Leichtfertigkeit, gesteigerte Selbstsicherheit und starke Prahlerei auf. Anschließend geht die Stimmungslage in eine milde, mit Angstgefühlen gemischte Euphorie über, die 60 bis 90 Minuten anhält, gefolgt von einem ausgeprägten Angstzustand, welcher mehrere Stunden anhalten kann. Beim Eintreten oder während der Wirkung beginnen die Gedanken zu rasen, bis hin zur übersteigerten Redseligkeit mit abschweifenden und unzusammenhängenden Äusserungen."

**Pharmakologie:**

*Wirkmechanismus:* [43, 90, 177]

Cocain wirkt primär als *Wiederaufnahmehemmer* der Monoamine Norepinephrin (NE), Dopamin (DA) und Serotonin (5-HT), wobei der Inhibition der NE-Wiederaufnahme pharmakologisch vermutlich am meisten Bedeutung zukommt (Inhibitionskonstanten-Verhältnis ist relativ unselektiv: ~ 5:3:2) [177]. Im Gegensatz zu den Psychostimulanzien Amphetamin und Methamphetamin ist Cocain kein Substrat der Monoamintransporter, und somit gelangt es nicht in die entsprechenden Zellen und vermag auf diesem Weg *keine* erhöhte *Freisetzung* der Monoamine zu bewirken. Trotz der auf der Hemmung der Wiederaufnahme basierenden Wirkung zeigt sich Cocain in der psychostimulierenden Wirkung als äußerst effektiv. Es sind vereinfacht formuliert die im synaptischen Spalt durch Cocain bedingt erhöhten Mengen von NE, DA und 5-HT, die zu einer erhöhten Stimulierung von entsprechenden Rezeptoren führen. Als Folge wird vermutet und debattiert, dass Hirnregionen wie das Belohnungszentrum (*nucleus accumbens*) dadurch stimuliert werden. Auch gewisse Antidepressiva vermögen dieselben Monoamine zu erhöhen, jedoch ohne den akuten starken psychostimulierenden Effekt. Es stellt sich daher die Frage, weshalb Cocain dadurch ein Psychostimulans ist. Einerseits könnte die Eintrittsgeschwindigkeit ins Hirn massiv schneller erfolgen, andererseits könnten andere, bisher nicht identifizierte Cofaktoren, Kaskaden oder andere Rezeptorsysteme beteiligt sein. Zumindest teilweise könnten auch 5-HT-Rezeptor-Subtypen (lokomotorische Aktivität) und Sigma-Rezeptoren (Einfluss von Cocain auf das Immunsystem) in der Wirkung von Cocain involviert sein, und vermutlich sind noch weitere Targets beteiligt.

Cocain erfordert im Konsumenten rasch höhere Dosierungen, um eine gleich intensive Wirkung zu erzielen. Diese Toleranzbildung wird wie folgt erklärt: Durch den Cocain-bedingten chronischen Kontakt von Dopamin an den postsynaptischen Dopaminrezeptoren wird die Zahl der Dopaminrezeptoren reduziert, und die Zahl der Dopamintransportermoleküle in der präsynaptischen Zelle wird erhöht. Die Folge ist eine Unempfindlichkeit der postsynaptischen Membran gegenüber Dopamin, und die Fähigkeit der präsynaptischen Zelle, Dopamin in Abwesenheit von Cocain aus dem synaptischen Spalt zurückzuholen, nimmt zu (homöostatische Dysregulierung). Die gesenkte dopaminerge Neurotransmission nach dem Cocainkonsum kann schliesslich zu depressiven Verstimmungen führen, und das Verlangen nach einer stetigen erneuten Zufuhr von Cocain lässt sich damit ebenfalls erklären (d.h. nur durch erneute Cocain-Zufuhr wird die dopaminerge Neurotransmission noch genügend aufrechterhalten). Die Toleranzbildung soll jedoch auf höchstens eine Verdoppelung begrenzt sein. Cocain gilt als eines der stärksten suchterzeugenden Mittel. Die rasche psychische Abhängigkeit kann bald zu physischer Schädigung führen (s. Toxizität).

Die chemische Struktur von Cocain war für viele Lokalanästhetika wegweisend: Die Grundstruktur wurde in gewissen Medikamenten beibehalten, strukturelle Abwandlungen führten zu ebenso wirksamen Anästhetika, die aber keine psychotropen Effekte mehr aufweisen (z.B. Procain und Lidocain). Die lokalanästhetische Wirkung von Cocain liegt in der Blockierung von Na-Kanälen. Diese Eigenschaft verhilft schließlich Cocain dazu, heute noch – wenn auch sehr eingeschränkt – in der Medizin verwendet zu werden. In seltenen Fällen wird es bei Augen- und vor allem Nasenoperationen eingesetzt.

Cocain wird oral, intranasal, intravenös oder durch Rauchen zugeführt. Je nach Applikationsart wirkt es verschieden schnell und stark. Die folgende Tabelle zeigt einen Vergleich der pharmakokinetischen Merkmale der verschiedenen Verabreichungsweisen [96]:

| Aufnahme | Zeit bis zum Wirkungseintritt | Dauer des Rausches | Mittlere akute Dosierung | Wirkstoffgehalt des Ausgangsmaterials |
|---|---|---|---|---|
| Kauen der Cocablätter | 5–10min | 45–90min | 20–50mg | 0.5–1% |
| Schlucken von Cocain-HCl | 10–30min | 45–90min | 100–200mg | 20–80% |
| Schnupfen von Cocain-HCl | 2–3min | 30–45min | 5–30mg | 20–80% |
| i.v. spritzen von Cocain-HCl | 30–45s | 10–20min | 25–50mg | 20–100% |
| Rauchen der Cocapaste | 8–10s | 5–10min | 60–250mg | 40–85% |
| Rauchen der freien Base | 8–10s | 5–10min | 250–1000mg | 90–100% |
| Crack rauchen | 8–10s | 5–10min | 250–1000mg | 50–95% |

Bei der oralen Einnahme wird ein Großteil der eingenommenen Menge in der Leber abgebaut, so dass nur rund 25 Prozent der Dosis ins Gehirn gelangen. Da das Cocain-HCl oral eingenommen langsamer als bei anderen

Applikationsarten resorbiert wird und somit über einen längeren Zeitraum und in einer flacheren Konzentration ins Hirn übergeht, bleibt eine heftige Rauschempfindung aus. Durch die intranasale Anwendung (Schnupfen) von Cocain-HCl werden rund 20–30 Prozent resorbiert. Die nasale Resorption erfolgt viel rascher als über den Verdauungstrakt, und darin liegt auch der Hauptgrund, weshalb die Wirkung von Cocain beim Schnupfen viel intensiver ist. Wird das Cocain-HCl intravenös injiziert, so bringt man die gesamte Dosis direkt in den Blutkreislauf (hohe Bioverfügbarkeit), so dass die Wirkung extrem intensiv ist. Durch das Rauchen der verdampfbaren Cocainbase wird eine sehr rasche und fast vollständige Resorption erreicht, so dass innert weniger Sekunden eine Rauschanflutung erfolgt.

Die Plasmahalbwertszeit von Cocain liegt bei rund einer Stunde. Wesentlich länger lassen sich Cocain-Metaboliten nachweisen. Der Metabolismus erfolgt extensiv in der Leber, und nur rund ein Prozent unverstoffwechseltes Cocain wird mit dem Urin ausgeschieden. Dominierender Metabolit ist das Ester-Spaltprodukt Benzoylecgonin, gefolgt von Ecgonin-Methylester und Ecgonin (Strukturen s. Synthesenschema). Mittels geeigneten Analysen lässt sich noch Tage später der Cocain-Konsum nachweisen (auch abhängig vom Konsummuster), und insbesondere bei Personen mit chronischem Konsum können Abbauprodukte von Cocain im Haar noch Monate später festgestellt werden – vorausgesetzt, der Abschnitt der Haare, welcher während oder kurz nach dem Konsum wuchs, ist noch vorhanden.

*Akute Toxizität:* [43, 90]

Die LD-50 hängt vom Applikationsort ab. Die LD-50 (Ratte, i.v.) beträgt 17,5mg/kg. Nach [43] liegt die akute Toxizität bei 1–2mg/kg, so dass für einen 80kg schweren Menschen 80 bis 160mg Cocain bereits eine toxische Einzeldosis wären. Die Anzeichen einer akuten Überdosierung sind Schüttelfrost, delirante Zustände, Krämpfe, toxische Psychosen, Herz-Kreislauf-Versagen bis hin zum Tod durch zentrale Atemlähmung. Es kann eine körperliche Schädigung durch die vorgetäuschte hohe physische Leistungsfähigkeit entstehen. Beim gemeinsamen Verwenden von Schnupfröhrchen bei nasaler Applikation kann es zur Übertragung von Krankheiten kommen. Scharfkantige Röhrchen können zu einer feinen Verletzung der Nasenschleimhäute führen, so dass Infektionskrankheiten wie Hepatitis C übertragen werden können (Thema Safer Sniffing: nur saubere Röhrchen, nie mit anderen Personen teilen). Eine weitere Gefahr – wie bei allen erworbenen Substanzen – stellt das potentielle Vorhandensein von toxischen Streckmitteln dar. Cocain birgt ein enorm hohes psychisches Abhängigkeitspotenzial.

*Chronische Toxizität:* [43, 90]

Die Komplikationen und Symptome korrelieren nicht immer mit der Dosis, Applikationsart und Konsumhäufigkeit. Cocain bringt ein enorm hohes psychisches Abhängigkeitspotenzial mit sich, die physische Abhängigkeit wird als gering eingestuft. Das Suchtpotenzial wird heute oft als genauso hoch wie das des Heroins eingeschätzt. Bei chronischem Gebrauch von Cocain nehmen die körperlichen Abwehrkräfte und die Leistungsfähigkeit ab, Leberschäden und kardiovaskuläre Komplikationen treten auf. Obschon manche Cocain zu sich nehmen, um intensiveren Sex zu erleben, gilt es nicht als Aphrodisiakum, denn starke Konsumenten erfahren eine sexuelle Dysfunktion. Es treten bei intensivem Konsum gehäuft visuelle, sensorische und motorische Störungen auf. Eptileptische Anfälle werden beobachtet. Hirnblutungen und Hirninfarkt können erfolgen. Durch das ständige Belasten der Nasenschleimhäute können diese perforiert werden. Der Geruchssinn kann verlorengehen, Schädigungen der Atemwege sind ebenfalls Folge des Kokainismus. Es tritt eine Toleranzbildung ein. Ähnlich wie beim Cannabiskonsum kann ein Amotivationssyndrom eintreten. Es werden auch schizophrenieähnliche Zustände, Persönlichkeitsstörungen und psychische Störungen (Depressionen, Angst usw.) beobachtet. Das Phänomen Dermatozoenwahn wurde eindeutig mit dem Konsum von Cocain (wie auch Amphetamin) in Verbindung gebracht: Der Betroffene hat die wahnhafte Vorstellung, Insekten oder Würmer unter der Haut zu haben, die sich bewegen, was zu Juckreiz führen kann. Dies kann zu exzessivem Kratzen der Haut bis hin zu Wundbildung führen. Diese organische Psychose wurde auch bei Hirnverletzungen oder Erkrankungen des Zentralnervensystems beobachtet.

**Allgemeines:**

Cocain ist aufgrund seiner Herkunft und der nicht ganz einfachen Herstellung verglichen mit anderen gängigen stimulierenden Substanzen wie Amphetamin und Methamphetamin sehr teuer. Daher wird nicht selten mit wirkungslosem Trägermaterial (Zuckersorten, Stärke) gestreckt oder das billige Methamphetamin (MA) wird unter dem Namen Cocain verkauft. Dem unerfahrenen User bleibt so verschwiegen, dass er in Wahrheit „nur" MA konsumierte. Doch die Wirkungen unterscheiden sich ziemlich eindeutig: Schon die Dauer der Rauschwirkung weicht stark voneinander ab. Um herauszufinden, ob es sich bei dem Pulver tatsächlich um Cocain handelt, ohne gleich einen Rausch zu erleben, wird die betäubende Wirkung des Cocains als Hinweis herbeigezogen. Eine kleine Menge Cocain bewirkt, auf der Zunge aufgetragen, eine örtliche Betäubung, welche kurze Zeit anhält. Bei A oder MA ist dies nicht zu beobachten. Dieser Test schließt jedoch nicht aus, dass das zu testende „Pulver" eine andere lokal anästhesierende Substanz enthält, die diesen Effekt zu imitieren vermag. Cocain wird oft derart verschnitten, dass es nur einen Gehalt von 20–30 Prozent aufweist. Hierzulande wurde ein Gehalt von 30–80 Prozent festgestellt (Quelle: Eve&Rave). Weil Cocain lange sehr teuer war, wurde es besonders in gehobenen Kreisen konsumiert. Dazu werden Kokspartys organisiert, bei denen das Cocain auf Spiegeln zu dünnen Linien aufgetragen wird und dann mit einem Geldschein in die Nase gezogen wird. Wie in einem Ritual wird das Cocain der Runde offeriert und im Kreis herum weitergegeben. Aufgrund der „leistungsfördernden" Wirkung verfallen viele wegen des Leistungsdrucks dem Cocain. Es wird gesagt, der höchste Koksverbrauch pro Kopf liege konzentriert im Silicon Valley und an der Wall Street!

Die Cocain-Preise sind in den letzten Jahren deutlich gesunken. Während in den 1980er Jahren der Gramm-Preis in der Schweiz um die 500 CHF betrug, bezahlt man heute zwischen 40 und 100 CHF (vergleichbarer Trend in anderen Ländern). Zudem werden sogenannte „Kügelchen" mit vielleicht einem Viertelgramm angepriesen. Der massive Preissturz hat eine Verlagerung vom Konsum in der High-Society hin zum Normalbürger bewirkt, und die tiefen Preise passen sogar in das Budget von Auszubildenden. Das Bedürfnis nach Stimulanzien für jedermann scheint ein Zeitphänomen zu sein; ganz offensichtlich geht der Trend hin zum vermehrten Konsum solcher Substanzen (z.B. auch Mephedron, MDPV, Amphetamin, Methamphetamin). Dies kann auch im Partyumfeld beobachtet werden. Schnelle Zeiten verlangen beschleunigende Substanzen, die Hektik katalysiert sich dadurch selber.

Viele Kokser berichten, das erste Mal sei das beste Mal. Das Gefühl, das sich im Konsumenten ausbreitet, flacht schnell einmal ab und gibt ihm das Gefühl einer gewissen Unzufriedenheit, ein Gefühl, dass das gewisse Etwas noch fehle. So wird dann bald (etwa alle 15 Minuten 50–200mg) die nächste Linie gezogen, den gewünschten Zustand erreicht er aber nicht oder nur annähernd, und so geht das Spiel weiter. Nicht allzu selten konsumieren Kokser 2–3g pro Nacht oder Tag, manchmal sogar mehr.

*Cocaingewinnung:*

Das in den Cocablättern zu 0,5–1,5% enthaltene Cocain wird mit einem Lösungsmittel extrahiert. Um das wasserlösliche Cocain-HCl in eine lipophilere Form zu bringen, wird zunächst eine anorganische Base zugesetzt (z.B. $Ca(OH)_2$). Illegale Institutionen verwenden als Extraktionsmittel meistens Benzin oder Kerosen. Das Einengen liefert einen Teil der Coca-Paste. Die in der wässrigen Phase enthaltenen Coca-Alkaloide werden basisch gefällt und abfiltriert und bilden den anderen Teil der Coca-Paste.

Die Coca-Paste wird anschließend chemisch gereinigt. Schlussendlich wird der Rückstand mit konz. HCl in Aceton zum Cocain-HCl umgesetzt.
Technisch wird Cocain wie folgt gewonnen [22]: Das im Alkohol-Extrakt der Cocablätter enthaltene Ecgonin-Ester-Gemisch wird zunächst zum Ecgonin hydrolysiert. Dieses wird dann zuerst mit Methanol zum Methylester und anschliessend mit Benzoylchlorid zu Cocain-HCl umgesetzt.

*Crack: Cocain als Freie Base*

Der Wunsch nach einer schnelleren und intensiveren Wirkung von Cocain weckte die Idee, Cocain zu rauchen. Doch das schnupfbare Cocain-HCl zersetzt sich größtenteils beim Erhitzen. Es ist nur sehr schlecht verdampfbar. Zur Lösung dieses Problems wird das Cocain-HCl in Wasser gelöst und mit einer anorganischen Base (z.B. Ammoniak, Ammoniumhydrogencarbonat, Backpulver (Natriumhydrogencarbonat), Zigarettenasche usw.) versetzt. Die dabei freiwerdende Cocainbase wird anschließend in ein mit Wasser nicht mischbares Lösungsmittel (z.B. Ether) extrahiert. Nach dem Verdampfen des Lösungsmittels bleibt Cocain als freie Base zurück, was als Cocain-Freebase bezeichnet wird. Der Einfachheit halber erfolgt die Herstellung jedoch meistens ohne Lösungsmittel. Insbesondere Crackkonsumenten gehen wie folgt vor: Das in wenig Wasser gelöste Cocain-HCl wird mit Backpulver gemischt. Anschließend wird solange erhitzt, bis alles Wasser verdampft ist. Zurück bleibt eine grobkörnige Paste. Diese Form der Cocainbase wird wegen den dabei anfallenden knackenden Geräuschen gewöhnlich als Crack bezeichnet.

Crack oder Cocain-Freebase ist eine leicht verdampfbare Form des Cocains und kann mit einer erhitzten Pfeife inhaliert werden. So können ohne weiteres Dosen bis zu einem Gramm auf einmal resorbiert werden. Diese Dosissteigerung hat gravierende Folgen. Innert weniger Sekunden wird das Gehirn mit einer enormen Menge Wirkstoff überflutet. Die Folgen sind kurze Euphorie, Höhegefühl, Rastlosigkeit, Verwirrtheit und anschließende posteuphorische Depressionen, woraus die starke Motivation für eine erneute Applikation entsteht. Die Wirkung ist zwar äußerst intensiv, hält jedoch nur 5–10 Minuten an. Bereits wenige Male Cocainrauchen (*free basing*) können eine starke Abhängigkeit hervorrufen. Crack ist erstmals 1981 in Südkalifornien aufgetaucht. Die Mehrheit der heutigen Cocainabhängigen konsumiert Cocain in Form von Crack.

*Schmuggel:*

Es findet ein ständiges Katz-und-Maus-Spiel zwischen findigen Schmugglern und den Behörden statt. Während im süd-/zentralamerikanischen Raum Sportboote und -flugzeuge sowie vermehrt speziell konstruierte U-Boote zum Einsatz kommen, werden für Lieferungen nach beispielsweise europäischen Ländern andere Techniken benötigt. Es soll hier nicht auf alle Möglichkeiten eingegangen werden, denn es existieren einige. Erwähnenswert ist beispielsweise die Form Schwarzes Cocain (*Coca negra*). Dabei wird Cocain mit (giftigen!) Cobalt- oder Eisensalzen oder Aktivkohle versetzt, wodurch Cocain von gängigen (farbbasierten) Erkennungstests nicht mehr nachgewiesen werden kann. Getarnt wird es dann beispielsweise als Drucktoner. Im Zielland muss das Cocain dann gereinigt resp. extrahiert werden, bevor es zum Konsum geeignet ist. Gängig ist auch das Verstecken von in Plastik eingeschweißten Cocainbällchen im Magen-/Darmtrakt. Eine weitere einfallsreiche Schmuggelform ist das Lösen von Cocain in alkoholischen Getränken. Diese Cocainlösungen werden dann – abgepackt in offiziellen Flaschen (z.B. Wein, Whisky, Rum) – ungehindert ins Zielland importiert, da ohne das Öffnen der Flaschen der Inhalt nicht analysiert werden kann. Zuhause kann dann lediglich (z.B. auf einem Backblech) der Alkohol verdunstet werden, und zurück bleibt das reine Cocain. Doch auch dieser Schmuggelmethode kann nun entgegengewirkt werden. Neueste Entwicklungen erlauben nun das nicht-invasive, rasche Untersuchen (d.h. kein Öffnen der Flaschen) mittels $^{1}$H-Magnetresonanzscanner.

**Stereochemie und Synthese:**

Durch die zwei chiralen Zentren und die [3.2.1]-Azabicyclo-Brücke im Cocain-Molekül sind 8 Stereoisomere möglich. Das natürliche (-)-Cocain und seine drei *R*-Diastereomere werden als *R*-Cocain, *R*-Pseudococain, *R*-Allococain und *R*-Allopseudococain bezeichnet. Die Isomere, welche man vom Enantiomer des natürlichen Cocains erhält, werden als *S*-Cocain, *S*-Pseudococain, *S*-Allococain und *S*-Allopseudococain bezeichnet. In der folgenden Abb. sind die 8 stereoisomeren Formen dargestellt.

Nur das (-)-Cocain ( = (*R*)-Cocain) kommt natürlich vor. Die Schlüsselreaktion ist die Darstellung des Tropangerüstes. Dieses kann jedoch relativ einfach durch die MANNICH-Reaktion aufgebaut werden. Beispielsweise kann durch die Reaktion von Oxopropandicarbonsäure-dimethylester mit Succinaldehyd in Gegenwart von Methylamin und Methanol direkt das 2,4-Di-(methoxycarbonyl)-tropinon erhalten werden. Anschließende Decarboxylierung liefert 2- und 4-Methoxycarbonyltropinon, welches weiter umgesetzt werden kann. So entstehen jedoch Enantiomerenpaare, was eine anschließende chirale Trennung erfordert. 1998 wurde von H. RAPOPORT et al. eine enantiospezifische Synthese von (-)-Cocain publiziert [94]. Die chemischen Ausbeuten und die optische Reinheit sind hoch, und es wird nirgends eine Racemattrennung benötigt. Doch die Synthese umfasst mehr als 20 Reaktionsstufen und ist daher sehr aufwendig (siehe Reaktionsschema 43).

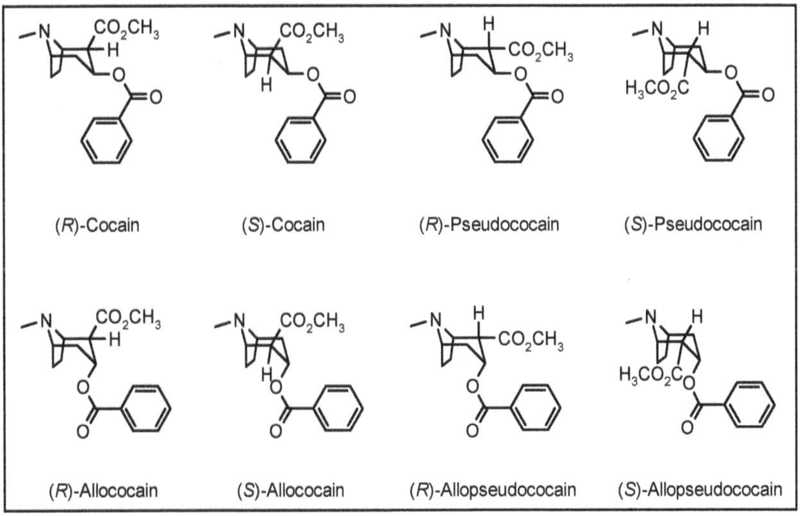


Abb.: Die acht stereoisomeren Formen von Cocain.

Eine wesentlich einfachere Synthese publizierte 1987 J. F. CASALE [95]. In einer sechsstufigen Synthese mit Racemattrennung kann (-)-Cocain relativ einfach hergestellt werden (siehe Kapitel 10, Reaktionsschema 44): 1,3-Acetondicarbonsäure (**1**) wird mit $Ac_2O$ zum Anhydrid (**3**) umgesetzt. Wird dieses mit MeOH versetzt, so erhält man den Monomethylester (**4**). Aus 2,5-Dimethoxytetrahydrofuran (**5**) erhält man durch saure Bedingungen den benötigten Succindialdehyd (**6**), der auch kommerziell erhältlich ist. Durch Reaktion von **4** mit **6** und Methylamin-Hydrochlorid in einem gepufferten System erhält man 2-Carbomethoxy-tropinon ((±)-**7**). Dieses kann mit der entsprechend konfigurierten Weinsäure in die optischen Antipoden getrennt werden. Anschliessende Reduktion mit Na-Amalgam in Schwefelsäure und pH 3–4 liefert (-)-Ecgonin-methylester (**8**). Dieser kann mit Benzoylchlorid zum (-)-Cocain (**9**) umgesetzt werden.

**Schema 44: 1+2→3→4 [95]**

Zu einer Lösung von 30mL Eisessig und 22mL Essigsäureanhydrid (**2**) werden bei 10°C langsam 20g (0,684mol) 1,3-Acetondicarbonsäure (**1**) zugetropft. Die Temperatur wird unter 12°C gehalten, bis die Reaktion vervollständigt ist. Falls das Produkt innerhalb von 3h nicht ausfällt, wird etwas Benzen dazugegeben. Das feste Produkt wird abfiltriert, mit 100mL Eisessig, und dann mit 100mL Benzen gewaschen. Dann wird der Feststoff trocknen gelassen. Man erhält 14,8g (84%) Acetondicarbonsäureanhydrid (**3**) als weisses Puder.

Zu 41g (0,32mol) Acetondicarbonsäureanhydrid (**3**) werden 160mL kaltes, wasserfreies Methanol zugegeben. Die Monomethylester **4**-Lösung wird während 1h stehen gelassen und dann filtriert.

**5→6 [95]**

Zu 400mL 0.2N Schwefelsäure werden langsam 44,2g (0.334mol) 2,5-Dimethoxytetrahydrofuran (**5**) zugegeben und es wird während 15min gerührt. Die entstandene Lösung von Succindialdehyd (**6**) wird während 4h stehen gelassen, ohne weitere Bearbeitung.

**6+4→7→8→9 [95]**

Es werden 35,3g Zitronensäure und 38.8g Natriumcitrat-Dihydrat in Wasser gelöst und auf ein Endvolumen von 6L mit Wasser verdünnt (=Citratpuffer mit pH 4.4). Zu der Pufferlösung gibt man 32g (0,48mol) Methylamin-Hydrochlorid und 12,8g (0.32mol) NaOH. Die obige Succindialdehyd-Lösung wird unter Rühren während 10min zugetropft. Dann wird die obige Monomethylester-Lösung während 10min unter Rühren zugetropft. Das Reaktionsgemisch wird anschließend während 48h bei Raumtemperatur rühren gelassen. Dann werden jeweils 250mL-Portionen der Reaktionslösung mit konz. Ammoniumhydroxid auf pH 12 gestellt, und viermal mit 200mL Chloroform extrahiert (muss schnell erfolgen). Die Extrakte werden über $Na_2SO_4$ getrocknet und anschließend eingeengt. Der ölige gelbe Rückstand wird in 200mL trockenem Ether gelöst und filtriert. Das Filtrat wird eingeengt. Dann wird das Öl in 200mL Petrolether gelöst und filtriert, das Filtrat wird wieder eingeengt. Das Öl wird dann stehen gelassen, damit es feucht wird (das wasserfreie Produkt zersetzt sich kontinuierlich). Das rohe Hydrat von (±)-**7** ist etwa 95% rein und kann durch Sublimation gereinigt werden, woraus man 59g racem. 2-Carbomethoxytropinon (86%, (±)-**7**) als schneeweiße Flocken erhält, mp 96–98.5°C.

Zu einer Lösung von 26,6g racem. 2-Carbomethoxytropinon ((±)-7) in 106mL abs. EtOH wird tropfweise eine Lösung von 18,57g (0.124mol) (-)-Weinsäure in 133mL abs. EtOH zugegeben. Nach 48h wird die Mutterlauge abdekantiert und aufbewahrt. Die Kristalle werden mit 50mL abs. EtOH gewaschen und anschließend in wenig heißem trockenem MeOH gelöst. Die noch heiße Lösung wird in einen Erlenmeyerkolben filtriert und zugedeckt. Die Lösung wird dann während 72h unberührt stehen gelassen. Dann wird die überstehende Lösung abdekantiert und mit der ersten Mutterlauge kombiniert. Die Kristalle des wasserfreien (-)-**7**-bitartrat werden mit 100mL wasserfreiem Aceton gewaschen und dann getrocknet, woraus man 6,8g (30%) (-)-**7**-bitartrat erhält ($[\alpha]_D^{24}$ –16.9° (c 2, $H_2O$).
Die Mutterlaugen werden eingeengt und den Rückstand löst man in 200mL Wasser, stellt mit $Na_2CO_3$ auf pH 8 und extrahiert fünfmal mit 200mL Dichlormethan. Die kombinierten Extrakte werden über $Na_2SO_4$ getrocknet und eingeengt. Das angereicherte (+)-**7** wird befeuchtet (damit keine Zersetzung erfolgt), woraus man 17,5g eines Pulvers erhält. Dieses wird in 70mL abs. EtOH gelöst und mit einer Lösung von 12g (80mmol) (+)-Weinsäure in 86mL abs. EtOH versehen. Die nachfolgende Kristallisation (wie oben) ergibt 7g (30%) wasserfreies (+)-**7**-bitartrat ($[\alpha]_D^{24}$ +16.9° (c 2, $H_2O$).
Das Anbasen der Mutterlaugen und nochmalige Versetzung mit (-)-Weinsäure ergibt weitere 6g wasserfreies (-)-**7**, die Gesamtausbeute beträgt 12,8g (57%). Auch das für das (-)-Cocain benötigte (+)-**7** sollte noch zu einer gewissen Menge isolierbar sein.

7.7g (36mmol) (+)-2-Carbomethoxytropinon-Hydrat ((+)-**7**) werden in 51mL eiskalter 10% Schwefelsäure gelöst. Ungefähr 2mg Bromophenol Blau werden als Indikator zugegeben. Unter Rühren werden dann 1028g 1,5% Natriumamalgam in kleinen Portionen während 2,5h zugegeben, so dass die Temperatur unter 5°C bleibt. Der pH wird überwacht via Indikator und wird durch Zugabe von 30% Schwefelsäure zwischen pH 3 und 4 gehalten. Regelmäßige Zugabe von Wasser hilft, dass die Natriumsulfat-Salze in Lösung bleiben. Nach der Amalgamzugabe wird noch während 45min gerührt. Die Lösung wird vom Quecksilber separiert, auf pH 12 mit NaOH gestellt und dreimal mit 200mL Chloroform extrahiert (sollte schnell erfolgen). Die vereinigten Extrakte werden über $Na_2SO_4$ getrocknet und anschließend eingeengt. Das grünliche Öl enthält Ecgonin-methylester (**8**) und Pseudoecgonin-methylester im Verhältnis 3:1. Das Öl wird in 200mL Petrolether gelöst und filtriert. Das Filtrat wird eingeengt. Dann wird das erhaltene Öl in 500mL trockenem Ether gelöst und das Hydrochlorid-Salz wird durch Zugabe von etherischer HCl gemacht. Die entstandenen Kristalle werden abfiltriert und umgehend in wenig trockenem MeOH gelöst. Dann wird eingeengt, und die Kristalle versetzt man mit 120mL trockenem Chloroform. Den Kristallbrei filtriert man. Anschließendes Trocknen liefert 2,3g (-)-Ecgonin-methylester (27%, **8**). Das Produkt kann nochmals aus

MeOH/$Et_2O$ umkristallisiert werden. Man erhält so 2,2g reines Produkt **8** ($[\alpha]_D^{24}$ –52.3° (c 1, MeOH).

In wasserfreier Apparatur werden 1,0g (4,25mmol) (-)-Ecgonin-methylester (**8**) und 7mL wasserfreies Pyridin vorgelegt und unter Argon in einem Eisbad gerührt. Dann wird eine Lösung von 0,8mL (6.85mmol) Benzoylchlorid in 5mL wasserfreiem Pyridin während 5min zugetropft. Nach der Zugabe wird das Eisbad entfernt und es wird während 24h unter Argon gerührt. Dann gibt man 200mL trockenes Aceton zu und filtriert den Feststoff. Das rohe (-)-Cocain-Hydrochlorid (**9**) wird mit zusätzlichen 100mL wasserfreiem Aceton gewaschen. Das Produkt wird anschließend getrocknet. Man erhält 1,3g (89%) (-)-Cocain-Hydrochlorid (**9**).

Um die optische Reinheit zu bestimmen und die freie Base zu erhalten, kann wie folgt vorgegangen werden: Das (-)-Cocain-Hydrochlorid (**9**) wird in 20mL Wasser gelöst, mit 5% $NH_4OH$ auf pH 8 gestellt, viermal mit 50mL Dichlormethan extrahiert, die vereinigten org. Phasen werden über $Na_2SO_4$ getrocknet und eingeengt. Die freie Base **9** wird auf $Et_2O$/Petrolether umkristallisiert. Man erhält so 1g (78%) reines (-)-Cocain (**9**) als freie Base ($[\alpha]_D^{24}$ –35.8° (c=1, 50% wässriger EtOH)), mp 96–97.5°C.

# 7. Ketamin [43, 45]

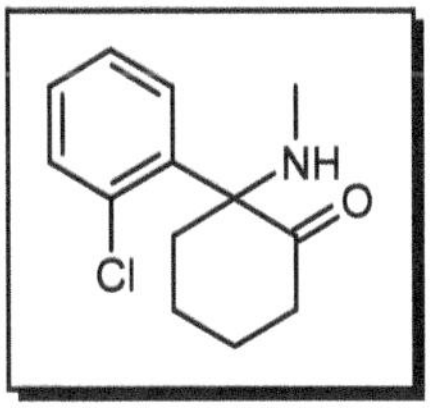


M= 237.73g/mol
$C_{13}H_{16}NOCl$

*Einleitung*:

Ketamin wurde in den 1960er Jahren als Narkosemittel entwickelt. Es findet heute in der Anästhesie zu Narkosezwecken und zur Schmerzbehandlung veterinär- und humanmedizinische Verwendung. Daher ist Ketamin in den meisten Ländern – medizinisch genutzt – legal. Eine Besonderheit von Ketamin ist die im Gegensatz zu anderen Narkosemitteln und Analgetika auftretende dissoziative Anästhesie. Besonders während der Aufwachphase wurden von Patienten gelegentlich psychotrope Nebenwirkungen beobachtet. Die auftretenden Pseudohalluzinationen lassen sich durch gleichzeitige Gabe von Neuroleptika oder Diazepam vermeiden. Interessanterweise treten diese Effekte bei Kindern und älteren Patienten nicht oder allenfalls nur sehr abgeschwächt auf. Diese „Nebenwirkungen" können schließlich mit geeigneter Dosierung als gewünschte Hauptwirkung gebraucht werden, und so wird Ketamin von Psychonauten zur Erkundung des inneren Universums verwendet. Ketamin wurde jedoch auch in Pillenform auf Tanzparties in Umlauf gebracht, was aufgrund der speziellen Wirkungen fragwürdig ist: Ketamin ist ein dissoziativer Wirkstoff, da sich Personen unter dessen Einfluss von sich selbst und der Umwelt abgespalten fühlen. Es erzeugt einen Zustand intensiver Analgesie und Amnesie, in dem man bei hohen Dosierungen nicht mehr auf äußere Reize reagiert. Dabei scheint der Konsument mehr geistig abwesend zu sein als zu schlafen. Intensive psychedelische Erlebnisse können mit Ketamin herbeigeführt werden. Die chemische Struktur teilt diesen Wirkstoff in eine eigene Klasse ein (Arylcyclohexylamine). Die Wirkung auf neuropharmakologischer Ebene unterscheidet sich deutlich von der der psychoaktiven Tryptaminen oder Phenethylaminen.

**Synonyme**: 2-(2-Chlorphenyl)-2-methylamino-cyclohexanon, Ketalar, K, Ket, Kiti, Special K, Ketanest, Ketanet, Vitamin K, Multiketamin, Ketamin 50 Rotexmedica.

**Vorkommen**: synthetisch

**Einteilung**: Psychedelisches Narkosemittel, Dissoziativum

**Dosis**: Oral: 200–450mg
Nasal: 50–150mg
Intramuskulär: 30–120mg

**Dauer**: 30min–2h (abhängig von der Einnahmeart)

Der Wirkungsbeschrieb erfolgt hier in Bezug auf die psychoaktiven Effekte. Der Wirkungseintritt von Ketamin erfolgt im Allgemeinen schnell. Um einer allfälligen Übelkeit entgegenzuwirken, wird bevorzugt einige Stunden vor dem Rausch nichts mehr gegessen.
Wird Ketamin intramuskulär gespritzt, so beginnt die Wirkung bereits nach 3–5 Minuten. Die Dauer des Rausches beträgt 40–60 Minuten. Nasal geschnupft verstreichen 5–10 Minuten, bis erste Effekte spürbar werden, das Maximum ist nach 20–30 Minuten erreicht. Der Rausch dauert 1–1,5 Stunden. Wird Ketamin oral eingenommen, so dauert es 5–20 Minuten, bis der Rausch einsetzt (abhängig von der verstrichenen Zeit seit der letzten Nahrungseinnahme). Der Rausch dauert dann insgesamt etwa 1,5 Stunden.
Die intravenöse Anwendung ist nicht weit verbreitet, da der Rausch zu schnell eintritt und zu intensiv ist, so dass der Konsument zu stark „weggetreten“ ist und nahezu nichts vom Rausch erlebt.

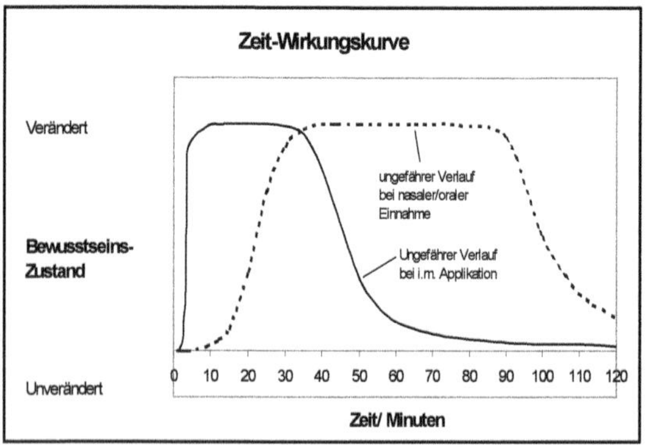


Abb.: Qualitative Beziehung zwischen der Zeit und dem Bewusstseinszustand nach der Applikation von Ketamin.

**Wirkung**:

Allgemeines Wirkbild: [86]

Der Ketaminrausch ist schwierig mit irgendeinem anderen Rausch zu vergleichen. Der Verlauf ist, wie bei allen anderen Substanzen auch, abhängig vom Set und Setting. Wird Ketamin in einer genügend hohen Dosierung angewendet, die den Konsumenten nicht gleich in Narkose versetzt, kann es zu verschiedenen psychedelischen Erfahrungen kommen. Es gibt Berichte von Konsumenten, die glaubten, ihren Körper verlassen zu haben, durch Wände zu laufen u.ä. Das Schmerzempfinden wird gemildert und bei höheren Dosierungen komplett ausgeschaltet. Um möglichen Selbstverletzungen entgegenzuwirken, empfiehlt sich die Anwesenheit eines nüchternen „Reisebegleiters" (bei stark wirkenden Psychedelika immer ratsam). Zu Beginn der Wirkung kommt es häufig zu einer fragmentartigen Auflösung der Umwelt sowie des Körperempfindens. Dies kann soweit gehen, dass man sich komplett losgelöst von Umwelt und Körper fühlt bzw. keine Grenze mehr zwischen sich und der Umwelt wahrnimmt. Mentale Prozesse werden vom Bewusstsein entkoppelt. Der Geschmacks- und Geruchssinn wird oft ausgeschaltet. Die Akustik wird verzerrt wahrgenommen. Es besteht oft ein Leichtigkeitsgefühl. Die Redelust und die Emotionen werden herabgesetzt. Das Erleben eines Ketaminrausches wird häufig mit einem Wachtraum verglichen, bei geschlossenen Augen kann es zu sehr lebhaften Traumbildern kommen. Kommunikation ist unter Umständen nur mit großen Schwierigkeiten zu bewältigen. Gedanken können abreissen, der rote Faden geht sehr leicht verloren.
Als Begleiterscheinung wird oft Übelkeit erwähnt, vor allem bei Bewegung. Daher wird empfohlen, sich während des Ketaminrausches hinzulegen. Dies ist vor allem bei hohen Dosierungen wichtig, da der Konsument sich sonst leicht verletzen kann, bedingt durch das Zusammensacken oder durch das Ohnmächtigwerden. Manchmal wird erwähnt, je geringer die Dosierung, desto besser die Wirkung. Es wird berichtet, Angstgefühle und paranoide Phasen seien möglich.
Oft bleibt das Erlebte nur noch eine vage Erinnerung, so dass kaum etwas davon reproduziert werden kann. Nach dem Rausch tritt häufig ein Schwächegefühl auf.

• (mit 3x 100–150mg geschnupft, im Abstand von 2h [126]) „Ich war an einem Zustand angelangt, bei dem ich glaubte, dass ich dieses Mal zu weit ging und nicht mehr zurückkommen würde. Ich war nicht beängstigt, nur eine kleine Besorgnis. Von Zeit zu Zeit kontrollierte ich mein Herz, ob es noch schlug, ob ich noch atmete und ob ich meine Hände noch bewegen konnte. Jedesmal sah ich, dass alles noch in Ordnung war, so war ich versichert, dass ich noch nicht gestorben war. In diesem und in manchen vorhergehenden Ketamin-Trips war die Idee der Information sehr bedeutend. Alles schien organisiert zu sein, wie der Informationsfluss in einem Computer. Die Welt erschien nicht als Computer, der Computer ist ja nur eine sehr limitierte Version der Welt. Alles war miteinander verbunden, auch fraktal. Die Informationsmuster, die das Dasein ausmachten, bestanden aus fraktalen Strudeln, Muster für Muster. Bei einem früheren Ketamin-Trip versuchte ich Musik zu hören, jedoch ohne Erfolg. Anscheinend funktionieren die Regionen im Hirn, die für die akustische Sensorik verantwortlich sind, unter Ketamin nicht wirklich. Ketamin ist ein nach innen gerichteter Trip. Der Kontakt zur Außenwelt ist gedämpft, aber die inneren Quellen sind geöffnet. Während des Trips konnte ich mich gut an gern gehörte Musikstücke erinnern (Vangelis' *Private Collection* und Bernard Xolotl's *Prophecy*). Es schien, als ob diese Musikstücke die komplexe, fraktale Struktur des Daseins widergaben. Dieser Trip war eine Art Aufklärung. Ich schien meine Identität und die Ganzheit des Daseins zu verstehen. Ich hatte das Gefühl, mit meinem Begreifen der Funktionsweise und Organisation konnte ich eine persönliche Welt nach meiner Wahl hervorbringen, indem ich einfach alles richtig machte. Weder Komplexe, Konflikte noch Leiden waren nötig, falls man verstand, hervorzubringen, was gewünscht war. Es gibt immer einen richtigen Weg. Wie gewöhnlich bei meinen Ketamin-Trips waren auch dieses Mal transpersonale Aspekte vorhanden. So wie ich eine persönliche Welt kreieren kann, ist auch die Menschheit fähig, eine Welt des Friedens, Liebe, Harmonie zu schaffen. Wir müssen es nur zusammen angehen. Natürlich ist die Idee das eine, die Realisierung das andere."

- (mit 50mg, i.m. [51]) „Ich lag auf dem Bett, das Licht war an, ich trug meine Brille, und ich fühlte mich als ob ich langsam in ein Schwimmbad eintauchen und gleichzeitig herumspinnen würde, in dem warmen weißen Raum. Als ich mit der Begleitperson das Gespräch beendete, waren noch Gedanken an sie vorhanden, was mich weniger abheben liess. Die Erinnerungen sind sehr gering, aber ich erinnere mich, dass ich sehr ... mit der Umwelt vereint war. Ich wusste, was wichtig war und was nicht. Interessant, ich kann verstehen, weshalb gewisse Menschen es immer wieder nehmen. Der Rausch ist ein wenig mit dem von Lachgas zu vergleichen, die ähnliche Dämpfung, nur eben viel länger. Nachdem es zu Ende war, verspürte ich eine leichte Übelkeit, aber nur beim Bewegen. Ich denke, dass ich das nächste Mal eine größere Dosierung nehme."
- (mit unbekannter Dosierung, i.m. [126]) „ Es sind kaum fünf Minuten her, seit mir mein Freund Ketamin in den Oberschenkel injiziert hat, und doch kann ich bereits die ersten Veränderungen in meinem Bewusstsein wahrnehmen. Mir ist leicht schwindlig und ich lege mich auf einen Futon. Mein Freund, er ist Therapeut und hat viel Erfahrung mit ‚Vitamin K', hat sich ebenfalls eine Dosis verabreicht. Er weist mich kundig in die Erfahrung

ein. ‚Fühlst du, wie dein Körper nur noch Karton ist?' Tatsächlich fühlt er sich an wie trockenes Verpackungsmaterial, das zunehmend in sich zusammenfällt. Nach etwa zehn Minuten geht die Post ab. Ich habe die Identifikation mit Körper und Ego verloren und verschmelze mit windenden und schlingernden Bildern und Mustern. ‚Diese Phase nenne ich *Psychedelic Whiskey*', höre ich eine Stimme knarren. Gut gesagt, das ganze Universum scheint im Rausch zu taumeln und zu tanzen.

Weit entfernt höre ich meinen Freund, der sechs Jahre in einem vedischen Ashram gelebt und studiert hat, ein Mantra chanten. Die besoffenen Energiemuster beginnen sich in Mandalas zu formen, durch die ich wie durch Tore hindurch gleite und in ständig neue, unbeschreibliche Wahrnehmungsschwingungen eintauche. Die Mandalas werden zunehmend zu Energiestrudeln, die mich in eine immer heller werdende Unendlichkeit ziehen. Und dann geschieht etwas ganz Seltsames – ich durchlebe dieselbe Situation, die ich vor über zwanzig Jahren auf einem LSD-Trip erlebt hatte. Ein Déjà-vu-Erlebnis auf einer unglaublich intensiven Ebene. Die letzten Reste meiner Vorstellung von linearer Zeit zerfallen in Atome, und gleichzeitig wird mir in Sekundenschnelle bewusst, dass mit dem Wiedererleben eine karmische Verbindung zu diesem Erlebnis und den beteiligten Menschen gelöst wurde. An das, was danach geschehen ist, kann ich mich kaum erinnern. Ich erinnere mich bloss, dass dieses verrückte Erleben desselben Zeitpunktes zu verschiedenen Zeiten mich wie ein Katapult in einen unermesslichen Raum geschleudert hat. Das Paradox von Augenblick und Ewigkeit scheint aufgelöst. Ich bin mir einer Existenz außerhalb des Körpers bewusst und erlebe so etwas wie ‚Erfahrungen nach dem Tod'. Bilder der Vergangenheit, der Gegenwart und – wie mir scheint – der Zukunft wirbeln durcheinander und lösen sich in einem immer heller werdenden Licht auf.

Die Stimme meines Freundes holt mich in unser Wohnzimmer zurück. Er kniet vor dem Fenster: ‚Komm schau, da ist ein ausgeflippter Deadhead.' Nun, gern, aber wie bewegt man sich, wenn kein Körper vorhanden ist? Mein Freund hilft mir, und schließlich knie ich neben ihm. Das Fenster ist gegen Westen gerichtet. Direkt vor uns hängt eine große Wolke in der Form eines Mega-Grateful-Dead-Head mitten im Himmel. Er scheint im Licht der untergehenden Sonne in allen Tönen von Gelb, Orange und Rot zu strahlen. Meine erste Reaktion ist Angst und Ablehnung. Beim näheren Hinschauen entdecke ich, dass der Schädel wiederum aus Tausenden von kleinen kunstvoll geformten Totenköpfen besteht. ‚Der lebendige Tod!' schiesst es mir durch den Kopf.

‚Der Code ist überall', murmelt mein Freund. Ich lasse mich zurück auf den Futon gleiten und schon bin ich wieder weg. Ich fühle eine tiefe Verbindung zu meiner Freundin, die in einem anderen Teil des Hauses malt. Plötzlich bin ich in einer gespenstisch düsteren Szene und stelle entsetzt fest, dass es ein Konzentrationslager ist. Graue Menschen schlurfen mit hängenden Köpfen vorbei, und rechts vor mir ist ein Karren, auf dem ein gutes Dutzend ausgemergelter Leichen aufgestapelt liegen. Ich werde von einer tiefen Trauer ergriffen. Plötzlich, wie wenn ein Schalter umgelegt worden wäre, bin ich wieder mit meinem Freund im Wohnzimmer. Verblüfft und noch leicht ungläubig schaue ich mich um. Was ist jetzt Realität und was ist Vision? ‚Jetzt kommt die Landung', erklärt er, ‚du wirst zwar erst wieder wegtreten und dann wieder zurückkommen.' Ich fühle die Intervalle des Wechsels zwischen dem unbeschreiblichen Raum und der Wirklichkeit kürzer werden, und als mein Freund lakonisch sagt, ‚Willkommen im Bündel von Lumpen und Knochen', wird mir bewusst, dass ich wieder in der begrenzten Realität des Körpers bin. Mir scheint, seit der Injektion seien Stunden vergangen, und ich frage meinen Freund, wie lange der Trip gedauert habe. ‚Schwer zu sagen, aber in unserer Zeit ausgedrückt etwa fünfundvierzig Minuten.'

Ich liege noch etwa eine Stunde ruhig und lasse die Erfahrung nachklingen. Maria bringt Tee und Früchte. Noch etwas benommen versuche ich ihr meine Erfahrung zu kommunizieren. Als ich vom KZ erzähle, bemerkt sie, dieses Erlebnis hänge vielleicht damit zusammen, dass viele ihrer Verwandten in Dachau umgekommen sind. ‚Höchstwahrscheinlich', fügt mein Freund ein, ‚genetische Erinnerungen und überpersönliche Wahrnehmungen sind typisch für Ketamin.' Auf seine Frage, ob ich Angst empfunden habe, durchsuche ich meine Erinnerung und bemerke, dass ich mich an keinem Punkt dieser unglaublichen Reise gefürchtet hatte. Irgendwie war ich immer auch wie ein unbeteiligter Beobachter und hatte stets ein unterschwelliges Vertrauen, dass mir nichts passieren könne. Es war zwar eine total jenseitige Achterbahnfahrt, aber ich wusste, dass mein Wagen nicht aus der Halterung fallen würde.

In dieser Hinsicht unterscheidet sich meiner Meinung nach die Ketaminerfahrung von jener der klassischen psychedelischen Substanzen wie LSD, Psilocybin oder Meskalin. Bei diesen Sakramenten wird alles nicht nur hautnah, sondern bis unter die Haut und direkt im Kern des Wesens erlebt. Schreckliche und beglückende Visionen sind absolut wirklich und werden nicht wie auf Ketamin irgendwie von außen beobachtet. Es gibt keine gesicherte Achterbahn mehr, sondern nur noch den freien Fall durch Zeit und Raum.

Zwei weitere Erfahrungen mit jeweils mehrmaliger Verabreichung von Ketamin – fünf oder sechs Dosen im Abstand von jeweils etwa einer Stunde gelten unter Freunden dieser Substanz als typische K-Trips – bestätigen die Eindrücke meiner ersten Reise. Sie bringen viele neue Formen und Erlebnisse, aber in der Qualität und Intensität gehen sie nicht weiter.

Einige meiner Bekannten sind der Meinung, dass Ketamin dieselbe Bewusstseinsebene erschliesst wie die klassischen Psychedelika, doch ich neige zur Ansicht, dass es neben vielen Ähnlichkeiten auch Unterschiede gibt. Ich hatte etwa ein Jahr nach meiner Begegnung mit meinem Freund Gelegenheit, mit John Lilly, dem wohl erfahrensten Ketamin-Psychonauten, darüber zu sprechen. ‚Der unendliche Raum des Bewusstseins jenseits von

Ego und Körper ist immer derselbe', erklärte er, ,es spielt keine Rolle, mit welchem Vehikel du ihn erreichst.'
Ich habe mich seither mit dieser Frage immer wieder beschäftigt. Mir scheint heute, dass die Erfahrung unter dem Einfluss einer optimalen Dosis von Ketamin sehr viel mit psychedelischen Erfahrungen gemeinsam hat, aber ich vermisste das unmittelbare pulsierende Leben und die Momente der Vereinigung aller Gegensätze.
Verschiedene Experimentatoren haben mir gesagt, dass sie durch Ketaminerfahrungen die Angst vor dem Tod überwunden haben. Ich empfinde in dieser Hinsicht ähnlich. Überhaupt scheint Ketamin Erfahrungen des Todes und des Zustandes nach dem Tod zu vermitteln. Mein Freund ist nach langjährigen Studien überzeugt, dass es sich vor allem als Therapeutikum für kranke oder alte Leute eignet. ,Wer einmal die Erfahrung gemacht hat, dass es ein Leben außerhalb des Körpers gibt, wird im Tod leichter loslassen können', ist er überzeugt.
Die Begegnungen mit Ketamin haben in mir tiefe Eindrücke hinterlassen. Was dieses Narkosemittel im Bewusstsein tatsächlich bewirkt, vermag ich aber nicht zu sagen. Sind die Erfahrungen aus demselben Stoff wie Träume, sind es Halluzinationen oder sind es authentische Einblicke in das Leben jenseits von Zeit und Raum?"

**Kombinationen**:

• Mit LSD, 2C-B, 5-MEO-DMT usw.: siehe dazu auch D. M. TURNER [20].

Ketamin sollte auf keinen Fall mit Alkohol, Barbituraten oder Valium (oder anderen atemdepressiven Substanzen) eingenommen werden. Keine ernsthaften Probleme scheinen die Kombinationen mit LSD, $N_2O$, MDMA und 2C-B zu bereiten. Es wird auch berichtet, dass die Wirkung von Ketamin oft die Effekte von anderen Substanzen übertrifft und diese deshalb nicht mehr wesentlich wahrnehmbar seien.

• (80mg MDMA oral, 2,5h später 125mg Ketamin i.m. [51]) „Dieses Mal war es ein eher ungewöhnliches Setting. Normalerweise nehme ich Ketamin alleine, wenn ich im Bett liegen kann und mir sicher bin, dass mich niemand stören wird. Dieses Mal waren zwei Freunde bei mir. Wir begannen den Abend mit der Einnahme von einer eher kleinen Dosis MDMA (80mg). Meine Idee war, Ketamin direkt während der maximalen Wirkung des MDMA zu nehmen. Doch ich merkte, dass man nicht Lust darauf hat, während eines MDMA-Trips mit Ketamin zu dissoziieren. Nach 2,5 Stunden injizierten wir uns Ketamin intramuskulär (ich 125mg). Die erste Hälfte des Trips war wie gewöhnlich mit Ketamin. Das heisst, ich bereiste die Ketamin-Ganzheit alleine. Obschon wir so nahe beieinander lagen, dass wir uns berührten, bemerkte ich davon während einer halben Stunde nichts. Dann, nach einer halben Stunde, erlange ich normalerweise wieder die Fähigkeit, mich zu orientieren (Musik wahrnehmen, wissen, dass ich ein Mensch bin, usw.), meistens mit dem Gedanke, zu früh zurück zu sein. Doch dieses Mal war eine andere faszinierende Ebene vorhanden, bevor ich wieder runterkam. Es begann, als wir wieder unsere Fähigkeit zu sprechen entdeckten. Jemand sagte ‚Hallo', dann sagte ich ein Wort oder zwei (niemand spricht in ganzen Sätzen während einer Ketamin-Reise) und so fort. Das Interessante war, dass niemand richtig sprach, es war vielmehr ein Gedanke, der von uns dreien gebildet wurde. Manchmal konnte ich nicht richtig erkennen, wer was sagte. Es war kein Konzept vorhanden, das zeigte, dies kommt aus meinem Kopf und das stammt aus deinem ... Wirklich sonderbar. Es war wie Telepathie, nur mit Wörtern; als wir unsere Körper zurück hatten, kuschelten wir zusammen, um das Gefühl zu halten, dass wir eins waren, und nicht drei ..."

- (25mg 2C-B oral, 1,5h später 100mg Ketamin i.m. [51]) „Nun, letzte Nacht kam ich endlich dazu, die entheogene Kombination zu versuchen: 2C-B und Ketamin. Ich hatte sehr hohe Erwartungen für diese Sitzung, und ich wurde keineswegs enttäuscht. Das Experiment überschritt meine Erwartungen in jeder Art, was mir erlaubte, die bisher intensivste Reise in meiner Kariere als Psychonaut zu erfahren ... Einer der Gründe, weshalb ich so wild auf diese besondere Kombination war, ist ein Artikel, dem ich entnehmen konnte, dass man sich dabei sehr gut an das Ketamin-Experiment erinnern kann. Bei einem Ketamin-Trip erinnere ich mich gewöhnlich sehr schlecht an die schönen Details. Normalerweise bleibe ich nur mit den unklaren Eindrücken davon zurück, was geschieht, wenn sich meine individuelle Persönlichkeit auflöst und mit dem All verschmilzt. Es scheint, als ob von diesem Punkt an nicht mehr genügend von ‚mir' übrig ist, um die Eigenheiten des Experiments zu erhalten und später zu reproduzieren. Es kann frustrierend sein, das Gefühl zu haben, man habe ein Experiment kosmischer Dimensionen erlebt, aber man kann sich nicht erinnern, was wirklich geschah. Ich merkte, dass eine Vordosierung mit 2C-B gerade erlaubte, genügend von meiner Individualität übrig zu lassen, was mich befähigte, viel mehr von der Ketamin-Reise mitzunehmen. So nahm ich 25mg 2C-B oral ein. 90 Minuten später, als ich bemerkte, dass sich die volle Wirkung manifestierte, injizierte ich mir 100mg Ketamin. Ich lag, und nach drei bis vier Minuten überkam mich der altbekannte Anfang des Ketamin-Rausches. Ein lautes Läuten in meinen Ohren, gefolgt von einer Verengung meines Realitätstunnels, bis hin zur völligen Entbindung von der Außenwelt und meines physischen Körpers. Dann, anstelle der gewöhnlich kompletten Verschmelzung mit purem Bewusstsein, fand ich mich als körperlosen Bewusstseinspunkt, und Energie floss in ein Zentrum, das wie eine enorm gewölbte Kammer aussah. Ich fühlte die Anwesenheit, als ob ich von Millionen von Anderen umgeben sei, obschon niemand zu sehen war. Im Zentrum der Kammer war eine gewaltige, pulsierende krishna-blaue Masse aus kochender Energie, die in geometrischer Form angeordnet war. Ich hatte das Gefühl, dass ich auf den gewaltigen Hochofen, auf das Herz des Kosmos gestossen war, die Maschine, die den Prozess für die Kreation der manifesten Realität leitet, ausserhalb der Gedanken des Hirns von Gott. Diese Maschine pulsierte mit ruhigem Schritt und emittierte klangliche Vibrationen (was bemerkenswert wie gesungene ‚Om's' klang); sobald etwas von einem anderen Objekt gehört wurde, durchkreuzte eine synästhetische Linie das Bild. Ich hatte das Gefühl, die Wahrheit zu sehen, deren Gedanken manifeste Formen kreierten, und dieser Stoff war wirklich eine kosmische Vibration, die sich meinen bloßen Augen zeigte. Es war eine Art kosmisches Fliessband, bei dem die unterschiedlichen Universen abwechselnd durchmischt werden. Gewisse Physiker diskutieren über diese Universen, in welchen jede erdenkliche Möglichkeit eine aktuelle Realität werden kann. Ich hatte gewisse Flashs, in denen ich selbst mit diversen Realitäten experimentierte, welche außerhalb des Mutterleibes des Kosmos sprossen. So flog ich über Bergspitzen einer Landschaft, die nicht irdisch aussah, ich hatte einen kurzen Einblick in etwas, das wie andere Inkarnationen aussah, Reisen durch Seen aus purer Information. Dann, plötzlich, war ich zurück in meinem Körper, in meinem Bett liegend. Wow, dachte ich, es ist vorbei. Wie abrupt! Ich versuchte zu sitzen. Plötzlich entfernte sich mein Körper wieder, und der Raum löste sich ins schwarze Nichts auf, die Realität war wie weggekickt. Dieser Prozess wiederholte sich mehrere Male, ähnlich dem klassischen Traum, in welchem man im Glauben bleibt, man sei wach; man ist aber noch immer in einem Traum, sozusagen im Traum aus einem Traum erwacht. Diese Phase war ein bisschen unheimlich, denn ich hatte etwas Angst, nie in die wirkliche Realität zurückzukommen, und dass ich vielleicht in einem Spital läge und mein Bewusstsein in einem vernetzten, sich wiederholenden Kreislauf stecken würde. Dann vielleicht erwachte ich in einer Realität, die sich nicht wieder auflöste. Ich schaute auf die Uhr. 45 Minuten waren seit der Injektion vergangen. Während der nächsten Stunde oder so kämpfte ich mit der Trägheit und mit der reduzierten physischen Kontrolle, was typisch für die Phase nach dem Ketamin-Rausch ist. Das war der kleine Preis, den ich für das zuvor Erlebte zahlen musste. Zum Glück war die mit dem Bewegen verbundene Übelkeit nicht vorhanden. Heute fühle ich mich etwas energiearm, spirituell erschöpft. Mir ist bewusst, dass ich mich durch eine kosmische Barriere schlängeln konnte und etwas bestätigen kann, was uns eigentlich in dieser Phase unserer Existenz verborgen bleibt. Es fühlt sich an, als ob mein Verstand fast über seine Kapazität ‚gestretcht' wurde, so dass er mehr Information halten kann als ursprünglich. Jetzt fühlt es sich gut an, wie wenn ich eine neue Phase meines Verstehens erlangt hätte. Ich weiß, ich muss mir Zeit lassen, um das was ich zuvor gelernt habe, zu verarbeiten und zu integrieren, um dort weiter zu experimentieren, wo ich stehengeblieben war."

*Das Phänomen NDE: Near-Death Experience (Nahtoderlebnis)* [99]

Als NDE bezeichnet man den Zustand, in welchem man sich befindet, kurz bevor man tot ist. Oft berichten Menschen, die nahezu tot waren, aber gerade noch rechtzeitig ins Leben zurückgerufen wurden, von seltsamen Erlebnissen. So seien sie durch tunnelartige Gebilde gerast, an deren Ende ein helles Licht wahrzunehmen war. Das NDE ist ein Phänomen von grossem allgemeinem Interesse, sei es in der Medizin, Neurowissenschaft, Neurologie, Psychiatrie, Psychologie, Philosophie oder Theologie.
Die typischen Eigenschaften eines NDE werden unter anderem wie folgt beschrieben: Gefühl, dass das Erlebte real sei, Zeitlosigkeit, Gefühle der Ruhe und des Friedens, aber manchmal auch beängstigende Gefühle, Empfindung einer Separation vom Körper, Halluzinationen wie Landschaften, Anwesenheit von Engeln, Personen oder auch von religiösen und mystischen Gestalten, transzendentale mystische Zustände, telepathische Kommunikation mit einem Wesen, das als Gott beschrieben werden könnte. RING klassifizierte fünf Stadien des NDE:

1.) Gefühle des Friedens und der Zufriedenheit
2.) Gefühl einer Entbindung vom Körper
3.) Eintauchen in eine finstere Zwischenwelt (schnelle Fortbewegung durch Tunnels: Tunnel-Experiment)
4.) Auftauchen des hellen Lichts und
5.) Eintauchen ins Licht

Es wird berichtet, dass 60 Prozent der Menschen, die ein NDE-Erlebnis hatten, das erste Stadium erreichten und nur 10 Prozent ins Licht eintauchten.

Da die Erlebnisberichte von Ketamin-Experimentatoren sehr viele Parallelen mit den NDE-Berichten aufweisen, besteht die Möglichkeit, dass mittels Ketamin ein NDE reproduziert werden kann (siehe auch Pharmakologie). Wesentlich ist, dass weder ein NDE- noch ein Ketamin-Erlebnis dem Rausch von psychedelischen Substanzen wie LSD oder DMT gleicht. Auch das Auflösen des Ego ist anderer Qualität.

**Pharmakologie:** [178]

Es wird vermutet, dass Ketamin seine Wirkung primär über die antagonistische Interaktion mit dem *N*-Methyl-D-aspartat (NMDA)-Rezeptor entfaltet. Allerdings haben neuere Forschungen die Wichtigkeit der Hemmung von HCN1-Kanälen (*hyperpolarization-activated cyclic nucleotide-modulated cation channels*) bei der narkotischen Wirkung von Ketamin hervorgehoben [178]. Bei narkotisch wirkenden Dosierungen werden auch

die Wechselwirkungen mit dem μ-opioid-Rezeptor sowie den Sigma-Rezeptoren relevant. Weiter dürfte die partialagonistische Wirkung an Dopamin-$D_2$-Rezeptoren von Bedeutung sein. Die lokalanästhetische Wirkung erfolgt über die Blockierung von Na-Kanälen.
Es gibt Studienhinweise, dass Ketamin im geeigneten Rahmen antidepressiv wirkt. Auch wurden Studien unternommen, um die Wirksamkeit von Ketamin bei Entzugsbehandlungen (Alkohol, Opiate) zu prüfen, mit teils positivem Ergebnis (s. [166]).

Bei einer hohen Dosis Ketamin erfolgt oft eine Narkose (die Zielwirkung im medizinischen Rahmen, Nebenwirkung bei Rauschzwecken). Der Blutdruck und Puls wird erhöht (weshalb Ketamin in ganz bestimmten Fällen, wo dieser Effekt gewünscht ist, bei Narkosen eingesetzt wird), und deshalb ist bei Personen mit Herz- oder Bluthochdruckproblemen vom Gebrauch abzusehen. Ketamin sollte auf keinen Fall mit atemdepressiven Substanzen kombiniert werden. Nach mehrmaligem Gebrauch innerhalb kurzer Zeit kann eine Toleranzentwicklung auftreten. Es wurde auch schon eine psychische Abhängigkeit beobachtet. Wie heftig sich diese auswirken kann, ist unklar. Nach längerem Gebrauch können zunehmend Erinnerungslücken auftreten. Bei Langzeitkonsum besteht der Verdacht einer irreversiblen Nieren- und Blasenschädigung.

Die psychedelische Wirkung von Ketamin kann äußerst stark sein und tief ergreifend wirken. Wie bei allen psychoaktiven Wirkstoffen ist eine gute Vorbereitung und mentale Verfassung vonnöten. Personen mit psychischen Problemen (die sie sich eingestehen oder selbst erkennen) oder mentalen Krankheiten sollten von einem Gebrauch absehen.

*Enantioselektivität* [125]: Die beiden Enantiomere von Ketamin zeigen unterschiedliche Rezeptor-Bindungsprofile, und auch die Wirkung im Menschen unterscheidet sich. Ketamin wird gewöhnlich als Racemat eingesetzt, jedoch wird auch das wirkungsstärkere S-(+)-Ketamin medizinisch genutzt (Esketamin). Es wurde herausgefunden, dass mit *R*-(-)-Ketamin keine vollständige Bewusstlosigkeit erzielt werden kann. Mit S-(+)-Ketamin ist bezüglich Racemat eine Dosisreduktion um einen Faktor 2 möglich.

*NDE durch Ketamin*: [99]

Das NDE (Near-Death Experience, Nahtoderlebnis) kann offenbar annäherungsweise mit Ketamin durch Blockierung von Rezeptoren (*N*-Methyl-D-aspartat-, NMDA-Rezeptoren) für den Neurotransmitter Glutamat reproduziert werden. Die Bedingungen, die ein NDE bewirken (zu wenig Sauerstoff, tiefer Blutfluss, tiefer Blutzucker usw.), führen zu einer Flut von Glutamat, was eine Überaktivierung der NMDA-Rezeptoren bewirkt. Diese Überaktivierung kann zur Abtötung von Hirnzellen führen. Ketamin soll diese Abtötung verhindern. Im Hirn gibt es Substanzen, die an der gleichen Rezeptorstelle wie das Ketamin binden. Bedingungen, welche die Glutamat-Überflutung auslösen, können auch eine Flut von neuroprotektiven Agenzien auslösen, die an die NMDA-Rezeptoren binden, um die Zellen zu schützen, was zu einem veränderten Zustand führt, gleich dem durch Ketamin entstandenen Zustand.

**Strukturell verwandte Derivative**

Es existiert eine Reihe strukturell verwandter Derivate. Das wohl bekannteste dürfte Phencyclidin (*Phen*yl*cycl*ohexylpiper*idin*, PCP, *Angel dust*) sein. Es diente bei der Entwicklung von Ketamin als Leitstruktur, denn Phencyclidin war zwar kurzzeitig als Narkosemittel auf dem pharmazeutischen Markt, wurde jedoch aufgrund der ausgeprägten Nebenwirkungen (starke Pseudohalluzinationen während der Aufwachphase) vom Markt zurückgezogen. Die dissoziative Wirkung hat jedoch den Freizeitkonsum von Phencyclidin als Rauschmittel vorangetrieben. Das gesetzliche Verbot führte zu einer Reihe von Nachzüglern, und so existieren weitere dissoziative Psychedelika mit derselben Grundstruktur (z.B. wurde die Piperidin-Einheit durch andere Amine ersetzt; Eticyclidin trägt eine *N*-Ethylgruppe, Rolicyclidin eine Pyrolidin-Einheit. Weiter kann der Aromat substituiert oder gänzlich mit Thiophen ersetzt werden). Tiletamin ist ebenfalls ein strukturelles Analog von Ketamin. Sie alle zeigen eine dissoziative Wirkung und sind NMDA-Rezeptor Antagonisten. Siehe auch den Eintrag Phencyclidine im Kapitel 1.2.

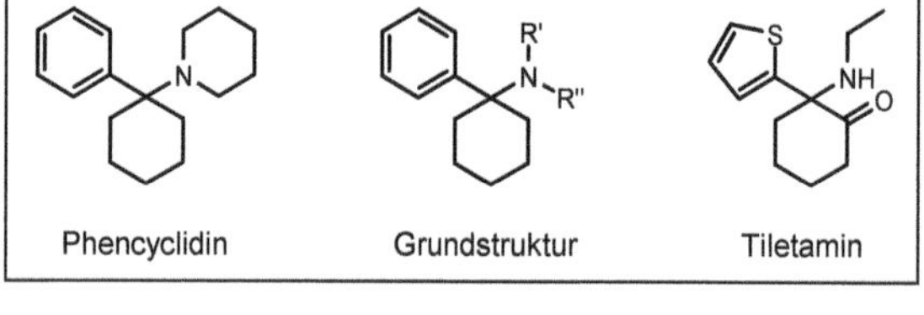


**Synthese: [3, 98]** **Schema 45: 1→2→3→4→5→6→7**

Es werden unter Stickstoff 14,7g (0,6mol) Mg-Späne mit 60mL abs. Ether übergossen und mit rund 6g (ca. 4mL) von insgesamt 119g (85,6mL, 0,6mol) Bromcyclohexan (**1**) unter schwachem Rühren versetzt. Falls die Reaktion nicht einsetzt (falls keine Trübung erfolgt), gibt man wenige Tropfen Brom oder $CCl_4$ zu. Nach dem Anspringen der Reaktion gibt man das restliche Bromcyclohexan, gelöst in 140mL abs. Ether unter weiterem Rühren so zu, dass das Gemisch leicht siedet. Gegen Ende der Zugabe wird so lange zum gelinden Sieden erwärmt, bis sich praktisch alles Mg gelöst hat (ca. 30min).

Zu dem obigen Reaktionsgemisch werden 55g (0,4mol) 2-Chlor-Benzonitril (**3**) in 200mL abs. Ether zugetropft. Danach wird noch während 3 Tagen gerührt. Dann gibt man 50g zerstoßenes Eis und soviel halbkonz. HCl zu, bis sich der Niederschlag gerade löst. Die etherische Phase wird abgetrennt und die wässrige Phase noch zweimal mit Ether extrahiert. Die vereinigten Extrakte werden mit gesättigter Natriumhydrogensulfitlösung, Hydrogencarbonatlösung und wenig Wasser gewaschen. Danach wird über $Na_2SO_4$ getrocknet und am Vakuum eingeengt. Den Rückstand destilliert man bei 90–96°C und 0,3mm/Hg. Daraus erhält man 2-Chlorphenyl-cyclopentylketon (**4**).

Zu 21g (0,10mol) 2-Chlorphenyl-cyclopentylketon (**4**) werden 10,0g $Br_2$ in 80mL $CCl_4$ zugegeben. Nach der Normalaufarbeitung erhält man 1-Brom-cyclopentyl-(2-chlorphenyl)-keton (**5**), bp 111–114°C bei 0,1mm/Hg. **5** ist instabil und sollte daher umgehend für die folgende Reaktion eingesetzt werden.

29g (0,1mol) des Bromoketons **5** werden in 50mL flüssigem Methylamin gelöst. Nach einer Stunde wird das überschüssige flüssige Methylamin durch Erwärmen verdampft. Den organischen Rückstand löst man in Pentan und engt diese Lösung anschließend ein. Daraus erhält man 1-Hydroxy-cyclopentyl-(2-chlorphenyl)-keton-*N*-methylimin (**6**) mit einem mp von 62°C.

2,0g (8,86mmol) 1-Hydroxycyclopentyl-(2-chlorphenyl)-keton-*N*-methylimin (**6**) werden in 15mL Decalin gelöst und während 2,5 Stunden rückflussiert. Danach wird unter vermindertem Druck das Decalin abgedampft. Den Rückstand extrahiert man mit verdünnter HCl. Die Lösung wird mit Aktivkohle entfärbt. Danach stellt man die klare Lösung basisch. Die dabei frei werdende Base wird dreimal mittels Ether extrahiert (oder abfiltriert, falls sie als Feststoff ausfällt). Die vereinigten Extrakte werden über $Na_2SO_4$ getrocknet und eingeengt. Den Rückstand (oder den filtrierten Feststoff) kristallisiert man aus Pentan-Ether um. Daraus erhält man 2-Methylamino-2-(2-chlorphenyl)-cyclohexanon (Ketamin, **7**) mit einem mp von 92–93°C. Das Hydrochlorid von **7** (Ketamin-HCl) hat einen mp von 262–263°C.

Als Alternative dient der Reaktionsweg in Schema 46. Vielleicht wäre der vicinale Aminoalkohol **18** mittels regioselektiver Ringöffnung des Epoxids **13** mit Methylamin direkt zugänglich (durch geeignete Reaktionsbedingungen).

# 8. γ-Hydroxybuttersäure (GHB)

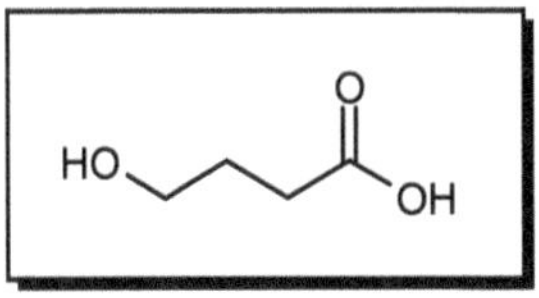


M= 104.11g/mol
$C_4H_8O_3$

*Einleitung*: [51]

γ-Hydroxybuttersäure (Gammahydroxybuttersäure, GHB, 4-Hydroxybuttersäure) ist ein sehr einfach gebautes Molekül. Es wurde erstmals im Jahre 1874 von ALEXANDER SAYTZEFF synthetisch beschrieben. Doch Untersuchungen zu den pharmakologischen Wirkungen im Menschen wurden erst in den frühen 1960er Jahren von HENRY LABORIT unternommen. Er befasste sich mit den Wirkungen von GABA (*Gamma-Aminobutyric Acid*, neuronenspezifische Aminosäure). GABA kann auf Grund seiner Polarität sehr schlecht die Blut-Hirn-Schranke passieren. Deshalb synthetisierte LABORIT GHB, das anstelle der Amino-Gruppe eine Hydroxy-Gruppe aufweist. Dieser Unterschied befähigt das GHB-Molekül, die Blut-Hirn-Schranke zu passieren. Nach einigen Forschungsarbeiten wurde man auf unerwartete Effekte von GHB aufmerksam. In Europa wurde GHB schliesslich als generelles Anästhetikum, als Hilfsmittel bei Schlafstörungen, in der Geburtshilfe, als Hilfsmittel zur Behandlung von Alkoholikern usw. verwendet. Während der 1980er Jahre war GHB weit verbreitet in Fitnessläden erhältlich. Es wurde vor allem von Bodybuildern eingenommen, da es Hinweise gibt, dass GHB die Wachstumshormon-Ausschüttung stimuliert, was Fettreduzierung und Muskelaufbau zur Folge hat. In den letzten Jahren fand GHB immer mehr als „Freizeitdroge" Verwendung, da bei einer gewissen Dosierung ein angenehmer Rausch mit euphorisierender und enthemmender Wirkung Einzug hält. GHB wurde somit vielerorts als Betäubungsmittel klassifiziert. In einigen Ländern ist GHB im Rahmen der medizinischen Nutzung (Narkolepsie, Alkoholentzug) legal.

**Synonyme**: GHB, Gamma-OH, Liquid Ecstasy, 4-Hydroxybutansäure, Gamma-Hydroxybutyrat, 4-OHB, Xyrem, Natriumoxybat, Somatomax PM, Wy-3478, NSC-84223, Somsanit, Anetamin, Alcover.

**Vorkommen**: In vielen Zellen des menschlichen Körpers, aber auch in Nahrungsmitteln.

**Einteilung**: Entaktogen, Empathogen, Anxiolytikum, Aphrodisiakum, möglicherweise Antidepressivum

**Dosis**: 0,5–3g

**Dauer**: 2–3h

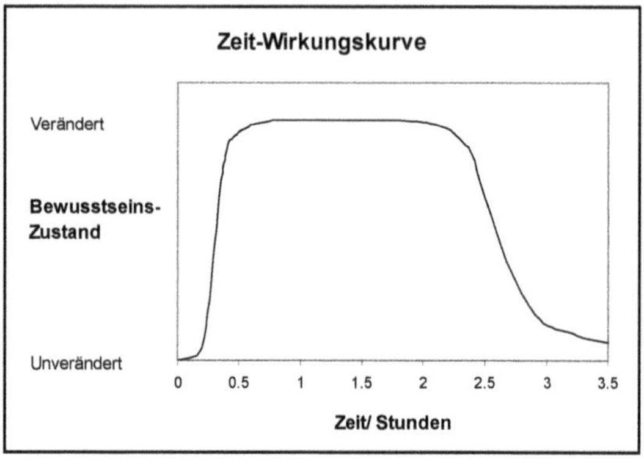


Abb.: Qualitative Beziehung zwischen der Zeit und dem Bewusstseinszustand nach der Einnahme von GHB.

**Wirkung**:

Das Empfinden der Wirkung von GHB hängt sehr von der Person ab. Es scheint so, dass eher die Menschen, die ihre Gefühle gut zu reflektieren vermögen, dazu neigen, die entaktogenen Wirkungen zu spüren. Andernfalls empfindet der Konsument eher Gefühle, die einer Betrunkenheit ähneln. Für sie erscheint die Erfahrung als uninteressant, so dass sie von einem weiteren Versuch, GHB zu konsumieren, absehen.
Die Dosierung von GHB ist heikel. Sie ist von vielen Faktoren abhängig. Selbst wenn zweimal unter denselben Bedingungen die gleiche Menge GHB konsumiert wird, kann der Rausch bezüglich Stärke und Wirkung einen anderen Verlauf nehmen. Wird zuviel GHB eingenommen, so resultiert Übelkeit bis hin zum Erbrechen oder der Konsument fällt in einen 4–6stündigen Schlaf. Nach einem durch GHB verursachten Schlaf ist man meist hellwach.

*Allgemeines Wirkbild:*

Nach der Einnahme von GHB dauert es 10–20 Minuten, bis die Wirkung eintritt. Der Anstieg ist sanft und kontinuierlich, das Maximum ist 20–30

Minuten nach der Einnahme erreicht. Zu Beginn wird die Umwelt als weicher und geschmeidiger empfunden. Es tritt je nach Dosis etwas Schwindel auf, was einer leichten Betrunkenheit gleicht. Der Körper fühlt sich leichter an, oft wird ein Kribbeln in den Extremitäten beobachtet. Das Gesamtempfinden liegt zwischen Alkohol und MDMA, jedoch nur tendenziell (die Gefühle entsprechen nicht dem, was man verspürt, wenn MDMA und Alkohol gleichzeitig eingenommen werden!). Im Gegensatz zu Alkohol bleiben die Koordinationsfähigkeit und die Reaktion relativ gut erhalten. Die Hemmschwelle wird weniger herabgesetzt als mit Alkohol, man ist aber trotzdem offener und lässt sich gehen. Durch die Sensibilisierung des Tastsinns und das Heruntersetzen der Hemmschwelle wirkt GHB nicht selten sexuell anregend, was die Verwendung von GHB mit dem Partner oder der Partnerin attraktiv macht. Wird kein GHB nachgenommen, so hält die Wirkung für 2–3 Stunden an und flacht dann angenehm ab. Man fühlt sich erholt, nicht ausgelaugt. Es wird oft berichtet, man fühle sich so, wie wenn man sich auf etwas freue. Ein angenehmes Lächeln und Fröhlichsein bilden den Schluss der Wirkung. Besonders interessant scheint die mehrmalige Einnahme von GHB für Partygänger. Angefangen mit einer eher tieferen Dosis (1,5–2g) wird ungefähr alle 30 Minuten etwa 1g genommen. Es scheint, als ob die körperlichen Eigenschaften so verstärkt werden können, auch der Tastsinn wird noch verstärkt. Durch diese Variante der GHB-Konsumierung wird die Dauer der Wirkung verlängert, die oben erwähnten Wirkungen des Schlusses flachen jedoch ab, und man hat einen spürbaren „Kater“.

Die allgemeine Wirkung von GHB beschreibt C. Rifat wie folgt [51]:

- GHB stimuliert die Geselligkeit, d.h. man hat das Verlangen zu kommunizieren, emotionell, intellektuell und sexuell.
- GHB gibt einem das Verlangen, andere zu berühren, körperlich und psychologisch.
- Die Kommunikation wird sehr angenehm, da man anderen Personen näher kommen will.
- GHB löst ein starkes Gefühl der Schönheit aus. Alles erscheint einem lebendiger und „tiefer“.
- Die Wahrnehmung von Bewegungen wird verstärkt.
- Die dreidimensionale Sicht wird verstärkt, die Sicht wird klarer.
- Die Farbkontraste sind betonter.
- Ein frisches Gefühl auf dem Gesicht.
- GHB kann ein Hungergefühl hervorbringen.
- Das opposite Geschlecht erscheint einem ansprechend und attraktiv. Diese Empfindungen hängen allerdings von der Kultur ab, in der man aufgewachsen ist.. GHB ist ein sehr hilfreiches Werkzeug, um den emotionalen Stand einer Person zu ermitteln. Beispielsweise werden

verliebte Personen verliebter; andere, die guter Laune sind, werden sich guter Laune fühlen. Manche Personen können weinen, was bedeutet, dass sie eine Menge verdrängtes Material besitzen. Unter dem Einfluss von GHB zu weinen ist sehr befreiend, da Sachen zum Vorschein treten, die man ansonsten tief in sich bewahrt.

- Die Empfindung wird sehr intensiv. Oft ist ein Verlangen nach Streicheleinheiten, Küssen, Umarmung, Liebe und Liebemachen vorhanden. Das bedeutet, man will mit anderen in Kontakt treten, da man sehr gesellig ist.
- GHB stimuliert die Erinnerungen an frühere GHB-Erfahrungen. Oft kann man sich gut an das unter GHB Erlebte erinnern. Möglicherweise ist dies eine Eigenschaft, die GHB für Psychoanalysen nutzbar macht.
- GHB bewirkt eine angenehme Muskelentspannung, vor allem in den Armen und Beinen.
- Eine der bemerkenswertesten Wirkungen ist, dass es ein starkes Verlangen zu leben und zur Aufrechterhaltung des Lebens vermittelt, selbst unter schwierigen Bedingungen.

• (mit 2,5g [126]) Umgebung: Natur. „Schlechter Geschmack! Trotz Orangensaft war der salzige Geschmack zu gut spürbar. Wir spazierten den See entlang; bald begann die Umgebung angenehm warm auf uns zu wirken. Beim Herumschwenken des Kopfes begann es schwach zu drehen, wie dies mit Alkohol zu spüren ist. Der Körper fühlte sich angenehm leicht an, das Kribbeln in meinen Armen bereitete mir richtig Spaß. Besonders amüsierte uns ‚Konis Raubkatzen-Show': Namen wie Zimt- oder Kragenbär ließen unsere Augen tränen. Wir lachten viel. Als unser Sichtfeld von zweibeinigen Kätzchen durchzogen wurde, wurden wir erotisch angeturnt, so dass wir anfingen, Frauen nachzuschauen. Und dann wieder das Gefühl in meinen Armen: Sie schienen fast einzuschlafen, ich musste deshalb ständig lachen. Es war unsere erste Erfahrung mit GHB. Wirklich interessant, vor allem das Sich-Gut-Fühlen mehrere Stunden nach der eigentlichen Wirkung."

• (mit 3g [126]) Umgebung: Stadt. „Ich hatte seit acht Stunden nichts mehr in meinen Magen befördert, so dass ich schon ahnte, mit 3g eine starke Wirkung zu erzielen. Wir hatten die schlaue Idee, das Zeug in Gatorade (isotonisches Getränk) zu lösen. Gerade als wir zu essen begannen, machten sich die ersten Wirkungen bemerkbar. Kaum fünf Minuten waren vergangen! Ich hatte zunehmend Mühe, mich auf das Essen zu konzentrieren, der Food verlor an Reiz. Die unangenehmen Effekte überwogen, so dass ich mich zur Toilette begab. Es wickelte mich förmlich um die Schüssel. Ich musste mich viermal übergeben. Dabei fühlte ich mich ständig in einer Traumphase. Ich schlief fast ein, ich hatte Dutzende von Kurzträumen, die keinen Sinn ergaben. Nach anderthalb Stunden besserte sich mein Zustand und ich war fähig, das

Örtchen zu verlassen. Danach anhaltende Übelkeit. NIE mehr so eine Dosis in den leeren Magen!!!"

• (mit 1,5g + 1g + 0,5g +1g + 1g [126]) Umgebung: Open-air-Party „Ich nahm etwa jede Stunde wieder eine kleine Dosis GHB. Ich merkte, wie sich mein Tastsinn verstärkte. Ich setzte mich hin und begann mit meinen Händen meine Beine von oben bis unten zu fühlen. Ich fand das, was ich hier machte, ziemlich merkwürdig, musste dabei lachen, aber es gefiel mir immer mehr. Es war aber nicht sexuell, nur ein irres Gefühl! Wie fast immer wirkte das GHB auf die Libido."

• *GHB als Psychotherapeutikum:* (mit dreimal täglich 1,5g, während drei Wochen [126]) „Ich fühlte mich in letzter Zeit ziemlich depressiv. Ich hatte nicht mit Selbstmordgedanken zu kämpfen, aber ich sah irgendwie keine Freude im Leben, das ich führte. Ich bin etwas skeptisch gegenüber Antidepressiva. Da ein Freund von mir eine Quelle zu GHB fand, beschloss ich, während drei Wochen GHB einzunehmen. Zur Besprechung traf ich mich einmal pro Woche mit diesem Freund, einem sehr erfahrenen Therapeuten. Die Einführung dieser dreiwöchigen ‚Kur' erfolgte bei ihm. Dazu nahmen wir beide je rund 2,5g GHB. Als sich die Wirkung zeigte, war ich gleich sehr entspannt. Ich begann über meine Probleme zu diskutieren, ich erzählte ihm Geschichten aus meiner Vergangenheit, die ich bisher nie auszusprechen wagte. Die Probleme rutschten in den Bauch, wo ich sie dann sehr leicht aussprechen konnte. Es tat wirklich gut. Der Freund zeigte mir, dass diese mir so viel Schmerz bereitenden Erlebnisse eigentlich gar keine Probleme sind. Es ist nur eine Frage der Interpretation. Unsere Gesellschaft zwingt uns, so zu denken. Sie sagt, was richtig und was falsch, was gut und was schlecht ist. In anderen Kulturen wird offen über solche Sachen gesprochen oder das ‚Problem' ist keines, da die Kultur es nicht als Problem niederlegt. Immer das Gefühl zu haben, man sei die einzige Person ist falsch. Er zeigte mir, dass diese ‚Probleme' allgegenwärtig sind, verursacht durch eine falsche Interpretation, ständig gezwungen durch unsere Gesellschaft. Nach dieser Sitzung war ich innerlich gelöst. Ich war bereit, die folgenden drei Wochen GHB-Kur in Angriff zu nehmen. 1,5g am Morgen früh waren ziemlich gut zu spüren, d.h. zehn Minuten nach der Einnahme fühlte ich bereits die Wirkung von GHB. Nicht zu stark, nicht zu schwach. Gerade so, dass sich ein Kribbeln in den Extremitäten ausbreiten konnte und ich ein leichtes Schmunzeln auf meinem Gesicht verspürte. In diesem Zustand in die Öffentlichkeit und dann zur Arbeit? Ich war sehr positiv überrascht. Meine ansonsten vorhandene Schüchternheit gegenüber Fremden legte sich. Ich fragte mich, ob ich einen Rausch erlebte und diese Offenheit nur vom GHB vorgegaukelt würde. Doch ich konnte ganz normal denken, handeln und uneingeschränkt arbeiten. Am Mittag nahm ich weitere 1,5g und am Abend noch einmal 1,5g. Ich hatte etwas Mühe mit dem Einschlafen. Doch nach diesem ersten Tag war ich positiv gestimmt und beschloß, GHB weiterhin zu nehmen. Am zweiten und dritten Tag verlief alles wie am ersten, eine positive Einstellung, eine gewisse Gelassenheit breitete sich in mir aus. Es war nicht ein ‚Mir ist doch alles egal‘, vielmehr war ich innerlich stabil und ruhig. Irgendwie auch euphorisch und spontan. Am Abend nahm ich dann die dritte Portion jeweils vier bis fünf Stunden vor dem Schlafengehen. So konnte ich die Einschlafschwierigkeiten umgehen. Nach dem vierten Tag fühlte ich eine gewisse Sättigung gegenüber GHB. Ich führte einen inneren Kampf. War diese Entscheidung, GHB zu nehmen, wirklich richtig? Es gab eigentlich keinen fassbaren (negativen) Grund, GHB abzusetzen. Eher waren es die positiven Gründe. Ich hatte einfach den Eindruck, ich hätte es nicht nötig. War dies, weil GHB mich schon zum positiven Denken gewandelt hat? Meine innere Abneigung war mir unerklärlich. So beschloß ich, am darauffolgenden Tag kein GHB zu nehmen. Den ganzen Tag fühlte ich mich so, als hätte ich GHB genommen. Positive Einstellung, innere Kühlheit. Am sechsten Tag beschloß ich, die Einnahme fortzusetzen. Während den darauffolgenden Tagen gab es Momente, da wusste ich nicht einmal mehr, ob ich GHB eingenommen hatte oder nicht. Es war einfach da. Zwischendurch kam wieder diese innere Unruhe zum Vorschein. Sollte ich die Einnahme abbrechen? Nach den drei Wochen stoppte ich die Einnahme. Die Einnahme, so hatte ich das Gefühl, bewirkte zeitweise keine Veränderung mehr, da ich mich sowieso gut fühlte. In der darauffolgenden Woche hatte ich nie das Bedürfnis nach GHB. Es kam eher eine Ablehnung auf. Die darauffolgenden zwei Monate waren sehr angenehm, ich fiel nie mehr in einen so tiefen Abgrund einer Depression. Innerliche Festigkeit war vorhanden. Was mir nach einiger Zeit negativ auffiel, war das zwischendurch merkwürdige Auftreten von unerklärlichen Ängsten. Unerklärlich, beispielsweise abends im Bett fühlte ich mich bedrängt, ich hatte sehr Angst, mir auf einmal etwas anzutun, obschon ich leben wollte. Die Konfrontation mit meiner Vergangenheit bereitet mir seit dieser Kur viel weniger Probleme. Doch ich habe das Gefühl, dass ich irgendwie durch GHB sensibilisiert wurde.“

**Kombinationen**:

• Mit 2C-B: (2g GHB, 1h später 8mg 2C-B, geschnupft [126]) Umgebung: Natur, Party. „Sobald die Wirkung von 2C-B eintrat, verstärkten sich die körperlichen Gefühle. Ich war sehr kommunikativ. Ich wurde überhäuft von körperlichen Orgasmen: Das Kribbeln war im ganzen Körper zu spüren und spitzte sich von Zeit zu Zeit zu, so wie ein Orgasmus. Im Nachhinein muss ich sagen, dass es nicht speziell war. Bei MDMA + 2C-B habe ich das Empfinden, einen vereinten Zustand zu erlangen, es ist etwas anderes, als nur die Kombination. Ein Mathematiker würde sagen: MDMA + 2C-B = MDMA + 2C-B. Das Ganze ist aber bei dieser Kombination einer Vereinigung ähnlich, nicht nur eine Addition der Effekte. Im Gegensatz dazu hatte ich bei der

Kombination GHB + 2C-B das Gefühl, nichts wirklich Neues zu erleben, es entsprach eben wirklich nur der Wirkung GHB + 2C-B = GHB + 2C-B …“

Siehe auch unter 2C-B.

**Weitere Anwendungen von GHB:**

*Medizinische Nutzung:*

In den 1960er und 1970er Jahren fand GHB weitverbreitete medizinische Anwendung als Narkotikum. Der medikamentöse Einsatz von GHB ist heute einerseits die Behandlung von Narkolepsie (Schlafkrankheit) und die im Zusammenhang stehende Kataplexie (Verlust der Muskelspannung). Eine längere medizinische Verabreichung kann dabei die exzessive Tagschläfrigkeit unterdrücken. Andererseits wird GHB zur Behandlung von Alkoholabhängigkeit eingesetzt. Interessant wäre auch, klinisch zu prüfen, inwiefern antidepressive Eigenschaften von GHB genutzt werden könnten [183].

*Als Aphrodisiakum:* [51]

Man kann folgende vier Haupteigenschaften definieren:

- Enthemmung
- Sensibilisierung des Tastsinns
- Verbesserte Erektionsfähigkeit des Mannes (durch psychische Entspannung)
- Verstärkte Intensität des Orgasmus

Die vielleicht stärkste Eigenschaft von GHB als Aphrodisiakum ist die Enthemmung. Einige Anwender von GHB sagen, die anderen Effekte seien zweitrangig, diese treten nur durch das Aufheben der psychischen Beklommenheit hervor. Einigen Berichten zufolge wird dies insbesondere bei Frauen bemerkt. Frauen berichten, dass GHB häufig den Orgasmus intensiver und länger dauern lässt. Gleichzeitig kann es für die Frau schwieriger sein und länger dauern, bis der Orgasmus erreicht ist, vor allem bei höheren Dosierungen. Auch für den Mann kann es, verursacht durch den analgetischen Effekt, schwieriger sein, eine Erektion zu erlangen. Wie bei den anderen Effekten scheint es schwierig zu sein, die ideale Dosierung zu treffen.
Von der Verwendung von GHB mit Viagra oder Androscat ist abzusehen, da der periphere Kreislauf angeregt wird, dabei ein Blutunterdruck in den zentralen Organen erfolgt und dadurch ein Kollaps erfolgen kann.

**Allgemeines:**

*Liquid Ecstasy*:

GHB erlangte seine Bekanntheit vor allem in Discos und Clubs, wo es als „Liquid Ecstasy“ verkauft wurde und wird. Die Bezeichnung „liquid“ kommt daher, dass GHB nicht als Pulver, sondern als eine wässrige Lösung verkauft wird, da es so einfacher zu dosieren ist. Es hat weder chemisch noch pharmakologisch mit Ecstasy (MDMA) zu tun. GHB hat in den letzten Jahren eine weite Verbreitung gefunden. Probleme der Überdosierung erfolgen wohl in der schwierigen Kontrolle der Dosierung besonders im Disco-Umfeld. Ein weiteres Problem stellt der Alkohol dar: GHB zusammen mit Alkohol kann ernsthafte Probleme zur Folge haben (s. Pharmakologie)!

GHB hat auch als sogenannte *Date Rape Drug* oder als *K.O.-Tropfen* Schlagzeilen gemacht [184]. Aufgrund des farb- und geruch-, jedoch nicht geschmacklosen (salzigen) Erscheinungsbilds wurde es ahnungslosen Opfern in geschmacksreiche alkoholische Getränke gemischt. Die willenlosen oder narkotisierten Opfer wurden dann entweder ausgeraubt oder sexuell missbraucht. Eine zusätzliche Problematik existiert beim Aufklären solcher Fälle: Einerseits ist die Verabreichung von GHB schwierig nachzuweisen (maximal etwa 12h), andererseits treten bei den Opfern oft starke Erinnerungslücken auf.

*Strukturelle Verwandte: GBL, BDO, GVL und GHV*

Als Ausgangsstoff zur Herstellung von GHB dient gewöhnlicherweise Gamma-Butyrolacton (Butyro-1,4-lacton, GBL, s. Synthese). GBL ist ein Lösungsmittel sowie Ausgangsstoff synthetischer Produkte und in der chemischen Industrie weit verbreitet. Interessanterweise wird GBL vom menschlichen Körper zu GHB umgesetzt (GBL ist eine *Prodrug* von GHB), so dass eine vorgängige chemische Umwandlung prinzipiell nicht nötig ist. Dieser metabolische Umsatz (im Blut) erfolgt innerhalb weniger Minuten, und das Wirkspektrum von GBL gleicht weitgehend dem von GHB. GBL ist lipophiler und wird offenbar rascher als GHB vom Körper aufgenommen. Paradoxerweise wirkt GBL trotz bevorstehendem Metabolismus hin zu GHB schneller als eingenommenes GHB. Auch scheint GBL bezüglich der Dosierung etwas potenter als GHB zu sein. Die zu GHB unterschiedlichen chemischen Eigenschaften von GBL dürften zu etwas anderer Toxizität führen. Beispielsweise werden die Schleimhäute durch GBL gereizt. Bei unverdünntem Konsum können Magenschleimhaut, Speiseröhre oder Zahnschmelz angegriffen werden. Der Freizeitkonsum von GBL hat seit der Gesetzesaufnahme von GHB zugenommen. Da GBL industriell genutzt wird, ist dessen gesetzliche Restriktion schwierig.

Ein weiteres Derivat, 1,4-Butandiol (BDO), hat ebenfalls Berühmtheit als Rauschmittel erlangt. Es wird in der Kunststoffproduktion, aber auch zur Herstellung anderer Syntheseprodukte verwendet. Seine Einnahme – die wie bei GHB nur im Bereich von 0.5–3g als ungefährlich gilt – bewirkt durch Verstoffwechselung hin zu GHB zu diesem vergleichbare Wirkungen. Allerdings sind toxischere Effekte beschrieben, und durch die Beanspruchung von bestimmten Enzymen (Alkohol-Dehydrogenase und Aldehyd-Dehydrogenase) kann eine besonders gefährliche Drug-Drug-Interaktion stattfinden, wenn gleichzeitig Alkohol konsumiert wird (dieser braucht für den Abbau dieselben Enzyme, und durch deren Besetzung kann er oder BDO viel weniger abgebaut werden). Es wird auch vermutet, dass unverstoffwechseltes BDO selbst weitere pharmakologische Wirkungen aufweist.

Das Verbot von GHB hat zum Verkauf von analogen Derivaten geführt, so zum Beispiel von 4-Methyl-GHB (Gammahydroxyvaleriansäure, GHV) oder dessen *Prodrug* Gammavalerolacton (GVL) [128]. Über deren Wirkung ist nur wenig bekannt (scheinen weniger potent und toxischer zu sein), und es ist nicht auszuschliessen, dass diese Stoffe gefährlicher als GHB sind.
Um die Funktion der unlängst entdeckten GHB-Rezeptoren besser zu verstehen, wurden weitere Liganden (Agonisten) kreiert. Es ist zu hoffen, dass diese nicht dasselbe Schicksal ereilt wie viele synthetische Cannabinoiden (s. das Thema Spice!). Zu wenig ist über die Pharmakologie bekannt, und zu gefährlich können die Wirkungen solcher ungeprüfter Derivate sein, so dass zu hoffen bleibt, dass diese nicht bald großflächig an unwissende Konsumenten abgegeben werden.

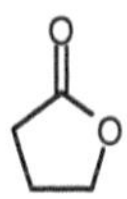
GBL
(Gammabutyrolacton)

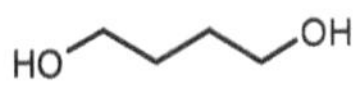
BDO
(1,4-Butandiol)

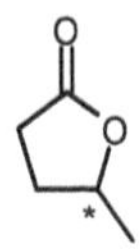
GVL
(Gammavalerolacton)

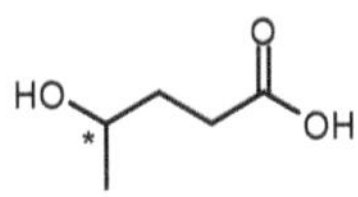
GHV
(Gammahydroxyvaleriansäure)

**Pharmakologie:**

GHB ist ein schwacher $GABA_B$-Rezeptor-Agonist. Es wird vermutet, dass GHB von GABA-Neuronen aufgenommen wird und dort in verschiedenen Prozesse involviert ist (u.a. Umwandlung zu GABA), woraus schließlich GABA freigesetzt wird, welches $GABA_B$-Rezeptoren stimuliert [179]. Zudem wirkt es als Agonist an dem unlängst entdeckten GHB-Rezeptor, wonach die extrazellulären Glutamat-Mengen erhöht werden [180]. GHB beeinflusst auch die Freisetzung von Dopamin und Opiaten in verschiedenen Hirnregionen [179]. GHB ist zudem ein Tyrosin-Hydroxylase-Aktivator bzw. ein Tryptophan-Hydroxylase-Aktivator (konträr zu MDMA). Es ist denkbar, dasss GHB den Oxytocin-Neurostoffwechsel stimuliert [181].
GHB ist ein Vorläufer und Metabolit des im Hirn dämpfend wirkenden Neurotransmitter GABA (*Gamma-Aminobutyric acid*). In Tierstudien scheinen bei hoher und chronischer GHB-Verabreichung neurotoxische Effekte wahrscheinlich.
GHB kommt in nahezu jeder Zelle des menschlichen Körpers vor (z.B. als Teil des Milchsäurestoffwechsels). Die genaue Funktion von GHB im Körper ist nicht klar. Jedoch werden im Gehirn eine große Anzahl an Rezeptoren exprimiert, die durch GHB aktiviert werden.

GHB zeigt eine relativ schmale therapeutische Breite, obschon die letale Dosis viel höher liegt. Die Problematik beim Freizeitkonsum liegt in dem Finden der richtigen Dosierung (s.a. Wirkung).
Eine Gefahr bei der Verwendung von GHB erfolgt durch Selbstverletzung (Unfall, Sturz etc.) infolge der Schläfrigkeit bei hohen Dosierungen. Zudem darf GHB keinesfalls mit Alkohol, Schlafmitteln, Opiaten oder anderen zentraldämpfenden Mittel kombiniert werden, da sich so das Risiko einer Atemdepression und eines Atemstillstands bis hin zum Herzstillstand stark erhöht! Eine Ausnahme scheinen Diazepam oder Lorazepam zu sein (wirken via $GABA_A$); diese können allenfalls bei GHB-induzierten Konvulsionen helfen. GHB hat zu einigen Todesfällen geführt, dies infolge hoher Dosierungen sowie Mischkonsums [182].
Beim Konsum von GHB sollte man die gleichzeitige Einnahme von Milchprodukten vermeiden. Sonst kann eine starke Übelkeit bis hin zum Erbrechen erfolgen.
Beim fachgemäßen Gelegenheitskonsum von GHB sind bisher keine ernsthaften Nebenwirkungen festgestellt worden. Manchmal können Übelkeit, Schläfrigkeit, Schwindelanfall oder Erbrechen als Begleiterscheinungen auftreten. Eine Einschränkung der Koordinationsfähigkeit kann ebenfalls erfolgen. Die langfristige Einnahme von GHB kann eine psychische Abhängigkeit zur Folge haben. GHB kann beim Absetzen nach

längerem und regelmäßigem Konsum Entzugssymptome wie Schlaflosigkeit, Angst und Zittern hervorrufen.

GHB wird rasch vom Körper über Bernsteinsäure hin zu Wasser und Kohlendioxid verstoffwechselt, und so ist der Nachweis nach etwa 12 Stunden nicht mehr möglich (siehe auch Problematik bei K.O.-Tropfen).

**Synthese: [3]** **1→2**

Eine Lösung von 30g NaOH in 100mL 40% EtOH wird zum Sieden erhitzt. Danach tropft man langsam 65g (58mL) Butyrolacton (**1**) zu. Es wird etwa eine Stunde rückflussiert. Ist der pH-Wert auf 7 gesunken, wird zur Trockene eingeengt (falls der pH-Wert zu hoch ist, kann mit Zitronen- oder Essigsäure auf pH 7 gestellt werden oder man gibt wenig Butyrolacton zu und rückflussiert noch kurze Zeit). Den festen, hygroskopischen Rückstand (den man besser nicht abkühlen lässt, da das Lösen sehr schwierig wird) kristallisiert man wie folgt um: durch Lösen in wenig siedendem EtOH und die noch heiße Lösung wird in Aceton gegossen. Man kühlt ab und filtriert die weissen Kristalle, spült mit Aceton und trocknet bei 70°C. Zurück bleiben 60g γ-Hydroxybuttersäure-Natriumsalz (GHB, **2**) als weiße hygroskopische Kristalle, mp 141–142°C. Werden sehr reine Edukte verwendet, ist eine Umkristallisation nicht nötig. Da die Kristalle hygroskopisch sind, eignet sich zum Aufbewahren auch eine wässrige Lösung von GHB. Dazu wird die obige Reaktionslösung auf das Volumen etwa 75mL eingeengt und noch heiss mit 75mL dest. Wasser versehen. Die Lösung enthält so rund 50% GHB.

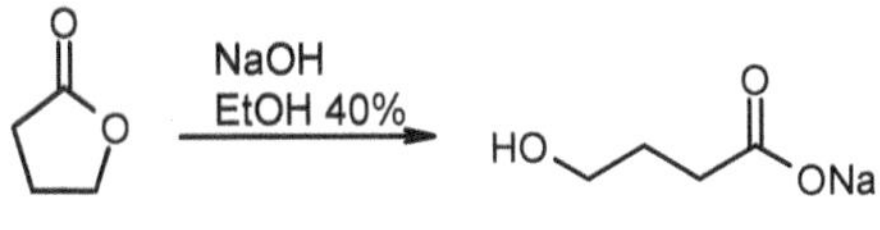


1 2

# 9. Muscimol

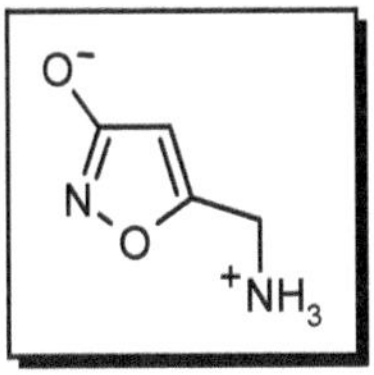

M= 114.10g/mol
$C_4H_6N_2O_2$

*Einleitung*: [55, 56, 57, 191]

Muscimol wurde erstmals 1964 entdeckt. Es bildet zusammen mit Ibotensäure, Muscarin und Muscazon die wichtigsten Alkaloide des Fliegenpilzes (*Amanita Muscaria*), ist aber auch in anderen Pilzen der Gattung *Amanita* zu finden. Der Fliegenpilz zählt zu den bekanntesten Pilzen, nicht zuletzt wegen seiner Schönheit und seiner interessanten Wirkung. In manchen Kulturen gilt er als Symbol für Glück und Freude, möglicherweise aufgrund seiner psychotropen Effekte. Der Fliegenpilz wurde schon in vorchristlicher Zeit als Rauschdroge konsumiert. In Nord-, Ost- und Mitteleuropa fand der Fliegenpilz als religiöse Rauschdroge Verwendung. Die Römer produzierten aus dem Presssaft des Pilzes den Fliegenpilzwein. Der Pilz wurde auch roh oder getrocknet gegessen, geraucht oder als wässriger Auszug konsumiert. Es wird theoretisiert, ob der im indischen „Rig-Veda" beschriebene Soma-Trank, über dessen pflanzlichen Ursprung immer noch gerätselt wird, ebenfalls Fliegenpilzsaft darstellt. Um die gleiche Rauschdroge scheint es sich bei dem persischen „huoma" zu handeln. Es gibt seit dem 18. Jahrhundert zahlreiche authentische Berichte über den Gebrauch von Fliegenpilzen bei sibirischen Völkern. Auch heutzutage ist der Fliegenpilz-Konsum weitverbreitet (für ausführlichere Informationen, s. [55] [191]).
Viele alte Zitate enthalten Aussagen, der Fliegenpilz sei äußerst giftig. Es hat bis heute keinen dokumentierten Fall einer tödlichen Vergiftung gegeben, deshalb wird die Giftigkeit des Fliegenpilzes als eher schwach eingestuft. Eine ernsthafte Gefährdung der Gesundheit soll erst beim Verzehr von mehr als 10 Pilzen auftreten (hängt von der Größe und vom Wirkstoffgehalt ab!). Der Name Fliegenpilz geht auf die Behauptung zurück, dass man mit in Milch eingelegtem Pilzfleisch Fliegen anlocken und töten könne. In Wirklichkeit werden Fliegen jedoch nur betäubt. Muscimol und Ibotensäure besitzen eine schwache insektizide Wirkung, die allerdings gelegentlich auf die Fliegen auch tödlich wirken kann.
Der Fliegenpilz zeigt eine dissoziative, visionäre Wirkung, wodurch der Konsument sich besonders bei höheren Mengen von der Umwelt traumartig abspaltet. Bis Anfang der 1960er Jahre wurde geglaubt, Muscarin sei der psychoaktive Wirkstoff des Fliegenpilzes. Doch durch Isolierung und

Synthese konnte gezeigt werden, dass hauptsächlich Muscimol für die psychoaktive Wirkung verantwortlich ist. Untersuchungen haben jedoch gezeigt, dass Muscimol andersartig als der Fliegenpilz wirkt, und somit sind noch weitere Inhaltsstoffe des Pilzes an der Gesamtwirkung beteiligt. Leider hat sich der Irrtum, Muscarin liefere den Fliegenpilz-Rausch, bis heute in manchen Berichten durchsetzen können. Auch Muscazon und der Ibotensäure wird eine psychotrope Wirkung zugeschrieben. Muscimol kann im Chemikalienfachhandel legal erworben werden (sehr teuer!).

**Synonyme**: Pantherin, Agarin, 5-Aminomethyl-3-hydroxyisoxazol, α-Aminomethyl-3(2*H*)-isoxazolon.

**Vorkommen**: *Amanita muscaria, Amanita pantherina* u. i. a. Pilze.

**Einteilung**: Muscimol: Entaktogen, Psychedelikum.
Fliegenpilz: Dissoziatives Psychedelikum, Entheogen.

**Dosis**: 5–15mg

**Dauer**: 3–6h

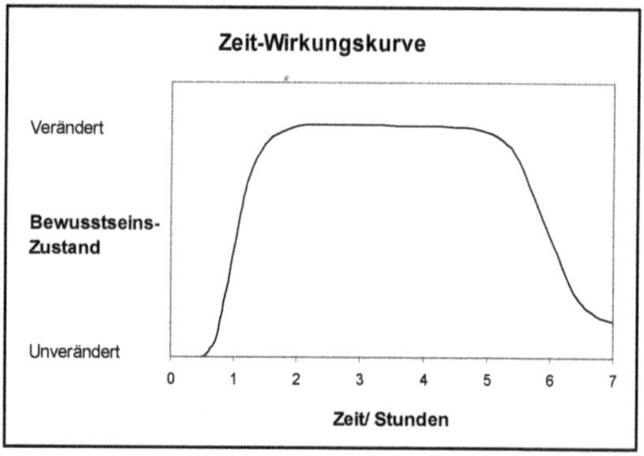


Abb.: Qualitative Beziehung zwischen der Zeit und dem Bewusstseinszustand nach der Einnahme von Muscimol.

**Die Wirkung von Muscimol sowie des Fliegenpilzes**:

Die Wirkung von Muscimol unterscheidet sich vom Fliegenpilz nebst den verminderten Vergiftungserscheinungen (Übelkeit usw., hauptsächlich verursacht durch Muscarin) recht deutlich.

*Die Wirkungen des Fliegenpilzes* zu definieren wird dadurch erschwert, dass der Verlauf eines Fliegenpilzrausches stark vom Pilz, von der Person, die den Pilz einnimmt, und von der Umgebung abhängt. Der Rausch kann in drei Phasen eingeteilt werden: 1.) Physische Symptome wie Übelkeit (häufig) und Erbrechen (selten). 2.) Der narkotische Effekt überwiegt. 3.) Visionen und (Pseudo-)Halluzinationen. Wie stark diese Phasen ausgeprägt sind, hängt von der Dosierung und der Qualität der Pilze ab. Es wird berichtet, den wohl stärksten Einfluss auf die Wirkung habe der Zeitpunkt der Ernte des Pilzes. Je nach Region (und somit Sonnenstrahlung, Temperatur usw.) bewirkt der Pilz am Anfang der Saison (etwa August) den kräftigsten Rausch. Die später gepflückten Pilze sollen eher narkotische und physische Effekte mit sich bringen, während frühsaisonale Pilze vor allem psychedelische und visionäre Effekte auslösen (andere Wirkstoffverteilung). Der größte Gehalt an Muscimol ist in der roten Haut und in der darunterliegenden gelben Zellschicht enthalten. Die frischen Pilze scheinen die größten Nebenwirkungen zu bereiten. Beim Konsum von Fliegenpilzen wird ein langsames Herantasten an die ideale Dosierung empfohlen. Dazu wird mit einem mittelgroßen Pilz begonnen. Bei einer Überdosierung muss neben resorptionsverhindernden und eliminationsbeschleunigenden Maßnahmen eine Sedierung der Konsumenten mit Neuroleptika oder Tranquilizern angestrebt werden.
Die Rauschwirkung des Pilzes wird wie folgt umschrieben: Etwa 30 Minuten nach Einnahme tritt eine Dösigkeit auf. Man fühlt sich träge, und bei einer starken Dosierung kann ein Dämmerschlaf Einzug halten. Dabei können farbige Visionen auftreten. Typisch ist das Auftreten von falscher Einschätzung von Entfernungen und Größenverhältnissen. Häufig wird bei den Visionen von Reisen in die Welt der Zwerge berichtet (es werden ja nicht grundlos Kunst-Fliegenpilze um die Kunst-Zwerglein herum angeordnet ...). Das Set/Setting ist auch hier sehr wesentlich, und aufgrund der dissoziativen Wirkung ist der Fliegenpilz nicht zum Verzehr in der Öffentlichkeit geeignet. Vielmehr eignet sich dazu ein zuvor gewählter Platz in der Natur oder ein ruhiger Ort mit gemütlichem Sofa.
Es wird berichtet, der Fliegenpilz liefere vor allem dem nach Meditation oder Introspektion Suchenden einen angenehmen Rausch. Solche, die nur einen Trip erleben wollen, fänden die Wirkungen oft unangenehm. Der Gruppenkonsum bringt nicht viel, da der Konsument sowieso in einen schlafähnlichen Zustand gelangt, so dass das Kommunizieren nicht unbedingt erwünscht ist. Ausserdem ist der Rausch so individuell, dass der Konsument oft alleine sein will. Wichtig ist, dass vor dem Konsum gefastet wird, so kann einer Übelkeit weitgehend entgegengewirkt werden.

Obschon *Muscimol* die Hauptwirkung des Fliegenpilzes zukommt, weist es einige zum Pilz unterschiedliche Wirkungen auf. Muscimol zeigt im Bereich

von 7,5–10mg deutliche Effekte subjektiver und objektiver Art (z.B. Euphorie, Dysphorie, Veränderungen des Zeitwahrnehmens), jedoch fehlen die vom Fliegenpilz her bekannten illusionären, visionären Farb- und Lichtillusionen sowie seltenen echten Halluzinationen. Vorhanden sein können bei der Wirkung von reinem Muscimol die vom Fliegenpilz teils bekannten gestörten Bewegungsabläufe (Ataxie) und unwillkürliche Muskelzuckungen.
Muscimol alleine kann demnach nicht das ganze psychoaktive Wirkprinzip des Fliegenpilzes darstellen, es bringt lediglich Teilwirkungen mit sich, wenn auch bis anhin am ausgeprägtesten von allen untersuchten Inhaltsstoffen. Nachdem scheinbar das pharmakologische Wirkprinzip des Fliegenpilzes in den 1960er Jahren geklärt war [185], sind die psychopharmakologischen Untersuchungen zu den einzelnen Inhaltsstoffen nahezu auf Eis gelegt worden. Gründe hierfür könnten einerseits in den besonders damals schwierigen Herstellungsmethoden der Inhaltsstoffe liegen. Andererseits könnte die Wirkung des Fliegenpilzes selber der Popularität, Neugierde und weiteren Erforschung von Muscimol im Menschen abträglich gewesen sein: Durch die dissoziative Wirkung des Fliegenpilzes spaltet sich der Konsument von der Umwelt ab, und es findet wenig bis gar keine soziale Interaktion mit anderen statt. So weist die Fliegenpilz-Wirkung wenig gruppendynamisches Potenzial auf, und auch die Nebenwirkungen (Übelkeit, Krämpfe etc.) wirken der Verbreitung des Konsums entgegen. Dadurch, dass Muscimol in den 1960ern als Hauptwirkstoff identifiziert wurde, wurden ihm danach vermeintlich dem Fliegenpilz weitgehend ähnliche Wirkungen zugesprochen, und so stiess es wohl auf wenig Interesse bei Erkundungsfreudigen.
Doch die Wirkungen von Muscimol sind ziemlich differenziert, wie bereits die Untersuchungen in den 1960er Jahren festhielten [185]. Neueste Untersuchungen haben dies bestätigt [186]. Die psychoaktive Dosis von Muscimol beträgt 5–15mg, dabei werden deutliche interpersonelle Unterschiede beobachtet (Vorsicht). Zudem scheint Alkohol die Effekte deutlich zu verstärken und zu verändern. So wirkten 11mg Muscimol zusammen mit Alkohol eindeutig dissoziativ, und motorische Störungen (Zuckungen) in den Extremitäten waren ausgeprägt vorhanden (abschließend wurde die Kombination mit Alkohol als unangenehm beschrieben). Muscimol erzeugt insbesondere in tieferen Dosierungen (4–10mg, Dauer 3–6 Stunden) bemerkenswerte Wirkungen, es kann eine Verbundenheit mit der Natur und der Umgebung auftreten, eine gewisse empathische Komponente kann sich einstellen, und mit geschlossenen Augen kann die Phantasie angeregt sein; jedoch wurden keine visuellen Veränderungen oder Dissoziation (Abspaltung von der Außenwelt) festgestellt (diese scheint durch Alkohol gefördert zu werden). Ein Schubgefühl fehlt gänzlich, so dass die Wirkung sehr sanft einsetzt und auch ohne Beschwerden wieder abklingt. Auf diese Wirksubstanz scheinen eher feinfühlige Menschen anzusprechen;

zu simplen, starken Rauschzwecken scheint sie sich aus jetzigem Stand der Untersuchungen nicht zu eignen.

Es scheint, dass ein oder mehrere Kofaktoren bei der Wirkung des Fliegenpilzes zusammen mit Muscimol von Bedeutung sind. Auch wenn andere Inhaltsstoffe (es sind über 200 bekannt) wie das toxische Muscarin selbst wohl kaum psychoaktive Wirkungen entfalten, so ist deren Einfluss und Modulation neuronaler Prozesse durchaus denkbar.
Auf jeden Fall gebührt Muscimol mehr wissenschaftliche Aufmerksamkeit, als es bis anhin erlangte. Von grosser Wichtigkeit beim Erforschen der Wirkung von Muscimol im Menschen ist der völlige Verzicht auf Alkohol sowie eine vorsichtige persönliche Titration zum Finden der optimalen Dosis.

• 6,8mg + 2,6mg Muscimol (getrennt durch 2,5h. Weder Alkohol, THC noch Nikotin konsumiert) „Nachdem ich vorgängig angenehme Erfahrungen mit Muscimol in der Natur gemacht hatte, interessierte mich das Erkunden der Wirkung im Umfeld eines Festes mit Musik. Das völlig geschmacksneutrale pulverförmige Muscimol auf die Zunge geschüttet und dann mit etwas Wasser hinuntergespült. Erste Anzeichen einer Wirkung äußerten sich nach etwa 30–40 Minuten und wurden wie gewohnt eher undefinierbar wahrgenommen. Diese äußerten sich in einem leicht schwindligen Dasein. Kein Schubgefühl, wie es z.b. mit MDMA zu erfahren ist, auch kein Bodyload. Eine gewisse Enthemmung war zu verspüren, und mittlerweile fühlte ich mich sehr frei und vermochte sehr angenehm durch meine Bewegungen mit den Klängen der Musik zu verschmelzen. Zeitweise fragte ich mich wieder, ob die Wirkung denn noch da war. Diese wurde jeweils durch das Ändern der Situation bestätigt. Respektive wurde wie schon in früheren,‚Sitzungen' festgestellt, dass insbesondere beim Übergang von einer personenarmen in eine personenreiche Situation – jedoch nicht umgekehrt – ganz klar festgestellt werden konnte ‚Wow, doch eindeutige Wirkung!'. Die ganze Wirkung war angenehm und zu keiner Zeit versuchte sie, einen zu beherrschen oder zu zwingen. Sehr angenehme Kontrolle. Die Tätigkeit ‚Denken' war manchmal aktiv, manchmal passiv. Was auffiel, waren die zwischen neutral und positiv liegenden Inhalte, also nie negativ. Eine gewisse Distanz zu den Dingen war vorhanden, und dies erzeugte den Eindruck, eine recht gute Objektivität der Gedankengänge zu besitzen. Es gab keinerlei visuelle Effekte oder Verschärfung der Konturen, und trotzdem war irgendetwas anders. Auch fühlte ich mich auf irgendeine Art und Weise zu manchen Personen hingezogen, obwohl ich dies kontrollieren konnte. Mit MDMA gab es oft keine Kontrolle mehr, so dass ich stetig auf Personen zuging, die mich interessierten. Hier war eine gewisse ‚Vernunft' waltend. Und so hatte ich ein sehr angenehmes Gefühl, fremden Personen einfach zuzuschauen, wie sie miteinander umgingen, und ich hatte das Gefühl, sehr

genau zu spüren, was sie in dem Moment fühlten. Insbesondere fielen mir Personen auf, die mit für mich grosser Sicherheit MDMA eingenommen hatten. Es war schön zu sehen, wie sich solche Paare zärtlichst umeinander kümmerten und sich sanft hielten.
In der Zwischenzeit konnte ich in die Musik eintauchen, und mit geschlossenen Augen durchmischten sich die extrem klar definierten Klänge (holzig-metallische, verzwirbelte, glänzende Metalloberflächenmusik) mit geometrischen, kaleidoskopartigen Formationen. Diese waren stetig nur pastellfarbener Natur, und nie grell. Allerdings sollte relativiert werden: Ich bin für optische Formationen mit geschlossenen Augen sehr empfänglich und vermag solche mit etwas Konzentration manchmal auch ohne Einfluss einer Substanz zu erzeugen. Auf jeden Fall war es sehr beeindruckend, wie die Musik in ihrer Exaktheit wahrgenommen werden konnte. Das Tanzen war nicht durch eine etwaige Stimulation (Bewegungsdrang) gesteuert. Nein, es war schlicht das Verlangen, die Freude zu erfahren, welche sich durch das Mischen der musikalischen Klänge mit den rhythmischen, verzwirbelten Tanzbewegungen äußerte. Das Hungergefühl war nicht eingeschränkt. Die Gesamtwirkung von Muscimol würde ich als so etwas wie ein ‚natürliches', schwaches MDMA einschätzen. Nahezu frei von der stimulierenden, kitschigen Eigenschaft. Das Magische des MDMA ist weit entfernt. Kein Hangover."

- (mit einem mittelgroßen Pilz [126]) „Wir lagen auf dem Bett. Alles war mit einem rosaroten Schleier überzogen. Ekstatisch und niedlich. Das gesamte Gesichtsfeld war verzerrt. Die Gegenstände und auch unserer Körper waren verkleinert."
- (mit einem großen Pilz [126]) „Nicht alle Anwesenden vertrugen den Rausch gut. Einige machten ein Nickerchen. Ich und ein Freund waren wach geblieben, und so konnten wir den Geschichten zuhören. Es war nicht etwa eine Stimme zu hören, die Geschichte wurde einem präsentiert. Ich erlebte sie selber. Unglaubliche Sachen, magisch zugleich. Nach etwa fünf Stunden verliessen wir diesen schwer beschreibbaren Zustand wieder."
- (mit zwei großen Pilzen [126]) „Ich entschied mich, einen wässrigen Auszug zu machen. So kochte ich eine Pilzsuppe, die allerdings schrecklich schmeckte. Kurze Zeit nach der Einnahme musste ich mich dreimal übergeben. Dann ging's mir besser. Langsam schlängelten sich grüne, gelbe orange und blaue Fäden über die betrachteten Gegenstände. Die Farben waren sehr intensiv, fast fluoreszierend. Ich musste mich hinlegen. Ich hörte mir eine CD von Mike Oldfield an. Ich sagte mir: Ecstasy ist nichts; das ist das wirklich Wahre. Beim Schließen der Augen war der Rausch komplett. Die Ekstase war unbeschreiblich. Ständig sah ich ein Gebilde, das dem Mond glich, darin waren kleine schwarze und weiße Türen gezeichnet, die sich wie Dominosteine wendeten. Als ich mir meines Körpers bewusst wurde, fühlte ich mich wie ein Tier, dann wieder wie eine Elfe, vermutlich durch meinen Blick in den Spiegel

verursacht. Zunehmend entwich ich dem Dasein, zeitweise war ich eingenickt. Nach etwa sechs Stunden klang die Wirkung aus, übrig blieb ein Gefühl einer Vergiftung. Das psychische Befinden war gut."

**Pharmakologie und sonstige Informationen:**

*Muscimol:*

Muscimol zeigt mit seiner strukturellen Verwandtschaft zum Neurotransmitter GABA (Gamma-Aminobuttersäure) eine potente agonistische Wirkung am $GABA_A$-Rezeptor. Zudem wirkt Muscimol am $GABA_C$-Rezeptor als potenter partieller Agonist [188]. In Versuchstieren wurde durch Muscimol eine verstärkte EEG-Aktivität festgestellt (Synchronisierung gewisser Hirnfrequenzen [189]. Dies steht im Gegensatz zu beispielsweise Tryptaminen, wo eher eine Desynchronisierung beobachtet wird). In Versuchstieren vermochte Muscimol die Serotonin-Mengen im Gehirn zu erhöhen, Dopamin und Norepinephrin wurden jedoch gesenkt [187].

In typischen Vergiftungsfällen ist die anticholinerge Wirkung ausgeprägt (Tachykardie, weite Pupillen, trockener Mund). Die Aufnahme von Muscimol hemmt die motorischen Funktionen, im Gegensatz zum Muscarin. Eine Stunde nach dem Verzehr von Fliegenpilzen sind im Urin nicht-metabolisiertes Muscimol und Ibotensäure nachzuweisen. Weil relativ große Mengen unverstoffwechselt mit dem Urin ausgeschieden werden, wird bei schamanischen Ritualen der Urin zu Rauschzwecken wiederverwendet [55]. Muscimol ist haupsächlich für die psychotrope Wirkung des Fliegenpilzes verantwortlich. Man kann davon ausgehen, dass gewisse Substanzen im Pilz mit Muscimol synergistisch wirken, da die reine Wirkung des Muscimols nicht der psychotropen Wirkung des Fliegenpilzes entspricht. Zum Wirkungsbeschrieb s. unter Wirkung.

Muscimol ist vermutlich kein genuiner Inhaltsstoff des Fliegenpilzes, es entsteht durch Decarboxylierung von Ibotensäure:

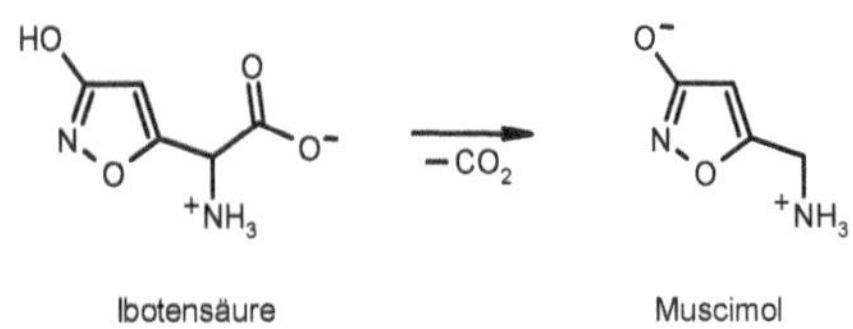


Die Decarboxylierung kann thermisch induziert werden. Daher sind viele Pilzzubereitungen mit einer warmen Lagerung und Trocknung verbunden.

Beim Verzehr der frischen Pilze treten viel mehr unangenehme Effekte auf. Muscimol scheint demnach deutlich besser verträglich zu sein als die Ibotensäure (oder andere Wirkstoffe werden deaktiviert). Muscimol ist sehr leicht wasserlöslich und geschmacklich neutral.

LD-50 in der Maus (s.c.) 3,8mg/kg, in der Ratte (i.p.) 4,5mg/kg, resp. (p.o.) 45mg/kg.

*Ibotensäure:* [56]

Bei der Einnahme wird ein Teil der Ibotensäure zu Muscimol umgewandelt, das schliesslich für die psychoaktive Wirkung verantwortlich ist (Ibotensäure ist eine *Prodrug* von Muscimol. Wirkweise: siehe Pharmakologie von Muscimol). Es werden etwa 50–100mg Ibotensäure für psychoaktive Zwecke benötigt [185]. Bei Verabreichung von Ibotensäure direkt ins Hirn von Versuchstieren erfolgen neurotoxische Effekte [190].

Ibotensäure (Prämuscimol, α-Amino-3-hydroxy-5-isoxazolessigsäure) bildet in reiner Form farblose Kristalle mit einem Schmelzpunkt von 151-152°C (als Monohydrat). Es ist schwerlöslich in Wasser (α-Aminosäure→ IEP). Es decarboxyliert beim Entwässern und Erhitzen zu Muscimol (s. oben). LD-50 Maus, Ratte p.o. 32mg/kg.

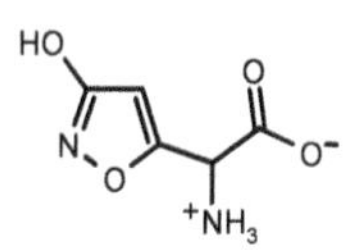


Ibotensäure

*Muscarin:* [56]

Muscarin-Hydrochlorid (Trimethyl-(tetrahydro-4-hydroxy-5-methylfurfuryl)-ammonium) bildet farblose hygroskopische Nadeln mit einem Schmelzpunkt von 181,5 –182°C. Es ist sehr leicht löslich in Wasser und Alkohol. Von den verschiedenen möglichen stereoisomeren Formen kommt wahrscheinlich nur die (2*S*, 4*R*, 5*S*)-Form im Fliegenpilz vor.

Muscarin ist sehr giftig: LD-50 für die Maus (i.v.) beträgt 0,23mg/kg. Muscarin greift im parasympathischen Teil des Nervensystems an den muscarinergen Acetylcholin-Rezeptoren an. Da Muscarin nicht von Acetylcholinesterase abgebaut werden kann, resultiert eine unkontrollierte Dauererregung der parasympathischen Zielorgane. Muscarin hat damit die entgegengesetzte Wirkung wie Atropin, das als Antidot fungieren kann. Die

Ausscheidung von Muscarin erfolgt über die Nieren. Die Vergiftungssymptome sind wie folgt: Speichelfluss, Schweißausbrüche, Durchfall, Erbrechen, Miosis (Verengung der Pupillen – das Gegenteil, die Pupillenerweiterung, wird als Mydriasis bezeichnet) und Kreislaufkollaps. Muscarin weist selber keine direkte psychotrope Wirkung auf. Jedoch ist es denkbar, dass Muscarin die neuronalen Prozesse während eines Fliegenpilzrausches moduliert, denn der reine Hauptwirkstoff Muscimol erzeugt andere psychoaktive Effekte als der Fliegenpilz. So könnten synergistische Effekte relevant sein. Der *Amanita pantherina* weist eine höhere Konzentration an Muscarin auf und führt bei Einnahme entsprechend stärker zu Vergiftungserscheinungen. Zum Teil hohe Mengen des giftigen Muscarins kommen in verschiedenen Trichterlingen und Risspilzen vor.

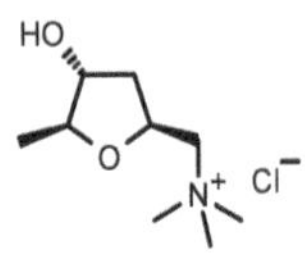


Muscarin

*Muscazon:* [56]

Muscazon (α-Amino-2,3-dihydro-2-oxo-5-oxazol-essigsäure) bildet farblose Kristalle mit einem Schmelzpunkt von190°C (Zersetzung). Wahrscheinlich ist die Aminosäure Muscazon kein nativer Inhaltsstoff, sondern ein photochemisches Abbauprodukt der Ibotensäure. Muscazon trägt möglicherweise zur Fliegenpilzwirkung bei. Ob es isoliert eingenommen psychoaktiv ist, müsste abgeklärt werden.

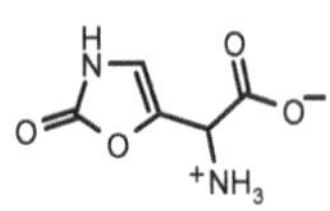


Muscazon

**Synthese:**

Muscimol ist auf verschiedenen Wegen zugänglich. Eine der frühesten Synthesebeschreibungen geht auf A.R. GAGNEUX und F. HÄFLIGER zurück [66]. Sie publizierten 1965 folgende Herstellungsmethode für Muscimol (Pantherin) (Reaktionsschema 47):

Methyl-γ-chloracetoacetat (**1**) wird mit Methylorthoformiat in methanolischer HCl während 4 Stunden rückflussiert. Daraus erhält man das entsprechende Ketal **2** (65%). Dieses wird mit Hydroxylamin in MeOH unter $N_2$ während 100 Stunden bei 20°C zur Reaktion gebracht, woraus 3-Chloro-2,2-dimethoxybutyrohydroxamsäure (**3**) entsteht (70%). Diese kann anschließend mit trockenem HCl-Gas in abs. Essigsäure zum 3-Hydroxy-5-chlormethyl-isoxazol (**4**) cyclisiert werden (80%). Das Isoxazol **4** kann anschließend in fast quantitativer Ausbeute mit konz. wässriger $NH_3$-Lösung (bei 90°C in einem Autoklav, während 16 Stunden) zum gewünschten Muscimol (**5**) umgesetzt werden.

Die THIELE-LANDERS-Reaktion kann ebenfalls für die Synthese von Muscimol angewendet werden [57] (Reaktionsschema 48): Zunächst wird das β-Nitroketon **6** zum 3-Brom-5-aminomethyl-isoxazol (**8**) umgesetzt. Dieses kann anschließend mit KOH/MeOH unter Rückfluss zum 3-Methoxy-5-aminomethyl-isoxazol (**9**) verethert werden. Anschließende Hydrolyse mit konz. HCl und Rückflussieren liefert Muscimol (**5**).

Eine weitere Möglichkeit ist der Syntheseweg nach K. BOWDEN et al. [64] (Reaktionsschema 49): 3-Brom-5-methyl-isoxazol (**10**) wird zunächst mit MeOH/KOH zum Ether **11** umgesetzt, anschließend mit BuLi und $CO_2$ zu 3-Methoxy-isoxazol-5-essigsäure (**12**) zur Reaktion gebracht. Anschließend erfolgt ein CURTIUS-Abbau zum Isocyanat **16**. Hydrolyse von **16** mit Ethanol ergibt das Carbamat **17**. Dessen Hydrolyse mit KOH/EtOH und Rückfluss liefert das Amin **9**. Aus der anschliessenden Etherspaltung mit HBr-Eisessig unter Rückfluss und anschließender Reinigung via Ionenaustausch erhält man Muscimol (**5**).

Im Jahr 1986 wurde von *D. Chiarino* et al. eine einfache Synthese von Muscimol publiziert [65]. Es handelt sich dabei um eine 1,3-dipolare Cycloaddition. Diese ist in einem großen Ansatz durchführbar, sie geht von dem leicht zugänglichen Dibromformaldoxim (**18**) aus (Reaktionsschema 50).

1992 wurde ähnlich der von *D. Chiarino* et al. beschriebenen Synthese eine regiospezifische 1,3-dipolare Cycloaddition publiziert [88] (Schema 51). Der Vorteil ist darin zu erkennen, dass man von dem weniger teuren Dipolarophil **22** ausgehen kann (anstelle von *N*-Dichloracetylpropargylamin).

**Reaktionsschema 51: 22→23→6→9→5 [88]**

Herstellung von Dibromformaldoxim (**18**) [68]: Zu einer gerührten Lösung von 50g Glyoxylsäure in 400mL Wasser gibt man 47g Hydroxylamin-Hydrochlorid zu und lässt während 24h rühren. Danach gibt man vorsichtig 118g $NaHCO_3$ zu, gefolgt von 500mL Dichlormethan. Zu dem gut gerührten Zweiphasengemisch werden anschließend bei einer Temperatur von etwa 5°C 48mL $Br_2$ in 350mL Dichlormethan zugegeben, so dass die Temperatur nicht über 10°C steigt. Nach der Zugabe wird noch während 3h gerührt, gekühlt und die Phasen separiert. Die wässrige Phase wird noch mit Dichlormethan extrahiert. Die organische Phase und die Dichlormethan-Extrakte werden über $MgSO_4$ getrocknet und eingeengt. Der Rückstand wird aus Skellysolve B umkristallisiert. Daraus erhält man 50g Dibromformal-doxim (**18**) als farblose Kristalle, mp 65–66°C.

Es werden 24,4g (0,238mol) 2,3-Dichlor-1-propen (**22**) in 320mL Ethylacetat gelöst. Dazu gibt man unter Rühren bei RT 23,8g (0,238mol) $KHCO_3$ und 32mL Wasser, und anschließend wird 1h bei RT gerührt. Zu dieser Suspension gibt man dann eine Lösung von 24.1g (0.119mol) Dibromformaldoxim (**18**) in 32mL Ethylacetat tropfweise während 4h zu. Das Reaktionsgemisch wird anschließend über Nacht stehen gelassen. Nun gibt man 100mL Wasser zu. Danach werden die Phasen separiert, und man extrahiert noch zweimal mit 100mL EtOAc. Die vereinigten organischen Phasen werden über $Na_2SO_4$ getrocknet und anschließend eingeengt. Zurück bleiben 22,2g (81%) 5-Chlormethyl-3-bromisoxazol (**23**) als blassgelbes Öl, welches genug rein für die nächste Stufe ist (kann bei 110°C und 20mm/Hg destilliert werden).

6,6g (0,0283mol) 5-Chlormethyl-3-bromisoxazol (**23**) werden unter Eiskühlung in 75mL Dioxan gelöst. Danach tropft man unter ständiger Eiskühlung 200mL 30% $NH_4OH$ in einer Rate von 5mL/min zu. Anschließend wird noch 30min bei 0–5°C und dann 4h bei RT gerührt. Das Reaktionsgemisch wird dann auf etwa 100mL Volumen eingeengt, anschliessend extrahiert man dreimal mit 75mL EtOAc und einmal mit 50mL EtOAc/n-Butanol (1:1). Die vereinigten Extrakte werden über $Na_2SO_4$ getrocknet und anschließend eingeengt. Daraus erhält man 4,5g (90%) 5-Aminomethyl-3-bromisoxazol (**6**) als bräunliche Flüssigkeit. Zum Vergleich mit dem Literaturwert kann wenig in das HCl-Salz konvertiert werden: mp 180°C.

3g (16,9mmol) 5-Aminomethyl-3-bromisoxazol (**6**) werden in 60mL MeOH gelöst. Dazu gibt man eine Lösung von 4,73g (84,5mmol, 5 eq) KOH in 6mL Wasser. Das Gemisch wird während 24h unter Stickstoff am Rückfluss gehalten. Danach gibt man noch einmal 4,73g (84,5mmol, 5 eq) KOH zu und erhitzt weitere 24h. Das Reaktionsgemisch wird anschließend eingeengt, den Rückstand gibt man in EtOAc und extrahiert (den Rückstand) dreimal mit EtOAc. Die kombinierten Extrakte werden über $Na_2SO_4$ getrocknet und anschließend eingeengt. Daraus erhält man 1,43g (66%) 5-Aminomethyl-3-methoxyisoxazol (**9**) als farbloses Öl, welches mittels Flash-Chromatographie

(Eluent $CHCl_3$:MeOH=95:5) gereinigt werden kann. Eine kleine Menge kann in das HCl-Salz konvertiert werden, zum Vergleich mit dem Literaturwert, mp: 175°C (Zersetzung).

Eine Lösung von 2g (15,6mmol) 5-Aminomethyl-3-methoxyisoxazol (**9**) in wenig AcOH wird mit 50mL 33% HBr in AcOH versehen und während 15min rückflussiert. Nach dem Abkühlen wird der folgende Schritt dreimal durchgeführt: Das Reaktionsgemisch wird in 50mL Cyclohexan gelöst und eingeengt. Den braunen festen Rückstand löst man anschliessend in wenig Wasser und reinigt ihn mittels Dowex W50X8-200 Mesh ($H^+$-Form), dabei wird mit Wasser und anschließend mit 2% $NH_4OH$ eluiert. Die Fraktionen werden anschliessend eingeengt, woraus man 1,1g (62%) Muscimol (**5**) als weißen Feststoff erhält, mp 175°C.

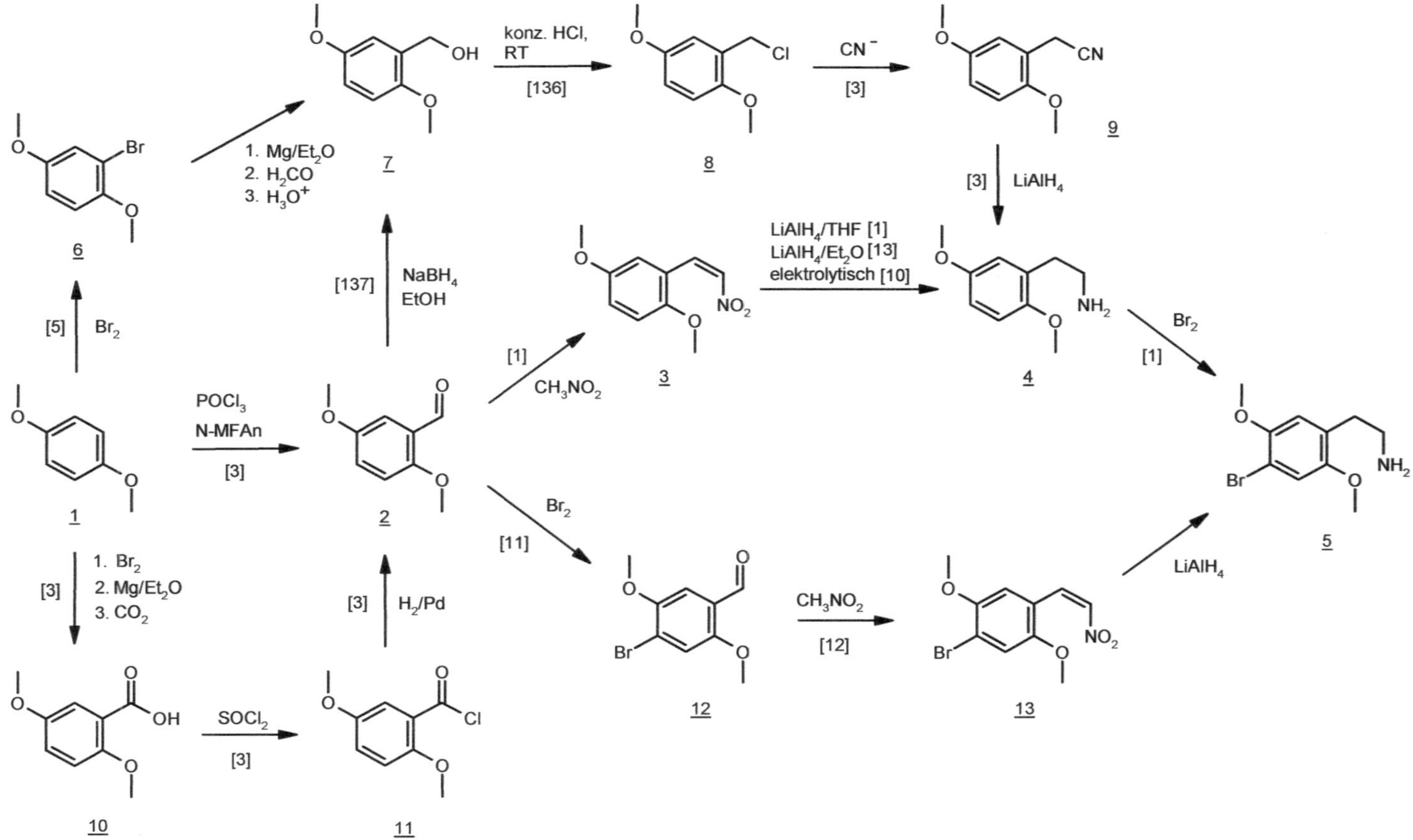
konz. HCl, RT
[136]
CN⁻
[3]
1. Mg/Et2O
2. H2CO
3. H3O+
[3] LiAlH4
LiAlH4/THF [1]
LiAlH4/Et2O [13]
elektrolytisch [10]
[137] NaBH4 EtOH
[5] Br2
[1] CH3NO2
Br2 [1]
POCl3
N-MFAn
[3]
Br2 [11]
1. Br2
2. Mg/Et2O
3. CO2
[3]
[3] H2/Pd
CH3NO2
[12]
LiAlH4
SOCl2
[3]
OH
Br
Cl
CN
NO2
NH2
1
2
3
4
5
6
7
8
9
10
11
12
13

# Reaktionsschema 2: 2C-D (5)

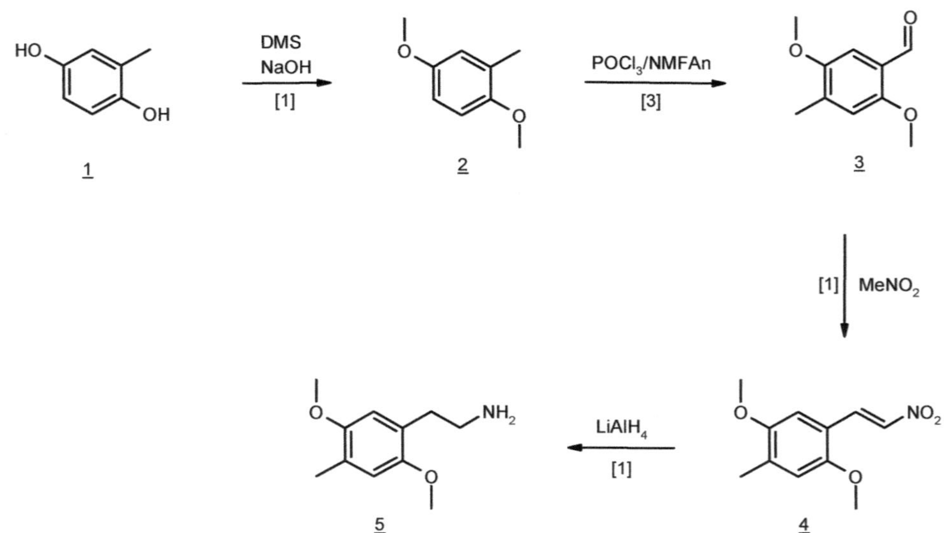

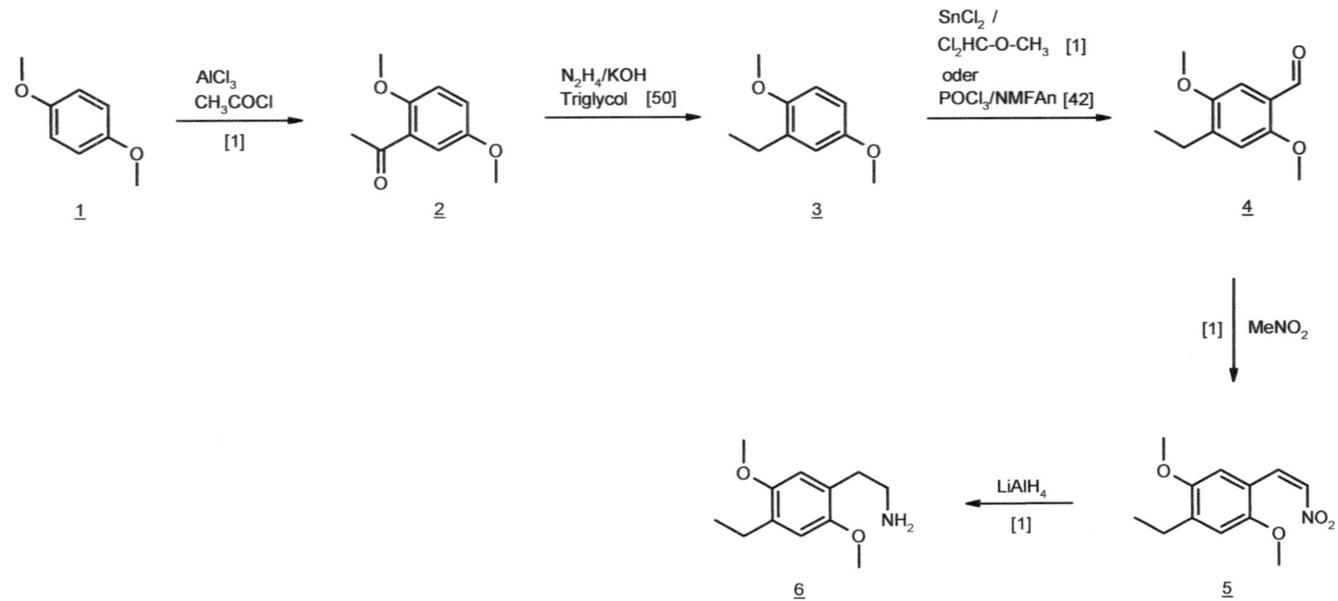
AlCl3
CH3COCl
[1]
1
2
N2H4/KOH
Triglycol [50]
3
SnCl2 /
Cl2HC-O-CH3 [1]
oder
POCl3/NMFAn [42]
4
[1]
MeNO2
5
LiAlH4
[1]
6
NH2
NO2

## Reaktionsschema 4: 2C-T-1 (7)

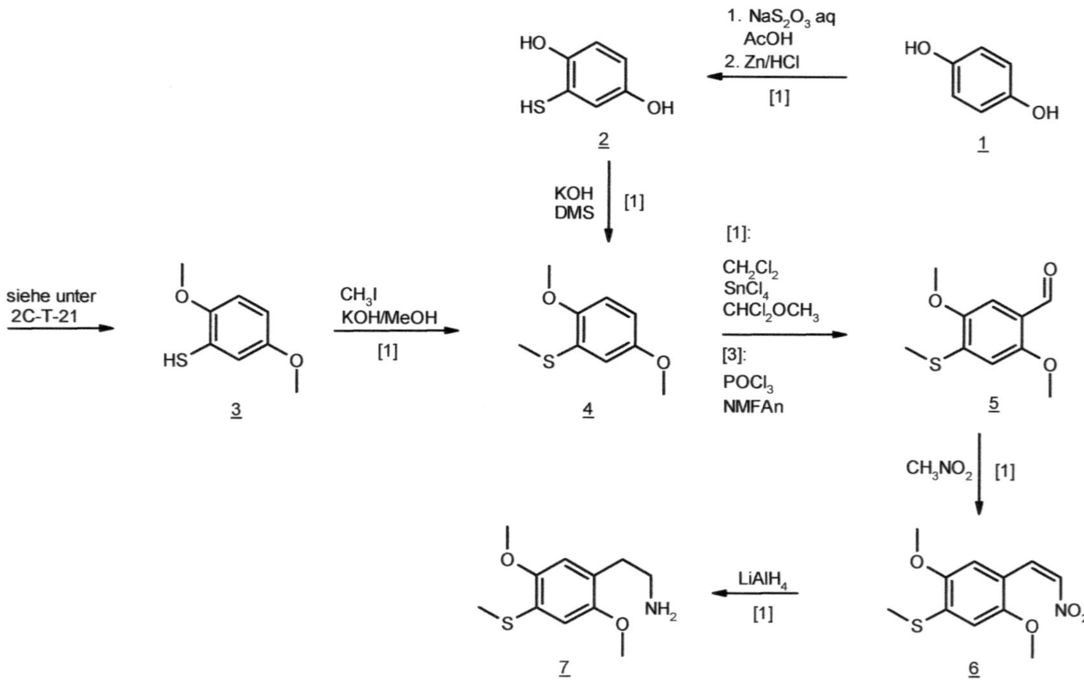

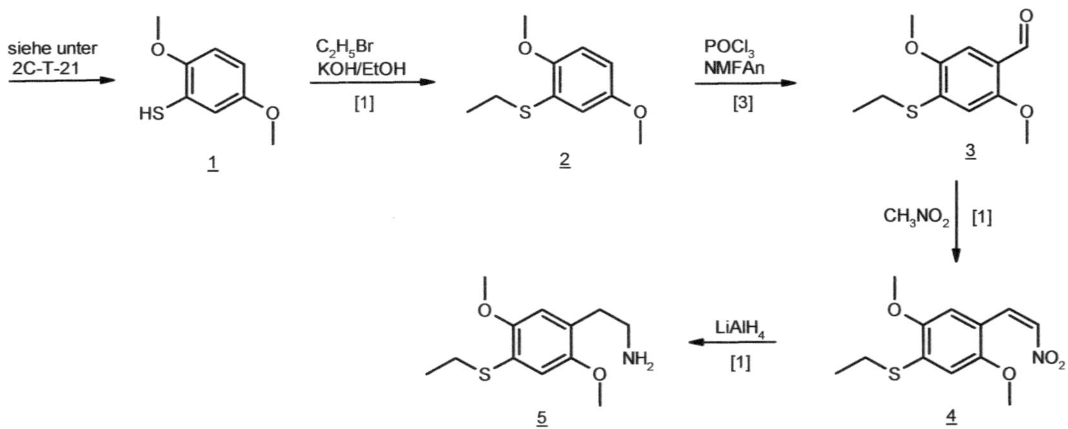
siehe unter
2C-T-21
HS
1
$C_2H_5Br$
KOH/EtOH
[1]
S
2
$POCl_3$
NMFAn
[3]
3
$CH_3NO_2$
[1]
$NO_2$
4
$LiAlH_4$
[1]
$NH_2$
5

# Reaktionsschema 6: 2C-T-4 (5)

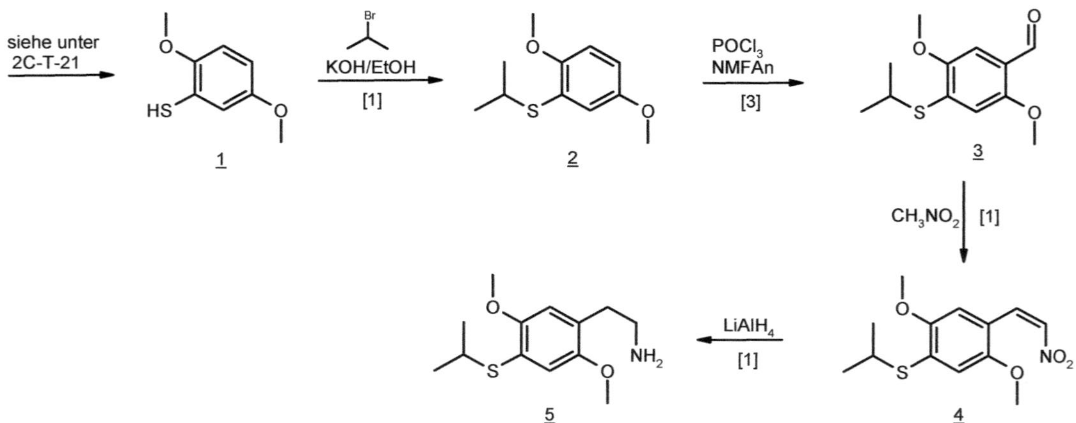

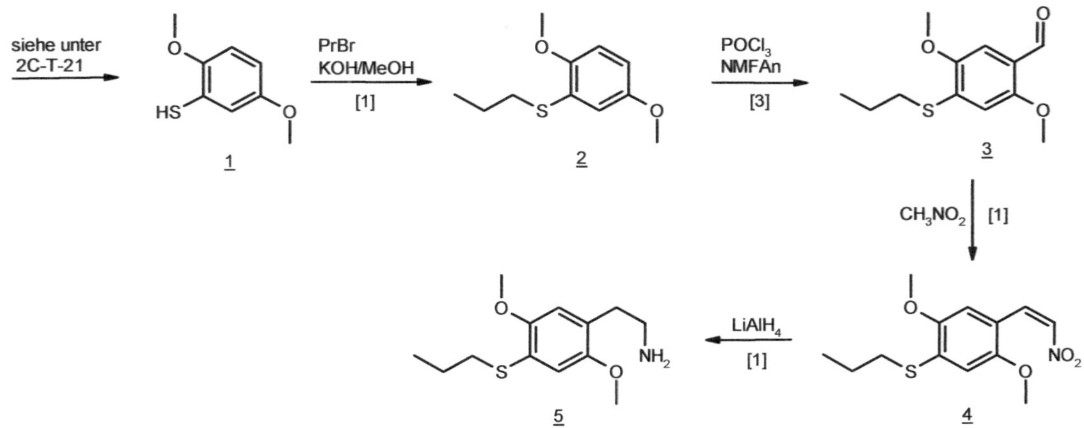

siehe unter
2C-T-21
HS
1
PrBr
KOH/MeOH
[1]
2
POCl3
NMFAn
[3]
3
CH3NO2
[1]
NO2
4
LiAlH4
[1]
NH2
5

# Reaktionsschema 8: 2C-T-21 (7)

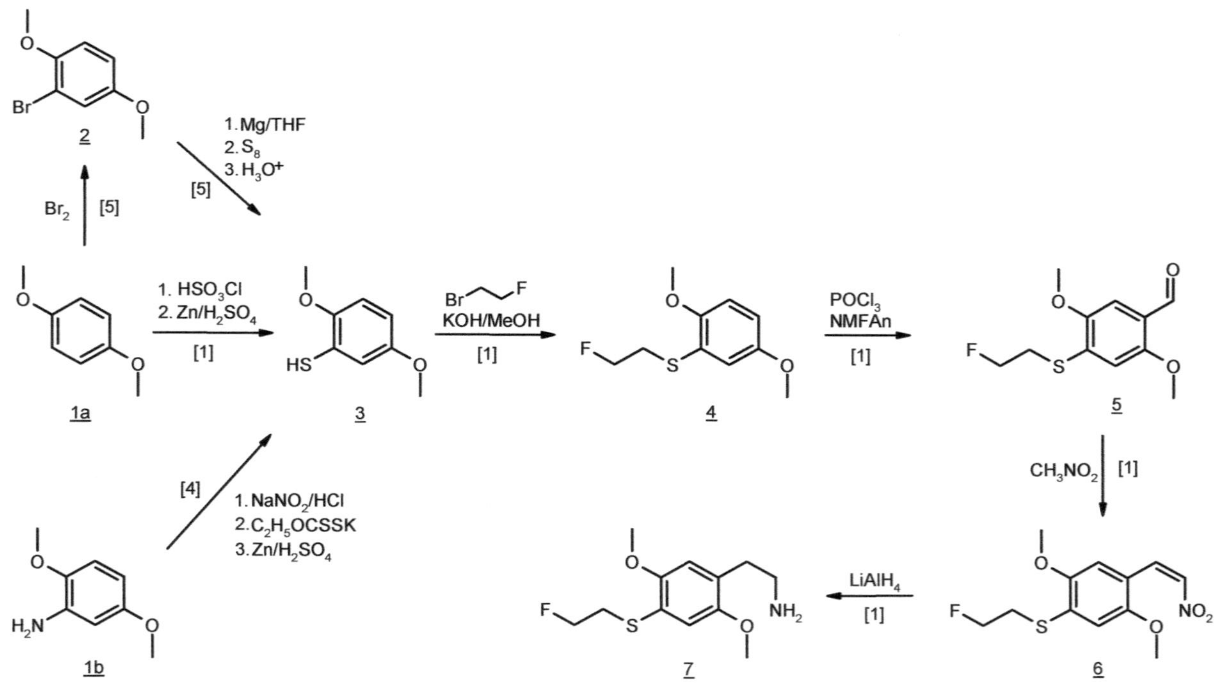

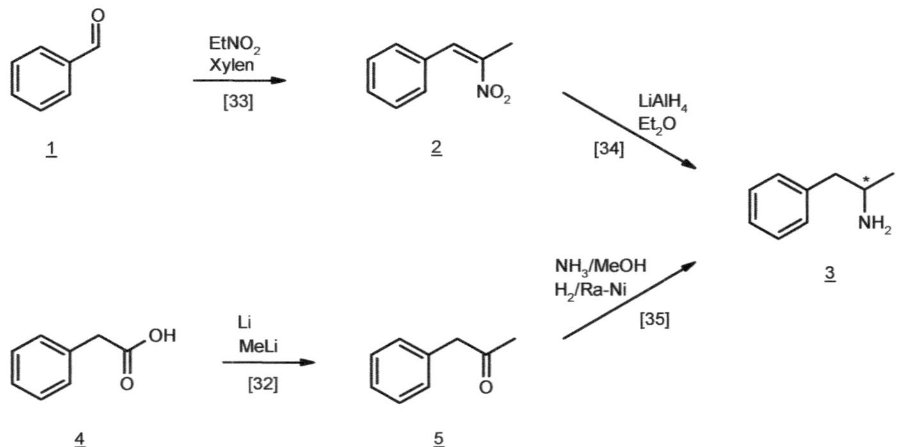

EtNO2
Xylen
[33]
LiAlH4
Et2O
[34]
Li
MeLi
[32]
NH3/MeOH
H2/Ra-Ni
[35]
1
2
3
4
5

# Reaktionsschema 10: MA (3)

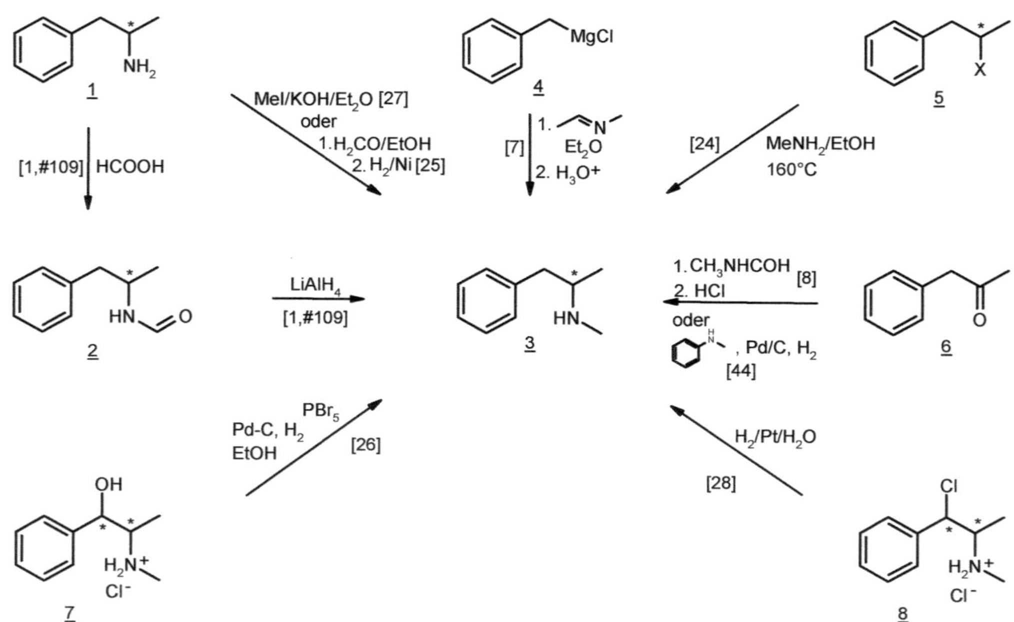

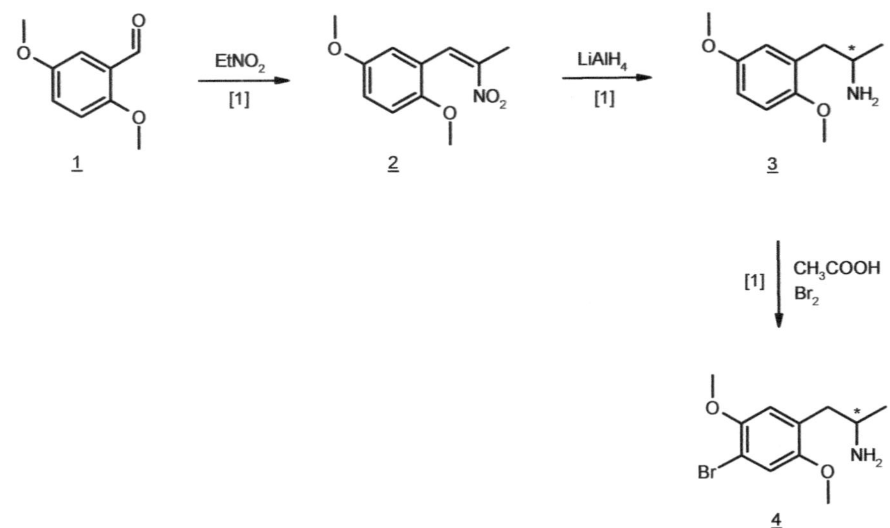

EtNO2
[1]
LiAlH4
[1]
CH3COOH
Br2
[1]
NH2
NO2
Br
1
2
3
4

# Reaktionsschema 12: DOET (3)

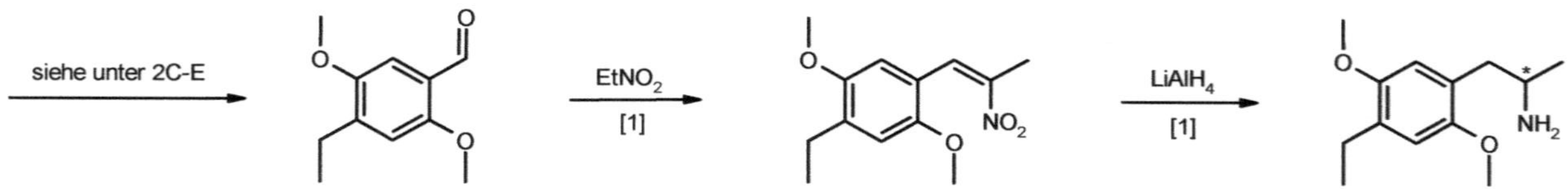


1 2 3

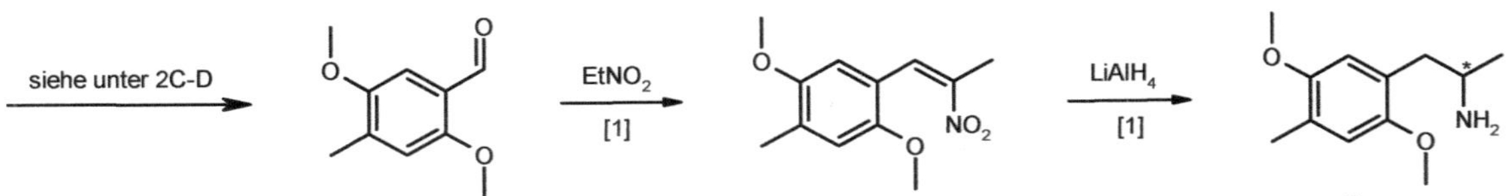


1 2 3

# Reaktionsschema 14: MDA (5)

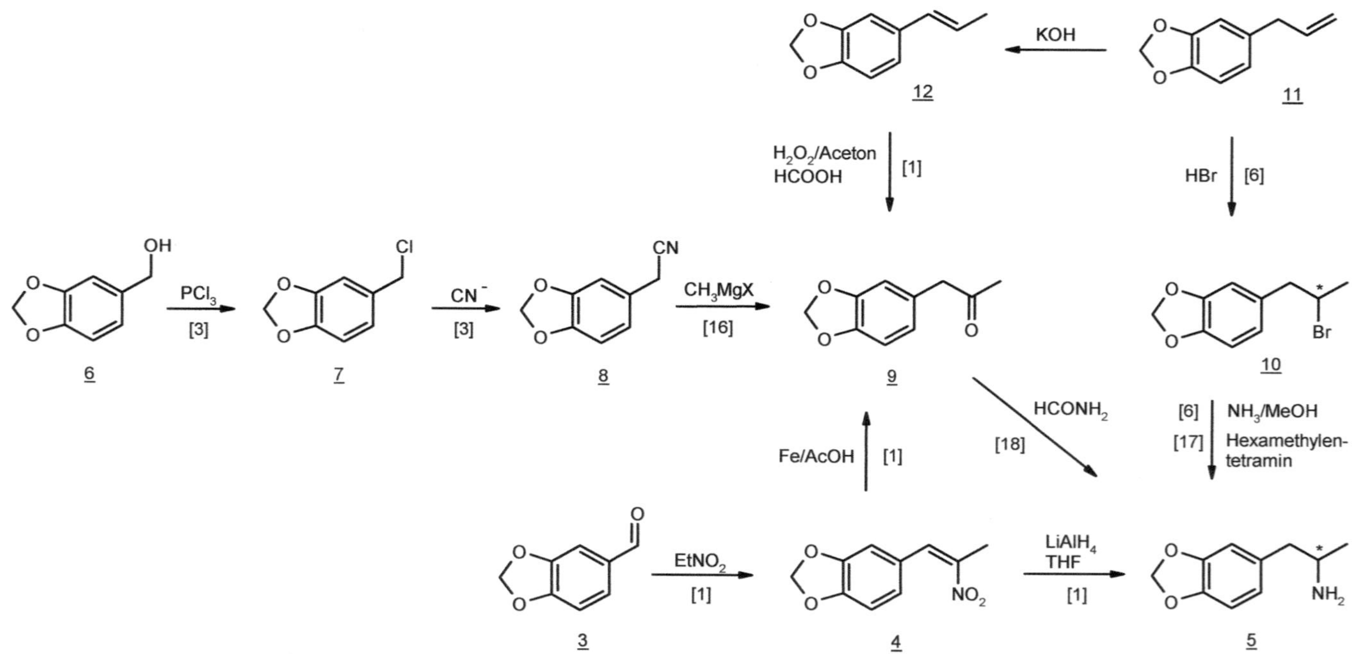

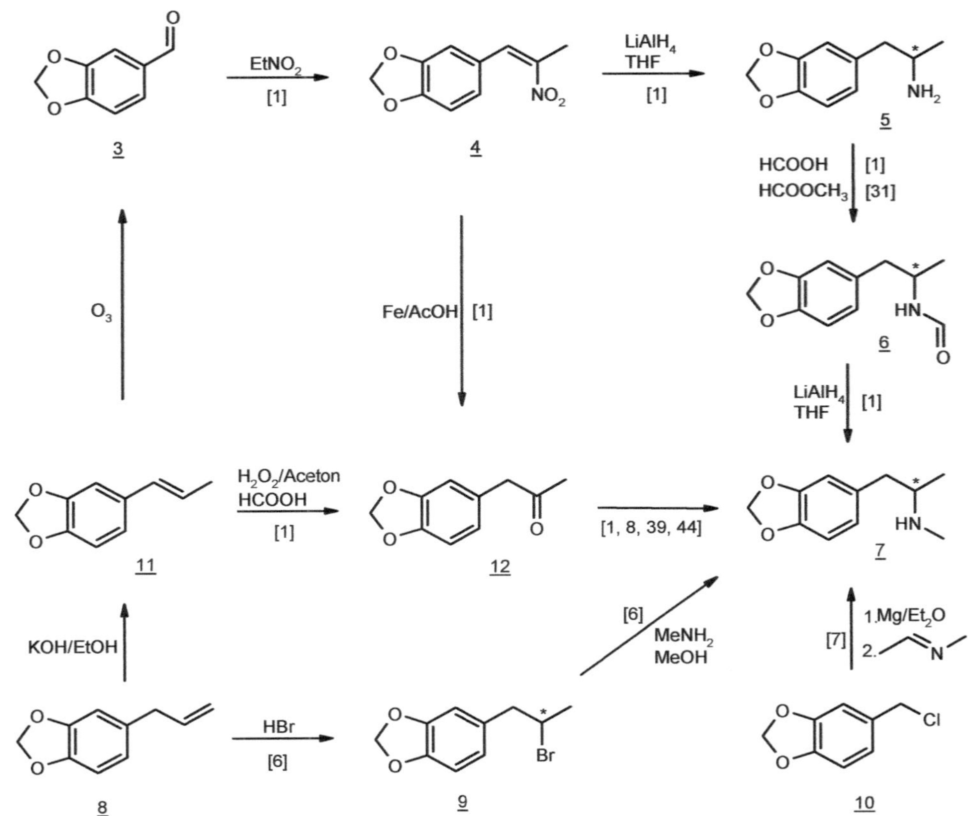
EtNO2
[1]
LiAlH4
THF
[1]
NO2
NH2
3
4
5
HCOOH
HCOOCH3
[1]
[31]
O3
Fe/AcOH
[1]
HN
O
6
LiAlH4
THF
[1]
H2O2/Aceton
HCOOH
[1]
O
[1, 8, 39, 44]
HN
11
12
7
KOH/EtOH
[6]
MeNH2
MeOH
1.Mg/Et2O
2.
N
[7]
HBr
[6]
Br
Cl
8
9
10

## Reaktionsschema 16: MDEA (3)

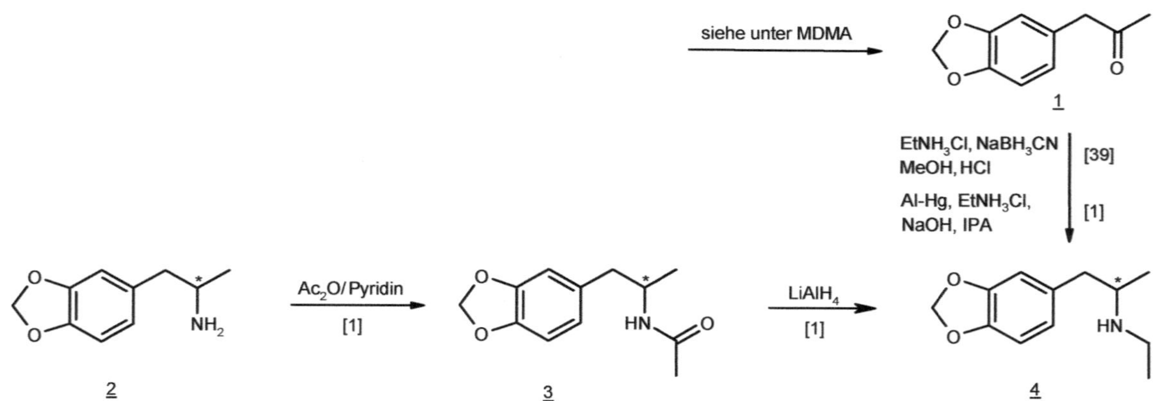

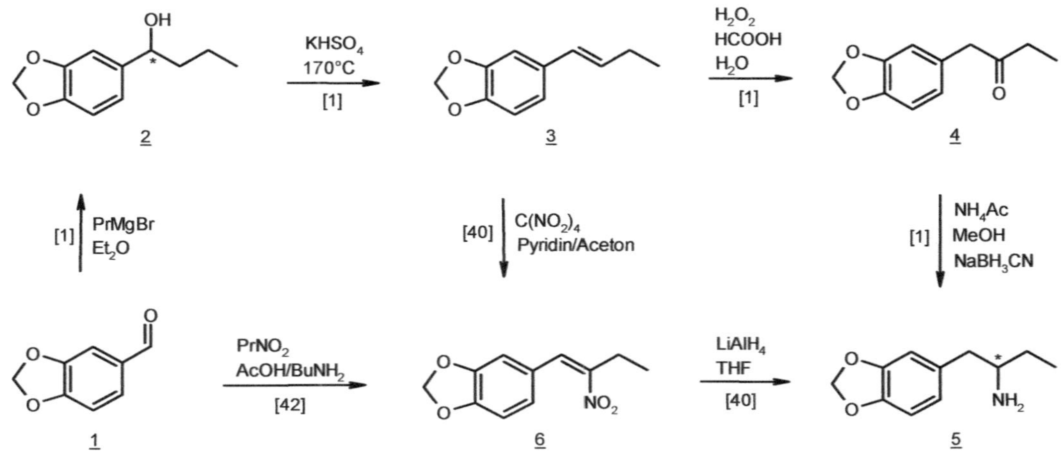
OH
*
2
KHSO4
170°C
[1]
3
H2O2
HCOOH
H2O
[1]
4
[1]
PrMgBr
Et2O
[40]
C(NO2)4
Pyridin/Aceton
[1]
NH4Ac
MeOH
NaBH3CN
1
PrNO2
AcOH/BuNH2
[42]
NO2
6
LiAlH4
THF
[40]
NH2
5

# Reaktionsschema 18: MBDB (5)

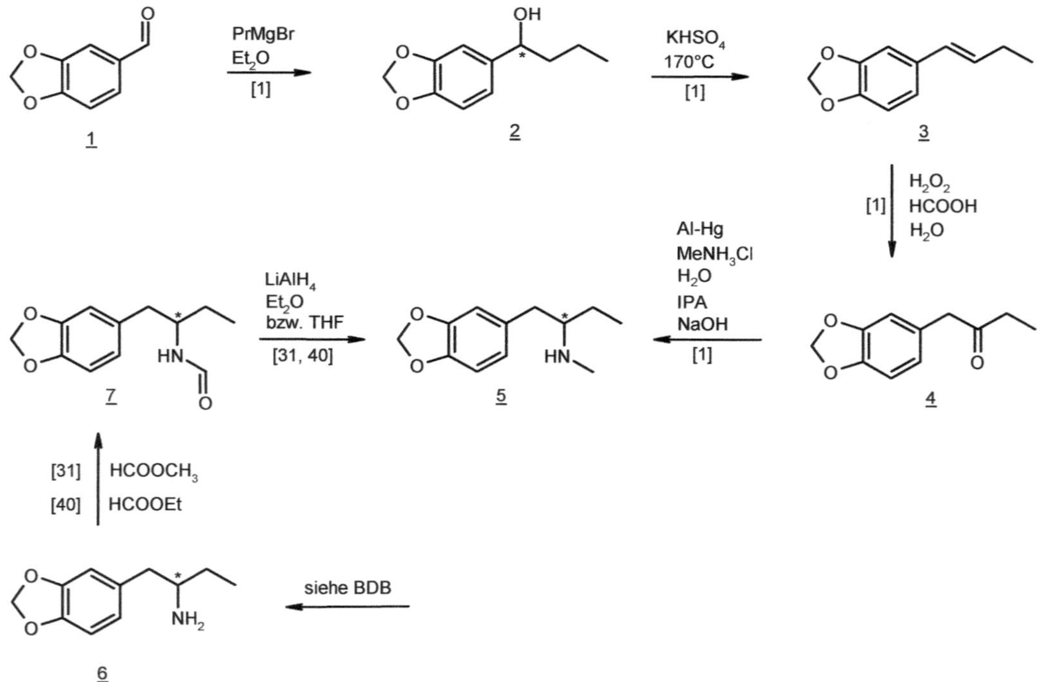

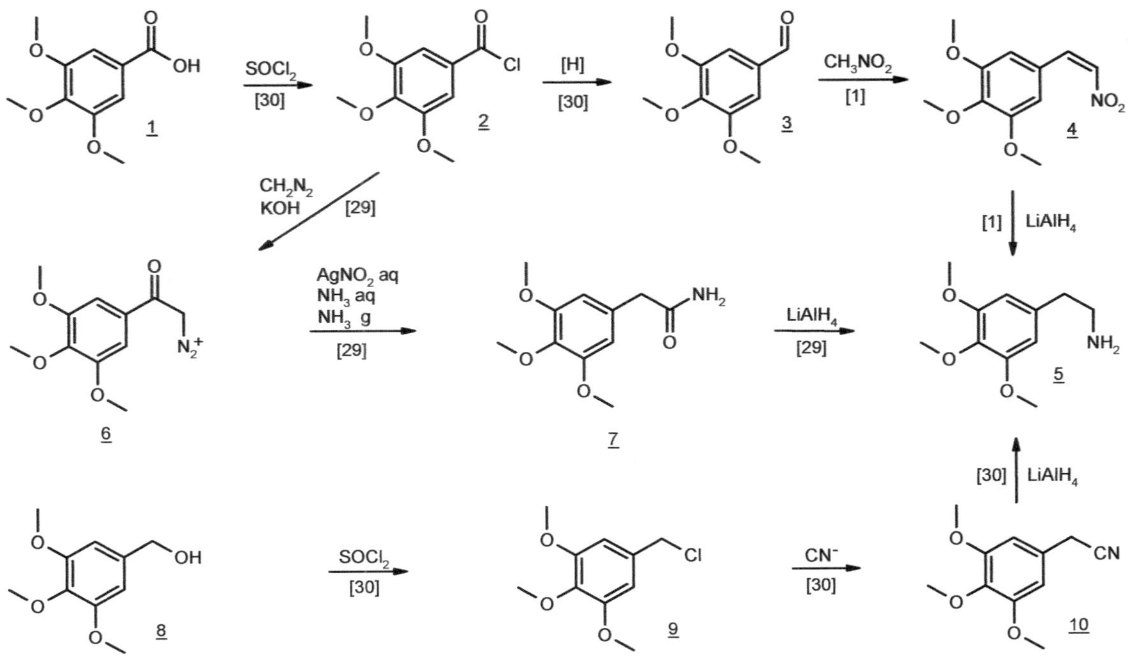

SOCl2
[30]
1
2
Cl
OH
[H]
[30]
3
CH3NO2
[1]
4
NO2
CH2N2
KOH
[29]
[1]
LiAlH4
6
N2+
AgNO2 aq
NH3 aq
NH3 g
[29]
7
NH2
LiAlH4
[29]
5
NH2
[30]
LiAlH4
8
OH
SOCl2
[30]
9
Cl
CN-
[30]
10
CN

# Reaktionsschema 20: TMA (5)

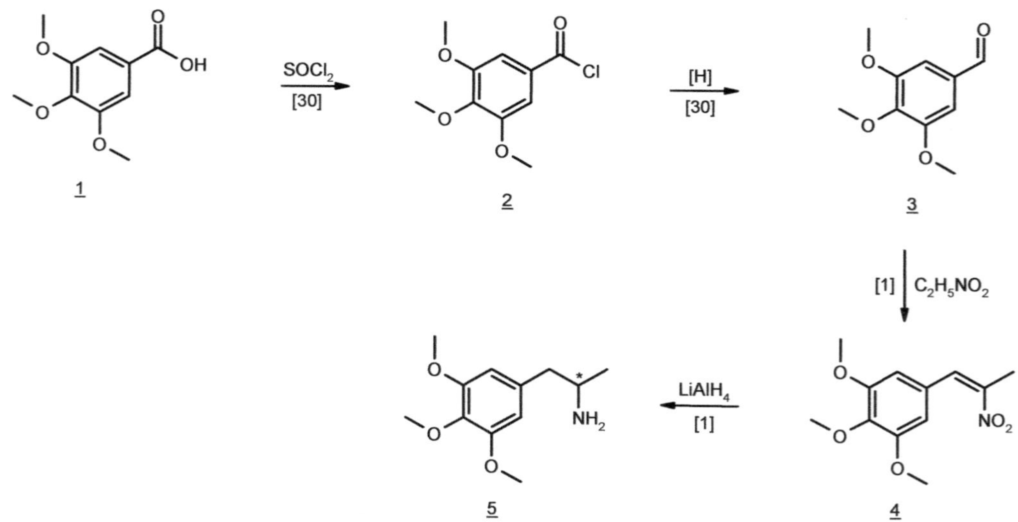

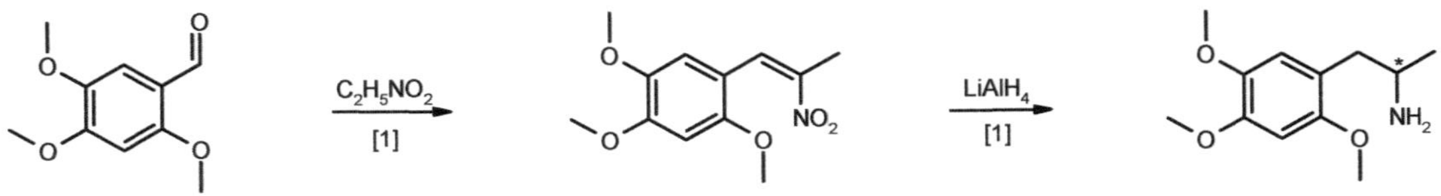


1 2 3

## Reaktionsschema 22: TMA-6 (3)

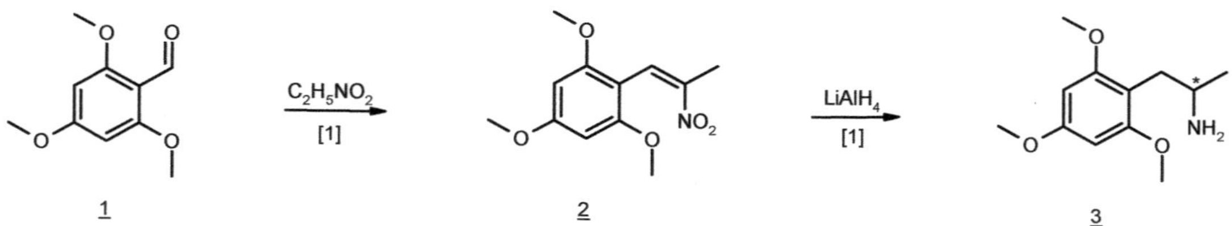

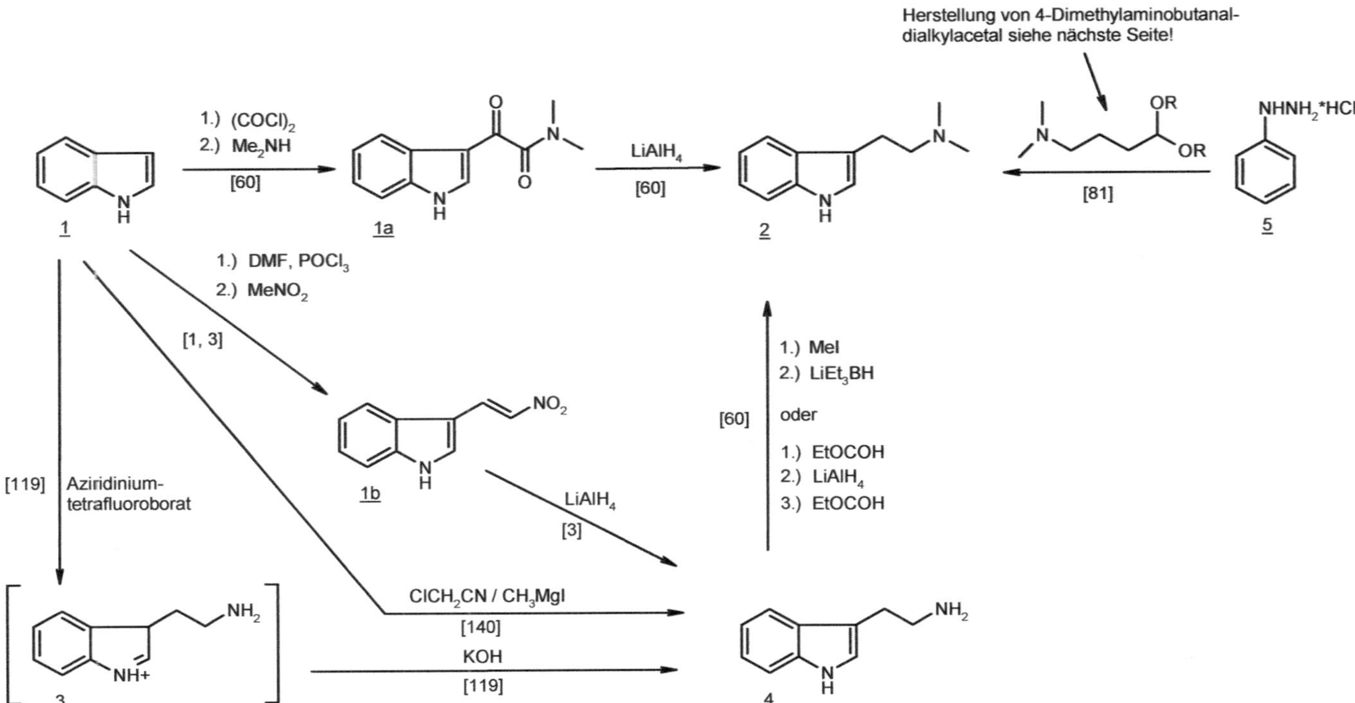

Herstellung von 4-Dimethylaminobutanal-dialkylacetal siehe nächste Seite!
1.) (COCl)2
2.) Me2NH
[60]
LiAlH4
[60]
[81]
OR
OR
NHNH2*HCl
1
1a
2
5
1.) DMF, POCl3
2.) MeNO2
[1, 3]
NO2
1b
LiAlH4
[3]
1.) MeI
2.) LiEt3BH
oder
1.) EtOCOH
2.) LiAlH4
3.) EtOCOH
[60]
[119]
Aziridinium-tetrafluoroborat
ClCH2CN / CH3MgI
[140]
KOH
[119]
NH2
NH+
3
4


373

# Reaktionsschema 24: 4-Dimethylaminobutanal diethylacetal (9)

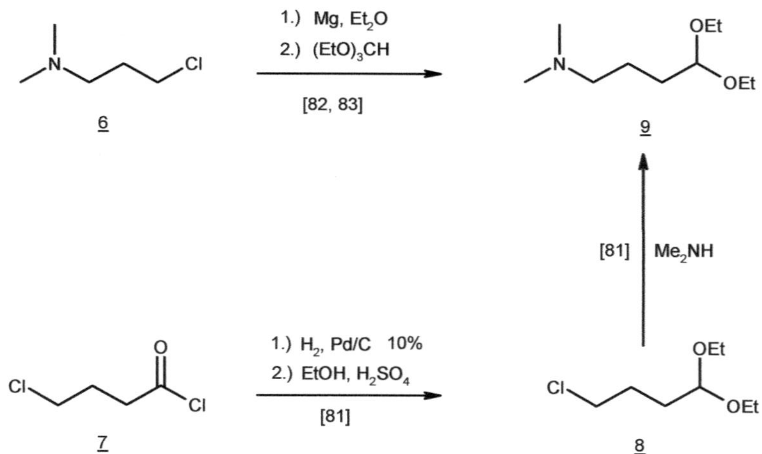

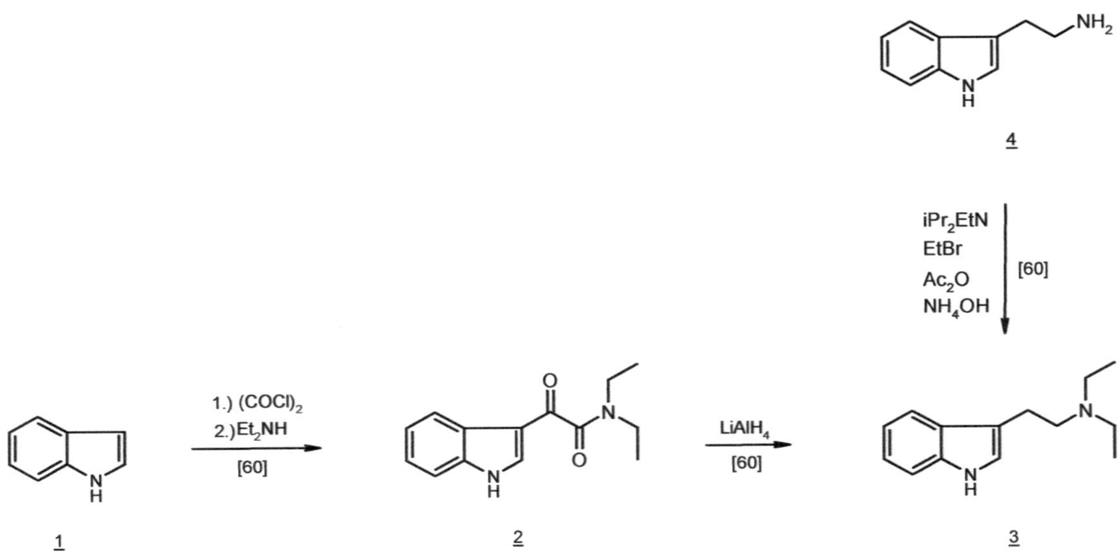
1
1.) (COCl)2
2.)Et2NH
[60]
2
LiAlH4
[60]
3
4
NH2
iPr2EtN
EtBr
Ac2O
NH4OH
[60]
N
H
O

# Reaktionsschema 26: DIPT (3)

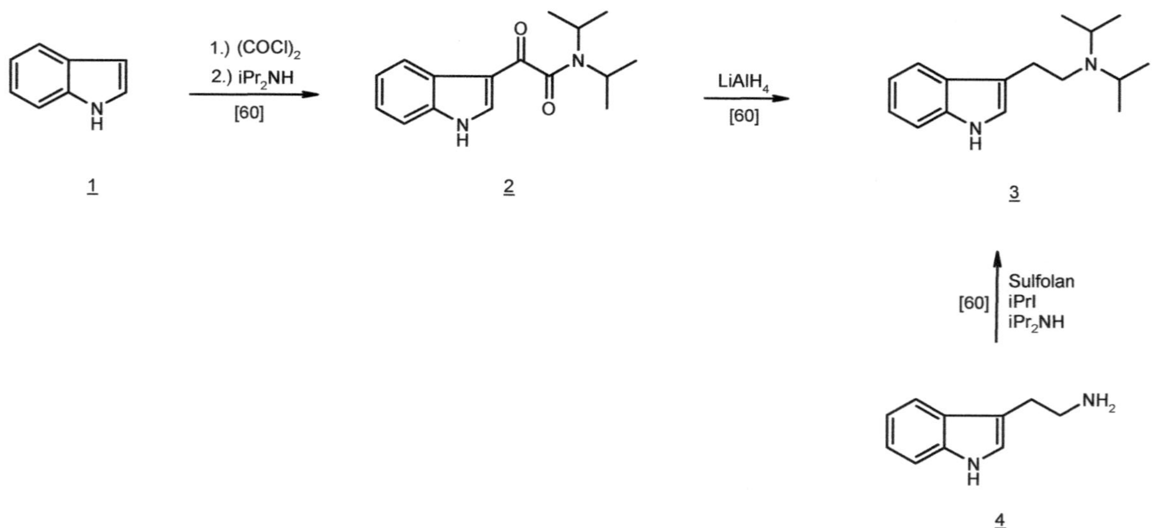

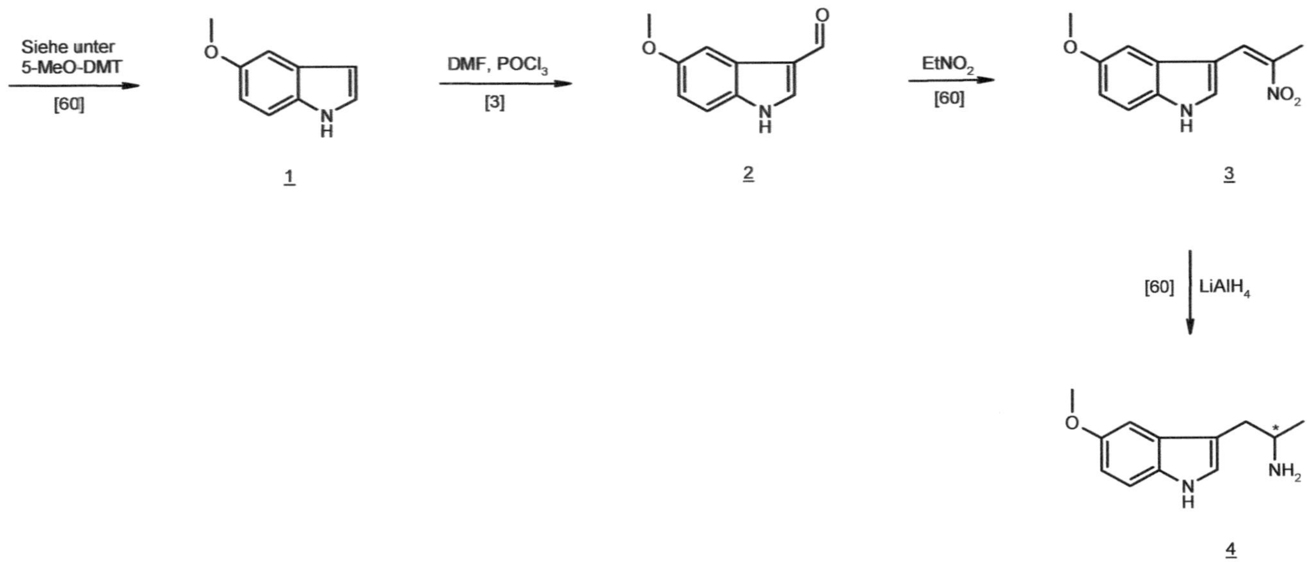
Siehe unter
5-MeO-DMT
[60]
DMF, POCl3
[3]
EtNO2
[60]
NO2
[60]
LiAlH4
NH2
1
2
3
4

## Reaktionsschema 28: Psilocin (3)

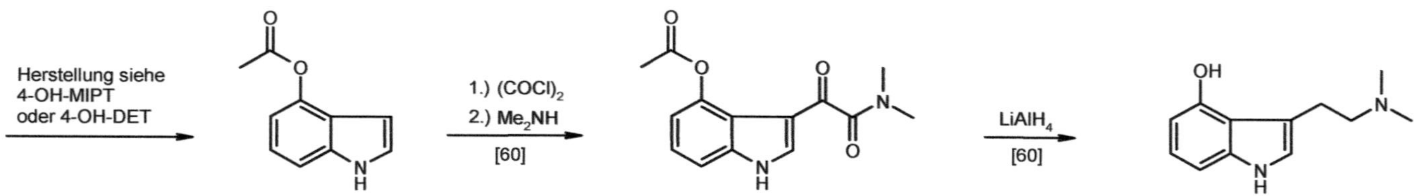


1 2 3

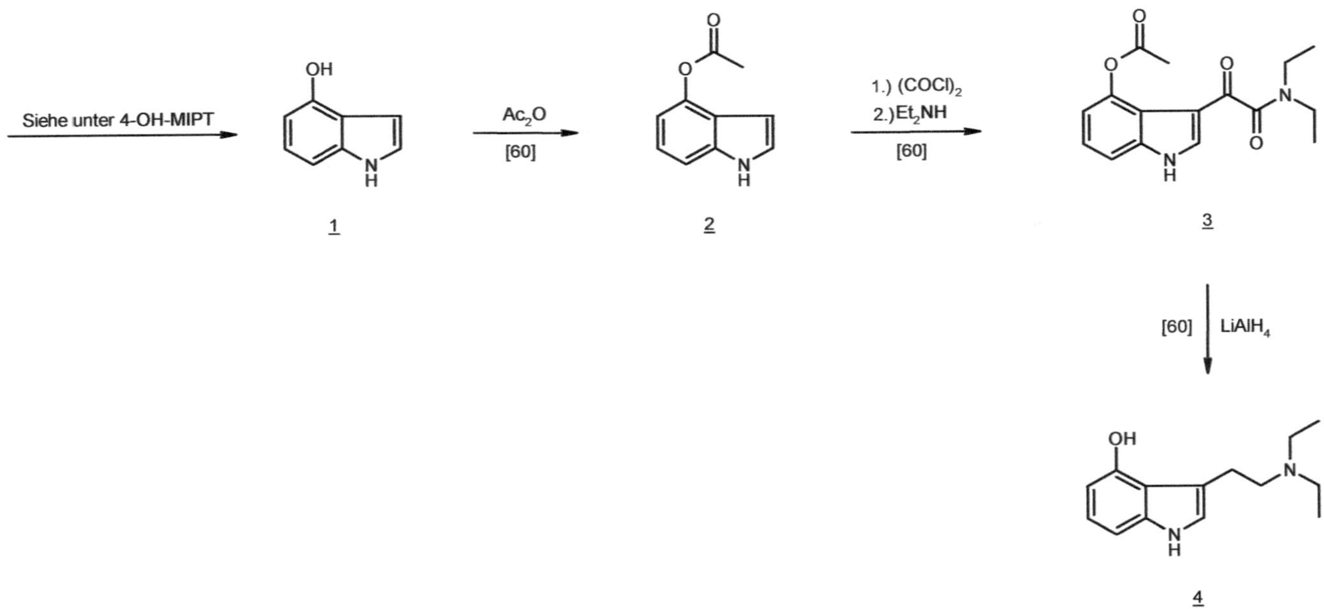
Siehe unter 4-OH-MIPT
OH
N
H
1
Ac$_2$O
[60]
O
O
2
1.) (COCl)$_2$
2.)Et$_2$NH
[60]
3
[60]
LiAlH$_4$
4

# Reaktionsschema 30: 4-HO-MIPT (5)

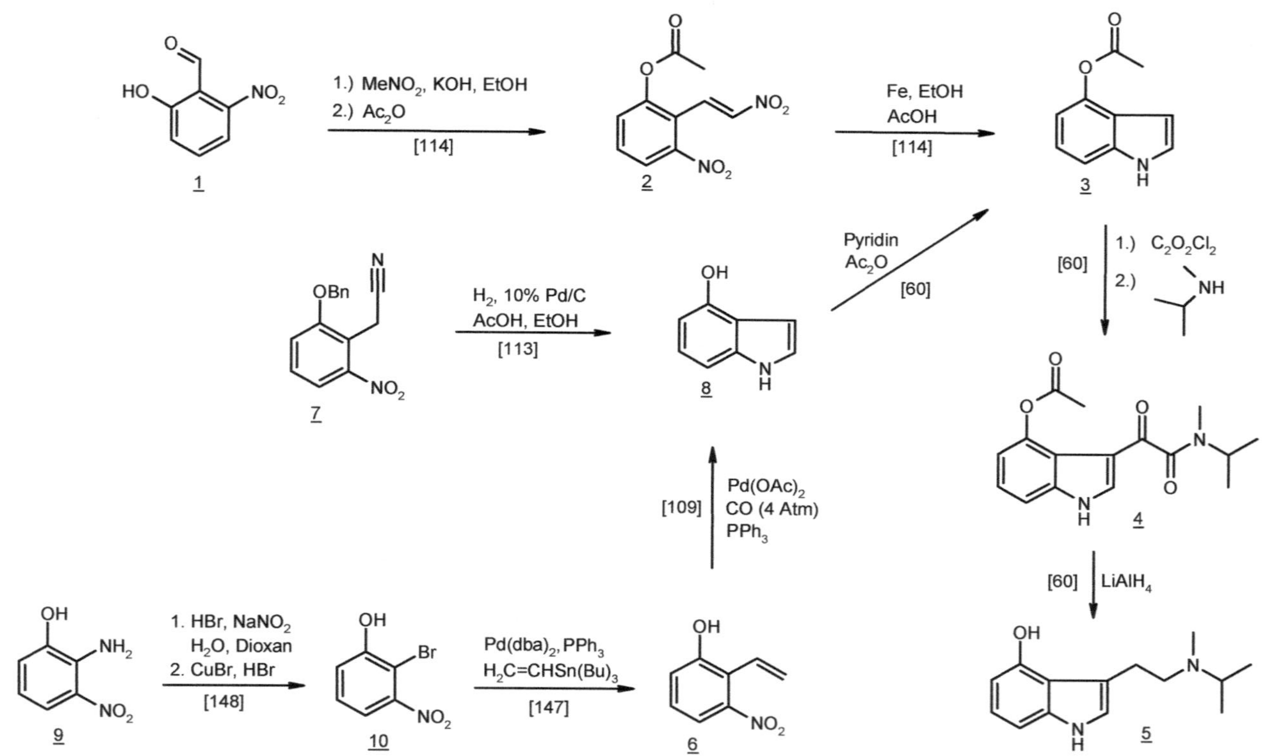

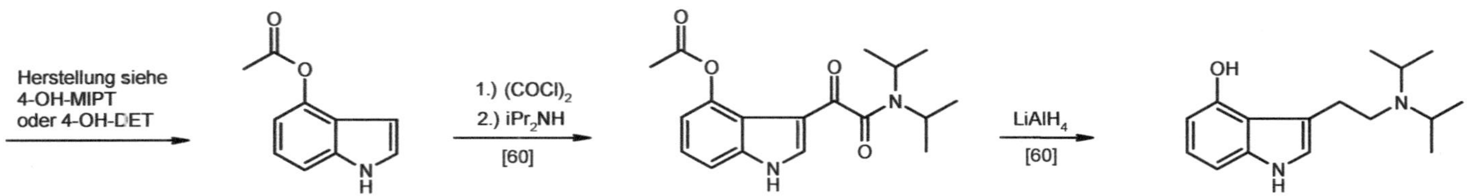
Herstellung siehe
4-OH-MIPT
oder 4-OH-DET
O
O
N
H
1.) (COCl)2
2.) iPr2NH
[60]
O
O
N
H
O
O
N
LiAlH4
[60]
OH
N
H
N

1 2 3

# Reaktionsschema 32: 4-MeO-MIPT (8) 1/2

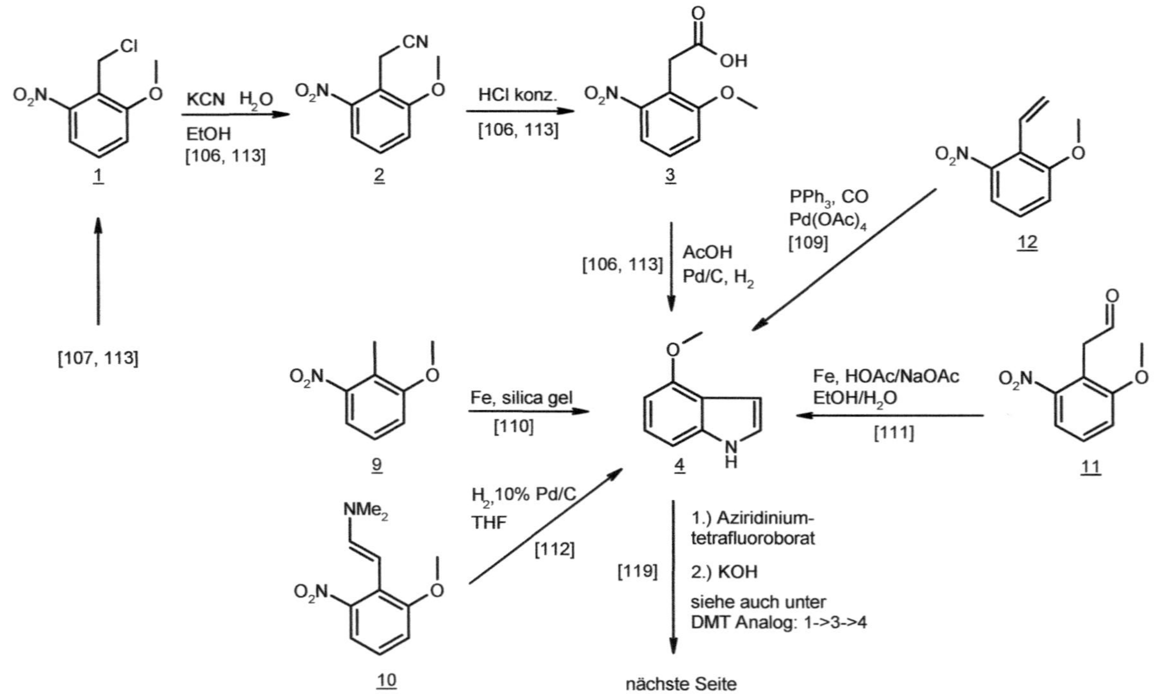

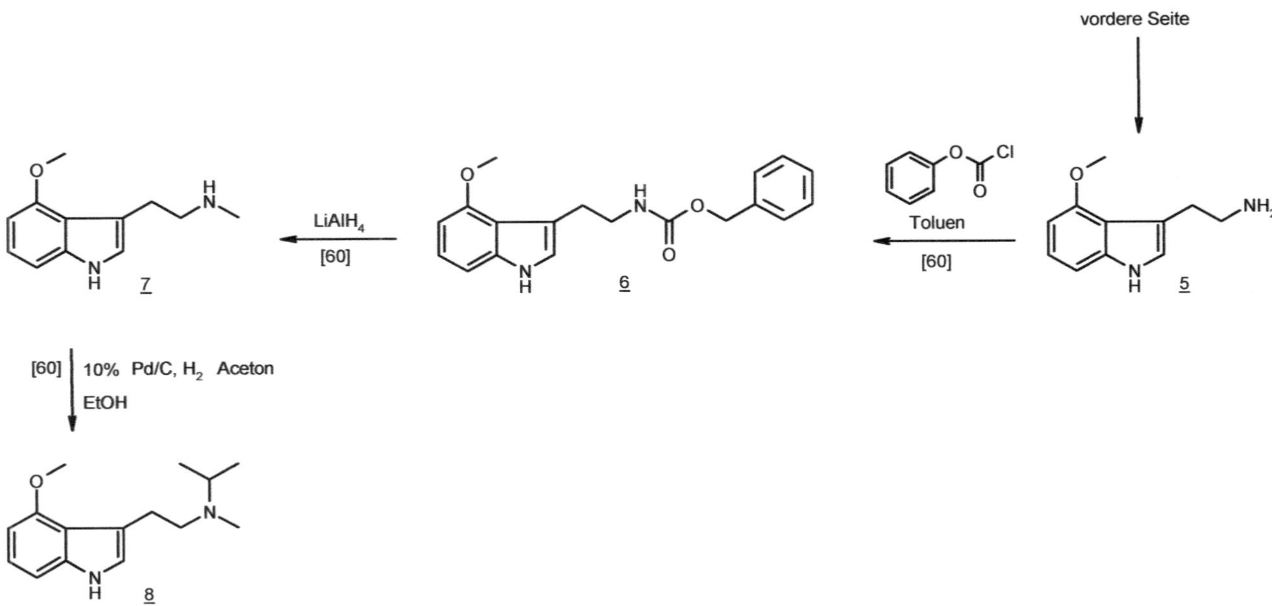
vordere Seite
Toluen
[60]
LiAlH4
[60]
[60]
10% Pd/C, H2 Aceton
EtOH
5
6
7
8

# Reaktionsschema 33: Bufotenin (6)

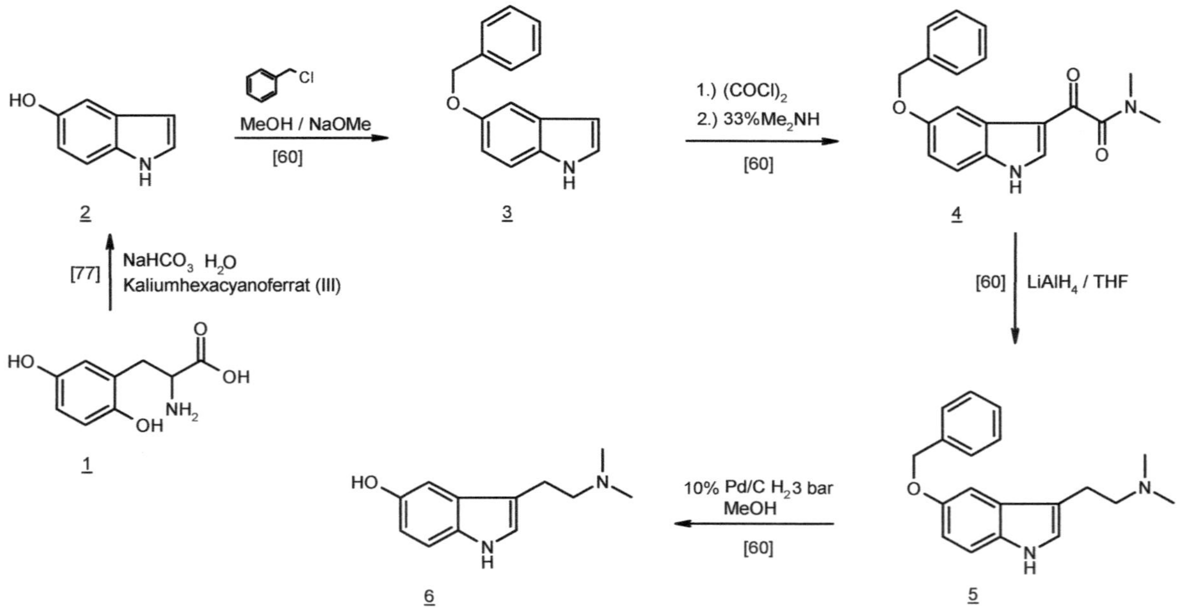

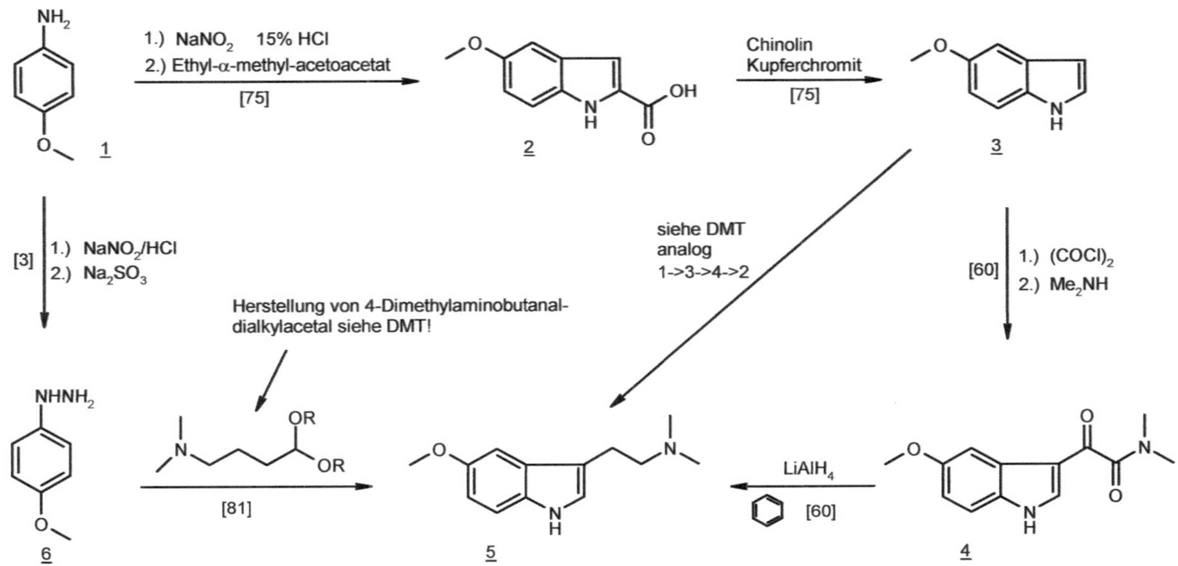

NH2
1.) NaNO2 15% HCl
2.) Ethyl-α-methyl-acetoacetat
[75]
1
OH
O
2
Chinolin
Kupferchromit
[75]
3
[3]
1.) NaNO2/HCl
2.) Na2SO3
siehe DMT
analog
1->3->4->2
[60]
1.) (COCl)2
2.) Me2NH
Herstellung von 4-Dimethylaminobutanal-
dialkylacetal siehe DMT!
NHNH2
OR
OR
[81]
6
5
LiAlH4
[60]
4

# Reaktionsschema 35: 5-MeO-DIPT (4)

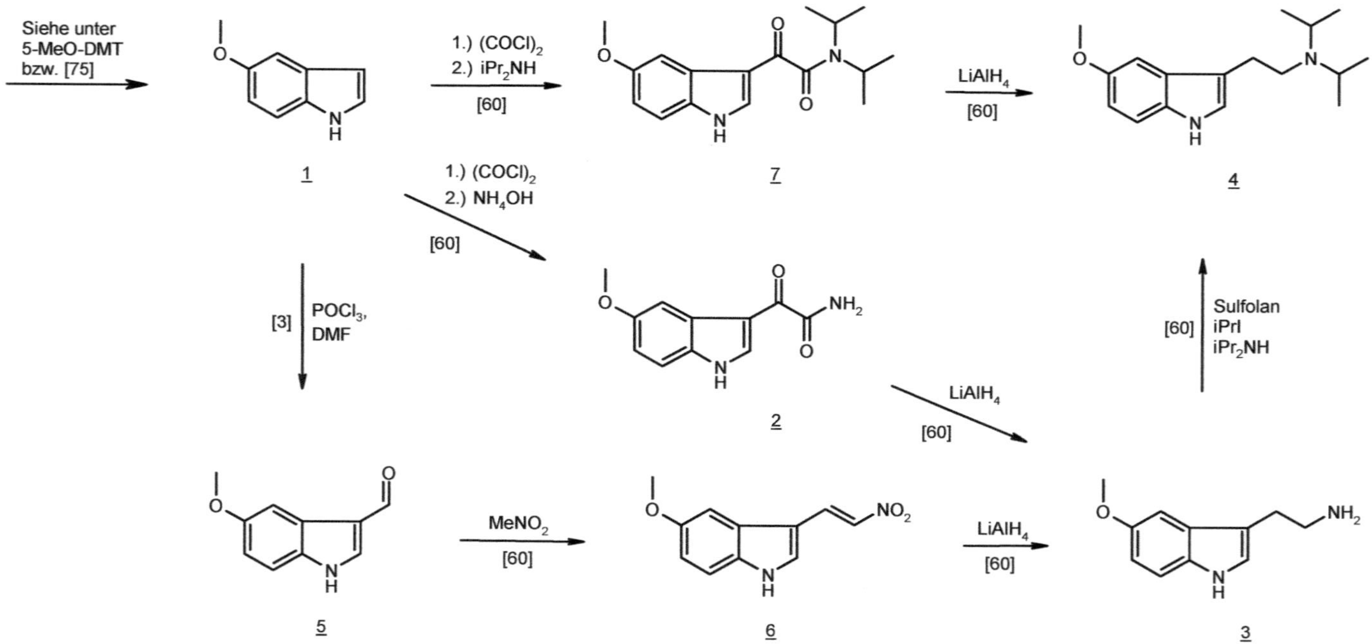

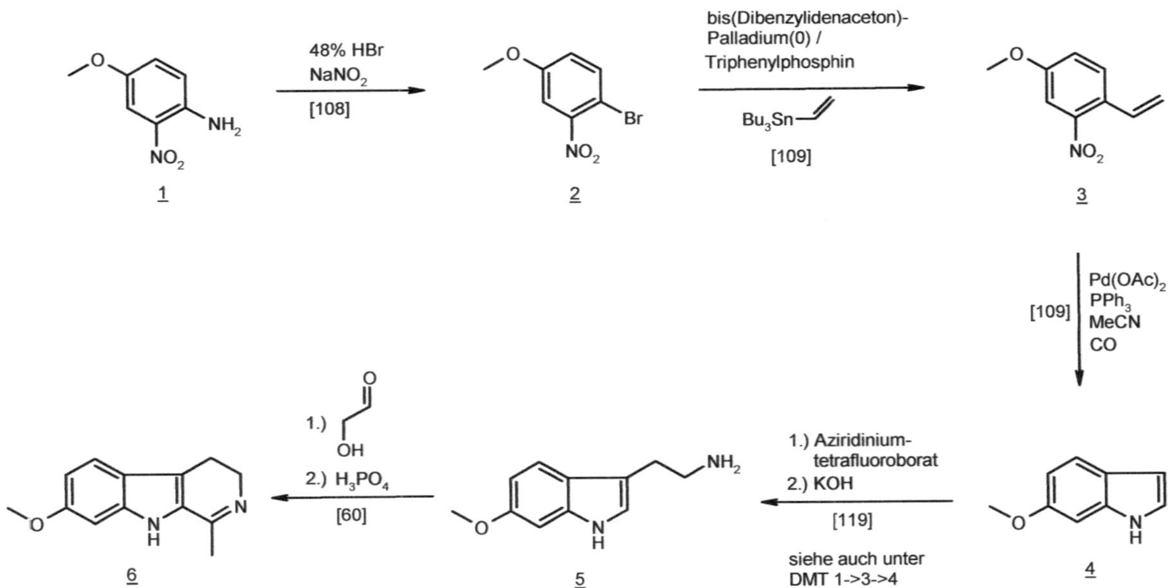

NH2
NO2
1
48% HBr
NaNO2
[108]
Br
NO2
2
bis(Dibenzylidenaceton)-
Palladium(0) /
Triphenylphosphin
Bu3Sn
[109]
NO2
3
Pd(OAc)2
PPh3
MeCN
CO
[109]
N
H
4
1.) Aziridinium-
tetrafluoroborat
2.) KOH
[119]
siehe auch unter
DMT 1->3->4
NH2
N
H
5
1.)
O
OH
2.) H3PO4
[60]
N
N
H
6

# Reaktionsschema 37: Ibogain [145] (16) 1/2

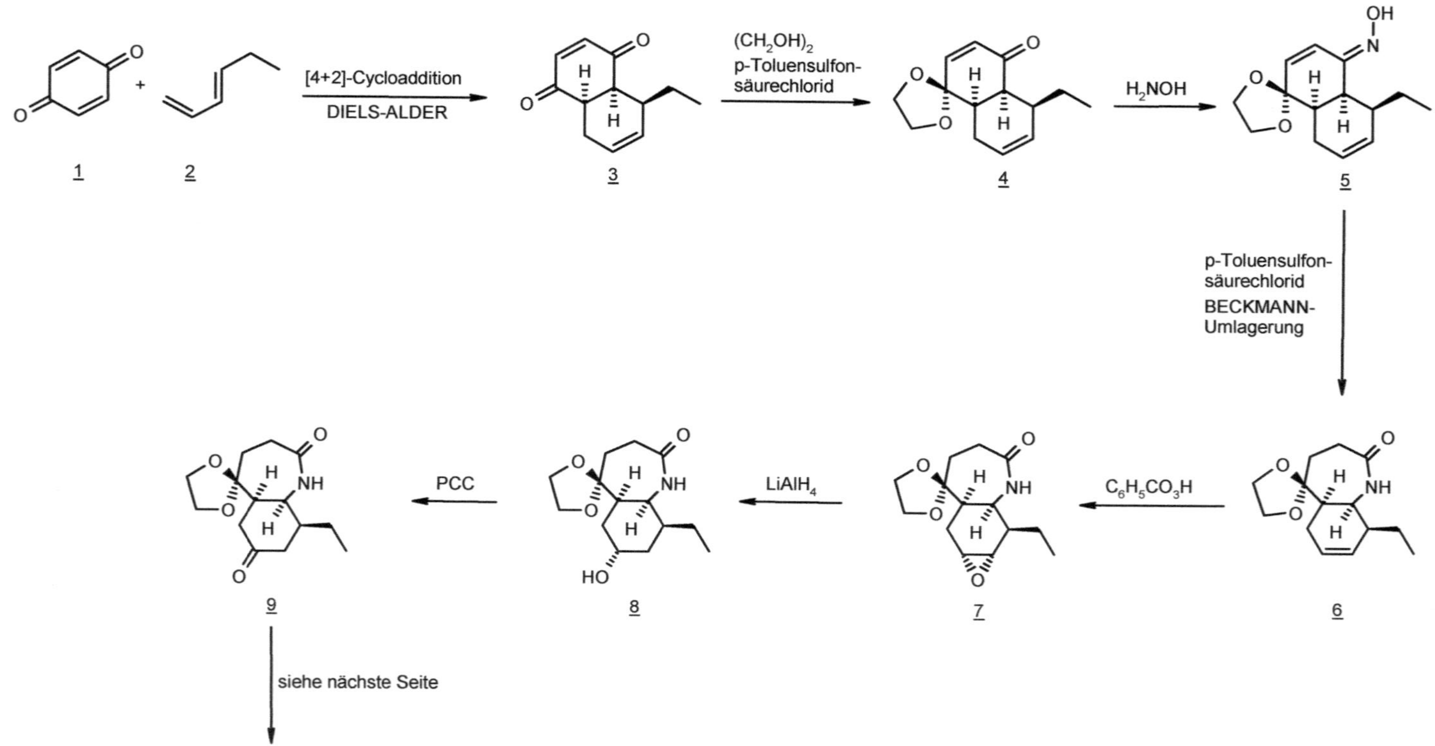

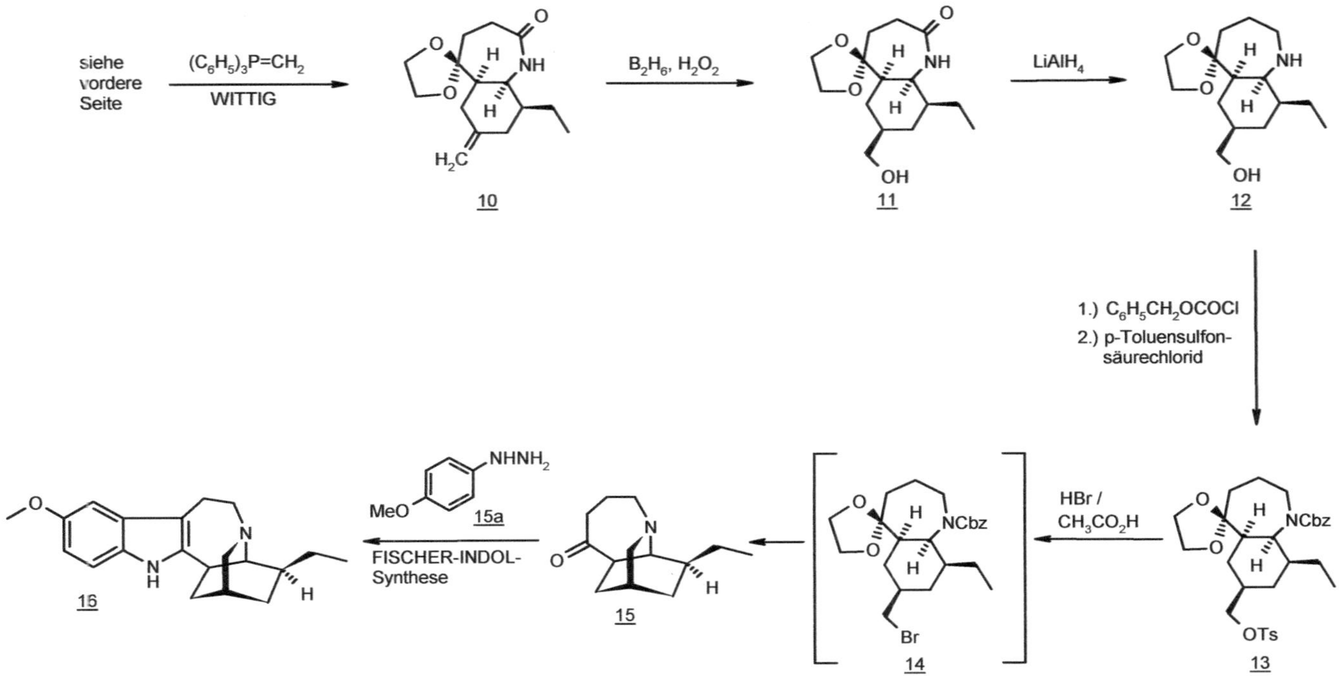
siehe vordere Seite
$(C_6H_5)_3P{=}CH_2$
WITTIG
$H_2C$
10
$B_2H_6$, $H_2O_2$
OH
11
$LiAlH_4$
OH
12
1.) $C_6H_5CH_2OCOCl$
2.) p-Toluensulfon-säurechlorid
OTs
13
HBr / $CH_3CO_2H$
NCbz
Br
14
15
MeO
$NHNH_2$
15a
FISCHER-INDOL-Synthese
16

**Reaktionsschema 38: dl-Lysergsäure (78)** (Zahlen entsprechen den in der Lit. angegebenen Ziffern) **1/2**

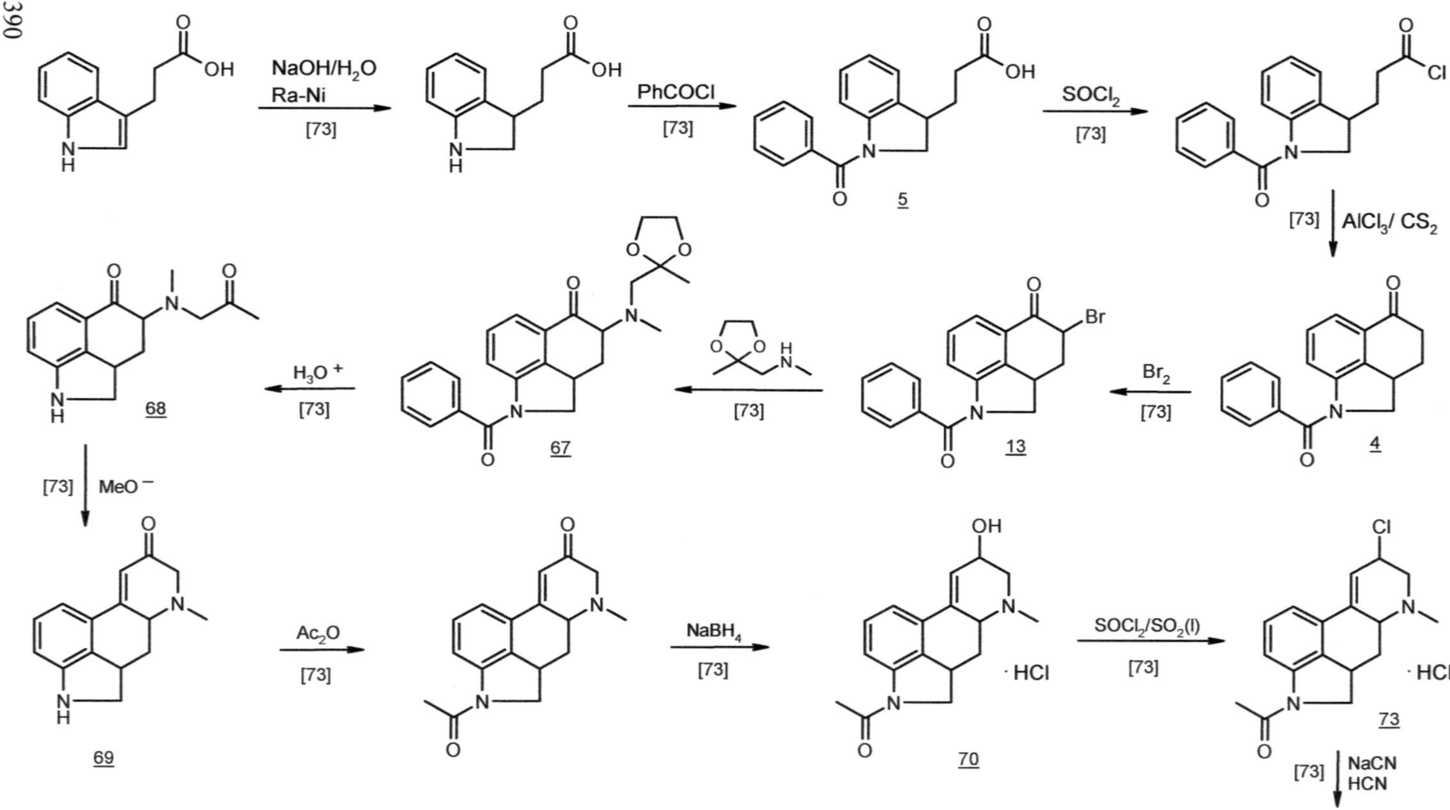


siehe nächste

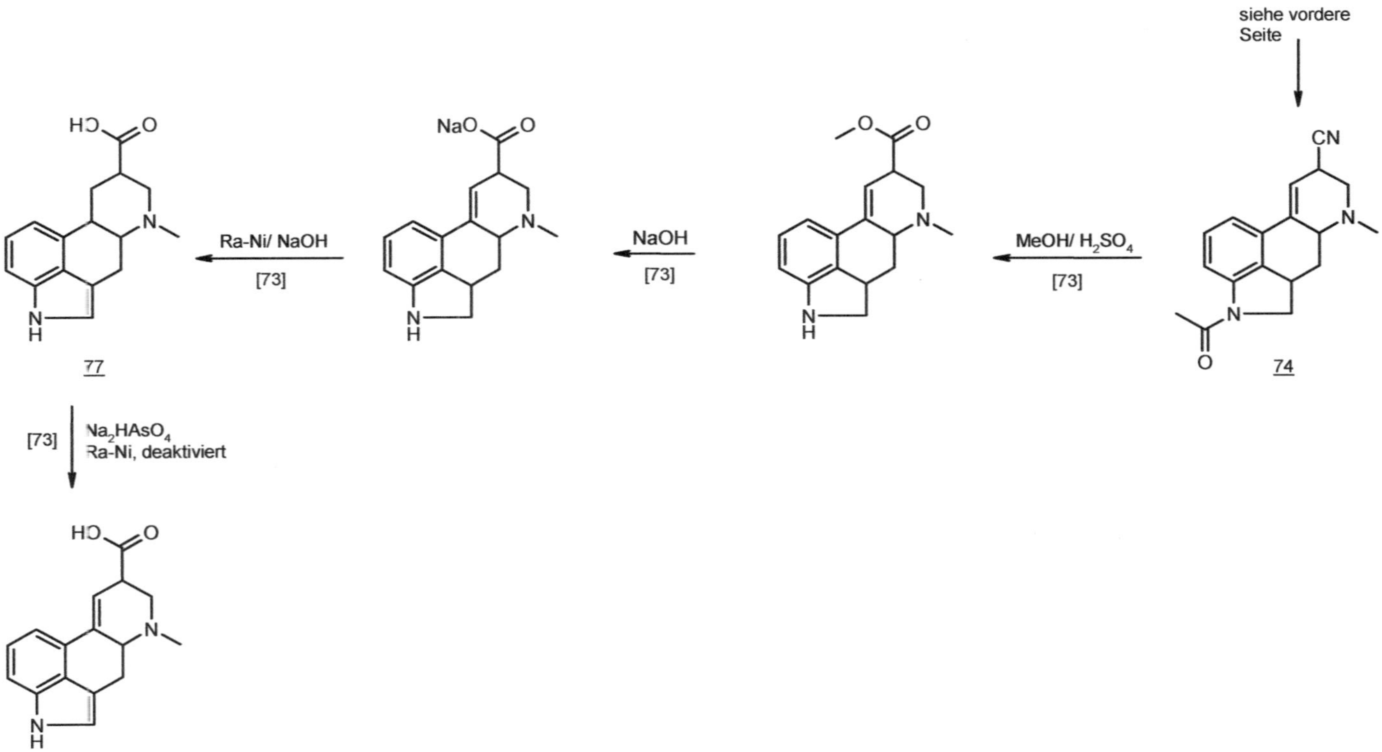
siehe vordere Seite
CN
MeOH/ $H_2SO_4$
[73]
NaOH
[73]
NaO
Ra-Ni/ NaOH
[73]
HO
[73]
$Na_2HAsO_4$
Ra-Ni, deaktiviert

74

77

78

## Reaktionsschema 39: dl-Lysergsäure (8)

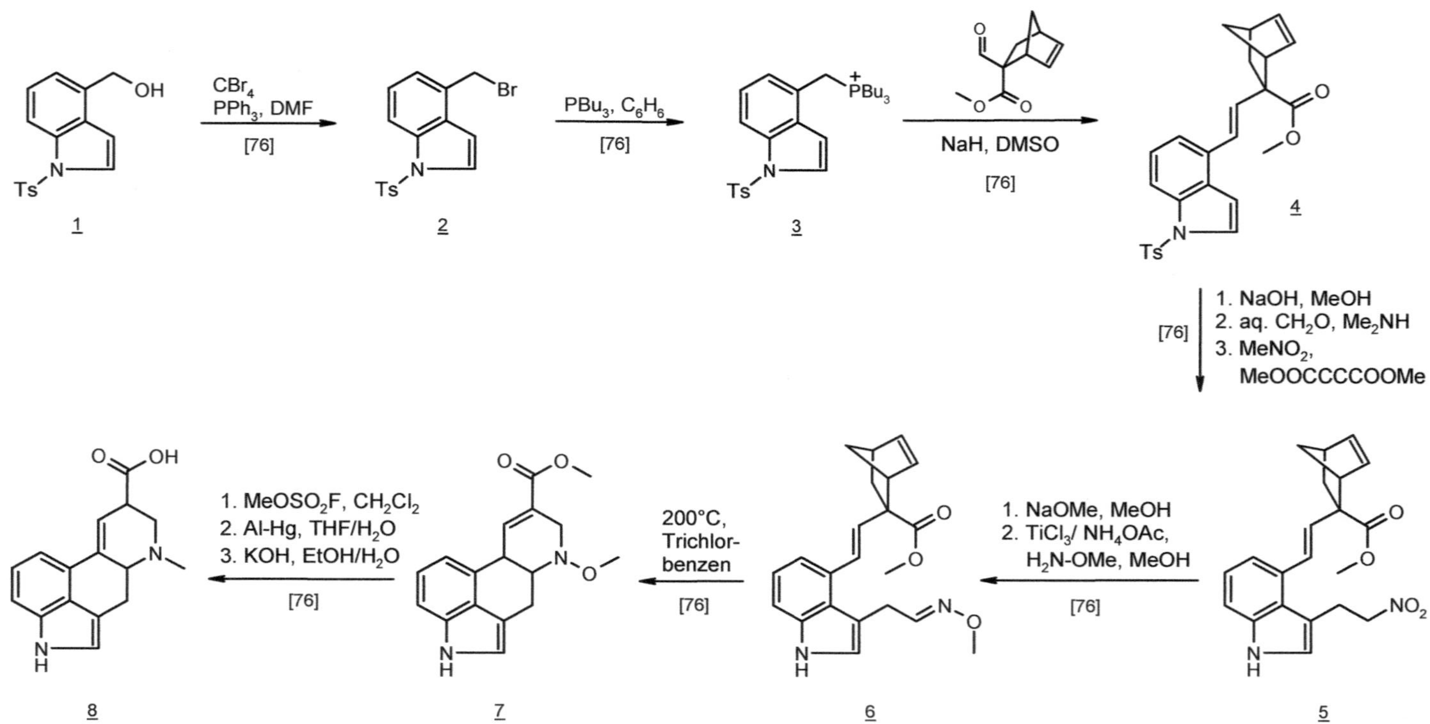

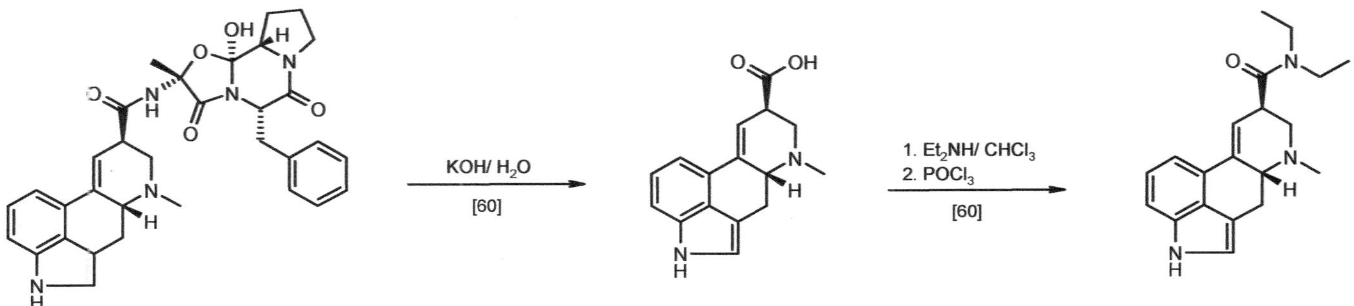


1 2 3

# Reaktionsschema 41: (+)-Yohimbin [146] (14) 1/2

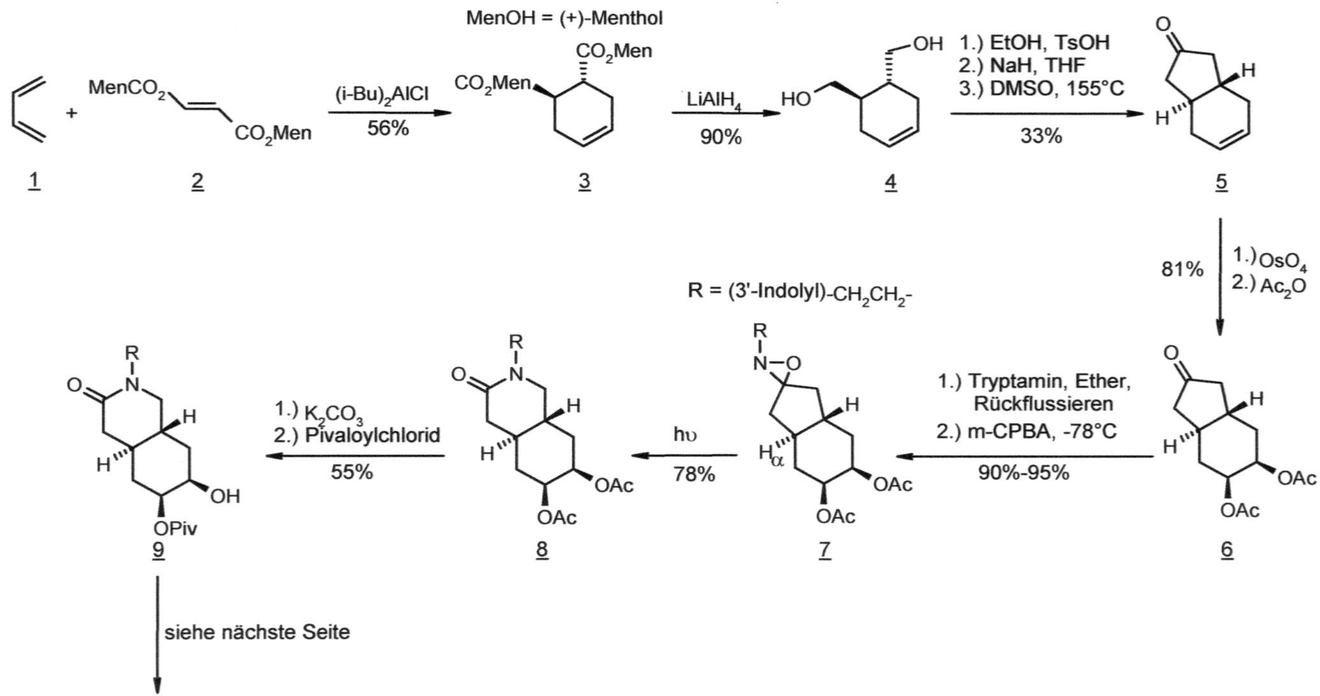

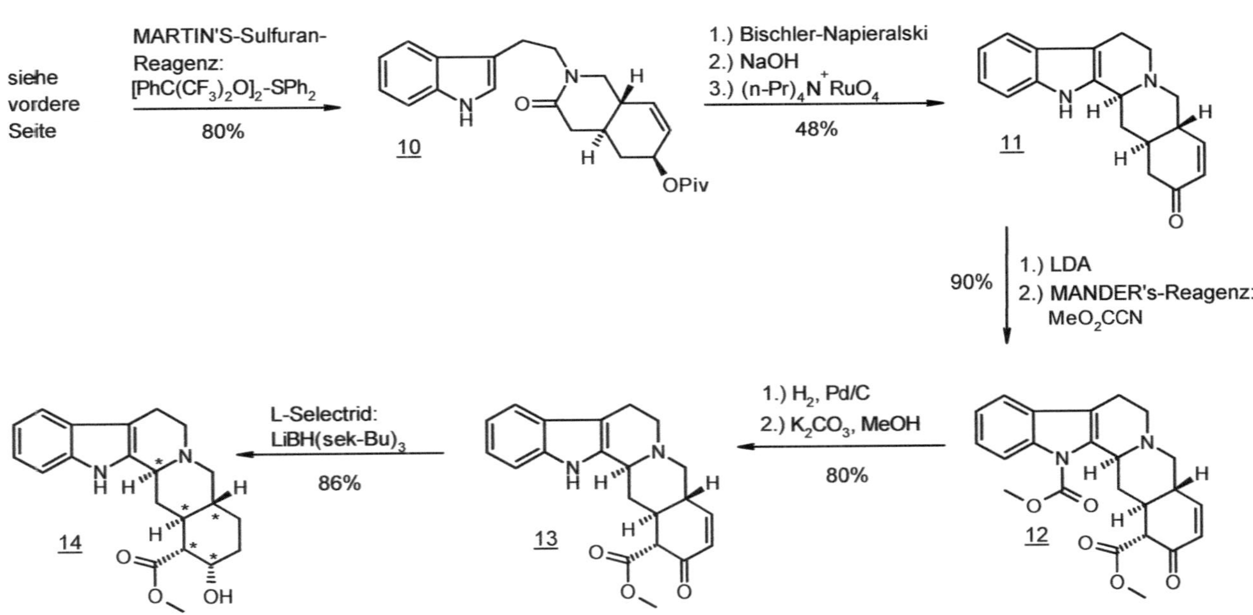
siehe vordere Seite
MARTIN'S-Sulfuran-Reagenz:
[PhC(CF$_3$)$_2$O]$_2$-SPh$_2$
80%
10
OPiv
1.) Bischler-Napieralski
2.) NaOH
3.) (n-Pr)$_4$N$^+$ RuO$_4$
48%
11
1.) LDA
2.) MANDER's-Reagenz: MeO$_2$CCN
90%
12
1.) H$_2$, Pd/C
2.) K$_2$CO$_3$, MeOH
80%
13
L-Selectrid:
LiBH(sek-Bu)$_3$
86%
14
OH

## Reaktionsschema 42: THC (8) 1/2

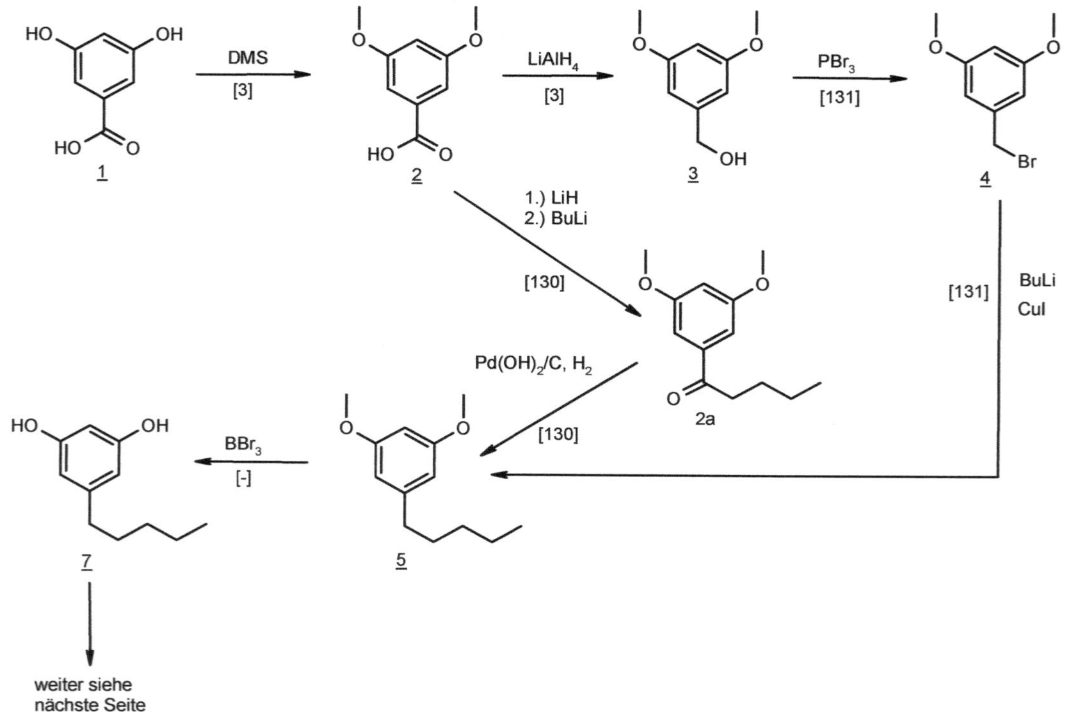

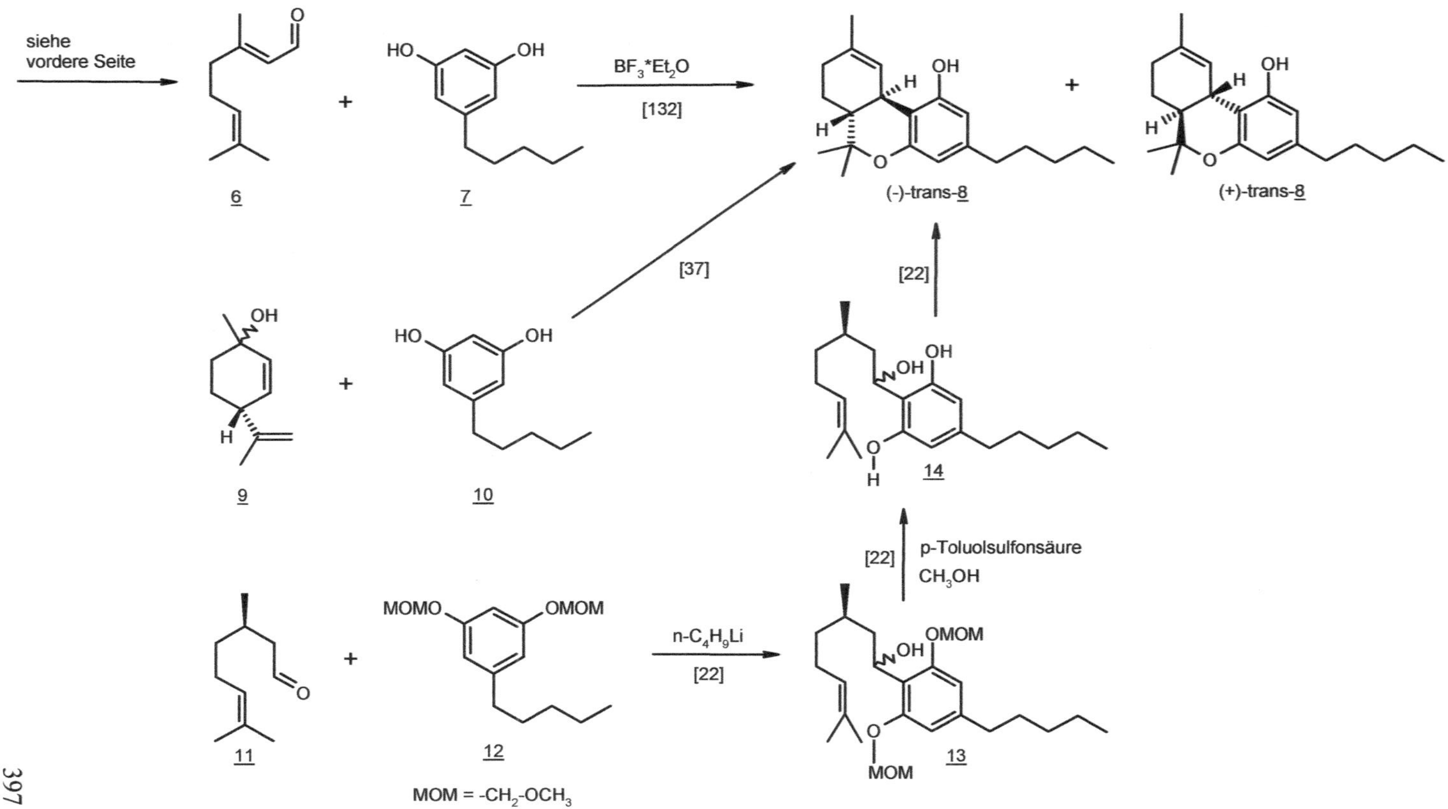
siehe vordere Seite
HO
OH
BF3*Et2O
[132]
H
OH
+
(-)-trans-8
(+)-trans-8
[37]
[22]
MOMO
OMOM
n-C4H9Li
p-Toluolsulfonsäure
CH3OH
MOM
6
7
9
10
11
12
13
14
MOM = -CH2-OCH3

**Reaktionsschema 43: (-)-Cocain (20) 1/2**

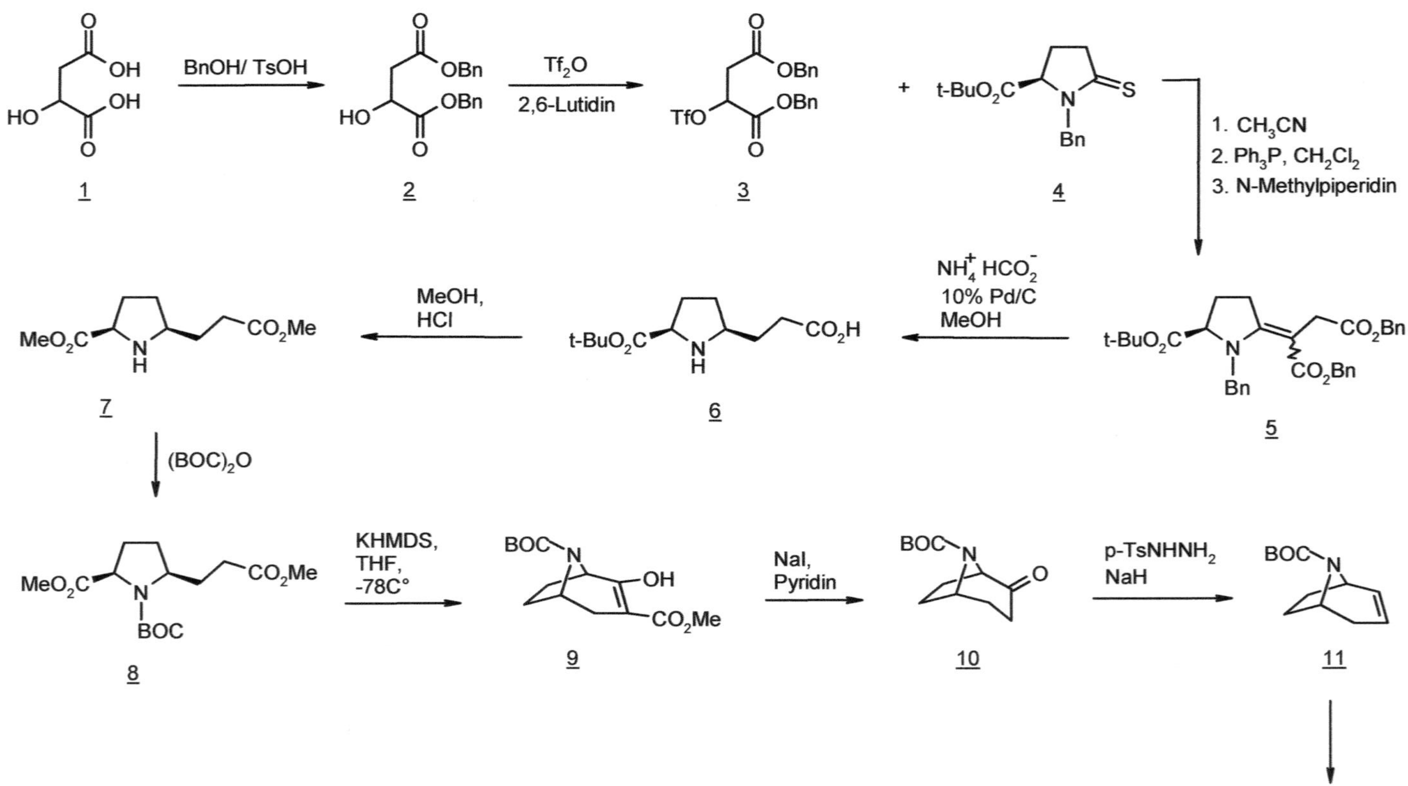


siehe nächste

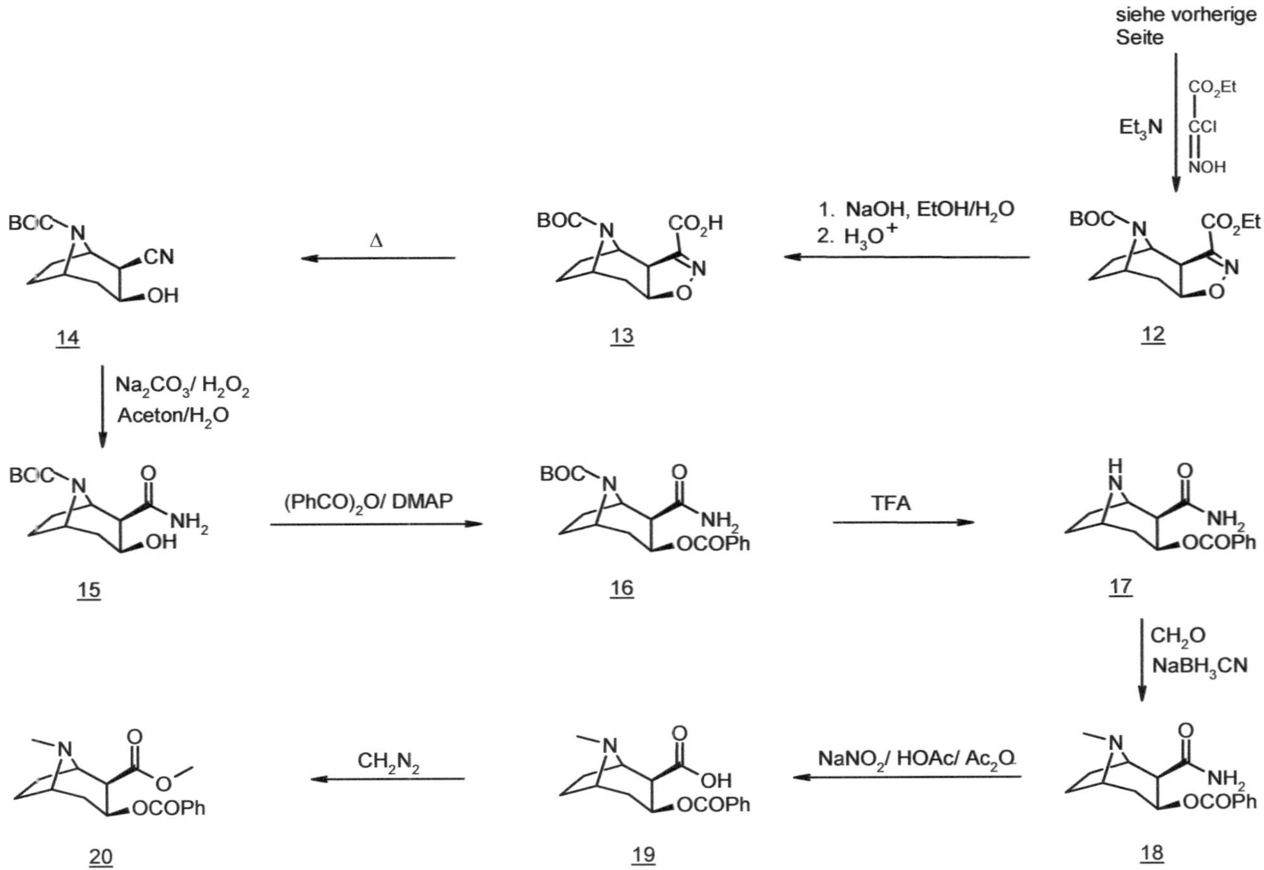
siehe vorherige Seite
Et$_3$N
$CO_2Et$
CCl
NOH
BOC
N
$CO_2Et$
N
O
12
1. NaOH, EtOH/$H_2O$
2. $H_3O^+$
$CO_2H$
13
Δ
CN
OH
14
$Na_2CO_3$/ $H_2O_2$
Aceton/$H_2O$
$NH_2$
15
$(PhCO)_2O$/ DMAP
OCOPh
16
TFA
17
$CH_2O$
$NaBH_3CN$
18
$NaNO_2$/ HOAc/ $Ac_2O$
19
$CH_2N_2$
20

## Reaktionsschema 44: (-)-Cocain (9)

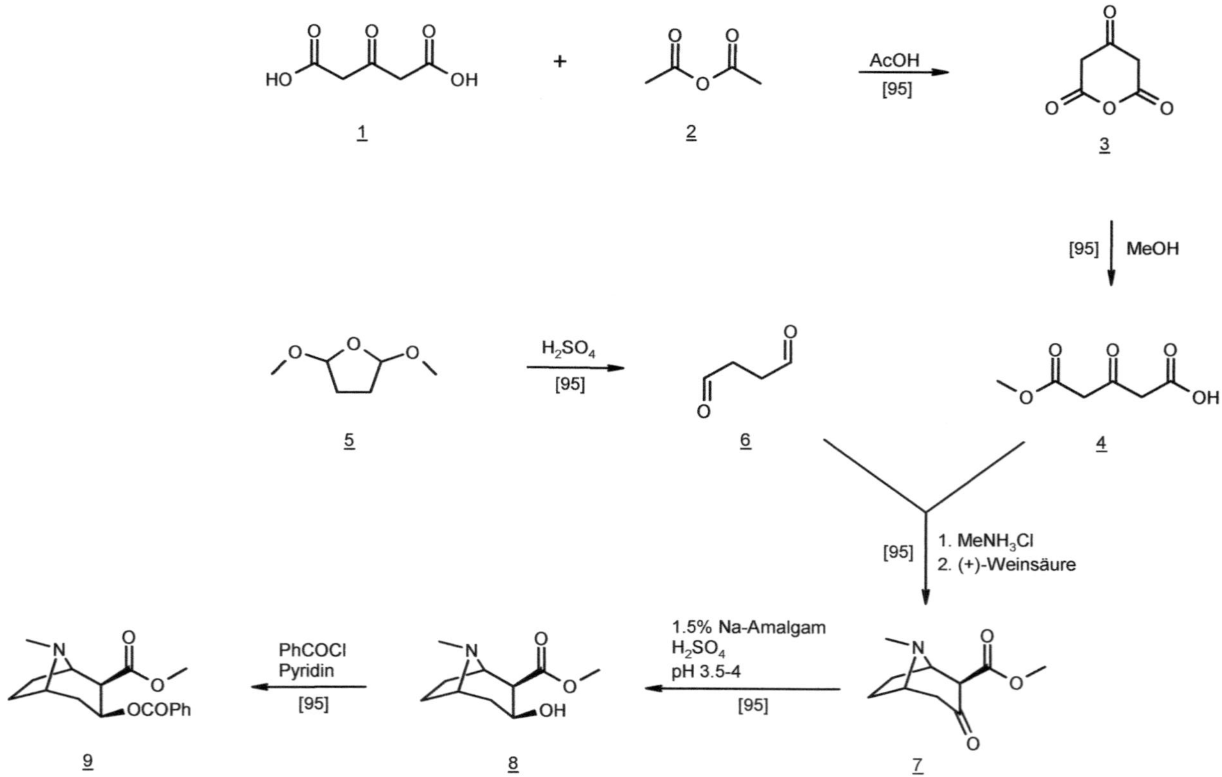

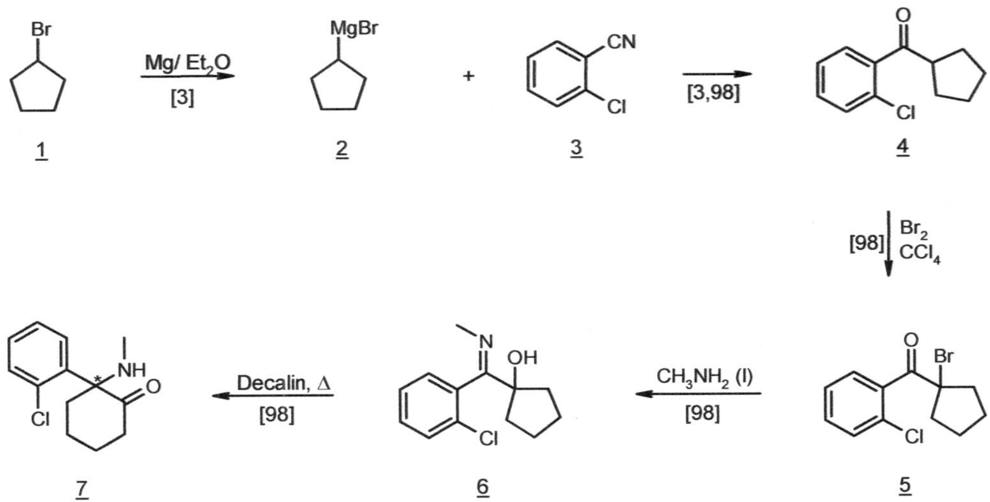
Br
Mg/ Et2O
[3]
MgBr
+
CN
Cl
[3,98]
O
Cl
1
2
3
4
[98]
Br2
CCl4
NH
O
Cl
Decalin, Δ
[98]
N
OH
Cl
CH3NH2 (l)
[98]
O
Br
Cl
7
6
5

## Reaktionsschema 46: Ketamin (7)

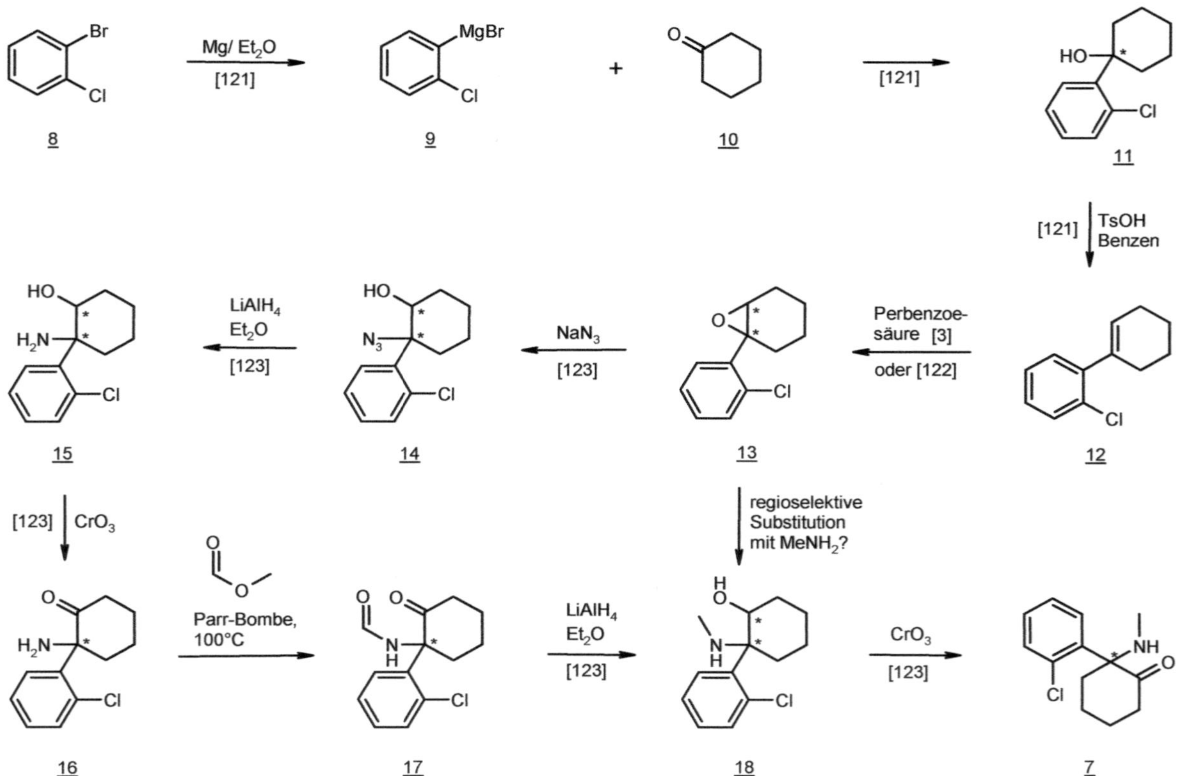

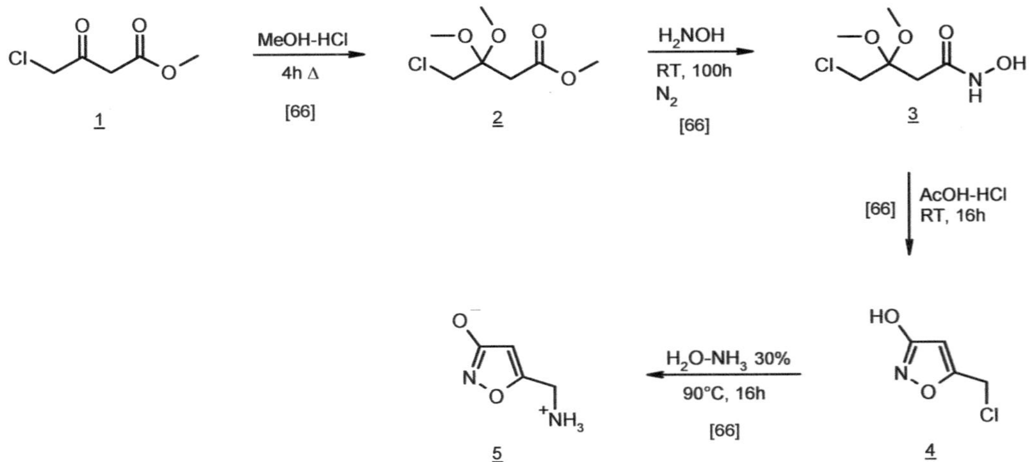

MeOH-HCl
4h Δ
[66]
$H_2NOH$
RT, 100h
$N_2$
[66]
AcOH-HCl
RT, 16h
[66]
$H_2O$-$NH_3$ 30%
90°C, 16h
[66]
1
2
3
4
5

# Reaktionsschema 48: Muscimol (5)

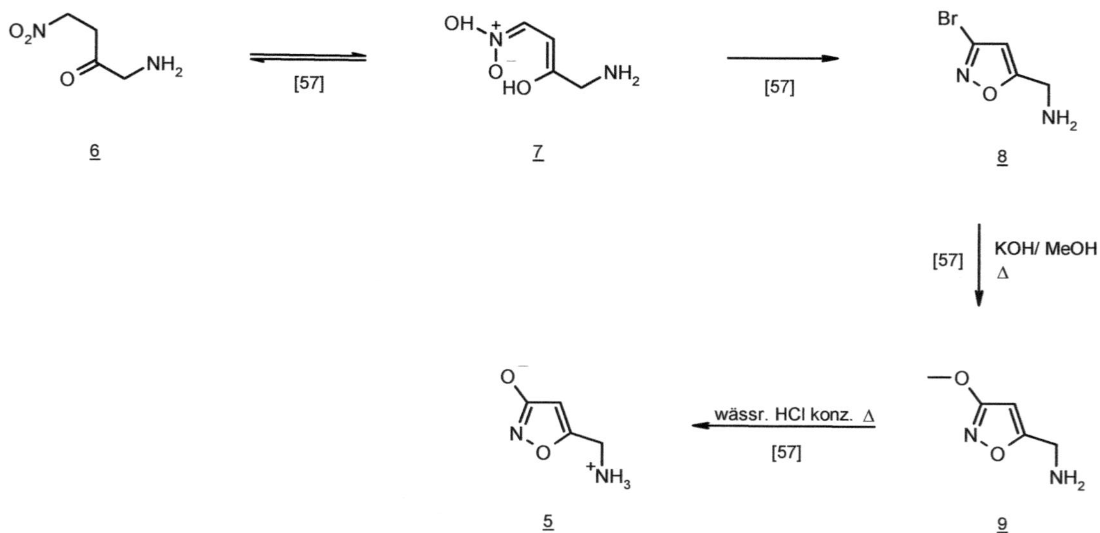

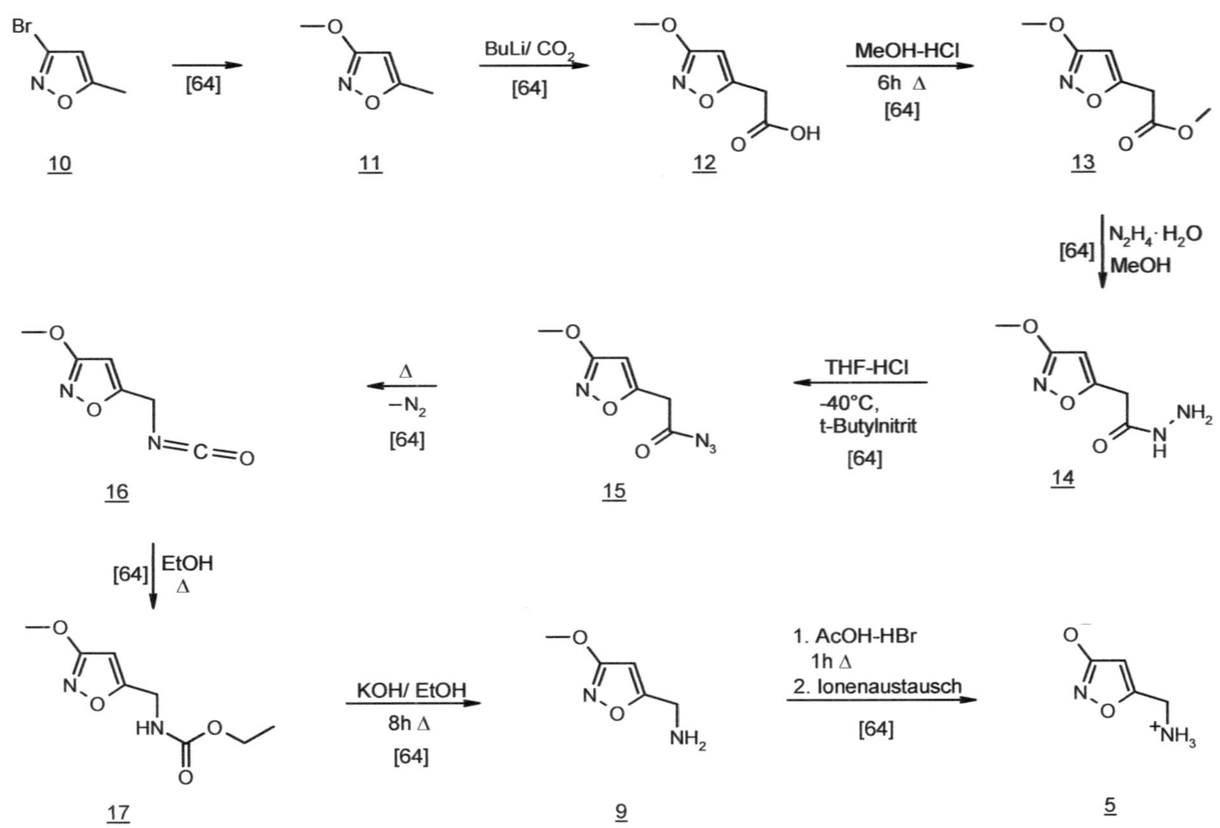
Br
10
[64]
11
BuLi/ CO2
[64]
12
MeOH-HCl
6h Δ
[64]
13
[64]
N2H4 · H2O
MeOH
14
THF-HCl
-40°C,
t-Butylnitrit
[64]
15
Δ
−N2
[64]
16
[64]
EtOH
Δ
17
KOH/ EtOH
8h Δ
[64]
9
1. AcOH-HBr
1h Δ
2. Ionenaustausch
[64]
5

# Reaktionsschema 50: Muscimol (5)

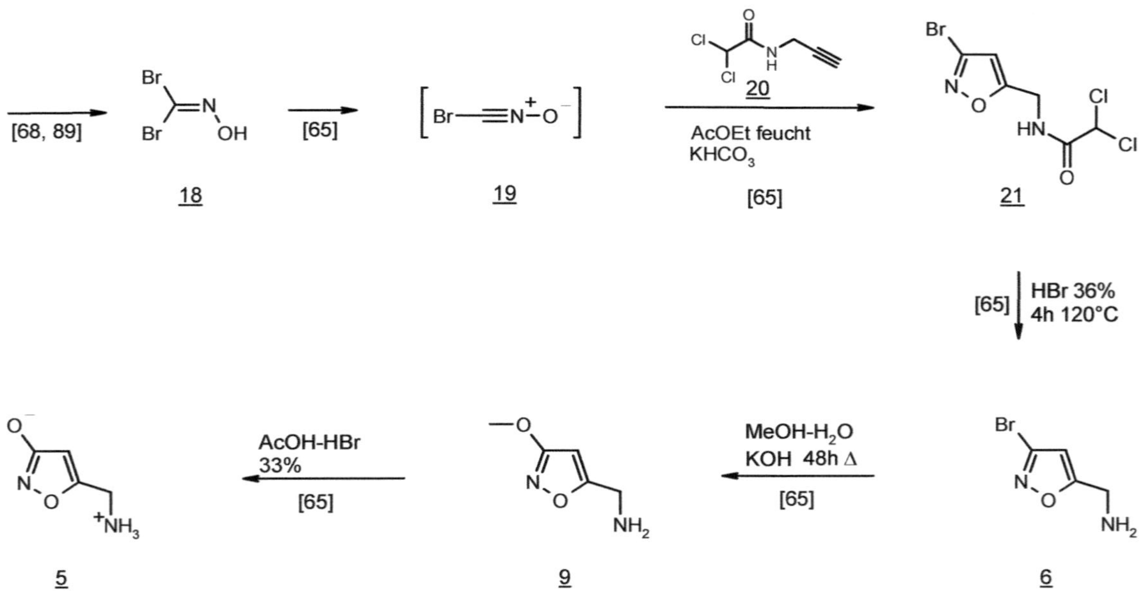

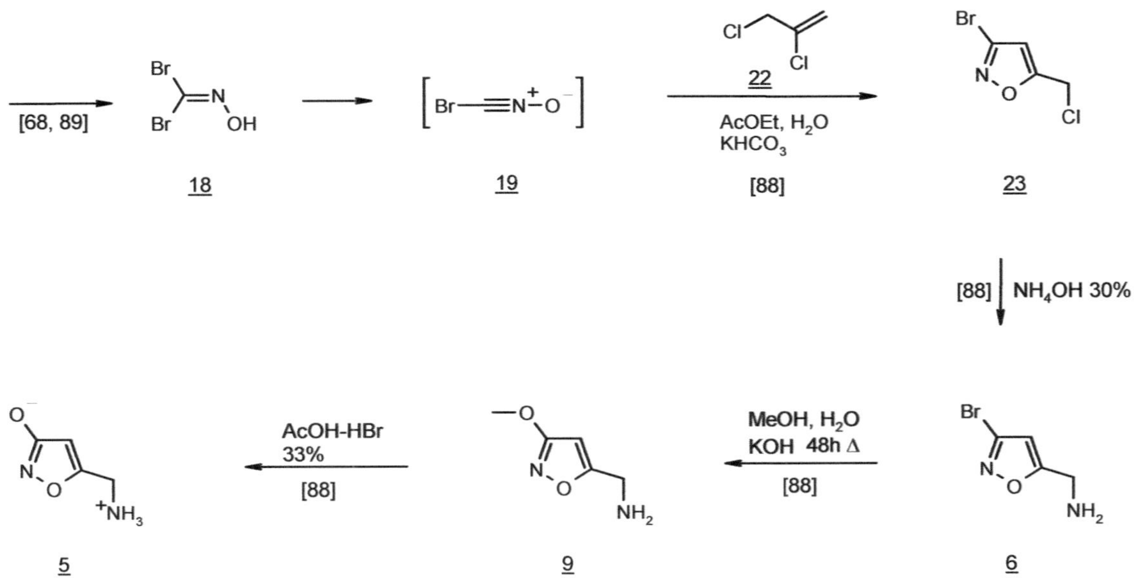
[68, 89]
Br
Br
N
OH
18
Br
N
O
19
Cl
Cl
22
AcOEt, $H_2O$
$KHCO_3$
[88]
Br
N
O
Cl
23
[88]
$NH_4OH$ 30%
Br
N
O
$NH_2$
6
MeOH, $H_2O$
KOH 48h Δ
[88]
O
N
O
$NH_2$
9
AcOH-HBr
33%
[88]
O
N
O
$^+NH_3$
5

# Literaturverzeichnis


[1] A. und A. Shulgin, *PiHKAL – A Chemical Love Story*, Transform Press, Berkeley, CA, **1995**. ISBN 0-9630096-0-5.

[2] Professor Buzz, *Recreational Drugs*, Loompanics Unlimited, Port Townsend, WA, **1989**.

[3] *Organikum*, 19. Auflage, Dt. Verl. der Wiss., Leipzig, **1993**.

[4] C. M. Suter, H. L. Hansen, *J. Am. Chem. Soc.* **1932**, *54*, 4100.

[5] H. Bock, P. Rittmeyer, *Phosphorus Sulfur Silicon Relat. Elem.* **1992**, *68*, 261.

[6] Firma E. Merck, Deutsche Patentschrift Nr. 274350, **1912**.

[7] V. Evdokimoff, *Gazz. Chim. Ital.* **1947**, *77*, 318, 321.

[8] A. Novelli, *Anales Asoc. Quim. Argentina* **1939**, *27*, 169.

[9] P. Castillo, J. C. Rodriguez-Ubis, F. Rodriguez, *Synthesis* **1986**, *10*, 839.

[10] S. Sugasawa, H. Shigehara, *Chem. Ber.* **1941**, *74*, 459.

[11] C. F. Barfknecht, D. E. Nichols, *J. Med. Chem.* **1971**, *14*, 370.

[12] C. B. Gairaud, G. R. Lappin, *J. Org. Chem.* **1953**, *18*, 1.

[13] R. I. T. Cromartie, J. Harley-Mason, *J. Chem. Soc.* **1952**, 2525.

[14] *MDMA, die psychoaktive Substanz für Therapie, Ritual und Rekreation*, Grüner Zweig Nr. 103, W. Pieper Verlag, Löhrbach.

[15] R. Brenneisen, Vortrag *Ecstasy*, 21. Juni **1995**, Org.-Chem. Institut Universität Bern.

[16] J. March, *Advanced Organic Chemistry*, Kap. 6-37, 4. Auflage, Wiley-Interscience, New York, **1992**.

[17] N. Blažzević, D. Kolbah, B. Belin, et al., *Synthesis* **1979**, 161.

[18] *C.A.* **1958**, *52*, 11165 (Vorsicht in der Leuckart-Wallach-Reaktion: $H_2O$ anstatt $H_2O_2$ und 75 statt 57mL)

[19] W. Hänsel, *Chemie in unserer Zeit* **1979**, *13*, 147.

[20] D. M. Turner, *Der Psychedelische Reiseführer*, Nachtschatten Verlag, Solothurn, **1997**.

[21] B. M. Schuldes, *Psychoaktive Pflanzen*, 2. Auflage, Werner Pieper's MedienXperimente Löhrbach, Nachtschatten Verlag, Solothurn.

[22] E. Breitmaier, *Alkaloide*, Teubner Verlag, Wiesbaden, **1997**.

[23] *Schweiz. Laborzeitschrift* 5, **1997**.

[24] T. M. Patrick, E. T. McBee, H. B. Hass, *J. Am. Chem. Soc.* **1946**, *68*, 1009.

[25] Purdue Research Found., U.S. Patent 2243295, **1939**.

[26] T. F. Buckley III, H. Rapoport, *J. Am. Chem. Soc.* **1981**, *103*, 6157.

[27] W. Leithe, *Chem. Ber.* **1932**, *65*, 660.

[28] Temmler, D.R.P. 749809, **1938**.

[29] K. Banholzer, T. W. Campbell, H. Schmid, *Helv. Chim. Acta.* **1952**, *35*, 1577.

[30] K. H. Slotta, G. Szyszka, *J. Prakt. Chem.* **1933**, *137*, 339.

[31] D. E. Nichols, A. J. Hoffman, R. Oberlender, et al., *J. Med. Chem.* **1986**, *29*, 2009.

[32] E. Keinan, M. Sahai, I. Kirson, *J. Org. Chem.* **1983**, *48*, 2550.

[33] F. Boberg, G. R. Schultze, *Chem. Ber.* **1957**, *90*, 1215.

[34] M. Erne, F. Ramirez, *Helv. Chim. Acta* **1950**, *33*, 912.

[35] P. L. deBenneville, J. H. Macartney, *J. Am. Chem. Soc.* **1950**, *72*, 3073.

[36] R. Brückner, *Reaktionsmechanismen*, Spektrum-Verlag, Heidelberg, 1996.

[37] R. K. Razdan, H. C. Dalzell, G. Richard, *J. Am. Chem. Soc.* **1974**, *96*, 5860.

[38] F. Effenberger, J. Jaeger, *Chem. Eur. J.* **1997**, *3*, 1370.

[39] U. Braun, A. T. Shulgin, G. Braun, *J. Pharm. Sci.* **1980**, *69*, 192.

[40] *Bull. Acad. Sci. USSR Div. Chem. Sci.* **1990**, *39*, 738.

[41] E. J. Barreiro, M. E. F. Lima, *J. Pharm. Sci.* **1992**, *81*, 1219.

[42] V. Snatch, unveröffentlichte Arbeiten.

[43] R. M. Julien, *Drogen und Psychopharmaka*, Spektrum-Verlag, Heidelberg, **1997**.

[44] D. B. Repke, W. J. Ferguson, D. K. Bates, *Tetrahedr. Lett.* **1979**, *43*, 4183.

[45] E. Mutschler, *Arzneimittelwirkungen*, 7. Auflage, Wissensch. Verlagsgesellschaft mbH, Stuttgart, **1997**.

[46] K. B. Wiberg, R. F. Waldron, *J. Am. Chem. Soc.* **1991**, *113*, 7697.

[47] K. A. Kovar, C. Rösch, A. Rupp et al., *Pharm. Unserer Zeit* **1990**, *19*, 99.

[48] R. Silverman, *Medizinische Chemie*, VCH Verlag, Weinheim, **1995**.

[49] C. Mannich, W. Jacobsohn, *Chem. Ber.* **1910**, *43*, 189.

[50] W. P. Roberts, C. L. Ebner, *J. Org. Chem.* **1987**, *52*, 2298.

[51] http://www.erowid.org

[52] http://www.lycaeum.org

[53] K. A. Kovar, *Pharmacopsychiatry* **1998**, *31*, Suppl. 2, 69.

[54] N. Saunders, P. Walder, *Ecstasy*, 1. Auflage, Verlag Ricco Bilger, Zürich, **1994**.

[55] Ch. Rätsch, *Enzyklopädie der Psychoaktiven Pflanzen*, 2. Auflage, AT Verlag, Aarau, **1998**.

[56] CD - Römpp Chemie Lexikon 1.0, Georg Thieme Verlag, Stuttgart.

[57] C.H. Eugster, *Fortschr. Chem. Org. Naturst.* **1969**, *27*, 261.

[58] *Gehirn und Nervensystem*, Spektrum der Wissenschaft, 6. Auflage, Verlagsgesellschaft mbh, Heidelberg, **1985**.

[59] D. E. Nichols, *Pharmacol. Biochem. Behav.* **1986**, *24*, 335.

[60] A. und A. Shulgin, *TiHKAL – The Continuation*, Transform Press, Berkeley CA, **1997**.

[61] D. T. Davies, *Aromatische Heterocyclen*, VCH, Weinheim, **1995**.

[62] M. Fox, J.K. Whitesell, *Organische Chemie*, Spektrum, **1995**.

[63] S. A. Barker, J. A. Monti, S. T. Christian, *Int. Rev. Neurobiol.* **1981**, *22*, 83.

[64] K. Bowden, G. Crank, W. J. Ross, *J. Chem. Soc.* **1968**, 172.

[65] D. Chiarino, M. Napoletano, A. Sala, *Tetrahedr. Lett.* **1986**, *27*, 3181.

[66] A.R. Gagneux, F. Häfliger, C.H. Eugster, R. Good, *Tetrahedr. Lett.* **1965**, *6*, 2077.

[67] R. A. Glennon, R. Young, J. M. Jacyno, *Biochem. Pharmacol.* **1983**, *32*, 1267.

[68] D.M. Vyas, Y. Chiang, T.W. Doyle, *Tetrahedr. Lett.* **1984**, *25*, 487.

[69] W. Hänsel, *Chemie unserer Zeit* **1979**, *13*, 147.

[70] U.S. Patent 4 406 686 (C.A. **1984**, *100*, 6494u)

[71] H. Ishii, T. Niwaguchi, Y. Nakahara, M.Hayashi, *J. Chem. Soc. Perkin Trans.* 1, **1980**, 902.

[72] *J. Chem. Research (S)* **1996**, 30-31.

[73] E. C. Kornfeld, E. J. Fornefeld, G. B. Kline et al., *J. Am. Chem. Soc.* **1956**, *78*, 3087.

[74] A. Stoll, A. Hofmann, *Helv. Chim. Acta* **1943**, *26*, 944.

[75] T. Sakamoto, I. Hosoda, Y. Kikugawa, *J. Heterocycl. Chem.* **1961**, *81*, 317.

[76] W. Oppolzer, E. Francotte, K. Bättig, *Helv. Chim. Acta* **1981**, *64*, 478.

[77] R. I. T. Cromartie, J. Harley-Mason, *J. Chem. Soc.* **1952**, 2525.

[78] S. A. Barker, J. A. Monti, S. T. Christian, *Int. Rev. Neurobiol.* **1981**, *22*, 83.

[79] R. J. Strassman, C. R. Qualls, *Arch. Gen. Psychiatry* **1994**, *51*, 85–97 und 98–108.

[80] http://www.serendipity.li/dmt/dmtart00.html

[81] C.-Y. Chen, C. H. Senanayake, T. J. Bill et al., *J. Org. Chem.* **1994**, *59*, 3738.

[82] *Russ. Org. Chem.* **1965**, Vol.1, No.11, S. 1973.

[83] T. D. Perrine, *J. Org. Chem.* **1953**, *18*, 1356.

[84] http://www.serendipity.li/trypt.html

[85] E.M. Brecher, *Licit and Illicit Drugs*, ISBN 0-316-15340-0.

[86] Eclipse e.V., Berlin

[87] „Drug Scouts“, Leipzig, **1999**.

[88] P. Pevarello, M. Varasi, *Synth. Commun.* **1992**, *22*, 1939.

[89] P. Grünager, *Isoxazoles. Part 1*, in *The Chemistry of Heterocyclic Compounds,* Taylor, E.C. Ed., Wiley, New York, **1990**, 196.

[90] Skript R. Brenneisen, *Pharmakognosie & Phytochemie* **1994–1996**, Universität Bern.

[91] D. Inaba, W. E. Cohen, M. E. Holstein, *Uppers, Downers, all Arounders: Physical and mental effects of psychoactive drugs*, 2. Auflage, CNS Productions, Ashland, OR, **1993**.

[92] R. Seymour, D. E. Smith, *Guide to Psychoactive Drugs*, Harrington Park Press, NY; London, **1993**.

[93] H. Wagner, *Pharmazeutische Biologie 2, Drogen und ihre Inhaltsstoffe*, G. Fischer Verlag, Stuttgart, **1993**.

[94] R. Lin, J. Castells, H. Rapoport, *J. Org. Chem.* **1998**, *63*, 4069.

[95] J. F. Casale, *Forensic Sci. Int.* **1987**, *33*, 275.

[96] S. M. Gold, *Cocaine & Crack: Clinical Aspects*, in: Lowinson et al., *Substance Abuse: A Comprehensive Textbook*, 2. Auflage, Williams & Wilkins, Baltimore, **1992**.

[97] D. M. Turner, *The Essential Psychedelic Guide*, Panther Press, California, SF, **1994**.

[98] U.S. Patent 3.254.124, 31. Mai **1966**.

[99] K. L. R. Jansen, *Using Ketamine to induce the Near-Death Experience*, Jahrbuch für Ethnomedizin und Bewusstseinsforschung 4, VWB, Berlin, **1995**, 55–81.

[100] N. Krause, A. Gerold, *Angew. Chem.* **1997**, *109*, 194.

[101] T. W. Graham Solomons, C. Fryhle, *Organic Chemistry*, 6. Auflage, Wiley, Hoboken, NJ, **1996**.

[102] S. Moeschlin, *Klinik und Therapie der Vergiftungen*, 4. Auflage, Georg Thieme Verlag, Stuttgart, **1964**.

[103] H. Beyer, W. Walter, *Lehrbuch der Organischen Chemie*, 22. Auflage, S. Hirzel Verlag, Stuttgart, **1991**.

[104] J. McMurry, *Organic Chemistry*, Brooks/Cole Publishing Company, California, **1992**.

[105] *J. Appl. Chem. USSR* **1980**, *53*, 174–178.

[106] J. W. Cook, J. D. Loudon, P. McCloskey, *J. Chem. Soc.* **1952**, 3904.

[107] C. A. Buehler, G. F. Deebel, R. Evans, *J. Org. Chem.* **1941**, *6*, 216.

[108] D. E. Rudisill, J. K. Stille, *J. Org. Chem.* **1989**, *54*, 5856.

[109] B. C. Söderberg, J. A. Shriver, *J. Org. Chem.* **1997**, *62*, 5838.

[110] M. Kawase, A. K. Sinhababu, R. T. Borchardt, *J. Heterocycl.* Chem. **1987**, *24*, 1499.

[111] S. Raucher, G. A. Koolpe, *J. Org. Chem.* **1983**, *48*, 2066.

[112] R. D. Clark, D. B. Repke, *J. Heterocycl. Chem.* **1985**, *22*, 121.

[113] M. Makosza, W. Danikiewicz, K. Wojciechowski, *Liebigs Ann. Chem.* **1988**, 203.

[114] R. J. S. Beer, K. Clarke, H. G. Khorana, A. Robertson, *J. Chem. Soc.* **1948**, 1605.

[115] M. Staub, Ayahuasca und Harmalin. *Schweizerische Laboratoriums-Zeitschrift* **1996**, *53*, 260.

[116] L. Lewin, *Banisteria caapi - ein neues Rauschgift*, Verlag von Georg Stilke, Berlin, **1929**.

[117] N. Kiràly, *Sinn der erweiterten Wahrnehmung*, unveröffentlichte Aufzeichnungen.
[118] M. Villavicenico, *Geografia de la Republica del Ecuador*, New York, **1858**.
[119] K. L. Rinehart Jr., J. Kobayashi, G. C. Harbour et al., *J. Am. Chem. Soc.* **1987**, *109*, 3378.
[120] A. Shulgin, persönliche Mitteilung.
[121] M. T. Davies, D. F. Dobson, D. F. Hayman et al., *Tetrahedron* **1962**, *18*, 751.
[122] S. E. Denmark, Z. Wu, *J. Org. Chem.* **1997**, *62*, 8964.
[123] *Farmaco Ed. Sci.* **1985**, *40*, 285–298.
[124] M. D. Schlechter, *Eur. J. Pharmacol.* **1998**, *341*, 131.
[125] S. Albrecht, *New Intravenous Anesthetics*, Klinik für Anästhesiologie, Friedrich-Alexander-Universität Erlangen-Nürnberg.
[126] Persönliche Mitteilungen, www, unveröffentlichte Aufzeichnungen.
[127] A. Hofmann, *LSD – mein Sorgenkind: Die Entdeckung einer „Wunderdroge"*, dtv, München, **1993**.
[128] S. S. Johansen, C. N. Windberg, *J. Anal. Toxicol.* **2011**, *35*, 8.
[129] *Farmaco* **1991**, *46*, 267–276.
[130] Das Definitive Deutsche Hanf Handbuch, Grüner Zweig 73, Werner Pieper Verlag, Löhrbach.
[131] P. Wieland, G. Anner, *Helv. Chim. Acta* **1969**, *52*, 123.
[132] B. F. Gisin, R. B. Merrifield, *J. Am. Chem. Soc.* **1972**, *94*, 6165.
[133] F. Grotenhermen, R. Huppertz, *Hanf als Medizin*, Karl F. Haug Verlag, Heidelberg D, **1997**.
[134] S. V. Ley, M. H. Bolli, B. Hinzen et al., *J. Chem. Soc. Perkin Trans. 1*, **1998**, 2239.
[135] T. Suzuki, N. Fukazawa, K. San-nohe et al., *J. Med. Chem.* **1997**, *40*, 2047.
[136] L. Mandell, S. M. Cooper, B. Rubin et al., *J. Org. Chem.* **1983**, *48*, 3132.
[137] D. G. Hartzfeld, S. D. Rose, *J. Am. Chem. Soc.* **1993**, *115*, 850.
[138] G. Huether, D. Zou, E. Rüther, *J. Neural Transm.* **1997**, *104*, 771.
[139] D. E. Nichols, L. J. Kostuba, *J. Med. Chem.* **1979**, *22*, 1264.
[140] H. Wieland, W. Konz, H. Mittasch, *J. Liebigs Ann. Chem.* **1934**, *513*, 1.
[141] U. Harder, E. Pfeil, K.-F. Zenner, *Chem. Ber.* **1964**, *97*, 510.
[142] Merck Index 11. Ed. Centennial Ed. **1989**.
[143] B. M. Schuldes, *Psychoaktive Pflanzen*, 2. Auflage, Werner Pieper's MedienXperimente Löhrbach, Nachtschatten Verlag, Solothurn.
[144] Robert Hsiung, www.
[145] S. I. Sallay, *J. Am. Chem. Soc.* **1967**, *89*, 6762.
[146] J. Aube, S. Ghosh, M. Tanol, *J. Am. Chem. Soc.* **1994**, *116*, 9009.
[147] B. C. Söderberg, J. A. Shriver, *J. Org. Chem.* **1997**, *62*, 5838.

[148] M. E. Krolski, A. F. Renaldo, D. E. Rudisill, J. K. Stille, *J. Org. Chem.* **1988**, *59*, 1170.
[149] M. Mamito, M. Mebakha, *J. Scand. Chem.* **1976**, *45*, 123.
[150] D. E. Nichols, S. Frescas, D. Marona-Lewicka et al., *J. Med. Chem.* **1994**, *37*, 4346.
[151] A. P. Monte, D. Marona-Lewicka, M. A. Parker et al., *J. Med. Chem.* **1996**, *39*, 2953.
[152] D. S. Theobald, H. H. Maurer, *Biochem. Pharmacol.* **2007**, *73*, 287.
[153] N. Nagai, *Yakugaku Zasshi* **1893**, *13*, 901.
[154] E. Schmidt, *Arch. Pharm.* **1914**, *252*, 89.
[155] A. Ogata, *J. Pharm. Soc. Japan* **1919**, 751.
[156] Werner Pieper, *Nazis on Speed, Drogen im 3. Reich*, Piepers Medienexperimente, Lörrach, **2002**.
[157] D. Trachsel, D. Lehmann, C. Enzensperger, *Phenethylamine – von der Struktur zur Funktion*, Nachtschatten Science, Solothurn, **2012**.
[158] J. Ott, *J. Psychoactive Drugs* **2001**, *33*, 403.
[159] E. Emanuele et al., *Neuro. Endocrinol. Lett.* **2010**, *31*, 117.
[160] PDSP database: http://pdsp.med.unc.edu/pdsp.php
[161] http://www.maps.org/research/psilo-lsd/
[162] http://bazonline.ch/wissen/medizin-und-psychologie/Psychiater-Gasser-bricht-sein-Schweigen/story/25732295
[163] http://en.wikipedia.org/wiki/Bromo_Dragonfly, siehe Eintrag Toxicity.
[164] K. M. Babu, C. R. McCurdy, E. W. Boyer, Clin. Toxicol. (Phila) **2008**, *46*, 146.
[165] C. J. Morgan, H. V. Curran, *Br. J. Psychiatry* **2008**, *192*, 306.
[166] http://www.ncbi.nlm.nih.gov/pubmed
[167] http://www.hulasolution.com/
[168] http://www.hanfjournal.de/hajo-website/artikel/2010/04april/s05_0410_wasserloesliche-cannabinoide.php
[169] Nimbin NSW, Australien, März **2011**.
[170] D. J. Siebert, *J. Ethnopharmacology* **1994**, *43*, 53.
[171] B. L. Roth, K. Baner, R. Westkaemper et al., *Proc. Natl. Acad. Sci. USA* **2002**, *99*, 11934.
[172] C. Manera, T. Tuccinardi, A. Martinelli, *Mini Rev. Med. Chem.* **2008**, *8*, 370.
[173] A. Wohlfarth, W. Weinmann, *Bioanalysis* **2010**, *2*, 965.
[174] R. G. Pertwee, A. C. Howlett, M. E. Abood et al., *Pharmacol. Rev.* **2010**, *62*, 588.
[175] I. Vardakou, C. Pistos, Ch. Spiliopoulou, *Toxicol. Lett.* **2010**, *197*, 157.
[176] J. W. Huffman, P. V. Szklennik, A. Almond et al., *Bioorg. Med. Chem. Lett.* **2005**, *15*, 4110.

[177] R. B. Rothman, M. H. Baumann, C. M. Dersch et al., *Synapse* **2001**, *39*, 32.
[178] X. Chen, S. Shu, D. A. Bayliss, *J. Neurosci.* **2009**, *29*, 600.
[179] M. Maitre, J. P. Humbert, V. Kemmel et al., *Med. Sci. (Paris)* **2005**, *21*, 284.
[180] C. Cash, S. Gobaille, V. Kemmel et al., *Biochem. Pharmacol.* **1999**, *58*, 1815.
[181] I. S. McGregor, P. D. Callaghan, G. E. Hunt, *Br. J. Pharmacol.* **2008**, *154*, 358.
[182] D. L. Zvosec, S. W. Smith, T. Porrata et al., *Am. J. Emerg. Med.* **2011**, *29*, 319.
[183] http://www.biopsychiatry.com/ghb/authentic.html
[184] C. Jones, *J. Clin. Forensic Med.* **2001**, *8*, 74.
[185] W. Theobald, O. Buch, H. A. Kunz et al., *Arzneimittelforschung* **1968**, *18*, 311.
[186] D. Trachsel et al., unveröffentlichte Aufzeichnungen.
[187] P. Konig-Bersin, P. G. Waser, H. Langemann et al., *Psychopharmacologia* **1970**, *18*, 1.
[188] R. M. Woodward, L. Polenzani, R. Miledi, *Mol. Pharmacol.* **1993**, *43*, 609.
[189] M. Lancel, J. Faulhaber, T. Schiffelholz, et al., *J. Neurophysiol.* **1997**, *77*, 1624.
[190] A. Becker, G. Grecksch, H. G. Bernstein et al., *Psychopharmacology* **1999**, *144*, 333.
[191] W. Bauer, E. Klapp, A. Rosenbohm, *Der Fliegenpilz*, AT Verlag, Aarau , **2000**.
[192] R. A. Glennon, R. Raghupathi, P. Bartyzel et al., *J. Med. Chem.* **1992**, *35*, 734.
[193] F. A. Moreno, C. B. Wiegand, E. K. Taitano et al., *J. Clin. Psychiatry* **2006**, *67*, 1735.
[194] R. A. Sewell, J. H. Halpern, H. G. Pope Jr., *Neurology* **2006**, *66*, 1920.
[195] C. Sun-Edelstein, A. Mauskop, *Headache* **2011**, *51*, 469.
[196] http://www.clinicaltrials.gov/ct2/show/NCT00465595
[197] C. S. Grob, A. L. Danforth, G. S. Chopra et al., *Arch. Gen. Psychiatry* **2011**, *68*, 71.

# Glossar

**Alkaloid**

(Alkaloid = „Alkaliähnlich“) Naturstoffe, die in Pflanzen, selten auch in Tieren synthetisiert werden. Das Molekül ist meist heterocyclisch und trägt mindestens ein Stickstoffatom, das ihm den basischen Charakter verleiht. Es gibt aber auch Substanzen, die den Alkaloiden zugeteilt werden, obwohl sie keinen Stickstoff aufweisen. Die Bedeutung der Alkaloide in der Pflanze ist bis heute nicht bekannt.

**Amnesie**

Erinnerungsverlust, z. B. nach einer Gehirnerschütterung oder nach einem Rausch.

**Analgesie / analgetisch**

Herabsetzung der Schmerzempfindung. Der analgetische Effekt kann durch ein Medikament oder aber auch durch gewisse psychoaktive Verbindungen verursacht werden. Durch das Herabsetzen des Schmerzempfindens besteht unter Umständen Verletzungsgefahr.

**Antidepressivum**

Mehrzahl: Antidepressiva. Medikamente (Psychopharmaka) mit depressionsmindernder Wirkung. Es gibt mehrere Klassen von Antidepressiva (Tri- und tetrazyklische AD, MAO-Hemmer, Serotonin-Wiederaufnahmehemmer (SSRI), Lithium u.a.), die sich sowohl in ihrer chemischen Struktur wie auch in ihrer Wirkungsweise stark unterscheiden. Welches Antidepressivum im Einzelfall zur Anwendung gelangt, ist von der Psychopathologie abhängig.

**Applikation**

Verabreichung. Applikationsart bedeutet, wie und wo eine Substanz in den Körper aufgenommen wird (z.B. oral, nasal, intravenös usw.).

**Contact High**

Englischer Begriff, der das folgende Phänomen beschreibt: Befindet sich eine Person, die keine rauscherzeugenden Substanzen eingenommen hat, in einer berauschten Runde, so kann sie trotzdem gewisse Wirkungen empfinden.

### Dehydratation

Wassermangel bzw. -verlust des Körpers. Dehydratation entsteht durch einige Substanzen direkt über Beeinflussung der Nierenfunktion oder indirekt z.B. durch Ausbildung einer Hyperthermie (MDMA, etc.). Gleichzeitige unzureichende Flüssigkeitszufuhr und starke körperliche Aktivität kann schwere, bisweilen tödliche Folgen haben.

### Droge

Im ursprünglichen Sinne Sammelbegriff für einfache Arzneistoffe pflanzlicher oder (selten) tierischer Herkunft. Typische (Arznei-)Drogen sind getrocknete Blätter, Blüten oder Wurzeln. Der Begriff wird fälschlicherweise oft mit psychoaktiven Verbindungen allgemein in Zusammenhang gebracht.

### Empathogen

Die Empathogene bilden eine Substanzklasse (unabhängig von der chemischen Struktur), welche die Eigenschaft haben, das Einfühlungsvermögen in Bezug auf andere Personen zu verstärken. Empathogene wirken gefühls- und kommunikationsverstärkend; „soziale Filter“ wie Vorurteile oder Berührungsängste werden stark vermindert. Das Gemeinschaftsgefühl wird gesteigert und soziale Bindungen werden verstärkt. MDMA ist das bekannteste Empathogen.

### Enantioselektivität

Neurologisch: Die Enantiomere einer chiralen Verbindung wirken oft unterschiedlich im Gehirn. Oft wirkt selektiv nur ein Enantiomer. Chemische Reaktion: Eine Reaktion, die von zwei möglichen Enantiomeren eines bevorzugt oder ausschließlich liefert, bezeichnet man als enantioselektiv. (Zur weiteren Begriffserklärung siehe auch Kapitel 2.3.)

### Entaktogen

Substanzen, die „innere Rührung“ verursachen, werden als Entaktogene bezeichnet. Sie verleihen dem Konsumenten die Fähigkeit, innere Empfindungen verstärkt zu spüren. Aufgrund dieser Eigenschaft können Entaktogene (z.B. MDMA, MBDB) psychotherapeutisch eingesetzt werden, da sie das Aufbrechen charakterlicher Panzerungen und die emotionale Problemaufarbeitung erleichtern.

**Filz**

Bezeichnung für ein mit LSD beschichtetes, meist quadratisches Stück Löschpapier. Die Filze sind meistens kleiner als 1x1cm und tragen diverse schwarze oder farbige Muster oder Zeichnungen.

**Flashback**

Oft fälschlicherweise nur mit Substanzgebrauch assoziierter Effekt, der prinzipiell nach einem intensiven Erlebnis jeglicher Art auftreten kann. Durch einen (externen) Stimulus können im Sinne einer konditionierten Reizgeneralisierung zuvor erfahrene Zustände (z.B. ein psychedelischer Rausch) plötzlich wiedererlebt werden. So kann z.B. ein bestimmtes Musikstück oder ein Lichtbrechungsphänomen zum (kurzzeitigen) Wieder-Erleben eines LSD-Zustands führen.

**Gewöhnung**

siehe Toleranzbildung

**Halluzination**

Trugbild oder Fehlwahrnehmung. Echte Halluzinationen – bei denen das Subjekt nicht mehr zwischen Einbildung oder künstlich veränderter Wahrnehmung und der Realität unterscheiden kann – treten sehr selten auf. Halluzinationen können sämtliche Sinnesmodalitäten betreffen. Bei Gebrauch von psychoaktiven Substanzen (z.B. LSD, Psilocybin, Mescalin) treten vor allem optische und akustische Pseudohalluzinationen auf; erstere werden primär durch Reizüberflutung des visuellen Cortex, letztere durch Informationsverarbeitungsstörungen im Thalamus generiert. Dies führt zur subjektiven Wahrnehmung von Farben und Formen bzw. Tönen oder Stimmen ohne realen (objektivierbaren) Hintergrund.

**Halluzinogen**

Der Begriff ist eine Bezeichnung für Substanzen, die Sinnestäuschungen hervorrufen, wobei der Betroffene durch den Einfluss dieser Substanzen die Sinnestäuschungen nicht mehr von der Realität zu unterscheiden vermag oder sich deren nicht mehr bewusst ist. Dieser Begriff wird irrtümlicherweise oft als Überbegriff für alle psychoaktiven Substanzen verwendet.

**Hyperthermie**

Durch gewisse psychoaktive Substanzen werden die Thermoregulatoren beeinflusst, d.h. die Systeme, die für die Temperatur im Körper verantwortlich sind, werden verändert. Durch zusätzliche körperliche Aktivität kann die Körpertemperatur bis auf 43°C steigen, was schwere gesundheitsschädigende Folgen haben kann.

**Intramuskulär**

Applikation einer Substanz durch Injektion in einen Muskel (i.d.R. am Oberarm, Oberschenkel oder am Gesäß). Intramuskuläre Applikation führt zu einem gewissen Depoteffekt, so dass die pharmakologische Wirkung – im Gegensatz zur intravenösen Injektion – erst nach ein paar Minuten eintritt, dafür aber wesentlich länger anhält.

**Intravenös**

Applikation einer Substanz durch Injektion in eine oberflächliche Vene. Die pharmakologische Wirkung tritt innert Sekunden ein.

**Kreuztoleranz**

Führt der anhaltende Konsum einer pharmakologisch aktiven Substanz zur Wirkungsabschwächung einer anderen Substanz, so liegt eine Kreuztoleranz vor. Man nimmt an, dass solche Verbindungen einen ähnlichen Wirkmechanismus besitzen. Dieser Effekt wird in Tierversuchen ausgenutzt, um die Aktivität oder den Wirkmechanismus unbekannter Substanzen abzuschätzen.

**LD-50**

Abkürzung für den lateinischen Begriff *Dosis letalis*. Bezeichnet die Dosis einer Substanz, die erforderlich ist, um 50 Prozent der Versuchstiere im Rahmen toxikologischer Untersuchungen zu töten.

**Metabolismus**

Stoffwechsel. Bezeichnung für die Summe aller Vorgänge im Körper, die zu chemischen Veränderungen körpereigener oder körperfremder Substanzen führt. Funktion des Metabolismus ist die Bereitstellung von biologisch notwendigen Substanzen sowie die Entgiftung von Abfall- und Fremdstoffen.

**Nachbilder**

Ein Effekt, der vor allem bei psychedelischen Substanzen auftritt. Wird ein betrachteter Gegenstand bewegt, so erfolgt für den Berauschten die Bewegung kurze Zeit verzögert oder sie erscheint verschwommen, ähnlich einer zu lange belichteten Fotografie, welche die ganze Bewegung gleichzeitig zeigt. Die Bewegung kann auch für längere Zeit anhalten („trails“).

**Nasal**

Applikation einer Substanz durch Aufziehen in die Nase („sniffing“). Die gut durchblutete Nasenschleimhaut führt zu einer schnellen und effektiven Substanzaufnahme in den Körper.

**Neurotransmitter**

Die für das Weiterleiten von Nervensignalen im Hirn benötigten Botenstoffe werden als Neurotransmitter bezeichnet.

**Nystagmus**

Augenzittern. Gewisse psychoaktive Substanzen führen – in entsprechender Dosierung – zu einem schnellen Hin- und Herbewegen der Augen. Dieser Effekt entzieht sich weitgehend der willentlichen Kontrolle.

**Oral**

Durch den Mund eingenommen.

**Pharmakon**

Mehrzahl: Pharmaka. Bezeichnung für ein im Körper wirkendes Mittel, das ein Medikament, eine psychoaktive Verbindung oder eine Droge sein kann.

**Physische Abhängigkeit**

Ein durch psychoaktive Substanzen wie Heroin verursachtes Phänomen, bei dem der Unterbruch der Stoffzufuhr zu einem körperlichen Entzugssyndrom (Schmerzen, Krämpfe, ausgesprochenes Krankheitsgefühl) führt. Um die körperlichen Symptome zum Verschwinden zu bringen, sieht sich der Konsument zur erneuten Substanzzufuhr gezwungen.

**Pille**

Jargon-Bezeichnung für eine Tablette, die eine psychoaktive Substanz enthält, meistens MDMA, MDEA, BDB, MBDB. „Pille“ wird synonym für Ecstasy gebraucht.

**Pseudohalluzination**

Im Gegensatz zur Halluzination realisiert der Betroffene, dass es sich um eine Sinnestäuschung respektive um eine nicht reale Wahrnehmung handelt.

**Psychedelisch**

Bedeutet soviel wie „bewusstseinserweiternd". H. OSMOND definierte 1956 diesen Begriff und meinte damit „die Seele manifestierend". Psychedelische Substanzen ermöglichen das tiefe Eintauchen in veränderte Bewusstseinszustände und die „Reise" in normalerweise unzugängliche innere und äußere Welten. Der Duden sagt: auf einem besonders durch Rauschmittel hervorrufbaren euphorischen, tranceartigen Gemütszustand beruhend bzw. in einem solchen befindlich. Siehe auch Eintrag auf Seite 20.

**Psychische Abhängigkeit**

Sich der Kontrolle entziehende regelmäßige Substanzzufuhr, um erwünschte Drogenwirkungen zu erleben bzw. negative psychische Abstinenzsymptome (depressive Verstimmung, Angst, Konzentrationsmangel) zu vermeiden. Zu psychischer Abhängigkeit führen vor allem Stoffe, die subjektiv Selbstsicherheit und innere Stärke (Nicotin, Cocain, Amphetamin) oder Ausgeglichenheit und emotionale Abschottung nach außen (Benzodiazepine) vermitteln.

**Psychopharmaka**

Einzahl: Psychopharmakon. Arzneimittel, die einen Einfluss auf die Psyche ausüben. Schlafmittel, Beruhigungsmittel, Stimulanzien, Antidepressiva, Neuroleptika und Antiepileptika sind typische Psychopharmaka.

**Psychotomimetikum**

Der Begriff bedeutet soviel wie „die Psyche nachahmend". Er wird oft als Synonym für eine psychoaktive Substanz verwendet.

**Racemat**

Liegen die zwei Enantiomere einer chiralen Verbindung in einem 1:1-Gemisch vor, so bezeichnet man dieses als Racemat. Siehe auch Kapitel 2.3.3.

**Reise**

Bezeichnung für den Inhalt eines Rauscherlebnisses. Der Begriff entspricht der Bedeutung des englischen Worts „Trip".

**Resorption**

Aufnahme von Stoffen in den Körper.

### Set

Unter diesem Begriff versteht man die psychische Verfassung, in der sich die Person befindet, die beabsichtigt, ein Rauscherlebnis zu erlangen. Je nach Substanz ist das Set sehr entscheidend für den Verlauf einer Reise. Allgemein gilt: Nur wer in guter psychischer Verfassung ist, wird tendenziell eine positive Rauscherfahrung mit Psychedelika haben. Anders ist dies bei Substanzen wie Alkohol oder Heroin. Mit diesen gelangt der Konsument in einen eher dämpfenden, bewusstseinsverengenden Zustand, in dem er sich vorübergehend seiner Situation nicht mehr bewusst ist. Durch die Anwendung von Psychedelika wird die aktuelle psychische Verfassung in der Regel schärfer wahrgenommen, was negativ gestimmte Menschen zu Recht vom Konsum abhält.

### Setting

Nicht nur die psychische Verfassung ist für den Verlauf eines Rausches entscheidend, sondern auch die Umgebung. Es kann von großer Bedeutung sein, ob sich ein Berauschter irgendwo an einem sonnigen Platz in der Natur oder in einer mit Hunderten von Menschen gefüllten Halle befindet.

### Synästhesie

Phänomen, bei dem die Sinne vertauscht werden, verursacht durch starke psychedelische Substanzen. Eine Berührung kann dabei beispielsweise Töne oder Farbnebel auslösen, akustische Signale werden als Bild empfunden usw.

### Synergismus

Bezeichnung für „Zusammenwirkung". Werden zwei verschiedene Substanzen eingenommen, so können diese einander verstärken und/oder verändern. Vor allem bei Medikamenten ist Vorsicht geboten.

### Therapeutischer Index

Er ist ein Maß für die Sicherheit einer Substanz. Er ist der Quotient aus der tödlichen Dosis und der für einen Effekt notwendigen Dosis. Folglich bedeutet ein hoher therapeutischer Index eine große Sicherheit.

### Toleranzbildung

Wird eine Substanz über eine längere Zeit eingenommen und verliert dabei allmählich ihre Wirkung, so nennt man dieses Phänomen Toleranzbildung oder Gewöhnung. Es muss eine erhebliche Dosissteigerung erfolgen, damit noch ein Effekt erzielt werden kann.

**Toxizität**

Synonym für Giftigkeit.

# Stichwortverzeichnis

In diesem Register sind Definitionen und Begriffserläuterungen durch **Fettdruck** gekennzeichnet.

## A

**B**

## C

**D**

## E

**F**



**G**

## H

**I**

## L



## M

**N**

## O



## P

**Q**



**R**

## S

## T

### U



### V



### W

**X**



**Y**



**Z**